常见妇儿疾病的诊疗与护理

主　编　王芝秀　臧　丽　戴培芬　宋立梅　王玮玮
董秋玲　刘　霞　王清刚

副主编　徐有为　李　岩　李　彦　陆　梅　崔学壹
杜　娟　陈嵩淞　安美华　徐　艳　陈　佳
刘炳荣　孙　梅　宋倩倩　刘　云　鹿淑茹
辛月红　王占宇　单际翠　刘秀英　王玉禄
高祀贤　姜　艳　宋　刚　杜海燕　李宁宁
唐清娥　史绍英　王成良　史美翠　李圣梅
尉海云　姜　霞　纪颜颜　高　超　汪小琳
刘玉萍　徐倩倩　常　静　张作霞　刘　鹏

中国海洋大学出版社

·青岛·

图书在版编目(CIP)数据

常见妇儿疾病的诊疗与护理 / 王芝秀等主编 .—青岛：中国海洋大学出版社，2015.11

ISBN 978-7-5670-0581-5

Ⅰ.①常… Ⅱ.①王… Ⅲ.①妇产科病—诊疗②小儿疾病—诊疗③妇产科病—护理④小儿疾病—护理 Ⅳ.①R71 ②R72 ③R473.71 ④R473.72

中国版本图书馆 CIP 数据核字(2015)第 268770 号

出版发行 中国海洋大学出版社

社　　址 青岛市香港东路 23 号　　邮政编码 266071

出 版 人 杨立敏

网　　址 http://www.ouc-press.com

电子信箱 hpjiao@hotmail.com

订购电话 0532-82032573（传真）

责任编辑 矫恒鹏　　电　　话 0532-85902349

印　　制 日照报业印刷有限公司

版　　次 2015 年 11 月第 1 版

印　　次 2015 年 11 月第 1 次印刷

成品尺寸 185 mm × 260 mm

印　　张 27. 25

字　　数 630 千

定　　价 68. 00 元

《常见妇儿疾病的诊疗与护理》编委会成员及其工作单位

姓名	工作单位	姓名	工作单位
王芝秀	胶州市人民医院	王占宇	胶州市人民医院
臧　丽	胶州市人民医院	单际翠	胶州市人民医院
戴培芬	胶州市人民医院	刘秀英	胶州市人民医院
宋立梅	胶州市人民医院	王玉禄	胶州市人民医院
王玮玮	胶州市人民医院	高祀贤	胶州市人民医院
董秋玲	胶州市人民医院	姜　艳	胶州市胶东办事处南庄二村卫生室
刘　霞	胶州市人民医院	宋　刚	胶州市人民医院
王清刚	胶州市人民医院	杜海燕	胶州市人民医院
徐有为	胶州市心理康复医院	李宁宁	胶州市人民医院
李　岩	胶州市心理康复医院	唐清娥	胶州市人民医院
李　彦	胶州市心理康复医院	史绍英	胶州市人民医院
陆　梅	胶州市心理康复医院	王成良	胶州市人民医院
崔学壹	胶州市心理康复医院	史美翠	胶州市人民医院
杜　娟	胶州市心理康复医院	李圣梅	胶州市人民医院
陈嵩凇	胶州市心理康复医院	尉海云	胶州市人民医院
安美华	黄岛区王台中心卫生院	姜　霞	胶州市人民医院
徐　艳	黄岛区王台中心卫生院	纪颜颜	胶州市人民医院
陈　佳	胶州市妇幼保健院计划生育服务中心	高　超	胶州市人民医院
刘炳荣	胶州市妇幼保健院计划生育服务中心	汪小琳	胶州市人民医院
孙　梅	胶州市第三人民医院	刘玉萍	胶州市人民医院
宋倩倩	胶州市第三人民医院	徐倩倩	胶州市人民医院
刘　云	胶州市第三人民医院	常　静	胶州市人民医院
鹿淑茹	胶州市人民医院	张作霞	胶州市人民医院
辛月红	胶州市人民医院	刘　鹏	胶州市人民医院

前言
PREFACE

本书共3篇26章，全面论述了妇儿产科疾病的基础理论和临床实践，介绍了常见病、多发病，着重理论联系实际，基础联系临床，内容新颖、实用，重点突出，深入浅出，简明扼要，内容丰富、全面，包括很多国内外研究的新进展及先进技术，可以反映目前该领域的新面貌。

本书主要阐述儿科、产科妇科常见病的病因、流行病学及其诊断治疗及护理常规，可对临床进修实习医师、研究生以及临床护理工作者的临床实践起到指导和借鉴作用。

由于作者水平有限，书中不足之处在所难免，恳请同行专家及读者批评指正。

编　者

2015年10月

目录

CONTENTS

第一篇　儿科常见疾病诊疗

第二篇　妇产科常见疾病诊治

第三篇　护理常规

第一篇
儿科常见疾病诊疗

第一章 新生儿科

第一节 新生儿呼吸窘迫综合征

一、新生儿呼吸窘迫综合征(NRDS)诊断标准

(一)具有发病的高危因素

母孕期患有糖尿病、胆汁淤积、宫内感染、早产、胎膜早破超过24 h、宫内窘迫、剖宫产、产时窒息等。

(二)具有NRDS临床症状及体征

症状:生后6 h内发生进行性加重的呼吸急促(> 60次/min)。

体征:

1. 发绀、鼻翼扇动、吸气性三凹征和明显的呼气呻吟;
2. 严重时呼吸浅快,呼吸节律不整、呼吸暂停及四肢松弛;
3. 听诊可闻及双肺呼吸音减低。

(三)具有典型的胸部X线检查特征

胸片特征性改变是判断NRDS严重程度的重要指标之一,但不是早期诊断的必须条件之一。NRDS胸片特征性改变包括:

Ⅰ级:双肺透光度降低,呈毛玻璃样改变。

Ⅱ级:双肺透光度降低,见明显支气管充气征,心影及肋膈角清楚。

Ⅲ级:双肺透光度明显降低,见明显支气管充气征,心影及肋膈角模糊。

Ⅳ级:全肺透光度严重降低,呈"白肺"样改变。

(四)辅助检查

1. 如果可能,应在生后1 h内抽取胃液做泡沫震荡实验。
2. 在使用肺表面活性物质(PS)治疗前及治疗后检测血气分析。
3. 尽快完成胸片检查,并在使用PS后6~12 h进行复查,必要时增加复查次数。

4. 严重病例应当完善心脏彩超检查，以明确有无肺动脉高压及动脉导管未闭。

5. 积极完善血糖、乳酸、电解质、肝肾功等检测，了解患儿机体内环境状态。

二、NRDS 治疗

（一）PS 的应用

1. 胎龄＜ 28 周的早产儿都应接受表面活性物质预防性治疗（生后 15 min 内）。

2. 如果新生儿在产房内需接受气管插管，或母亲未接受产前皮质激素治疗，则对 28 周＜胎龄＜ 30 周的新生儿应预防性使用表面活性物质。

对已患 RDS 或 RDS 高危的新生儿应尽早给予 PS，以降低死亡率及肺气漏。

3. 在有 RDS 进展的证据时，如持续需氧、需要机械通气或持续气道正压（CPAP）0.59 kPa（6 cmH_2O）需氧浓度＞ 50%，应给予第二或第三剂表面活性物质。

4. 对需从 CPAP 改为机械通气治疗的 RDS 患儿，应给予第二剂 PS。

5. 在有可能的条件下，给药后立即（或早期）拔除气管插管改为 CPAP，能缩短机械通气时间，从而有利于患儿稳定。

PS：剂量 100～200 mg/kg，肺灌洗液中提取的天然制剂较好，生后 2～4 h（12～24 h 内）应用，由气管内给药可维持 8～15 h，（2～4 次）。6～12 h 重复，最多应用 4 次，每次 800 g 以上，一般给药 1～2 次即可。滴入或气雾法。

制剂：天然；半合成；人工合成。固尔苏，意大利生产，通用名：猪肺表面活性物质 poractantalfa，别名：猪肺磷脂。

（二）机械通气治疗

1. 机械通气策略：

（1）呼吸衰竭的 NRDS 患儿应使用机械通气提高存活率。

（2）低碳酸血症会增加支气管肺发育不良（BPD）和脑室周围白质软化的危险性，应尽可能避免。

（3）应经常调整呼吸机参数，从而获得最佳肺容量。

（4）应尽可能缩短机械通气使用时间，减少肺损伤。

（5）优先考虑使用 CPAP 或无创正压通气（NIPPV），避免或减少气管插管和机械通气时间。

（6）采用同步和潮气量控制的常频通气模式，及积极的撤机方案能缩短机械通气时间。

（7）撤机后可以接受 pH ＞ 7.22 的中等程度的高碳酸血症。

2. CPAP 的应用：

（1）对所有存在 RDS 高危因素的患儿，如胎龄＜ 30 周不是必须使用机械通气者都应使用 CPAP，直到临床状况被进一步评估。

（2）呼气未正压通气（PEEP）至少要保证在 5 cmH_2O 的压力。

（3）为了减少机械通气的使用，对 RDS 患儿应早期使用 CPAP 和 PS。

注：① 1 cmH_2O = 100 Pa = 0.1 kPa，cmH_2O 为废弃单位，但考虑到临床实际应用，本书继续保留。同理，mmHg 也予以保留（1 kPa = 7.5 mmHg）。

CPAP：压力 5～10 cmH_2O；

3. 人工呼吸器：

用 CPAP 后 PaO_2 仍≤ 50 mmHg（6.67 kPa），$PaCO_2$ ≥ 60 mmHg（8 kPa）或频发呼吸暂停或体重＜ 1 500 g。吸气峰压 20～25 cmH_2O（1.96～2.45 kPa），呼气末正压 4～5 cmH_2O（0.39～0.49 kPa），氧浓度开始上升后第 1 天即可使用全静脉营养。开始 80%，以后渐减至 40%，呼吸率 30～40 次 /min，吸：呼 ＝ 1∶1～2。

（三）败血症的防治

1. RDS 患儿应常规使用抗生素，直到排除败血症。

2. 治疗过程中需要考虑到真菌感染可能性。

（四）支持疗法

为使 RDS 患儿达到最好的治疗效果，适合的支持疗法是必要的，包括维持正常体温、合理的液体疗法、良好的营养支持、治疗动脉导管开放及稳定循环功能维持合适的血压和组织灌注。

1. 体温控制：体温维持在 36.5 ℃～37.2 ℃。

2. 液体和营养治疗：

（1）置于湿化暖箱中的大多数患儿，静脉补液量从 70～80 mL/（kg·d）开始；

（2）早产儿液体和电解质疗法应个体化处理，生后 5 d 允许体重每天下降 2.5%～4%（总共 15%）；

（3）生后数天限制补钠，尿量增多后逐渐增加补钠，需要小心监测液体平衡和电解质水平；

（4）生后第 1 天即可使用全静脉营养；

（5）生后第 1 天，如果无特殊情况即可开始微量肠道喂养。

3. 组织灌注的维持：

定期监测血压，维持正常的组织灌注，必要时使用血管活性药物。

4. 动脉导管未闭（PDA）的治疗：

如果有指征（出现 PDA 早期表现如低血压，特别是舒张压降低，和脉压差增大），可使用药物关闭动脉导管。

三、预防

产前预防，地塞米松 6 mg 肌注 q12h × 4 次，应于临产 24 h 以前使用。产后预防，表面活性剂的应用，生后 15～30 min 给药。

第二节　新生儿败血症

一、病原菌

依地区而异，我国一直以葡萄球菌最常见，其次是大肠埃希氏菌。近年来随着极低体重儿存活率的提高和气管插管的较为普遍使用，表皮葡萄球菌、克雷伯杆菌、枸橼酸杆菌等条件致病菌感染增多。在美国以链球菌感染较多，尤其是B组链球菌较为普遍，现D组链球菌也有所增加。凝固酶阴性葡萄球菌(CNS)主要见于早产儿，尤其是长期动静脉置管者。金黄色葡萄球菌主要见于皮肤化脓性感染，产前及产时感染以大肠埃希氏菌为主的革兰阴性菌较为常见。气管插管机械通气患儿以革兰阴性菌如绿脓杆菌、克雷伯杆菌、沙雷菌等多见。

二、感染途径

1. 产前感染：孕母细菌很少经胎盘感染胎儿，因孕母免疫力强，且一发病即接受抗生素治疗，况且胎盘有一定屏障作用。胎盘化脓性病变破入羊水，胎儿再吸入感染者更少见。但结核杆菌、李斯特菌、胎儿空肠弯曲菌能经胎盘感染胎儿。羊水穿刺或宫内输血消毒不严时可致医源性败血症。

2. 产时感染：胎膜早破、产程延长、细菌上行污染羊水，或胎儿通过产道时吸入吞入该处细菌而使胎儿感染。孕母产道特殊细菌定植，如淋球菌、B组链球菌。分娩环境不清洁、或接生时消毒不严致胎儿感染。

3. 产后感染：最常见，尤其是金黄色葡萄球菌感染，新生儿皮肤感染如脓疱疮、尿布皮炎、及皮肤黏膜破损，脐部、肺部感染是常见病因。对新生儿的不良行为如挑马牙、挤乳房、挤痈疖等，或长期动静脉置管、气管插管破坏皮肤黏膜屏障后使表皮葡萄球菌等易于侵入血循环所致。各种吸痰器、暖箱、雾化器中的水易被绿脓杆菌污染而致医源性感染。

三、败血症诊断标准

(一)具有发病的高危因素

凡有产前/产时/产后感染因素者均应考虑。

早产儿/极低出生体重儿。

(二)具有败血症临床症状及体征

1. 局部表现：脐部炎性反应，红肿且伴有脓性分泌物。

2. 全身表现：一般表现为早期出现精神食欲欠佳、哭声减弱、体温不稳定等，发展较快，可迅速进入不吃、不哭、不动、面色不好、神萎、嗜睡。体壮儿常有发热，体弱儿、早产儿常体温不升。如出现以下特殊表现时，常提示败血症。

(1) 黄疸：有时是败血症的唯一表现，表现黄疸迅速加重、或退而复现；严重时可发生胆红素脑病；

(2) 肝脾肿大：出现较晚，一般为轻至中度肿大；

(3) 出血倾向：皮肤黏膜淤点、淤斑、针眼处渗血不止，消化道出血、肺出血等；

(4) 感染性休克：面色苍灰，皮肤呈大理石样花纹，血压下降，尿少或无尿，硬肿症出现常提示预后不良；

(5) 其他：呕吐、腹胀、中毒性肠麻痹、呼吸窘迫或暂停、青紫；

(6) 可合并肺炎、脑膜炎、坏死性小肠结肠炎、化脓性关节炎和骨髓炎等。

(三)辅助检查

1. 病原菌的检出：应在使用抗生素之前做血培养找细菌，抽血时必须严格消毒；同时作各种感染液的涂片镜检非常重要。

2. 外周血象，白细胞 $< 5 \times 10^9/L$，或 $> 20 \times 10^9/L$，中性粒细胞杆状核细胞所占比例 ≥ 0.20，出现中毒颗粒或空泡，血小板计数 $< 100 \times 10^9/L$ 有诊断价值。C- 反应蛋白可升高。

3. 一旦诊断败血症，均需要脑脊液检查明确有无颅内感染。

四、败血症治疗

（一）抗感染

抗生素的用药原则：① 早用药：对于临床上怀疑败血症的新生儿，不必等待血培养结果即应使用抗生素。② 静脉，联合给药：病原菌未明确前可结合当地菌种流行病学特点和耐药菌株情况选择两种抗生素联合使用；病原菌明确后，可根据药敏实验选择用药；药敏不敏感但临床有效者可暂不换药。③ 疗程足：血培养阴性，经抗生素治疗后病情好转时应继续治疗 5～7 d；血培养阳性，疗程 10～14 d；有并发症应治疗 3 周以上。④ 注意药物的毒副作用：1 周以内新生儿，特别是早产儿肝肾功能不成熟，给药次数应减少，每 12～24 h 给药 1 次，1 周后每 8～12 h 给药 1 次。氨基糖苷类抗生素因可产生耳毒性已不主张在新生儿期使用。

抗生素选择参见《2003 版指南》/ 实用新生儿学（第四版）。

（二）对症支持治疗

1. 处理严重并发症：

（1）抗休克治疗；

（2）清除感染源；

（3）纠正酸中毒和低氧血症；

（4）减轻脑水肿。

2. 支持疗法：

注意保温，供给足够热卡和液体，维持血糖和电解质在正常水平。

3. 免疫疗法：

（1）静注免疫球蛋白，每天 300～500 mg/kg，3～5 日。

（2）重症患者可行交换输血，换血量 100～150 mL/kg。

（三）清除感染灶

脐炎局部用 3% 过氧化氢、2% 碘酒及 75% 酒精消毒，每日 2～3 次。

第三节　新生儿持续肺动脉高压

一、概述

新生儿持续肺动脉高压（PPHN）是由于生后肺血管压力的持续增高使胎儿循环不能正常过渡到新生儿循环，当肺血管压力超过体循环压力时，大量未氧合血经动脉导管及卵圆孔水平右向左分流。引起新生儿青紫，低氧血症，吸高浓度氧紫绀不能缓解，也叫持续胎儿循环。

二、病因及发病机理

有原发性和继发性两大类

（一）原发性

由肺小动脉中层平滑肌增厚，使肺血管床的管腔缩小而致机械性梗阻，使肺动脉压增高。可能与宫内慢性缺氧（血管发育不良），胎盘功能不全，母长期摄入水杨酸或消炎痛致动脉导管收缩有关。

（二）继发性

1. 严重低氧血症、酸中毒使肺血管收缩。见于围产期窒息（肺动脉主动收缩，或继发于全身动脉血压增高）、胎粪吸入（MAS）、感染性肺炎及（HMD）等。

2. 继发于肺及肺血管床发育不良，如膈疝、先天性肺发育不良。

3. 其他 如心肌损害、心功能不全、红细胞增多症等。

三、临床表现

多见于足月儿、过期产儿、有胎粪污染羊水的病史，早产儿常见于肺透明膜病。

（一）症状

生后 12 h 内即可出现症状，有青紫和呼吸增快，但不伴呼吸暂停和三凹征。青紫为全身性，呼吸窘迫与低氧血症不平行，吸高浓度氧青紫多数不能改善，少数病例紫绀虽能暂时缓解，但很快又恶化，临床上与紫绀型先心病难以区别。

（二）体征

肺部无明显体征。心脏听诊帮助不大，杂音可有可无。部分病人胸骨下缘或心尖部可闻及收缩期杂音（三尖瓣和二尖瓣返流所致），心功能不全者有心音低钝，血压下降和末梢循环不良。

四、诊断

（一）筛查试验

凡有严重低氧血症，$PaCO_2$ 接近正常者，如果胸部 X 线检查肺野相对清晰，应疑为 PPHN，可作筛查试验。

1. 高氧试验：

吸入 80%～100%氧 10 min 观察，如为肺实质性疾病则 PaO_2 有所改善，青紫减轻，而 PPHN 或先心病则无或很少改善。

2. 导管前、后血氧差异试验：

同时取导管前（颞、右桡动脉）和导管后（左桡、脐或股动脉）动脉血，PaO_2 差 > 2 kPa（15 mmHg）或氧饱和度相差 > 10%，表明导管水平有右向左的分流。

3. 高氧－高通气试验：

可鉴别 PPHN 与青紫型先心病。用手控加压通气 80～120 次 / min，共 10 min，使 $PaCO_2$ 下降，动脉血 pH 上升，此法可使 PPHN 患者 PaO_2 上升而青紫型先心病则无反应。

（二）辅助检查

1. X 线胸片：可见肺血管影减少。

2. 心脏超声检查：心脏超声 Doppler 既可排除先心病，亦可进行肺动脉血流动力学评估，近年来已广泛应用于 PPHN 的诊断。可观察卵圆孔或开放的动脉导管水平有否右向左分流，以多普勒测定左或右肺动脉平均血流速度，流速降低提示肺血管阻力增加，有肺动脉高压。还可以根据肺动脉高压时三尖瓣返流速度计算肺动脉压力。

五、治疗

（一）稳定患儿

1. 镇静 苯巴比妥或安定。

2. 纠正酸中毒、低体温、红细胞增多症、低血糖等。

（二）机械通气

高通气法。使 PaO_2 维持在 > 80 mmHg，$PaCO_2$ 维持在 35 ~ 45 mmHg，pH 保持在 7.45 ~ 7.5。如无肺实质性疾病，可用低压、短吸气时间的通气方式，呼吸频率 60 ~ 120 次，PIP 20 ~ 25 cmH_2O，PEEP 2 ~ 4 cmH_2O，吸气时间 0.2 ~ 0.4 s，气流量 20 ~ 30 L/ min。如有肺实质性疾病应根据肺原发病作相应调整，可用稍低频率及较长吸气时间通气。

（三）血管扩张剂治疗

1. 碱化血液，扩张肺血管：5%碳酸氢钠。

2. 血管扩张剂：

（1）硫酸镁：镁为钙的拮抗剂，通过作用于前列腺素代谢，抑制儿茶酚胺的释放及减少平滑肌对血管收缩反应起作用。剂量为 200 mg/kg，静脉 30 min 缓慢输入，然后以 20 ~ 50 mg/（kg·h）静脉滴注。治疗时应监测血浓度，有效血浓度为 2.88 ~ 5.67 mmol/L。

副作用为低血压和低血钙。注意监测血电解质和血压。

（2）前列腺素 开始剂量为 0.02 μg/（kg·min），在 4 ~ 12 h 逐渐增加到 0.06 μg/（kg·min）；维持量 0.03 ~ 0,06 μg/（kg·min），可用 3 ~ 4 d。

（3）其他药物：妥拉苏林（我院无药）

（四）提高体循环血压，逆转右向左分流

保证血容量，不足时补以 5%白蛋白、新鲜血浆或全血；常用多巴胺及多巴酚丁胺以增加心搏出量及维持血压，剂量为 3 ~ 5 μg/（kg·min），剂量不宜过大。

（五）新疗法

1. 体外膜肺法（ECMO）：用于最大限度呼吸机支持加药物治疗无效者。

2. NO 吸入疗法：NO 为内皮细胞衍化舒张因子，是维持血管处于低阻力的重要因素。吸入的 NO 经肺泡弥散到肺血管平滑肌细胞后，活化局部鸟苷酸环化酶使 cGMP 增加，cGMP 是导致血管平滑肌松弛的重要媒介而引起肺血管扩张。

3. NO 加高频震荡通气治疗（HFO）：用常规呼吸机加 NO 或单用 HFO 通气失败者，联合 HFO 通气 + NO 吸入后疗效显著提高，尤其对严重肺实质病变所致的 PPHN，可促进 NO 的有效释放与弥散。

第四节 新生儿高胆红素血症

一、概述

新生儿高胆红素血症又称新生儿黄疸。生后1周内黄疸发生率：足月儿60%，早产儿80%。有生理性和病理性黄疸之分，区分目的在于及时处理病理性黄疸，防止胆红素脑损伤和肝硬化等。

二、病史采集

1. 黄疸出现时间及特点：出现时间为生后＜24 h常考虑新生儿溶血症，2～3 d多见于生理性黄疸，也有部分ABO溶血症，4～7 d考虑母乳性黄疸、败血症，＞7 d常常由母乳性黄疸、败血症、肝炎和胆道闭锁引起。发展速度快或面色苍白，多提示溶血症；起病隐匿或缓慢进展多考虑肝炎和胆道闭锁。

2. 询问神经系统（胆红素脑病）表现：嗜睡、吮吸无力、尖叫、呼吸暂停、抽搐、发热等。

3. 二便颜色：粪便颜色变浅或白陶土样多提示胆道阻塞，尿颜色深提示尿胆原或/和胆红素增高，常见于肝炎和胆道闭锁。

4. 易感因素：有无围产期缺氧、感染史、摄入不足（开奶延迟、体重明显下降）、胎便排出延迟或便秘等加重黄疸的因素，有否用过引起黄疸的药物。

5. 家族史：前几胎有无患过新生儿溶血症，葡萄糖-6-磷酸脱氢酶（G-6-PD）缺陷病家族史，母亲肝炎史。有否长期黄疸患者。

6. 妊娠史：有无流产、死胎、孕期感染、胎膜早破，产程延长等产时感染的危险因素。

7. 喂养及环境因素：母乳还是配方奶。有否接触过樟脑丸、Vit K_3、K_4等易致溶血的物质。

三、体格检查

1. 可根据皮肤黄疸部位估计血清胆红素水平（见表1-1）：

表1-1 皮肤黄疸估计血清胆红素对应表

黄疸部位	血清胆红素 μmol/L（±50）
头颈部	100
躯干上半部	150
躯干下半部及大腿	200
臂及膝关节以下	250
手、脚心	＞250

2. 肝脾：注意大小和质地。

3. 有无贫血及感染相关体征：皮肤黏膜苍白、苍白与黄疸是否呈比例、水肿、心衰、头部包块、淤斑淤点、脐部、皮黏膜感染灶。

4. 注意神经系统（胆红素脑病）体征：肌张力减弱或增高、双眼凝视、角弓反张、原始反射减弱。

四、辅助检查

1. 急查血胆红素水平：血清总胆红素（TB）、结合或直接胆红素（DB）。

2. 常规检查：

（1）血常规、肝功能和优生四项（TORCH）筛查。

（2）备选检查：① 疑诊新生儿溶血症，做新生儿溶血病筛查；② 疑诊败血症，测外周血 I/T，PCT（降钙素原），CRP（C-反应蛋白）和血培养，必要时，尿培养和脑脊液检查；③ 疑诊肝胆道病变，肝胆道超声，必要时，MRCP 检查；④ 疑诊 G-6-PD 缺陷症，测 G-6-PD 活性和基因；⑤ 疑诊胆红素脑病，行听觉诱发电位（BAEP），颅脑 CT 或 MRI 检查。

五、治疗原则

治疗要求：尽快降低血清胆红素水平，积极防治胆红素脑病；胆道阻塞应在 2～3 月内有效诊疗，积极控制胆汁淤积性肝炎，防止胆汁淤积性肝硬化、肝功能衰竭等。

1. 光照疗法：

以波长 425～475 nm（蓝色）、或 510～530 nm（绿色）甚至日光均可。可选用光疗箱、光疗灯、光疗毛毯等设备进行。主要用眼罩以防视网膜损伤，穿尿布以防尿液损伤设备电路。光疗指征：① 早产儿出现黄疸，② 足月儿 TB > 220.59 μmol/L（12.9 mg/dL），③ 新生儿溶血病黄疸出现。副作用包括发热、腹泻、皮疹、核黄素缺乏和青铜症。

2. 药物疗法：

（1）补液、纠酸。

（2）白蛋白或血浆：白蛋白每次 1 g/kg 或血浆每次 25 mL 可增加与未结合胆红素的联结，减少核黄疸发生。换血前 2～4 h 使用可增加胆红素的换出。

（3）静脉免疫球蛋白（IVIG）：用于新生儿溶血症，0.6～1.0 g/kg。

（4）减少肠肝循环：肠道微生态制剂，思密达以及茵栀黄等中药。

3. 换血疗法：严重高胆红素血症的抢救治疗措施。换血指征：产前已诊断溶血症，出生时已黄疸，Hb < 120 g/L，水肿，肝脾大，心衰；总 TB > 342 μmol/L（20 mg/dl）；已有核黄疸早期表现；早产儿，放宽指征。血源可用同型血、或 O 型红细胞 + AB 型血浆，换血量为 2 倍血（2 × 85 mL）可换出 85% 致敏红细胞，60% 胆红素及抗体，采用经静脉、或动静脉双管同步换血。

4. 纠正不利因素：应早开奶；通便，尤其应促进胎便排出。尽快纠正缺氧和脱水。积极控制感染。

六、病情观察及随访要点

1. 黄疸演变：皮肤黄疸累及范围、深浅变化，对光疗者应观察眼眶罩和尿布遮盖处皮肤。根据情况动态检测血清胆红素水平，如微量血胆红素。

2. 警惕胆红素脑病。对确诊或疑诊胆红素脑病患儿及严重黄疸之早产儿，出院后定期随访：① 1 月内（早产儿以纠正日龄为准），随访新生儿神经行为评分（NBNA）；日龄满 50 d 后，随访发育商（DQ）；② 日龄 42 d 后，复查听力筛查，未通过者，建议做 BAEP 检查；③ 1 月龄，完善颅脑 MRI 检查，必要时，1～2 月复查；④ 若 DQ 或影像学提示脑损伤较重，尽早到康复中心开始康复训练。

3. 如为感染性黄疸：注意肝脾大小和肝功能检查随访，新生儿败血症的非特异性检查的动态检测。

4. 阻塞性黄疸：大小便颜色、肝脾大小、DB/TB 比值变化、尿二胆变化、有无眼结膜干燥斑及出血趋向。随访肝胆超声或 MRI。

第五节　早产儿管理

一、概述

早产儿是指出生时胎龄 < 37 周的新生儿，其中出生体重 < 1 500 g 者为极低出生体重儿（VLBW），< 1 000 g 为超低出生体重儿（ELBW）。在早产儿中，胎龄 < 32 周或出生体重 < 1 500 g 者临床问题较多、病死率较高，是早产儿管理的重点。

二、出生前和出生时处理

1. 了解病史：对可能发生早产者，新生儿医师要尽早参与，详细询问病史，了解孕期母亲和胎儿情况，早产的可能原因，有否促胎肺成熟的措施，评估分娩时可能发生的情况，作好出生时的处理准备。

2. 积极复苏：产科合并症可能较多，窒息发生率较高，对窒息儿出生时要积极复苏。

三、保暖

产房温度应保持 27～28 ℃。出生后迅速将全身擦干，放在预热棉毯中，尽量不让患儿裸露，在复苏处理后尽快放在预热的暖箱中。暖箱相对湿度一般为 60%～80%，胎龄和出生体重越低，暖箱相对湿度要高一些，对超低出生体重儿，暖箱湿度对维持体液平衡非常重要，对出生体重较大（超过 2 000 g）的早产儿也可以用开放式辐射式保暖床并盖以塑料薄膜进行保暖（见表 1-2, 1-3）。

表 1-2　不同出生体重早产儿适中温度（暖箱）

出生体重（kg）	暖箱温度			
	35 ℃	34 ℃	33 ℃	32 ℃
1.0～	初生 10 d	10 d～	3 周～	5 周
1.5～	—	初生 10 d	10 d～	4 周
2.0～	—	初生 2 d	2 d～	3 周

表 1-3　超低出生体重早产儿暖箱温度和湿度

日龄（d）	1～10	11～12	21～30	31～40
温度（℃）	35	34	33	32
湿度（%）	100	90	80	70

四、呼吸管理

1. 吸氧：头罩、鼻导管和暖箱吸氧。

吸室内空气时经皮血氧饱和度（$TcSO_2$）低于 85%～87%并有呼吸困难者，应给予吸氧。早产儿吸氧必须监测经皮血氧饱和度，严格控制吸入氧浓度，根据 $TcSO_2$ 或血气 检测调整吸入氧浓度，一般将 $TcSO_2$ 维持在 88%～93%左右即可，不宜高于 95%。

2. 持续气道正压呼吸：对有呼吸困难的轻度或早期新生儿呼吸窘迫综合征（NRDS）、湿肺、感染性肺炎及呼吸暂停等病例可使用鼻塞持续气道正压呼吸（CPAP），CPAP 能使肺泡在呼气末保持正压，有助于萎陷的肺泡重新张开。CPAP 压力以 4～6 cmH_2O 为宜，吸入氧浓度根据 $TcSO_2$ 尽快调整至 < 40%。及时使用 CPAP 可减少机械通气的使用。

3. 机械通气：如用 CPAP 后病情仍继续加重、$PaCO_2$ 升高 > 60～70 mmHg、PaO_2 下降 < 50 mmHg，则改用机械通气。一般先用常频机械通气（CMV），根据病情和血气分析调节呼吸机参数。如常频机械通气效果不理想，可使用高频机械通气。

4. 肺表面活性物质（PS）的应用：对诊断或疑诊 NRDS 者应给 PS 治疗，要早期给药，一旦出现呼吸困难、呻吟，即可给药，不必等到 X 线出现典型 NRDS 改变。剂量每次 100 mg/kg 左右，如吸入氧浓度 > 40%或平均气道压 > 8 cmH_2O，可考虑重复给药，有些重症病例需给 2～3 次。对轻度和早期 NRDS 可采用 PS + CPAP 方法。预防用药：对胎龄小于 28 周和出生体重小于 1 000 g 的早产儿，出生时可考虑给 PS 预防。

5. 呼吸暂停的防治：

（1）颈部姿势自然。

（2）刺激呼吸：拍背、弹足底，出现青紫需气囊给氧。

（3）药物治疗：氨茶碱：负荷量 4～6 mg/kg，静脉滴注，12 h 后给维持量每次 2 mg/kg，每天 2～3 次，保持血药浓度在 5～15 μg/mL，疗程 5～7 d。枸橼酸咖啡因、纳洛酮。

（4）频发的阻塞性或混合性呼吸暂停，可使用鼻塞 CPAP。继发性呼吸暂停者，应积极治疗原发病。

6. 支气管肺发育不良（BPD）的防治：

（1）呼吸支持。

（2）限制液体量。

（3）糖皮质激素。

（4）抗感染。

（5）营养支持。

五、动脉导管开放（PDA）的治疗

心脏超声检查确定诊断，对合并心功能不全的 PDA 应给予治疗。

1. 限制液体量：一般每天 80～100 mL/kg。

2. 消炎痛：一般静脉滴注，也可口服或栓剂灌肠。布洛芬：布洛芬对肾脏的副作用较消炎痛少。

3. 手术治疗：若药物使用 2 个疗程还不能关闭动脉导管，并严重影响心肺功能时，可考虑手术结扎。

六、早产儿脑损伤的防治

1. 颅内出血：主要表现为室管膜下—脑室内出血，预防产儿颅内出血的主要措施包括：维持血压稳定和血气正常，保持安静。生后常规用 VitK，1 mg 静脉滴注，给 1 次。影像学检查是诊断早产儿颅内出血的重要手段，对出生体重 < 1 500 g 者在生后第 3～4 d 可进行床旁头颅 B 超检查，生后第 14 d 和 30 d 随访 B 超，以后还要定期随访，必要时头颅 CT 检查。

2. 脑室周围白质软化（PVL）：PVL 与早产、缺氧缺血、机械通气、低 $PaCO_2$、低血压、产前感染等因素有关，临床症状不明显，可表现为抑制、反应淡漠、肌张力低下、喂养困难，严重者发生脑瘫。B 超是诊断的重要手段，一般损伤 4 周左右软化灶明显。PVL 尚无有效的治疗方法，要重视预防。强调在新生儿期开始早期干预和康复治疗，尽可能减少后遗症。

七、感染的防治

1. 诊断：早产儿产前感染发生率较高，感染部位以败血症和肺炎为多，其他有尿路感染和中枢感染，常发生院内感染。早产儿感染的临床表现不典型，对可疑感染者应做检查，及时诊断。

2. 预防：早产儿感染应以预防为主，要严格遵守消毒隔离制度，尽可能减少接触患儿，减少侵袭性操作，每次检查患儿或超作前，都必须认真洗手。各种监护治疗仪器（监护仪、呼吸机、保暖箱等）要严格消毒

3. 治疗：根据病原特点和药敏结果选用抗感染药物。

八、保持血糖稳定

1. 低血糖症：凡血糖低于 2.6 mmol/L 为低血糖症，早产儿出生后应常规检测血糖，每天 3～4 次，直到血糖稳定。低血糖易导致脑损伤，应积极防治：

（1）早期喂养：对可能发生低血糖症者生后 1 h 即开始喂 5% 葡萄糖，生后 2～3 h 开始喂奶。

（2）静脉滴注葡萄糖：血糖低于 2.6 mmol/L，不论有无症状，应给 10% 葡萄糖 6～8 mg/（kg·min）静脉滴注，如血糖低于 1.7 mmol/L，应给 10% 葡萄糖 8～10 mg/（kg·min）静脉滴注，维持血糖在正常范围。对反复发生或顽固性低血糖症，应积极查找病因，进行病因治疗。

2. 高血糖症：血糖超过 7 mmol/L 为高血糖症。如血糖持续超过 15 mmol/L，其他治疗方法未奏效时，可应用胰岛素，开始剂量每小时 0.1 U/kg，静脉滴注维持，密切监测血糖，根据血糖结果调节剂量。

九、消化问题的处理

1. 胃食管反流的防治：胎龄和出生体重越小发生率越高，常伴有吸入和呼吸暂停。治疗措施主要有：① 体位：喂奶速度要缓慢，喂奶后多抱一会，头部和上身抬高 30°，右侧卧位。② 药物：可以使用吗叮林、小剂量红霉素或西米替丁。

2. 坏死性小肠结肠炎(NEC)的防治：早产儿易发生。主要防治措施有：① 禁食。胃肠减压，肠外营养，胃中有积乳(可从胃管抽取积乳量大于前一次入量1/3量来衡量)则不加量或降至前一次量。② 防治感染：可用第三代头孢加灭滴灵。③ 改善循环功能。④ 外科治疗。

十、营养支持

1. 能量需求：生后第1天30 kcal/(kg·d)，以后每天增加10 kcal/(kg·d)，直至100～120 kcal/(kg·d)。

2. 喂养途径和方法：① 经口喂养。②胃管喂养：适用于吸吮、吞咽功能不协调的小早产儿，包括间歇胃管法和持续胃管法。③ 十二指肠喂养：适用于胃潴留较明显和频繁胃食道反流的患儿。

3. 乳类选择：母乳对早产儿有利，但需补充母乳强化剂。可选用早产儿配方乳。

4. 肠道外营养：脂肪和氨基酸用量，从1.0 g/(kg·d)开始，一般最大剂量3.0～3.5 g/(kg·d)。外周静脉中心置管(PICC)输注营养液，应注意非营养性吸吮。

十一、保持液体平衡(见表1-4)

表1-4 保持液体平衡

	< 1 500 g	≥ 1 500 g
第1天	80 mL/(kg·d)	60 mL/(kg·d)
第2天	100 mL/(kg·d)	80 mL/(kg·d)
第3天	120 mL/(kg·d)	100 mL/(kg·d)
第4天	140 mL/(kg·d)	120 mL/(kg·d)
第5天	160 mL/(kg·d)	140 mL/(kg·d)
第6天	180 mL/(kg·d)	150 mL/(kg·d)

十二、早产儿贫血的防治

急性贫血通常为失血所致，慢性贫血常发生在生后2～3周。应注意减少医源性失血，每天记录取血量。药物治疗：用重组促红细胞生成素(EPO)，每次250 IU/kg，每周3次，皮下注射或静脉滴注，疗程4～6周，维生素E10 mg/d，分2次口服。1周后再给铁剂。输血：对急性贫血，失血超过血容量的10%，对慢性贫血，如血红蛋白低于80～90 g/L。

十三、早产儿黄疸的治疗

1. 积极防治早期黄疸，因为早产儿易发生胆红素脑病。

2. 早产儿胆汁淤滞综合征的防治：常在生后3～4周开始出现阻塞。防治措施包括：尽可能早期肠内喂养，减少肠道外营养的量和时间，防治感染。

十四、早产儿视网膜病(ROP)的防治

1. 积极预防：要积极治疗早产儿各种合并症，减少对氧的需要。合理用氧，监测经皮

血氧饱和度，不宜超过95%，避免血氧分压波动过大。

2. 早期诊断：ROP早期诊断的关键在于开展筛查，出生体重 < 2 000 g的早产儿，不论是否吸过氧都应列为筛查对象。筛查时机：生后第4周或矫正胎龄32周开始。

3. 早期治疗：Ⅰ、Ⅱ期为早期，以密切观察为主，Ⅲ期是早期治疗的关键。

十五、听力筛查

早产儿易发生许多并发症，需机械通气、长时间在NICU监护治疗，这些因素可促使发生听力障碍，生后3 d、30 d各查1次，如筛查未通过，需做脑干诱发电位检查，做到早期发现早期治疗。

十六、积极护理

环境舒适，灯光柔和，在保暖箱上盖深颜色的小被单，减少光线刺激，同时要减少噪音。减少不良刺激，尽量减少不必要的操作，必须的操作尽量集中在一起进行。严格消毒各种仪器，各种操作要严格无菌。用心电监护仪随时监护，仔细观察，每小时记录1次病情变化。

第六节　新生儿缺氧缺血性脑病

一、HIE的定义

新生儿缺氧缺血性脑病（HIE）是指围产期窒息导致脑的缺氧缺血性损害，临床出现一系列中枢神经系统异常的表现。

二、HIE的诊断标准

本诊断标准仅适用于足月新生儿HIE的诊断

临床表现：是诊断HIE的主要依据，同时具备以下4条者可确诊，第4条暂时不能确定者可作为拟诊病例。

（1）有明确的可导致胎儿宫内窘迫的异常产科病史，以及严重的胎儿宫内窘迫表现（胎心 < 100次/min，持续5 min以上；和/或羊水Ⅲ度污染），或者在分娩过程中有明显窒息史；

（2）出生时有重度窒息，指Apgar评分1 min ≤ 3分，并延续至5 min时仍 ≤ 5分，和/或出生时脐动脉血气pH ≤ 7.00；

（3）出生后不久出现神经系统症状，并持续至24 h以上，如意识改变（过度兴奋、嗜睡、昏迷），肌张力改变（增高或减弱），原始反射异常（吸吮、拥抱反射减弱或消失），病重时可有惊厥，脑干征（呼吸节律改变、瞳孔改变、对光反应迟钝或消失）和前囟张力增高；

（4）排除电解质紊乱、颅内出血和产伤等原因引起的抽搐，以及宫内感染、遗传代谢性疾病和其他先天性疾病所引起的脑损伤。

三、HIE的临床分度

HIE的神经症状在出生后是变化的，症状可逐渐加重，一般于72 h达高峰，随后逐渐好转，严重者病情可恶化。临床应对出生 3 d 内的新生儿神经症状进行仔细的动态观察，并给予分度。

临床分度表参见《实用新生儿第四版》及 2005 年 HIE 诊断指南。

四、辅助检查

可协助临床了解 HIE 时脑功能和结构的变化及明确 HIE 的神经病理类型，有助于对病情的判断，作为估计预后的参考。由于生后病变继续进展，不同病程阶段影像检查所见不同，通常生后 3 d 内 脑水肿为主，也可检查有无颅内出血。如要检查脑实质缺氧缺血性损害及脑室内出血，则以生后 4～10 d 检查为宜。3～4 周后检查仍有病变存在，与预后关系较密切

1. 脑电图：脑电图可反映疾病时脑功能障碍改变，在 HIE 的早期诊断及预后判断中起一定作用。

（1）HIE 的脑电图表现以背景活动异常为主，以低电压（任何状态下电压都少于 10～15 μV），等电位（电静息现象）和爆发抑制为最多见。

（2）生后 1 周内检查脑电图异常程度与临床分度基本一致，2～3 周后脑电图仍无显著好转，对判断预后有一定意义。

（3）在脑电图检查过程中，要注意清洁头皮，去除胎脂，若能做 24 h 动态脑电图，更能提高临床应用价值。

2. B 超：可在 HIE 病程早期（72 h 内）开始检查。有助于了解脑水肿、脑室内出血、基底核、丘脑损伤和脑动脉梗死等 HIE 的病变类型。脑水肿时可见脑实质不同程度的回声增强，结构模糊，脑室变窄或消失，严重时脑动脉搏动减弱；基底核和丘脑损伤时显示为双侧对称性强回声；脑梗死早期表现为相应动脉供血区呈强回声，数周后梗死部位可出现脑萎缩及低回声囊腔。B 超具有可床旁动态检查、无放射线损害、费用低廉等优点。但需有经验者操作。

HIE 的 B 超检查所见

（1）脑实质内广泛均匀分布的轻度回声增强，伴脑室、脑沟及半球裂隙的变窄或消失和脑动脉搏动减弱，提示存在脑水肿。

（2）基底神经节和丘脑内双侧对称性强回声反射，提示存在基底神经节和丘脑损伤。

（3）在脑动脉分布区见局限性强回声反射，提示存在大脑大动脉及其分支的梗塞。

（4）在冠状切面中，见侧脑室前角外上方倒三角形双侧对称性强回声区，矢状切面中沿侧脑室外上方呈不规则分布强回声区，提示存在脑室周围白质软化。

3. CT：待患儿生命体征稳定后检查，一般以生后 4～7 d 为宜。脑水肿时，可见脑实质呈弥漫性低密度影伴脑室变窄；基底核和丘脑损伤时呈双侧对称性高密度影；脑梗死表现为相应供血区呈低密度影。有病变者 3～4 周后宜复查。要排除与新生儿脑发育过程有关的正常低密度现象。CT 图像清晰，价格适中。但不能作床旁检查，且有一定量的放射线。

CT 检查所见：

（1）CT 扫描时要测定脑实质的 CT 值，正常足月儿脑白质 CT 值在 20 Hu 以上，≤ 18 Hu 为低密度。

（2）要排除与新生儿脑发育有关的正常低密度现象，即在早产儿的额－枕区和足月儿的额区呈现低密度为正常表现。

（3）双侧大脑半球呈弥漫性低密度影，脑室变窄甚至消失，提示存在脑水肿。

（4）双侧基底神经节和丘脑呈对称性密度增高，提示存在基底神经节和丘脑损伤，常与脑水肿并存。

（5）在脑大动脉分布区见脑组织密度降低，提示存在大动脉及其分支的梗塞。

（6）在脑室周围，尤其是侧脑室前角外上方呈对称性低密度区，提示脑室周围白质软化，常伴有脑室内出血，早产儿多见。

（7）根据 CT 检查脑白质低密度分布范围可分为轻、中、重 3 度，CT 分度并不与临床分度完全一致，2～3 周后出现的严重低密度（CT 值 < 8～10 Hu）则与预后有一定关系。① 轻度：散在局灶低密度影分布 2 个脑叶内。② 中度：低密度影超过 2 个脑叶，白质灰质对比模糊。③ 重度，弥漫性低密度影，灰质白质界限消失，但基底节、小脑尚有正常密度。中、重度常伴有蛛网膜下腔出血、脑室内出血或脑实质出血。

4. MRI：对 HIE 病变性质与程度评价方面优于 CT，对矢状旁区和基底核损伤的诊断尤为敏感，有条件时可进行检查。常规采用 T。Wl，脑水肿时可见脑实质呈弥漫性高信号伴脑室变窄；基底核和丘脑损伤时呈双侧对称性高信号；脑梗死表现为相应动脉供血区呈低信号；矢状旁区损伤时皮质呈高信号、皮质下白质呈低信号。弥散成像（DW）所需时间短，对缺血脑组织的诊断更敏感，病灶在生后第 1 天即可显示为高信号。MRI 可多轴面成像、分辨率高、无放射线损害。但检查所需时间长、噪声大、检查费用高。

五、注意事项

1. 在围产期急性缺氧（包括严重宫内窘迫及生后窒息）的新生儿出生后短时间内必定有神经系统症状，生后如无神经系统症状就不能诊断 HIE。但生前缺氧的少数病例可在生后数天内无临床症状。

2. 对一些在生后出现神经系统症状（如兴奋激惹、肌张力增高或减低、拥抱反射不完全）的重症窒息病例（Apgar 评分 1 min < 3 分），在 6～12 h 内上述症状消失者，不能轻易诊断 HIE，需要观察。

3. 胎心监护：在出现胎心无变异及晚期减速时，提示心脑严重缺氧，需高度警觉。

4. CT 扫描：在不同时间可呈现 HIE 的 5 种神经病理类型：皮质及皮质下白质软化、脑梗死、基底核出血坏死、脑室周围白质软化及室管膜下脑室内出血。但对出生 3～12 d 的婴儿，依靠 CT 扫描确定 HIE 的诊断及判断预后要慎重，至少需要进行 1 个月的追踪复查；且须将脑白质低密度的范围、低密度的程度（CT 值）及低密度形态三者结合，才能通过 CT 图像客观判断脑损害与否 。

5. 对那些无围产缺氧病史或无严重宫内窘迫史，也无神经系统症状的患儿不要单凭 CT 的低密度改变来诊断 HIE 或评估预后等。

注意：

① HIE 诊断主要依据临床；② CT 检查仅是重要参考，但可确定神经病理类型；③ CT 检查需要复查观察，观察 HIE 主要病理改变需要在发病 3 周～4 周，因此生后 1 个月时要

复查CT评估脑损害；④ 早产儿评估白质低密度宜在纠正年龄达40周时；⑤ 需要临床、NBNA及CT三者综合评估HIE的预后。

六、HIE的治疗

三支持、三对症、分阶段，个体化、综合治疗

1. HIE损伤后的防治目标包括：

（1）尽早确认具有脑损伤高危风险的新生儿；

（2）支持治疗保证脑的灌注和营养；

（3）积极干预脑损伤进程。

2. 尽早确认具有脑损伤高危风险的新生儿：

HIE的治疗时间窗很短，因此，患儿生后应尽快确定高危风险度以利于尽早干预。早期判断的内容包括：① 出生过程中的生命体征异常（胎儿心率异常）；② 出生时长时间低Apgar评分；③ 出生时需要复苏（包括插管，胸外心脏按压和/或使用肾上腺素）；④ 胎儿严重窘迫的客观证据（脐动脉pH < 7.0和/或BE < −16 mmol/L）；⑤ 脑功能评估异常，结合aEEG可以提高早期识别高危儿的准确率，减少漏诊率。

3. 支持治疗保证脑的灌注和营养：

支持治疗应从窒息复苏后立即开始，目的是保证脑的灌注和营养，防止和减轻继发性脑损伤。治疗内容包括维持血气正常；适量控制液体，维持血压；避免低血糖；治疗惊厥。合理的支持治疗是减少神经系统后遗症的关键。

生后3 d内治疗：

（1）维持良好的通气换气功能及血气正常，合理氧疗、纠正酸中毒、机械通气。

（2）维持周身各脏器足够血流及血压心率正常，心音低钝、心率≤ 120次/min、肤色苍白、肢端冷凉、毛细血管充盈时间（CRT）≥ 3 s时应用多巴胺，2.5～5 μg/（kg • min）。

（3）维持血糖在正常高值（5.0 mmol/L），葡萄糖滴注速度6～8 mg/（kg • min）为宜。

（4）控制惊厥，苯巴比妥钠：负荷量20 mg/kg，12 h后给予维持量5 mg/（kg • d）。

（5）降低颅内压，24 h以内，速尿1 mg/kg，可6 h重复；24 h以后，甘露醇0.25～0.5 g/kg，可4～6～8 h重复。

（6）消除脑干症状 频繁惊厥、昏迷、呼吸节律不规整、瞳孔改变，给予纳洛酮：负荷量：0.05～0.1 mg/kg继之0.03～0.05 mg/（kg • h），每日维持4～6 h。

（7）亚低温疗法（见附件）。

生后4～10 d治疗：

主要是促进神经细胞代谢药物或改善脑血流药物，促进受损神经细胞逐渐恢复功能（丽珠赛乐、丹参）。

10 d以后治疗：

主要是针对重度经上述治疗不满意者，应继续治疗，同时早期干预以防止后遗症。

新生儿期后的治疗：定期随访，必要时继续治疗。

（1）评价指标：NBNA > 35，DQ > 85为正常。

（2）随访：生后前6个月每月一次进行DQ评分。

足月儿 3～4 周后进行 CT 复查，如有异常 3 个月时再查，早产儿胎龄满 40 周时复查；足月儿 3～4 周后进行脑电图复查。

（3）方法：早期干预及康复治疗：视觉、听觉、皮肤感觉、前庭运动、爬行刺激，智力训练、早期听力语言训练、弱视预防与治疗。

药物干预：脑活素、胞二磷胆碱。10 d 一疗程。

第七节　新生儿休克

新生儿休克的判断：新生儿休克包括：低血容量性休克、心源性休克、感染性休克和神经源性休克，对于休克的诊断，首先要明确是否存在休克状态，并判断休克严重程度，同时作出病因诊断，确定休克类型，然后评价脏器功能损害情况。确定新生儿休克及其严重度，往往采用新生儿休克评分法判断（表 1-5）。

表 1-5　新生儿休克评分方法

评　分	皮肤颜色	皮肤循环	四肢温度	股动脉搏动	血压（kPa）
0	正　常	正　常	正　常	正　常	＞8
1	苍　白	较　慢	发　凉	减　弱	6～8
2	花　纹	甚　慢	发　冷	触不到	＜6

注：皮肤循环：指压前臂内侧皮肤毛细血管再充盈时间，正常＜3 s，较慢为 3～4 s，甚慢为＞4 s；
四肢温度：发凉为凉至膝肘关节以下，发冷为凉至膝肘关节以上；
新生儿休克评分：轻度：5 分，中度：6～8 分，重度：9～10 分。

一、实验室检查

1. 血气分析、乳酸、电解质、血糖、肝肾功、心肌酶谱。
2. 血常规，CRP，超敏 CRP，降钙素，I/T、血培养。
3. DIC 筛选及确诊实验。
4. 胸片、心电图、心脏彩超。

二、治疗

1. 病因治疗。
2. 一般治疗：减少搬动，维持正常体温。
3. 扩容（NS 20 mL/kg，半小时内给入，最大不超过 60 mL/kg，急性失血者，需立即联系输血治疗）。
4. 纠正酸中毒：应当在有效扩容的基础上进行纠酸；对于乳酸酸中毒、酮症酸中毒，改善循环、保证热量供应，减少乳酸和丙酮酸的产生甚为重要，是治疗的首选手段。
5. 血管活性药物的应用：必须在有效扩容和纠正酸中毒的基础上应用。可选用多巴胺、多巴酚丁胺、酚妥拉明。其中多巴胺剂量多选用中小剂量［5～10 μg/（kg·min）］，有效扩容仍不能维持正常血压，可考虑使用大剂量多巴胺［＞10 μg/（kg·min）］，如多巴胺剂量超过 15 μg/（kg • min）仍不能维持正常血压者，可使用肾上腺素持续静脉滴注，剂量从 0.05 μg/（kg • min）开始，最大不超过 1 μg/（kg • min）。多巴胺无效或有心源性休克，可用有增强心肌收缩力的多巴酚丁胺，常与多巴胺联用，一般从 5 μg/（kg • min）开始，最大不超过 15 μg/（kg • min）。

6. 呼吸机支持治疗。

7. 纠正心功能不全：强心、利尿、活血管。

8. 防治 DIC：应当早期应用肝素，不必等到出现高凝状态或 DIC 实验室指标阳性时才用。中度以上休克（循环功能不全评分 4～7 分），血小板 $< 100 \times 10^9$/L 便可考虑使用。首剂：50 U/kg 静脉推注，20～25 U/kg 维持，根据 APTT 调整剂量，应维持 APTT 延长不超过 1.5 倍。由于需要监测 APTT，目前肝素应用趋向超小剂量和皮下注射：1 U/（kg • h）持续滴注，或每次 20～40 U/kg，每 12 h 一次，皮下注射。输注新鲜冰冻血浆 10 mL/kg，可提高凝血因子水平 10%～15%，输注血小板 10 mL/kg，可提高血小板（70 － 100）$\times 10^9$，快速输注冻干人纤维蛋白原 50 mg/kg，可迅速补充凝血因子，尤其在低凝期起效快。

9. 糖皮质激素的应用：一般休克不适宜用，只限于有肾上腺皮质功能不全的患儿，目前倾向于使用氢化可的松，每次 1～2 mg/kg，每 6～8 h 用一次，也可应用甲基强的松龙。

10. 纳洛酮的应用：应用指征：经过常规扩容、纠酸，在中等剂量血管活性药物维持下仍有低血压时应尽早使用，剂量偏大：每次 0.05～0.1 mg/kg，每隔 10～30 min 推注，可连用 2～3 次。

（宋立梅、高祀贤、史绍英、王成良、杜海燕）

第二章

呼吸科

第一节　急性上呼吸道感染

一、概述

急性上呼吸道感染(acute upper respiratory infection，AURI)，简称感冒，是指喉部以上呼吸道的感染，是儿童时期最常见的疾病。它主要侵犯鼻、鼻咽和咽部，可诊断为“急性鼻咽炎”、“急性扁桃体炎”、“急性咽炎”。引起上呼吸道感染的病原约90%以上为病毒，主要有鼻病毒、流感病毒、副流感病毒、肠道病毒，可继发溶血性链球菌、肺炎链球菌、肺炎支原体感染。

二、病史要点

1. 呼吸道症状的发生情况。

2. 全身症状轻重，热度高低，精神食欲状况，有无烦躁不安，或伴发其他系统症状。

3. 高热惊厥者，详细询问惊厥与发热时间的关系。惊厥时的体温、次数和持续时间，惊厥后神志和精神状态、既往惊厥史和家族史。体检中注意体温、神志，有无前囟饱满和脑膜刺激征，以警惕神经系统疾病。

4. 询问病史前有无急性呼吸道感染和急性传染病接触史，附近有无流行。同时注意传染病的既往史和预防接种史。

三、体检要点

1. 注意咽部和扁桃体是否充血肿大，有无滤泡(多见于病毒)；表面有无渗出物，黄色脓性渗出物提示链球菌感染，白膜样渗出物提示葡萄球菌可能，也可见于腺病毒，但需排除白喉。注意咽峡和附近有无疱疹及溃疡(疱疹性咽峡炎)；

2. 检查有无结合膜充血(咽结合膜热)及渗出物，外耳道流脓，颌下及颈部淋巴结肿大等。

3. 腹痛者应询问部位和轻重，检查中不应有固定压痛或肌紧张等急腹症体征。

四、辅助检查

1. 血常规与C反应蛋白检查：病毒感染一般白细胞偏低或正常，分类以淋巴细胞为主，C反应性蛋白在正常范围；细菌感染则白细胞总数大多增高，分类以中性粒细胞为主，C反应性蛋白增高。

2. 病原学检查：必要时作咽拭子培养或呼吸道病毒免疫荧光检测。

五、诊断要点及鉴别诊断

1. 诊断要点：

（1）急性起病，临床表现轻重差异很大。

（2）婴幼儿局部症状常较轻，全身症状较重，部分婴幼儿可于骤然高热初期出现高热惊厥。婴幼儿期可引起中耳炎、鼻窦炎、咽后壁脓肿及颈淋巴结炎，感染向下蔓延可引起支气管炎和肺炎。

（3）年长儿近似成人，全身症状轻而局部症状重，可诉头痛、咽痛或腹痛。年长儿链球菌咽峡炎可引起风湿热和肾炎。

2. 两种特殊类型上呼吸道感染：

（1）疱疹性咽峡炎：由柯萨奇A组病毒引起，多见于夏秋两季。急性起病、高热、流涎、咽痛、拒食、呕吐等；咽部明显充血，咽腭弓、悬雍垂、软腭等处有2～4 mm大小的疱疹，周围有红晕，疱疹破溃后形成小溃疡，病程一周左右。

（2）咽—结合膜热：由腺病毒3型、7型引起，多见于春夏季节，可在儿童较集中的地方引起小流行，临床以发热、咽炎、结合膜炎为特征。表现为高热，咽痛，眼部刺痛，咽部充血，一侧或两侧滤泡性结合膜炎，颈部、耳后淋巴结可肿大，病程约1～2周。

3. 鉴别诊断：本症一般3～7日恢复，如持续发热，应注意并发症与其他发热性疾病或麻疹、腮腺炎、沙门氏菌感染等急性传染病鉴别。上呼吸道感染引起的肠系膜淋巴结炎需要与急性阑尾炎鉴别；上呼吸道感染发生高热惊厥需除外颅内感染所致惊厥。

六、病情观察及随访要点

观察随访有无并发症发生：

1. 咳嗽是否加重，有无气急、青紫出现，警惕支气管炎、肺炎发生。

2. 有无声音嘶哑，语音不清，头后仰、发热等喉炎或咽后壁脓肿的表现。

3. 有无耳痛（年长儿）或哭闹不安，用手抓耳（婴儿）及耳壳牵扯疼痛，外耳道流脓，或年长儿头痛伴流脓涕等中耳炎或副鼻窦炎表现。

4. 年长儿恢复期有无尿少，尿色改变等肾炎可疑症状。

七、治疗措施

1. 适当休息，注意隔离，多饮水，进易消化饮食。

2. 控制感染：本病多为病毒感染，一般不使用抗生素。但年幼病重，有细菌感染可能或有并发症时可选用磺胺药口服或青霉素肌注。病毒唑（三氮唑核苷）为广谱抗病毒药，其滴鼻浓度为0.5%，每2 h滴一次或雾化吸入，或口含服片剂每次2 mg，4～6次/日，疗程 3～5 日。金刚烷胺对甲型流感病毒有效，每次 2 mg/kg，每日二次，一般疗程 3～5 日，不超过 10 d；其制剂流感糖浆（0.5%），1～2 岁用每次 4 mL，3～4 岁每次 5～6 mL，5～6 岁每次 7～8 mL，≥ 7 岁每次 9～10 mL，每日二次，疗程同上。

3. 对症治疗：

（1）降温：高热时物理降温（温水擦浴），或用退热剂，如对乙酰氨基酚每次 10～15 mg/kg 或布洛芬每次 5～10 mg/kg。婴幼儿可用安乃近滴鼻，每侧鼻孔 1～2 滴。

（2）镇静止惊：烦躁不安或高热惊厥可用苯巴比妥钠每次 5～8 mg/kg，肌注，或其他镇静止惊剂。

（3）鼻塞：先清除鼻腔分泌物后用 0.5%～1% 麻黄素或鼻眼净滴鼻，哺乳前或睡前 15 min 滴用。

八、预防

增强机体抵抗力，防止病毒侵入是预防上感的关键。

1. 注意体格锻炼，多在户外活动，提高耐寒能力，如冬季冷水洗脸及擦浴。

2. 合理喂养，提倡母乳喂养及时添加辅食，积极防治营养不良、佝偻病、贫血等慢性疾病。

3. 加强护理，气候变化时应及时增添衣被，避免受凉。

4. 加强卫生宣教，保持室内空气新鲜，少去公共场所以避免接触呼吸道感染患者。

第二节　急性感染性喉炎

一、概述

急性感染性喉炎（acute infectious laryngitis）为喉部黏膜急性弥漫性炎症，以声嘶、犬吠样咳嗽、吸气性喉鸣和呼吸困难为临床特征，引起的喉梗阻常为儿科急症之一。可发生于任何季节，以冬春季常见，多见于婴幼儿，由病毒或细菌感染引起，常见病毒为副流感病毒 1 型，其他有副流感病毒 2 型、3 型、流感病毒、腺病毒、呼吸道合胞病毒。亦可继发于麻疹、百日咳等急性传染病。

二、病史要点

1. 了解有无上感、麻疹等先驱疾病，喉炎发生的时间以及与先驱病的关系。麻疹并发喉炎常由金黄色葡萄球菌引起。

2. 询问发热、声嘶、犬吠样咳嗽，喉喘鸣（哮吼）、吸气性呼吸困难等基本表现，注意其发生和发展过程，严重程度。并与痉挛性喉炎（常夜间突发，重复发作，无全身症状和发热）和喉骨软化症（先天性喉喘鸣，卧位明显，哭声正常，无全身症状，2 岁自愈）鉴别。

3. 病后精神、神志状况，有无极度烦躁或转为萎靡、嗜睡、无力等全身衰竭症状。

4. 有无异物吸入史和白喉流行病接触史，注意与喉内异物及喉白喉的鉴别。前者常骤然起病，早期无发热；后者起病缓，中毒症状重，犬吠样咳嗽轻或不显，声嘶、呼吸困难逐渐加重。

三、体检要点

1. 有无鼻翼扇动，紫绀，烦躁不安，出汗以及吸气性喉喘鸣，三凹征（以胸骨上凹最明显）等吸气性呼吸困难。安静时抑或活动后出现。

2. 注意心音和心率，呼吸节律与频率，肺部呼吸音有无减低，有无管状呼吸音和罗音。

3. 咽部有无充血、渗出物或假膜，注意其颜色、大小，是否易刮脱，喉白喉的假膜呈灰白或略呈蓝绿色，不易搽去。

4. 判断喉梗阻程度（见表 2-1）。

表 2-1　喉梗阻分度

喉梗阻分度	临床特点
Ⅰ度	患儿仅于活动后出现呼吸困难
Ⅱ度	患儿于安静时亦出现喉喘鸣和吸气性呼吸困难
Ⅲ度	呼吸困难严重，三凹征明显，因缺氧出现烦躁不安，口唇发绀，心率增快，肺部呼吸音降低
Ⅳ度	呼吸极度困难，缺氧明显，患儿由烦躁转向衰竭，呼吸无力，三凹征不明显，心音低钝，肺部呼吸音几乎消失

四、辅助检查

1. 咽部或气管切开分泌物作涂片及细菌培养，注意找白喉杆菌。

2. 与喉异物或喉白喉鉴别困难者，在病儿情况允许时，考虑直接喉镜检查。

五、病情观察及随访要点

1. 密切观察呼吸困难和缺氧程度。药物治疗见效时，通常 12～24 h 好转。继续加重时，作好气管切开准备。

2. 气管切开后，注意气管分泌物量、黏稠度和颜色，必要时反复取分泌物做细菌培养及药物敏感试验。密切观察体温和肺部体征，警惕继发感染，尤其是肺炎的发生。

3. 治愈标准　体温、呼吸正常，犬吠样咳嗽和喉喘鸣消失。气管切开者拔管顺利。

六、诊断要点及鉴别诊断

1. 诊断要点：急性起病，以声嘶、犬吠样咳嗽、喉喘鸣、吸气性呼吸困难为表现，注意判断喉梗阻程度；

2. 鉴别诊断：需要与先天性喉软骨发育不良、白喉、呼吸道异物、咽后壁脓肿相鉴别。

七、防治措施

1. 控制感染：

病情严重或发展迅速的病儿多为细菌感染，可选用青霉素、庆大霉素等单用或两种合用。无效或疑为金黄色葡萄球菌感染可给予红霉素，新型青霉素等。

2. 肾上腺皮质激素：

有喉梗阻时应用，可使炎症及水肿较快消散。轻症可选用强的松口服，重者氢化可的松、甲基强的松龙或地塞米松静滴，剂量偏大，1～3 次症状好转即停用。

3. 对症治疗：

（1）雾化吸入布地奈德

（2）烦躁不安者，酌情给予镇静剂，可交替使用，禁止用吗啡类药物，以免抑制呼吸。

（3）呼吸困难者给氧。

（4）病情较重者注意保证足够的输液量和营养。

4. 气管插管或切开：

经上述治疗喉梗阻症状仍无明显好转，以及Ⅲ～Ⅳ度喉梗阻者应及时气管插管或施行气管切开术。

第三节 肺 炎

一、概述

肺炎（pneumonia）是指不同的病原体或其他因素（如吸入羊水、动植物油和过敏反应等）所致的肺部炎症，是婴幼儿时期重要的常见病、多发病。四季均可发病，尤以冬春气温骤变季节多见。根据病因分为细菌性、病毒性、支原体、真菌性、吸入性、过敏性肺炎；按病理特点分为支气管肺炎、大叶性肺炎和间质性肺炎；按病程长短又可分为急性（病程＜1月）、迁延性（1～3月）、慢性（＞3月）肺炎；按感染发生地点分为：社区获得性肺炎（community acquired pneumonia，CAP）和院内获得性肺炎（hospital acquired pneumonia，HAP）。

支气管肺炎是小儿时期最常见的肺炎，以婴幼儿多见，全年均可发病，以冬、春寒冷季节多发。病原以病毒和细菌为主，引起不同年龄肺炎的病原不同，肺炎链球菌是最常见的细菌病原，近年随着侵入性检查与操作的增加，广谱抗生素的大量使用，耐药细菌性肺炎有增加趋势，呼吸道合胞病毒是最常见的病毒病原体。

二、病史要点

1. 询问发热、咳嗽、气急、青紫的发生、发展和加剧过程，了解发热程度、热型，咳嗽轻重，有无痰鸣音和进食呛咳。

2. 询问病后精神、食欲改变。有无烦躁、呻吟、萎靡、嗜睡和惊厥。进食减少程度，有无呕吐、腹泻。

3. 院外诊断、重要检查和治疗情况，特别是所用抗生素种类及疗程。

4. 病前有无上呼吸道感染和麻疹、百日咳、流感等传染病史。有无呼吸道传染病接触史。

三、体检要点

1. 测定体温、呼吸、脉搏。注意营养发育状况，精神和神志状态。

2. 呼吸困难情况，有无喘憋、呻吟、鼻翼扇动，点头呼吸和吸气性“三凹征”，有无口周、甲床青紫，面色青灰或苍白。尚须注意有无呼吸节律异常，尤其是小婴儿。

3. 肺部有无中细湿罗音、捻发音，分布和密集程度。严重病例注意呼吸音降低，管状呼吸音，语音（哭声）震颤增强，叩诊发浊等融合实变体征。

4. 注意心音强弱、心率和心律。有无腹胀，肝脏大小（叩上、下界）、质地及压痛，脾脏大小。

5. 注意有无皮肤化脓感染灶、脓胸及脓气胸并发症体征（提示金葡菌感染）。

四、辅助检查

1. 外周血检查：细菌性肺炎白细胞总数、中性粒细胞以及C反应蛋白（CRP）显著增高，甚至可出现核左移，胞浆中见中毒颗粒；病毒性肺炎白细胞总数及中性粒细胞正常或降低，CRP 正常或轻度增加。

2. 病原学检查：采取痰液、气管吸出物，胸腔穿刺液、血液、肺活检组织等进行细菌、肺炎支原体、沙眼衣原体、肺炎衣原体、真菌培养和病毒分离，并作细菌药物敏感试验。

3. X 检查：早期肺纹理增粗，以后出现小斑片状阴影，以双肺下野、中内带及心膈角居多，并可伴肺气肿和／或肺不张。亦可融合成大片，甚至波及节段。若并发脓胸，早期示患侧肋膈角变钝，积液较多时，患侧呈一片致密阴影，纵隔、心脏向健侧移位。并发脓气胸时，患侧胸膜可见液、气平面。肺大疱时可见壁薄、多无液平的易变性空泡。

4. 必要时测定二氧化碳结合力，血清钠、钾、氯化物及做血气分析。Ⅰ型呼吸衰竭 海平面吸室内空气时 $PaO_2 \leqslant 50$ mmHg（6.67 kPa）；Ⅱ型呼吸衰竭 $PaO_2 \leqslant 50$ mm 汞柱及 $PaCO_2 \geqslant 50$ mmHg（6.67 kPa）。

五、诊断要点

1. 临床特征：

热型不定，多为不规则热，新生儿、重度营养不良可不发热或体温不升。多伴有中毒症状，包括纳差、烦躁和嗜睡，重者可出现意识障碍和惊厥，临床中以呼吸衰竭多见。早期为干咳，以后有痰，可出现气促和紫绀。新生儿则表现为呛奶，口吐白沫。可有呕吐、腹泻、少数可出现胃肠道出血，甚至发生中毒性肠麻痹。极重型病例可发生多器官功能衰竭。

2. 几种不同病原体所致肺炎特点：

（1）毛细支气管炎：本病主要因病毒感染引起，其中呼吸道合胞病毒引起的毛细支气管炎最常见。临床特点：① 多见于 2 岁以内，尤多见于 6 个月内婴儿，冬春季多发，有时可有流行。② 常见于上感后 2～3 d，出现下呼吸道阻塞表现，阵发性干咳、发作性呼气性呼吸困难、喘憋可伴烦躁、鼻翼扇动、三凹征等缺氧表现，重者可出现呼吸衰竭。肺部听诊广泛哮鸣音，吸气末或喘憋缓解时可闻及细湿罗音。③ 全身中毒症状轻，一般无发热或低至中度发热。④ 外周血象白细胞及中性粒细胞正常或降低。⑤ X 线表现为不同程度肺气肿及支气管周围炎，有时可伴点片状阴影。病程一般一周左右，部分病人以后可出现反复喘息，发展为哮喘的患病率增高。

（2）金黄色葡萄球菌肺炎：多见于新生儿及婴幼儿，临床特点：① 发病前部分病人有肺外感染病灶，如：皮肤感染，疖肿等。② 起病急骤，中毒症状重，可出现猩红热样或麻疹样皮疹；病情进展迅速，易并发脓胸、脓气胸。③ 咳嗽频繁，呼吸困难，青紫，肺部体征出现较早。④ 周围血白细胞及中性粒细胞增高并有核左移，胞浆内可见中毒颗粒，少数病例白细胞不增高，甚至降低。⑤ 胸部X线改变，早期呈一般支气管肺炎改变，以后有大小不等的斑点状结节影，短期内出现肺脓肿、肺大疱、脓胸、脓气胸等改变。

（3）腺病毒肺炎：多见于6月～2岁婴幼儿。临床特点：① 潜伏期3～8 d。一般急骤发热，往往自第1～2日起即发生39 ℃以上的高热，至第3～4日多呈稽留或不规则的高热；3/5以上的病例最高体温超过40 ℃。② 呼吸系统症状：大多数病儿自起病时即有咳嗽，往往表现为频咳或轻度阵咳。呼吸困难及发绀多数开始于第3～6日，逐渐加重；重症病例出现鼻翼扇动、三凹征、喘憋（具有喘息和憋气的梗阻性呼吸困难）及口唇指甲青紫。初期听诊大都先有呼吸音粗或干罗音，湿罗音于发病第3～4日后出现。重症病儿可有胸膜反应或胸腔积液（多见于第2周）。③ 神经系统症状：一般于发病3～4 d以后出现嗜睡、萎靡等，有时烦躁与萎靡相交替。在严重病例中晚期出现半昏迷及惊厥。部分病儿头向后仰，颈部强直。④ 循环系统症状：面色苍白较为常见，重者面色发灰。心律增快。重症病例的35.8%于发病第6～14日出现心力衰竭。肝脏逐渐肿大，可达肋下3～6 cm，质较硬，少数也有脾肿大。⑤ 消化系统症状：半数以上有轻度腹泻、呕吐，严重者常有腹胀。⑥ 其他症状：可有卡他性结膜炎、红色丘疹、斑丘疹、猩红热样皮疹，扁桃体上石灰样小白点的出现率虽不高，也是本病早期比较特殊的体征。

（4）肺炎支原体肺炎：临床特点：① 亚急性起病，多见学龄期儿童，婴幼儿也不少见。② 多有发热，热型不定，热程1～3周。③ 咳嗽为突出表现，呈阵发性干咳，有时甚至呈百日咳样痉挛性咳嗽，咳出黏稠痰，甚至带血丝，但呼吸困难不明显。④ 肺部体征不明显是本病特点之一。⑤ 易出现肺外表现，如：皮疹、溶血性贫血、心肌炎、心包炎、渗出性胸膜炎等。⑥ X线改变显著而肺部体征轻微亦是本病特点之一。可呈支气管肺炎、间质性肺炎改变或均一实变影，多为单侧病变。

婴幼儿患本病则起病急，病程长，仅临床表现与其他病原所致间质性肺炎不易区别。

（5）衣原体肺炎：由沙眼衣原体或肺炎衣原体所致。沙眼衣原体肺炎临床特点：① 多见于3个月以内的小婴儿或新生儿。② 起病缓慢，先有鼻塞、流涕等，而后出现气促、频繁咳嗽、半数病人可伴结膜炎。③ 一般无发热，少数仅低热，有人认为小婴儿无热性肺炎应考虑本病。④ 肺部可闻及湿罗音。⑤ X线呈肺气肿、弥漫性间质性改变或间杂有片状影，肺部体征及X线改变可持续一个月以上才消失。

3. 体征：

呼吸40～80次/min，可伴鼻翼扇动、点头呼吸、三凹征、唇周发绀。肺部体征早期可不明显，以后可闻及固定的中、细湿罗音，当病灶融合扩大时，可有语颤增强、叩浊、并可听到管状呼吸音。发生并发症脓胸、脓气胸、肺大疱、肺脓肿、败血症、化脓性心包炎等，则有相应的体征。

六、病情观察及随访要点

1. 逐日记录体温、呼吸（次数和节律），脉搏和心率，恢复正常为止。

2. 观察体温、精神、食欲、咳嗽、气急、青紫、肺部体征及肝脏大小的改变。一般病例经恰当治疗，首先精神好转，体温逐日下降，气急青紫在2～3日内消失。肺部罗音由细变粗而消失，咳嗽常于最后好转，总共需 7～10 d。典型腺病毒肺炎须 2～3 周，金葡菌肺炎可更长。

3. 经一般抗生素治疗，若症状反而日益加剧，应注意肺部罗音是否更细更密。甚至代之以管状呼吸音和叩诊变浊，提示感染未控制，病灶融合，多见于金葡菌和腺病毒肺炎。

4. 肺炎治疗过程中突然出现烦躁不安、呼吸困难和青紫加重时应检查有无痰液黏稠、不易咳出或吸氧管阻塞。并警惕：

（1）胸腔内并发症　有无脓气胸体征、颈部皮下气肿（纵隔气肿）；有无心音遥远、心包摩擦音和肝肿大（心包炎）。

（2）呼吸衰竭　检查呼吸频率（过速、过慢）、幅度、节律、随访血气分析。

（3）心力衰竭　对于有先天性心脏病患儿注意检查心力衰竭各项指标，密切观察其进展及治疗后的反应。

（4）重症肺炎出现惊厥、昏迷时，中毒性脑病可能性大，注意有无脑膜刺激征和锥体束征。必要时查脑脊液与脑膜炎或脑炎鉴别。

（5）治愈标准　体温正常，症状体征基本消失，胸部 X 线检查无实质病变。

七、治疗措施

1. 一般治疗：保持室内空气流通，室温保持在 20 ℃左右，相对湿度 60%。保持呼吸道通畅，经常变换体位，以利痰液排出。保证足够入量，不能进食者，可给予静脉补液每天 80 mL/kg。

2. 抗感染治疗：① 肺炎球菌肺炎：首选青霉素或羟氨苄青霉素，复方新诺明等。病情重或疑有混合感染时可选用新型青霉素，先锋霉素等，用药时间应持续至体温正常后 5～7 d 或症状、体征消失后 3 d。② 金黄色葡萄球菌肺炎：第 1 或 2 代头孢菌素，新型青霉素，万古霉素等。疗程宜长，一般于体温正常后用药 2 周或总疗程 6 周。③ 支原体或衣原体肺炎：大环内酯类抗生素，如：红霉素、阿奇霉素、交沙霉素等，疗程 2～3 周。④ 病毒性肺炎：三氮唑核苷，肌注、静脉滴注或雾化吸入，主要针对呼吸道合胞病毒。干扰素肌注或雾化吸入；中药针剂静脉滴入或雾化吸入，但其疗效未经循证医学证实。

3. 对症治疗：给氧、降温、祛痰、吸痰、镇静等。

4. 糖皮质激素：中毒症状严重，严重喘憋，中毒性脑病，感染性休克，呼吸衰竭者可短期应用。

5. 并发症治疗：发生脓胸、脓气胸、张力性气胸者应及时做胸腔穿刺，抽脓抽气，若脓液量多、黏稠，经反复穿刺抽脓不顺利者，可行胸腔闭式引流。

第四节　支气管哮喘

一、概述

支气管哮喘（bronchial asthma）是儿科常见慢性气道变态反应性疾病，由多种炎性细胞（包括嗜酸性粒细胞、肥大细胞、中性粒细胞、T 淋巴细胞、气道上皮细胞等）和细胞组分参与的气道慢性炎症。这种气道炎症使易感者对各种激发因子具有气道高反应性，并可引气道狭窄。临床上表现为反复发作性喘息，呼吸困难，胸闷和咳嗽等症状，常在清晨或夜间发作或加重。目前认为：气道慢性炎症、气道高反应性以及可逆性气道阻塞构成了哮喘的三大病理生理特点。其中气道慢性炎症是引起气道高反应性的原因，而气道高反应性是哮喘最基本的特点。

根据临床表现及其肺功能，支气管哮喘分为：① 急性发作期：患儿表现为突发咳嗽，喘息，呼气性呼吸困难，烦躁不安，胸闷；体征可见胸廓饱满，叩诊双肺过清音，双肺可闻及哮鸣音，严重时呼吸音降低。② 慢性持续期：哮喘患儿没有急性发作，但在相当长的时间内有不同频度和不同程度地出现症状如喘息、咳嗽、胸闷。主要根据白天和夜间临床表现和肺功能进行病情严重程度的评价；③ 临床缓解期：经过治疗或未经过治疗症状、体征消失，儿童肺功能恢复到第一秒用力最大呼气容量（FEV1）或最大呼气峰流速（PEF）＞ 80% 预计值，并维持 3 月以上。

二、病史要点

1. 既往反复发作和其他变态反应病史。家族中哮喘和变态反应疾病史。

2. 起病缓急、有无精神刺激、疲劳、受惊等诱因。询问有关的先兆症状：感染性者可先有轻微上呼吸道感染；外源性者有胸闷，喉痒，喷嚏，流清涕；食物性者有呕吐、腹痛、腹泻、荨麻疹等。

3. 询问本次哮喘持续时间，是否日轻夜重或持续严重。有无端坐呼吸、烦躁焦虑、冷汗、面色苍白或发绀，了解咳嗽轻重，痰的性质和痰液量。首次发作须注意与哮喘性支气管炎、心源性哮喘、呼吸道异物等鉴别。

4. 院外和既往发作情况，何种解痉药有效。

三、体检要点

1. 体位，精神和神智，面色，指甲黏膜青紫程度。

2. 有无鼻翼扇动，吸气三凹征，呼气延长，两肺呼吸音降低，哮鸣音，鼾音和罗音。同时注意阻塞性肺气肿体征。

3. 哮喘危重状态是指哮喘严重发作，经合理用拟交感神经或茶碱类药物仍不能缓解称哮喘持续状态。应测体温、脉搏、呼吸及血压，注意意识、瞳孔、呼吸节律和深度、肌张力及四肢末梢循环。

四、辅助检查

1. 血、痰中嗜酸性细胞计数：外源性哮喘血、痰中嗜酸性细胞超过 300×10^6/L。

2. 血清变应原特异性 IgE：哮喘患儿血清变应原特异性 IgE 升高。

3. 皮肤过敏原皮试：哮喘患儿特异性过敏原皮试可为阳性，可了解患儿过敏状态协助诊断。

4. 肺功能检查：肺功能检查对估计是否有气流受限、哮喘的严重程度及疗效判断有重要意义。哮喘患儿的用力肺活量，第一秒用力呼气容积（FEV1）和最大呼气流速（PEF）降低。给予支气管舒张剂，上述肺功能指标明显改善，增加 12%～15%，表明有可逆性气流受阻，即舒张试验阳性。

5. 支气管激发试验：通过支气管激发试验来判断是否存在气道的高反应性，通常采用药物如乙酰胆碱、组织胺或运动激发。对于 FEV1 大于正常预计值 70% 的疑诊哮喘患儿做支气管激发试验。

6. 胸部 X 线检查：发作期可有肺过度充气，肺纹理增多。合并感染时，出现肺部点片状或片絮状阴影。通过 X 线检查有助于除外其他肺部疾病、先天异常等。

五、诊断与鉴别诊断

1. 哮喘的诊断：主要根据病史（包括家族史，个人过敏史）、体征、辅助检查及治疗效果。

（1）儿童哮喘的诊断标准：① 年龄≥3 岁，喘息反复发作；② 发作时双肺闻及呼气相哮鸣音，呼气相延长；③ 支气管舒张剂有明显疗效；④ 除外其他喘息、胸闷和咳嗽等疾病。对疑诊病例，可作支气管舒张试验：喘乐宁吸入或 0.1% 肾上腺素 0.01 mL/kg 皮下注射 15 min 后，喘息明显缓解及肺部哮鸣音明显减少，或第一秒用力呼气量上升率≥15%，即为支气管舒张试验阳性，可作哮喘诊断。

（2）咳嗽变异性哮喘诊断标准：① 咳嗽持续或反复发作＞4 周，常在夜间和/或清晨发作，运动后加重，痰少，无感染症状或长期抗生素无效；② 支气管舒张剂可使咳嗽发作缓解（基本诊断条件）；③ 有个人过敏史或家庭过敏史；④ 气道呈高反应特征，支气管激发试验阳性可作辅助诊断；⑤ 除外其他原因引起的慢性咳嗽。

2. 鉴别诊断：哮喘的诊断必须除外其他造成引起反复喘息的原因。如：胃食道返流、支气管异物、支气管淋巴结结核、先天性气道畸形（软化、狭窄）、先天性心脏病等。

六、病情观察及随访要点

1. 用支气管舒张剂后大多在一小时或数小时内缓解。记录体位、精神、面色、青紫、呼吸困难和肺部体征的好转情况。

2. 各种支气管舒张剂治疗无效时，应警惕：

（1）肺部继发感染和并发症：本病肺部体征大多两侧一致，出现体温增高，脓痰、肺部罗音增多或一侧性呼吸音减低时，应考虑肺部感染和并发症发生。应重复血白细胞计数及分类，胸部 X 线检查。

（2）哮喘危重状态：即既往的哮喘持续状态，是指哮喘急性发作经合理使用支气管舒张剂和糖皮质激素等治疗后，仍有严重或进行性呼吸困难的患儿。 应定时（2～4 h）测体温、呼吸、脉搏和血压，记录出入液量。观察是否极度烦躁或转为无力伴严重哮喘缺氧，双肺呼吸音明显减低，以上提示预后严重，应采取紧急措施。同时分析持续发作的原因是否体液耗损过多，痰稠不易排出，继发感染，精神过度紧张等从而采取相应措施。根据需要重复血白细胞分类，血气分析和心电图检查至哮喘缓解。

（3）随访中注意该病儿好发季节，诱因，尽可能找出变应原。记录间歇期呼吸、心率、肺部体征，有无慢性非阻塞性肺气肿症状、体征。有条件者测定肺功能。

（4）症状控制，体征基本消失即可出院。

七、防治措施

1. 治疗原则：坚持长期、持续、规范化、个体化治疗。发作期：快速缓解症状、抗炎、平喘；缓解期：长期控制症状、抗炎、降低气体高反应性、避免触发因素、自我保健，全球哮喘防治创议（GINA）提出哮喘长期管理的阶梯式治疗方案。

2. 常用药物（见表 2-2）：

表 2-2　治疗哮喘常用药物

快速缓解药物	长期预防用药
短效吸入型 β_2 受体激动剂	吸入型糖皮质激素
短效口服 β_2 受体激动剂	长效 β_2 激动剂
抗胆碱能药物	抗白三烯药物
全身性皮质激素	缓释茶碱
短效茶碱	色甘酸钠，尼多克罗米，口服激素

（1）糖皮质激素：最有效的抗炎药，作用机制：① 干扰花生四烯酸代谢、白三烯、前列腺素合成；② 减少微血管渗漏；③ 抑制细胞因子合成；④ 增加气道平滑肌对 β_2 激动剂的敏感性；⑤ 降低气道高反应性。作用途径：可通过静脉、口服、吸入等不同途径给药。对急性严重的哮喘发作首选静脉使用琥珀酸氢化可的松或甲基强的松龙，病情缓解后改口服强的松。皮质激素吸入疗法具有剂量小、局部抗炎作用强、疗效高和副作用少的优点。年幼儿应配合储雾罐吸入。除二丙酸倍氯米松和丁地去炎松外，目前常用丙酸氟替卡松。

（2）β_2 受体激动剂：可通过激活腺苷酸环化酶增加细胞合成 cAMP，使① 气道平滑肌松弛而导致支气管扩张；② 稳定肥大细胞膜；③ 增加气道的黏液纤毛清除力；④ 改善呼吸肌的收缩力。目前用沙丁胺醇溶液或气雾剂。尚有口服 β_2 受体激动剂如丙卡特罗，而沙美特罗、福美特罗作为长效 β_2 受体激动剂与激素联合应用有效性得到证实。

（3）茶碱：茶碱的作用：① 对支气管平滑肌有直接松弛作用；② 改善气道纤毛清除作用；③ 增强呼吸肌收缩力；④ 兴奋呼吸中枢；⑤ 增强心肌收缩力。首剂 3～5 mg/kg + 5% G S30 mL～50 mL，在 20～30 min 静脉滴入，每 6～8 h 重复，重症：0.6 mg～0.9 mg/kg/h × 3h 维持血浓度：5 μg～15 μg/mL，如 > 20 μg/mL，即发生不良反应。注意茶碱的副作用。

（4）抗胆碱药物：溴化异丙托品雾化溶液：每 1 mL 含药物 250 μg，≤ 2 岁 125 μg；> 2 岁 250 μg，用生理盐水稀释至 2 mL，每日 3～4 次。

（5）白三烯受体拮抗剂：孟鲁司特是一种有效的选择性白三烯受体拮抗剂，< 6 岁每次 4 mg，6～14 岁每次 5 mg，> 15 岁每次 10 mg，每日晚上一次。

（6）抗生素：合并呼吸道细菌感染时，可选择适当的抗生素治疗。

（7）哮喘持续状态处理。

① 给氧：一般采用鼻导管给氧和面罩给氧，保持正常的氧分压。

② 补充液体和纠正酸中毒：用 1/5 张含钠液纠正失水，防止痰栓形成。

③ 肾上腺皮质激素：根据病情的轻重，可选用氢化可的松 5～10 mg/kg 或甲基强的松龙每次 1～2 mg/kg，每 6 h 1 次，重复使用。

④ 支气管舒张剂：沙丁胺醇溶液雾化吸入，根据病情每隔 20 min 吸入一次，连续 3～4 次。以后根据病情 1～4 h 可重复吸入治疗；抗胆碱能药物异丙托溴铵联合沙丁胺醇，疗效及安全性已得到证实。

⑤ 维持水及酸碱平衡：开始按 1/3～1/2 张含钠液，以后用 1/5～1/4 张含钠液维持，一般补液量 50 mL～120 mL/kg，见尿补钾。呼吸性酸中毒可通过改善通气，代谢性酸中毒可用碳酸氢钠纠正。

⑥ 镇静剂：可用水合氯醛口服或鲁米那肌肉注射。

⑦ 机械通气：应用指征：a. 持续严重的呼吸困难；b. 呼吸音减低到几乎听不到呼吸音或哮鸣音；c. 因过度通气和呼吸肌疲劳使胸廓运动受限；d. 意识障碍，烦躁或抑制，甚至昏迷；e. 吸入 40% 氧紫绀无改善；f. $PaCO_2 \geq 8.6$ kPa（65 mmHg）。

八、预后

与起病年龄、病情轻重、病程长短、治疗方法及家族史有关。大多数经过正规治疗，约 20%～80% 儿童在青春期前后完全缓解。

九、预防

预防哮喘的发作是支气管哮喘现代治疗的重要组成部分。主要的措施有：① 哮喘患儿的系统管理；② 避免过敏原和诱发因素；③ 预防呼吸道感染；④ 哮喘儿童的心理教育。

（戴培芬、姜艳、宋刚、王玉禄、张作霞）

第三章
神经内科

第一节　吉兰-巴雷综合征

一、概述

吉兰-巴雷综合征（Guillain-Barré syndrome，GBS）又称急性感染性多发性神经根神经炎，是目前我国引起小儿急性弛缓性瘫痪的最常见原因。本病是一种急性免疫性周围神经病，感染或疫苗接种可诱发。周围神经内巨噬细胞和淋巴细胞浸润，以及神经纤维脱髓鞘、轴索变性。临床上以进行性对称性弛缓性肢体瘫痪为主要特征，常伴有颅神经受累，Ⅸ、Ⅹ、Ⅻ后组颅神经麻痹时引起吞咽困难，构音障碍和咳嗽无力，易引起吸入性肺炎和窒息。严重时可出现呼吸肌麻痹。本病感觉障碍相对较轻，以主观感觉异常和神经根痛为主。部分患儿可有一过性尿潴留，直立性低血压、窦性心动过速、出汗异常等自主神经功能障碍。病程自限，瘫痪进展期不超过4周，绝大多数患儿于数周或数月恢复，10%～15%患儿于起病后1年遗留不同程度的肌无力，个别患儿（1.7%～5%）急性期死于呼吸衰竭。

二、病史要点

1. 病前2～4周是否有前驱感染（如上呼吸道感染、腹泻、出疹性疾病、流感、病毒性肝炎、传染性单核细胞增多症等）或预防接种史。

2. 起病形式，瘫痪发生的时间，瘫痪的部位和发展（多从双下肢开始，上行性发展，或由双上肢开始，下行性发展），瘫痪的程度和持续进展的时间，尤其应注意是否伴有流涎、呛咳、吞咽困难、声嘶、咳嗽无力，以及呼吸困难。

3. 询问有无神经根痛，有无肢体的感觉异常，如手足发麻、疼痛，手套或袜套样的感觉减退。

4. 询问有无一过性尿潴留，有无多汗等。

5. 既往是否有过类似的瘫痪病史。

三、体检要点

1. 全面的神经系统检查，注意四肢肌力降低及其程度、肌张力降低、腱反射减弱或消失、病理征阴性、有无早期出现的肌萎缩。有无颅神经麻痹，尤其是Ⅸ、Ⅹ、Ⅻ后组颅神经。

2. 一般体检中注意血压、呼吸、心率，尤其注意有无呼吸肌麻痹，有无胸式呼吸或腹式呼吸的减弱或消失，有无青紫、呼吸困难及心律紊乱。

四、辅助检查

1. 脑脊液检查：典型的脑脊液改变呈“蛋白－细胞分离”现象，脑脊液中白细胞计数正常，而蛋白含量增高。“蛋白－细胞分离”于病程后 1 周逐渐明显，第 2、3 周达高峰。

2. 神经传导功能检查：运动和感觉神经传导速度减慢、F 波缺如或潜伏期延长；或神经传导波幅明显降低。

五、诊断要点或诊断标准

1. 诊断：对于急性进行性对称性弛缓性瘫痪的患儿，应考虑 GBS 的诊断，结合脑脊液的“蛋白－细胞分离”现象和以脱髓鞘及（或）轴索变性为主要改变的神经传导特点，进一步确诊。

2. 诊断标准：可参考 2004 年 Ryan 提出儿童 GBS 的诊断标准。

（1）GBS 的临床表现：进行性、对称性肢体瘫痪。

① 起病 1 周内深部腱反射减弱或消失。

② 病程进展不超过 4 周。

③ 四肢感觉障碍。

（2）支持 GBS 诊断的实验室检查及电生理诊断标准：

起病 3 周内，脑脊液中蛋白含量高于 0.45 g/L。

至少两侧肢体异常神经电生理特点支持急性炎症性多发性神经病变。

① 运动神经和感觉神经传导速度减慢（小于年龄正常下限的 80%）。

② 传导阻滞或暂时性的复合肌肉动作电位（CMAP）弥散。

③ 远端潜伏期延长。

④ F 波异常（缺失、弥散）。

⑤ 轴索病变特点：CMAP 波幅缺失；或者感觉神经的动作电位幅度小于年龄正常下限的 80%。

（3）排除 GBS 诊断的特征：

① 持续性、非对称性肢体瘫痪。

② 有明显的或可感知的感觉平面。

③ 明显的膀胱括约肌功能障碍和肠道功能紊乱。

④ 脑脊液中单核细胞数目大于 50/mL。

六、鉴别诊断

（1）急性脊髓灰质炎或非脊髓灰质炎肠道病毒感染：脊髓灰质炎系脊髓灰质炎病毒所

致脊髓前角细胞病变，以非对称性肢体弛缓性瘫痪（常为下肢单瘫）为特点，无感觉障碍，脑脊液在早期白细胞增多，运动神经传导功能见H反射异常，而无传导速度及波幅的改变。大便病毒分离可证实。非脊髓灰质炎肠道病毒感染系由柯萨奇病毒、埃可病毒等肠道病毒感染引起，临床表现与脊髓灰质炎类似，但瘫痪程度较轻，恢复较快，预后相对较好。

（2）急性横贯性脊髓炎：脊髓休克期表现为急性弛缓性瘫痪需与GBS鉴别，但脊髓休克期后出现上运动神经元瘫痪，同时伴有受损平面以下完全性感觉障碍及持续性括约肌功能障碍，脑脊液蛋白与白细胞均增高，而周围神经传导功能正常，脊髓MRI检查可见脊髓肿胀，而不难鉴别。

（3）低钾型周期性麻痹：是一组与钾代谢有关的少见遗传病，以发作性弛缓性瘫痪为主要表现，伴发作期血清钾变化。根据血钾变化可分为低血钾型、高血钾型及正常血钾型。

（4）重症肌无力（全身型）：是一种自身免疫性疾病，主要累及神经肌肉接头处突触后膜的乙酰胆碱受体。表现为活动后加重的全身肌无力，可伴有眼睑下垂和眼球活动受限，或咀嚼无力、吞咽困难，休息后缓解，并具有晨轻暮重的特点，新斯的明试验阳性，有条件者可做重复电刺激试验、乙酰胆碱受体的抗体检测。

七、病情观察及随访要点

1. 瘫痪的进展或恢复。随访肌力和腱反射的变化。

2. 一旦发生呼吸肌麻痹，应严密随访呼吸功能的变化，监测动脉血气分析。

3. 注意有无后组颅神经麻痹，预防吸入性肺炎和窒息。

4. 并发症：注意褥疮、肺不张和肺炎的发生。

八、治疗

1. 急性期卧床休息，勤翻身，注意保持功能位，预防褥疮和坠积性肺炎。

2. 注意营养及水、电解质平衡。吞咽困难者给予鼻饲饮食。

3. 保持呼吸道通畅，维持正常通气功能，出现呼吸肌麻痹或窒息时，需要气管插管和机械通气。

4. IVIG：400 mg/（kg·d），连用5 d，或总剂量2 g/kg，在1～2 d静脉滴注。

5. 血浆置换：安全有效，但需专用设备，价格昂贵，儿科应用受限。

6. 肾上腺皮质激素：无明显疗效，有可能减轻根痛。

7. 康复治疗：恢复期加强肢体功能锻炼，促进瘫痪恢复，预防肌萎缩和关节挛缩。

第二节　急性横贯性脊髓炎

一、概述

急性横贯性脊髓炎（acute transverse myelitis，ATM）又称急性横贯性非特异性脊髓炎（不包括病毒性脊髓炎、化脓性脊髓炎、结核性脊髓炎、真菌性脊髓炎、梅毒性脊髓炎等特异性脊髓炎），是一原因尚不明确、急性或亚急性起病、进展迅速的横贯性炎性脊髓损害。目前多认为本病可能为各种感染或预防接种所诱发的免疫介导性疾病。病变可累及脊髓的任何节段，以胸髓最常受累。临床上以双侧肢体无力（双下肢截瘫最为多见），伴受损平面以下完全性感觉障碍（传导束型感觉障碍），以及持续性的括约肌功能障碍为特点。肢体瘫痪程度因病变程度而不同，主要为上运动神经元瘫痪，疾病早期可出现脊髓休克，表现为肌张力降低、腱反射消失、病理反射阴性等弛缓性瘫痪的特点，脊髓休克期持续数天至数周不等。高位颈髓病变者可出现呼吸功能障碍而需要人工辅助呼吸。本病预后差异大，约44%预后良好，约33%可独立行走但存在痉挛性步态、感觉障碍或括约肌功能障碍，23%患儿遗留严重后遗症不能独立行走。

二、病史要点

1. 病前2～4周是否有前驱感染（如上呼吸道感染、腹泻、出疹性疾病、流感、病毒性肝炎、传染性单核细胞增多症、HIV等）或预防接种史（如狂犬病、破伤风、麻疹、乙肝疫苗等）。

2. 起病形式，是否伴有发热，是否有后背及下肢疼痛，病前是否有明确的外伤史。

3. 瘫痪发生的时间，瘫痪的部位（截瘫或四肢瘫），瘫痪的程度和进展，尤其应注意是否伴有流涎、呛咳、吞咽困难、声嘶、咳嗽无力，以及呼吸困难。

4. 感觉障碍的表现和进展。

5. 括约肌功能障碍：是否有持续性的尿潴留、大小便失禁或便秘。

三、体检要点

1. 运动障碍：注意四肢肌力、肌张力、腱反射、病理征的检查。

2. 感觉障碍：全面的浅深感觉检查。

3. 脊柱：外观有无畸形，脊柱旁有无包块，有无脊柱压痛。

4. 颅神经：尤应注意Ⅸ、Ⅹ、Ⅻ后组颅神经有无麻痹表现。

5. 呼吸肌：肋间肌和膈肌功能。

6. 一般体检中注意血压、呼吸、心率，尤应注意有无青紫、呼吸困难及心律紊乱。

四、辅助检查

1. 脑脊液：半数以上患儿脑脊液可有轻度白细胞数增多和蛋白升高，糖及氯化物正常，病原学检查阴性。感染诱发者可有脑脊液IgG合成率升高。

2. 神经电生理检查：体感诱发电位（SEP）常有异常，运动神经传导速度（NCV）正常，可与周围神经疾病相鉴别；视觉诱发电位（VEP）正常，可与视神经脊髓炎、多发性硬化相鉴别。

3. 脊髓MRI：可显示脊髓病变的部位、范围和性质，排除脊髓占位性病变。患儿受累节段脊髓肿胀，脊髓内呈斑片状或纵行梭形长T1长T2异常信号，部分患儿MRI无特异性改变。

五、诊断要点或诊断标准及鉴别诊断

1. 诊断：对于以双侧肢体无力，伴受损平面以下完全性感觉障碍以及持续性括约肌功能障碍的患儿，应考虑急性横贯性脊髓炎的诊断，根据2002年横贯性脊髓炎协作组所制定的诊断标准，符合全部纳入标准且不具备任何排除标准者，可确诊。

（1）纳入标准：

① 由于脊髓原因引起的感觉、运动及植物神经功能障碍。

② 症状和（或）体征的双侧性（不必完全对称）明确的感觉平面。

③ 通过影像学排除脊髓受压（MRI 或脊髓造影）。

④ CSF 细胞增多 / 鞘内 IgG 合成率增高 / MRI 显示增强信号均提示脊髓内炎症，如起病时不符合上述炎症特点，应在起病 2～7 d 内重复 MRI 或腰穿。

⑤ 出现症状后 4 h～21 d 进展至高峰（假如患者因症状从睡眠中觉醒，症状应在醒后更加加重）。

（2）排除标准：

① 在过去 10 年中的脊髓放射史。

② 符合脊髓前动脉血栓的明确血管分布区的功能障碍。

③ 与脊髓动静脉畸形符合的脊髓表面异常血管流空。

④ 结缔组织病的血清学和临床证据（如类肉瘤病、白塞病、干燥综合征、SLE、混合结缔组织病等）。

⑤ 中枢神经系统梅毒、莱姆病、HIV、HTLV-1、支原体及其他病毒感染（HSV-1，HSV-2，EBV，HHV-6，肠道病毒等）的临床表现。

⑥ 脑 MRI 异常提示多发性硬化。

⑦ 视神经炎病史。

2. 鉴别诊断：

（1）吉兰 - 巴雷综合征：又称急性感染性多发性神经根神经炎，临床以急性对称性弛缓性瘫痪，非传导束性感觉障碍（主观感觉异常），一过性括约肌功能障碍，运动神经传导功能异常，脑脊液呈“蛋白 - 细胞分离”为特点。

（2）急性脊髓灰质炎或非脊髓灰质炎肠道病毒感染：脊髓灰质炎系脊髓灰质炎病毒所致脊髓前角细胞病变，以非对称性肢体弛缓性瘫痪（常为下肢单瘫）为特点，无感觉障碍，脑脊液在早期白细胞增多，运动神经传导功能检测可见 H 反射异常，大便病毒分离可证实。非脊髓灰质炎肠道病毒感染系由柯萨奇病毒、埃可病毒等肠道病毒感染引起，临床表现与脊髓灰质炎类似，但瘫痪程度较轻，恢复较快，预后相对较好。

（3）视神经脊髓炎：除脊髓病变外，伴有视力下降或视觉诱发电位异常，系多发性硬化的一种亚型，视神经病变可出现在脊髓病变前、同时或之后。

（4）脊髓血管病：起病急骤，脊髓缺血常表现为脊前动脉综合征，除截瘫、持续性括约肌功能障碍外，伴有分离性感觉障碍（痛温觉丧失而深感觉存在）；脊髓出血则常由外伤或血管畸形引起，脊髓 MRI 及脊髓血管造影助诊。

（5）椎管内肿瘤：起病缓慢，常以根痛或运动障碍为首发症状，其后逐渐出现脊髓压迫症状，脊髓 MRI 示椎管内占位。

六、病情观察及随访要点

1. 瘫痪的进展或恢复，随访肌力和腱反射、病理征的变化。

2. 感觉障碍的进展或恢复，随访感觉平面的变化。

3. 括约肌功能障碍的恢复。

4. 一旦发生呼吸肌麻痹，应严密随访呼吸功能的变化，监测动脉血气分析。

5. 并发症：注意预防肺不张、坠积性肺炎、褥疮的发生，留置导尿者应注意预防尿路感染。

七、治疗

1. 糖皮质激素：尚有争议，多数研究认为有助于改善预后。甲基强的松龙 15～20 mg/（kg·d），连用 3～5 d，其后改为强的松 1～1.5 mg/（kg·d），足量 2 周后逐渐减量，总疗程 1～2 月。

2. IVIG：400 mg/（kg·d），连用 3～5 d。

3. 神经营养药物。

4. 急性期卧床者，勤翻身，注意营养和预防感染。

5. 尿潴留者应定时按压膀胱帮助排尿，无效者留置尿管导尿，定时开放尿管并予以膀胱冲洗。加强膀胱和直肠功能训练。

6. 康复训练，加强肢体功能训练和锻炼，辅以按摩、针灸、理疗，促进瘫痪恢复。

第三节　热性惊厥

一、概述

热性惊厥（febrile seizures，FS）是小儿时期最常见的惊厥病因，儿童期患病率 2%～5%，在小儿各类惊厥中占 30%。热性惊厥的发作与颅外发热性疾病中体温骤然升高有关，70% 以上的热性惊厥发生于上呼吸道感染初期。目前热性惊厥的定义尚未完全统一，一般认为 3 个月至 5 岁的婴幼儿（常见发病年龄为 6 个月至 3 岁，高峰年龄为生后 18 个月），体温在 38 ℃以上时突然出现惊厥，并排除颅内感染和其他导致惊厥的器质性和代谢性疾病，既往无热惊厥史者，可诊断为 FS。

大多数 FS 的临床经过及预后良好，大约 30%～40% 的患儿可出现 FS 复发，严重的 FS（如热性惊厥持续状态）也可引起不同程度的脑损伤，导致脑组织水肿、海马硬化萎缩及神经元变性坏死等，与日后情感行为异常、学习困难、智能发育落后及颞叶癫痫等存在一定的联系。

每例 FS 患儿复发情况变化很大，取决于遗传和环境因素（如反复感染高热）的相互作用。大多研究认为 FS 复发的危险因素有：① 有 FS 或癫痫家族史；② 首次 FS 的年龄＜18 个月；③ 低热出现惊厥；④ 发热早期出现惊厥 。发生 FS 持续状态的危险因素包括：① 首次 FS 年龄小；② 首次 FS 为部分性发作；③ 有癫痫家族史。如果首次 FS 持续时间长，FS 复发往往持续时间也长。部分 FS 患儿可能继发癫痫，尤其是具有以下危险因素者：① 复杂性热性惊厥；② 有癫痫家族史；③ 惊厥发作前已经有运动智能发育落后。具有的危险因素越多，FS 复发或继发癫痫的可能性越大。

二、病史要点

1. 发热初期(常在发热 24 h 内)体温骤升时突然出现的急性惊厥发作。

2. 初发年龄、惊厥前后体温、惊厥发作形式、持续时间、一次热程中的惊厥次数及惊厥发作后表现。

3. 复发者应询问复发次数、每次复发时的惊厥类型及持续时间。

4. 是否伴有头痛、呕吐、持续意识障碍、肢体活动障碍等脑病症状。

5. 伴随感染(如上呼吸道感染、腹泻、出疹性疾病、中耳炎等)及全身情况。

6. 有无围生期脑损伤、有无颅内感染及外伤史,有无智力、运动发育的障碍。

7. 有无热性惊厥、癫痫、智力低下及其他遗传代谢病家族史。

三、体检要点

1. 一般体检中注意体温、呼吸、心率、血压,注意有无循环衰竭。

2. 全身体检:注意原发病体征,有无皮疹、外耳流脓、咽峡炎,注意肺部体征,必要时直肠指检。

3. 神经系统检查:包括头围、有无异常皮肤损害(色素脱失、牛奶咖啡斑等),注意有无意识障碍、脑膜刺激症、病理反射及肌力、肌张力的改变。

四、辅助检查

1. 血液生化检查:若疑为低血糖、低血钙、低血钠及酸中毒等代谢性病因时,应完善相关的生化学检查。

2. 病原学检查:血、尿、便常规检查及血、尿、便、呼吸道分泌物等相关的细菌、病毒学检查有助于确定发热疾病的性质。

3. 脑脊液:临床上疑有颅内感染时,尤其是婴幼儿期首次热性惊厥,可行脑脊液检查与颅内感染鉴别。按美国儿科学会推荐 6 个月以内的小婴儿常需要进行脑脊液检查(除外颅内感染)。

4. 脑电图:有助于鉴别癫痫,一般在热退热后 1 周检查,以除外发作后一周内可能出现短暂慢波背景改变。

5. 头颅 CT 或 MRI 检查:有明显定位体征者,常需要进行头颅影像学检查。若需与先天性脑发育异常、脑出血、颅内感染、某些遗传性疾病如结节性硬化症、甲状旁腺功能低下等疾病鉴别时,行头颅影像学检查有助于相关诊断。

五、诊断要点或诊断标准及鉴别诊断

1. 诊断要点。

(1) 年龄:6 个月到 5 岁。

(2) 发热初期所致惊厥发作。

(3) 需除外颅内感染和其他导致惊厥的器质性或代谢性异常。

2. 分型标准:临床上主要根据惊厥发作形式、发作持续时间、发作次数将热性惊厥分为单纯性热性惊厥和复杂性热性惊厥(表 3-1)。

（1）单纯性热性惊厥：全身性发作，持续时间 < 15 min，24 h 内无复发；不伴神经系统异常（如围产期脑损伤、神经运动发育异常、既往有无热惊厥史）；

（2）复杂性热性惊厥：局限性或不对称发作，持续时间 > 15 min，24 h 内发作 ≥ 2 次；（符合以上标准之一）；和/或伴有发作后神经系统异常征象（如 Todd' s 麻痹），或发作前有神经系统发育异常。

表 3-1 热性惊厥的临床分类

	单纯型	复杂型
惊厥发作类型	全身性发作	局灶性发作
惊厥持续时间	< 15 min	≥ 15 min
1 次热程惊厥次数	< 2 次	≥ 2 次
发作后有无神经系统阳性体征	无	可 有
总发作次数	< 5 次	≥ 5 次

3. 鉴别诊断：

（1）中枢神经系统感染：婴幼儿多见，常有发热等感染中毒症状，有惊厥、意识障碍等急性脑功能障碍表现，伴前囟膨隆、头痛、呕吐等颅内压增高，脑膜刺激征或病理征阳性，脑脊液检查有助于鉴别诊断。婴幼儿患脑膜炎时临床表现常不典型，易被误诊，故 2 岁以下首次热性惊厥发作患儿，尤其应注意与中枢神经系统感染相鉴别。

（2）中毒性菌痢：夏季为高峰季节，起病急骤、发展迅速、极为凶险，主要发生在 2～7 岁儿童，临床以严重毒血症为主要表现，病初肠道症状轻甚至缺乏。根据其临床表现可分为休克型、脑型和混合型，粪便检查或直肠指检有助于鉴别诊断。

（3）全身性代谢紊乱：低血糖、低血钙、低血钠等常引起婴儿惊厥，诊断时应注意鉴别，相关血生化检查不难鉴别。

（4）癫痫：癫痫是一组由于多种病因导致的神经元反复异常放电所致的慢性脑功能障碍，临床上出现反复两次或两次以上的痫性发作，具有慢性、反复发作性及刻板性特点，而不伴明显感染中毒症状。脑电图可见发作间期或发作期痫性放电。目前已证实部分热敏感性癫痫综合征与热性惊厥存在某些遗传学联系，尤其是全面性癫痫伴热性惊厥附加症、婴儿严重肌阵挛癫痫。

六、病情观察及随访要点

1. 急性期密切观察随访生命体征变化，警惕呼吸道分泌物增多引起窒息。

2. 记录体温、意识和神经系统体征的变化。大多数患儿惊厥持续时间短暂，很快自行缓解，只要及时治疗原发病及注射或口服退热剂，多数惊厥不再复发。

3. 随访脑电图改变，有无复发或转变为无热惊厥（癫痫）。

4. 根据患儿的临床特征，评估是否具有 FS 复发或继发癫痫的危险性，并对患儿家长进行宣教；决定是否需要进行药物预防。

七、治疗

1. 针对引起发热的感染性疾病进行抗感染治疗(遵循儿科用药的方法)；

2. 惊厥发作时止惊治疗：安定每次 0.3～0.5 mg/kg(总量每次 < 10 mg，推注速度 < 1 mg/min)，或咪达唑仑每次 0.1～0.3 mg/kg，静脉缓推或直肠给药，必要时 15～20 min 后可重复用药；发作频繁者可合用鲁米那每次 5～8 mg/kg；

3. 对症治疗，加强降温处理(物理或药物降温)。

八、预防

具有热性惊厥复发危险因素，尤其是对已经有复发者，临床上可采用间歇短程预防性治疗，或长期口服抗癫痫药物预防复发。

1. 间歇短程预防性治疗：适应证为：① 首次 FS 后有 FS 复发危险因素者；② 无复发危险因素，但已有 FS 复发者也可应用间歇短程预防性治疗。具体方法为平时不用药，在患儿每次患发热性疾病时口服地西泮，或直肠注入地西泮(溶液或栓剂)。若 8 h 后仍发热，可再次直肠注入或口服地西泮每天 0.5～1 mg/kg，每 8 h 后重复给药，发热初期 48～72 h 内给药。间歇短程预防性治疗的疗程一般为 2 年，或用至患儿 4～5 岁。

2. 长期口服抗癫痫药物：FS 患儿长期口服抗癫痫药物的指征尚存在争议。Fukuyama 等制定的 FS 处理指南中指出，对于既往热性惊厥持续时间 > 15 min 或已有 2 次以上体温 < 38 ℃发作者，若不能保证发热时及时使用间歇短程预防性治疗或间歇短程预防性治疗无效者，可建议长期口服抗癫痫药物预防发作。选择苯巴比妥 3～5 mg/(kg•d)或丙戊酸钠 20～30 mg/(kg•d)口服，使稳态血药浓度维持在有效范围。疗程一般 2 年，服药期间应注意药物的不良反应。

第四节　病毒性脑炎

一、概述

病毒性脑炎是中枢神经系统感染和死亡的主要原因之一。目前有多种病毒感染对中枢神经系统的结构与功能造成严重损害，包括肠道病毒、单纯疱疹病毒、EB 病毒、水痘－带状疱疹病毒、腮腺炎病毒、麻疹病毒、乙脑病毒、巨细胞病毒、HIV 等。病毒感染主要累及脑实质，若同时累及脑膜，且脑膜炎的表现较为明显则称为病毒性脑膜脑炎。临床表现为急性起病，感染中毒症状一般不严重，病程相对自限，以不同程度的发热、颅内压增高、意识障碍、行为异常、惊厥、瘫痪、弥漫性或局灶性神经体征为主要表现。重症可留下不同程度神经系统后遗症。

二、病史要点

1. 流行病学：询问当地有无水痘、腮腺炎、麻疹、乙脑、手足口病等流行，有无相关疫苗预防接种史。

2. 前驱感染：如单纯疱疹感染时，有无口周疱疹的前驱感染征象。

3. 临床表现：询问起病缓急，体温高低及热型，意识障碍出现的时间、特点、程度及变化。头痛、呕吐、惊厥的发生时间，发作情况，与热程的关系。病程中有无肢体瘫痪或精神行为异常。

三、体检要点

1. 全面的神经系统检查，判断意识障碍程度，检查脑膜刺激征、病理征、及颅内高压征（婴幼儿前囟饱满及紧张度）存在与否，腹壁反射、提睾反射、膝反射等减弱、消失或亢进变化，四肢肌力、肌张力变化，眼球活动与瞳孔变化。呼吸节律变化。球结膜是否水肿。

2. 一般体检中注意体温、呼吸、心率，有无皮疹、腮腺肿大、耳、鼻、咽、肺和其他部位有无感染灶。

四、辅助检查

1. 血常规：病毒感染时外周血象 WBC 常正常或下降，以淋巴细胞为主，但乙脑病毒感染时血象白细胞总数可达（10～20）× 10^9/L 或更高，分类以中性粒细胞为主。

2. 脑脊液检查：脑脊液中白细胞计数正常或数十成百增高，多以单核细胞为主，蛋白含量正常或轻度增高，糖和氯化物正常。HSV 脑炎早期及乙脑早期常以多核细胞为主，HSV 感染时脑脊液可有出血性改变。

3. 脑电图：背景常为弥漫性中高幅慢波活动，或局灶性慢波活动增多；部分患儿可见痫性放电波。

4. 头颅影像学：脑 CT 和 MRI 显示颅内病灶可呈多灶性分布，伴弥漫性脑水肿征象。脑干脑炎或小脑炎者见脑干、小脑部位病灶。HSV 脑炎可见颞叶底部或额叶病变，可呈出血坏死型脑炎，或继发脑梗塞。

5. 病原学检查：

（1）特异性 IgM 抗体检查：血清特异性 IgM 抗体于感染后 4 日即可出现，持续 3～4 周，单份血清即可做出早期快速诊断。脑脊液特异性 IgM 抗体优先于血清中出现，且持续时间较血清中抗体为久，可用于早期诊断。

（2）病毒分离：有条件单位可取血和脑脊液进行病毒分离。

（3）病毒抗原和基因检查：采用免疫荧光法和 RT-PCR 法可在血、脑脊液、分泌物以及排泄物中检测到特异性病毒抗原和核酸片段。

五、诊断及鉴别诊断

1. 诊断：根据流行病学资料，结合患儿急性起病，有不同程度的发热、颅内压增高，或意识障碍、惊厥、瘫痪和神经系统定位体征者，应高度怀疑本病。同时根据外周血的特点，脑脊液改变符合病毒性脑炎，结合脑电图、头颅影像学及病原学检查作出临床诊断。

2. 鉴别诊断：

（1）化脓性脑膜炎：好发于 5 岁以下儿童，尤其是 1 岁以下的婴儿，常有明显感染中毒症状，除急性脑功能障碍及颅内压增高表现外，常伴有明显的脑膜刺激征，结合外周血象高，以中性粒细胞为主，脑脊液呈化脓性改变，涂片或培养找到病原菌，而不难鉴别。

（2）结核性脑膜炎：起病较缓，可有脑膜、脑实质、颅神经等多灶性损害，常有结核接触史或伴有肺结核，脑脊液外观呈毛玻璃样，细胞数在 $500 \times 10^6/L$ 以下，以淋巴细胞为主，糖和氯化物降低、蛋白明显升高，抗酸染色可呈阳性。

六、病情观察及随访要点

1. 体温：观察热程、热型及患者对降温措施的反应及效果。持续高热或体温骤升、骤降、弛张或热程过长都预示病情严重或存在并发症。

2. 惊厥：注意并控制惊厥先兆（惊跳，眼球凝视、上翻，肌张力突然增高，阵发性屏气或唇周青紫，口角抽动等）。观察惊厥发作情况，仔细辨明并积极消除惊厥诱因（如高热、缺氧、脑水肿等）。

3. 密切随访，意识障碍急剧加深，惊厥反复不止，瞳孔、呼吸、血压骤变等颅内高压，脑疝征象。

4. 呼吸衰竭：首先应判断有无缺氧、发绀，呼吸暂停、困难及呼吸快慢不均、深浅不齐等呼吸衰竭征象。进一步分析是中枢性呼吸衰竭（以呼吸节律、频率的改变为特征）或是周围性呼吸衰竭（因呼吸道阻塞或呼吸肌麻痹造成呼吸困难，胸或腹式呼吸减弱为特征）或是二者同时存在。

5. 注意肺炎，尿路感染，褥疮，口腔炎等并发症以及水、电解质紊乱的发生。

6. 恢复期应观察有无智力减退，精神异常，癫痫发作，失语，失明，运动性障碍，植物神经系统功能障碍（多汗、流涎、血管舒缩失调等）等神经、精神后遗症及恢复情况。

七、治疗

多数病毒性脑炎缺乏特异性治疗，主要针对病情变化给予一般支持和对症治疗。重点作好极期病人高热、惊厥和颅内压增高、呼吸衰竭的处理。

1. 一般疗法：

（1）控制室内温度（28 ℃左右为宜），环境力求安静。

（2）维持水、电解质平衡，注意营养热量补充，昏迷病人可给予鼻饲。

（3）注意眼部、口腔、皮肤清洁护理，定时用生理盐水或 1∶5 000 呋喃西林液清洗口、眼，昏迷病人用油纱或盐纱掩护眼睛。定时翻身，拍背，帮助呼吸道痰液排出。用温水擦浴及 30%酒精按摩受压骨突部位，防止褥疮发生。

2. 对症处理：

（1）控制高热：积极采用物理（冷水或 30%酒精擦浴，头部、大血管部位冰敷），药物（安乃近滴鼻或口服、注射退热药）等方法将体温控制在 38 ℃左右。高热伴抽搐的病人可适当采用亚冬眠疗法以止惊降温。

（2）控制惊厥：选用安定、咪达唑仑、鲁米那、水合氯醛等镇静剂。适用于过度兴奋、多动或惊厥者。

（3）积极控制脑水肿、防止脑疝发生：静脉使用脱水剂，如甘露醇、甘油果糖，严重者可给予白蛋白 + 速尿，必要时在有效抗感染基础上使用短程肾上腺糖皮质激素减轻脑水肿，并严格限制液体入量，脑疝者可在上述抢救治疗基础上使用过度通气。

3. 抢救呼吸衰竭：

（1）保持呼吸道通畅，及时吸痰，雾化吸入以稀释分泌物，必要时人工辅助呼吸。

（2）供给氧气。

（3）控制颅内高压。

（4）纠正循环衰竭。

4. 抗病毒：可酌情给予抗病毒药物。

5. 支持：重症病毒性脑炎在极期时可给予 IVIG 等支持治疗。

6. 并发肺部、泌尿道、皮肤化脓性感染时选用适当抗生素。

7. 后遗症　除加强生活护理、积极支持治疗外可用针灸、理疗、推拿按摩，功能锻炼等促进恢复。

第五节　瑞氏综合征

一、概述

瑞氏综合征（ Reye syndrome）即急性脑病合并内脏脂肪变性综合征，是由于细胞内线粒体功能障碍引起的以脑水肿和肝功能障碍为特征的一组征候群。多发生于生后 6 个月至 15 岁的儿童，临床上在前驱的病毒感染后，出现呕吐、意识障碍、惊厥、严重颅内压增高等脑症状以及肝功能异常和代谢紊乱。病因不明，多认为与流感和水痘关系密切，尤其是有水痘或有流感症状的孩子服用阿司匹林后，本病的发生率可能更高。大多预后差，可因脑水肿和脑疝死亡。然而，本病为自限性疾病，早期诊断、积极控制颅内高压，可降低患儿的病残率和病死率。

二、病史要点

1. 询问前驱疾病情况　病前 2 周内有无上呼吸道和消化道病毒感染病史，有无接触流感或水痘流行，有无服用水杨酸制剂药物、进食霉变粮食制品。

2. 病情变化过程　有无前驱疾病治疗好转后病情又突然加重表现。

3. 神经系统症状：有无恶心、呕吐、意识改变、惊厥等症状，症状的发生、发展过程和严重程度；病情达高峰的时间。

4. 其他：有无黄疸、出血症状。

三、体检要点

1. 判断意识障碍水平，有无去皮质或去脑强直等表现。有无腱反射亢进、锥体束征。

2. 观察瞳孔大小及光反应、呼吸频率和节律、血压、心率等生命体征，注意有无过度换气式呼吸。

3. 有 40% 患儿肝脏轻度增大，少数有中等程度肝大，质地柔软。

4. 急性期不应有局限性神经体征。眼底乳头水肿常不明显。黄疸大多不明显，或偶有轻度黄疸。

四、辅助检查

1. 肝功能试验：有诊断价值。可表现出多种指标的异常，主要见转氨酶增高、血氨增高、凝血酶原时间延长。血浆游离脂肪酸和短链脂肪酸升高。胆红素正常或略增高。部分患儿有低血糖症，尤其以5岁以下多见。

2. 血气分析：可见代谢性酸中毒和呼吸性碱中毒。对重症病例，也作为呼吸功能的监测。

3. 腰椎穿刺：除脑脊液压力增高，脑脊液常规和生化检查大多正常。有时伴有脑脊液糖降低和蛋白增高。

4. 其他血常规：白细胞总数大多明显增高，分类以中性粒细胞增高为主。肾功能轻度障碍。脑电图呈弥漫性高波幅慢波，可见痫性放电。影像学检查：头颅CT和MRI检查有助于排除脑部占位性病变。

五、诊断要点或诊断标准及鉴别诊断

1. 诊断标准：

（1）病前前驱病毒感染。

（2）前期感染后急性进行性脑病表现，没有神经系局灶征。

（3）实验室检查呈肝功异常；脑脊液压力高但无炎症改变等特点。

（4）排除其他类似疾病如脑炎、脑膜炎、其他脑病（感染中毒性、肝性等），必要时肝活检证实脂肪浸润。

2. 鉴别诊断：

（1）中枢神经系统感染疾病 主要区别是其脑脊液有炎症改变。

（2）感染中毒性脑病 与瑞氏综合征的共同点是常与全身性感染有关，临床表现也是惊厥和意识障碍等颅内压增高的症状，脑部病理变化也是有脑水肿、没有炎症细胞浸润。但有原发病表现、常发生于原发疾病极期。无高氨血症。没有线粒体病变，不伴内脏脂肪变性。

（3）肝性脑病 与瑞氏综合征的主要区别是持续性肝功能损害，常伴有明显黄疸。

（4）遗传代谢性疾病 如尿素循环的酶系统的缺陷，全身性肉碱缺乏症，中链和长链脂肪酸酰基辅酶、脱氢酶缺陷等，许多都伴有高氨血症。其特点是有家族史，起病较早且有相同症状的反复发生或周期出现，肝不大，生长发育迟缓，常因进食大量其所不能代谢的食物而诱发，确诊要靠生化代谢分析、酶测定、基因分析等方法。

六、病情观察与随访要点

1. 密切监测重要生命体征 呼吸、血压、心率等生命体征。

2. 注意神经系统症状与体征变化 呕吐、惊厥、肢体活动状况、对外界反应的改变。

3. 警惕脑疝的发生 动态观察瞳孔大小及其对光反射，有无动眼神经麻痹、呼吸节律和异常呼吸、意识障碍加深。

4. 监测肝功能与电解质变化。

七、防治措施

1. 降低颅内压、防治脑疝是降低病死率的关键。使用脱水剂(20%甘露醇每次1～2 g/kg,每4～8 h一次;甘油每次0.5～2 g/kg,每8～12 h一次;地塞米松每天0.25～0.5 mg/kg);严重病例借助呼吸机过度换气呼吸降低PCO_2;也可试用鲁米那以减低脑细胞的代谢率。对重症病例争取持续颅内压监测,保证脑的血流灌注压太于50 mmHg。

2. 支持治疗:

(1) 维持水、电解质平衡,边补边脱,60～80 mL/(kg·d),保持轻微脱水状,纠正低血糖,纠正酸中毒、低血钾症,维持正常血渗透压。

(2) 维护肝脏功能。维生素K肌注,输注高渗葡萄糖液,控制高氨血症;精氨酸;必要时可进行血浆交换。

(3) 保证足够的呼吸功能。血气监测,给氧。呼吸衰竭时使用人工机械呼吸。

(4) 惊厥发作使用止惊剂:安定静注、鲁米那。

(5) 避免使用水杨酸类、吩噻嗪类药物。

第六节 化脓性脑膜炎

一、概述

化脓性脑膜炎(简称化脑)是小儿时期常见的中枢神经系统感染性疾病,以发热、颅内压增高、脑膜刺激征,以及脑脊液脓性改变为主要临床特征。

80%以上的化脓性脑膜炎由脑膜炎双球菌、肺炎链球菌和B型流感嗜血杆菌所致。我国新生儿化脑的主要病原菌仍是革兰阴性肠杆菌及金黄色葡萄球菌,B族链球菌脑膜炎的发病率也在逐渐增加。5岁的儿童,肺炎链球菌和脑膜炎萘瑟菌仍是化脑最主要的病原菌。院内获得性脑膜炎革兰阴性杆菌所占比例明显上升,以大肠杆菌、克雷白杆菌、铜绿假单胞菌为主。

各种细菌所致化脑的临床表现大致相仿,临床表现与患儿的年龄相关。儿童时期发病急,有高热、头痛、呕吐、食欲不振及精神萎靡等症状。体检可见患儿意识障碍、脑膜刺激征阳性。婴幼儿期起病急缓不一。由于前囟尚未闭合,骨缝可以裂开,使颅内压增高及脑膜刺激症状出现较晚,临床表现不典型。常出现易激惹、烦躁不安、面色苍白、食欲减低,哭声尖锐、眼神发呆、双目凝视等。前囟饱满是重要体征。

及时使用有效的抗生素是治疗化脑的主要措施。目前化脑的死亡率＜10%,10%～30%遗留后遗症。早期诊断、合理治疗是改善预后的关键。

二、病史要点

1. 起病方式,各主要症状如发热、头痛、呕吐、意识障碍和惊厥的特点、发生和发展过程。

2. 院外接受抗菌治疗的药物、剂量和疗程。

3. 有无诱因,如病前中耳炎或其他呼吸道感染史,使用免疫抑制剂或其他免疫缺陷状态。新生儿分娩异常，如羊膜早破，产程延长、手术助产或妊娠后期母体感染等。

三、体检要点

1. 意识水平和生命体征判断，是否合并休克表现。

2. 对前囟未闭的婴儿，记录前囟大小、有无隆起、张力及波动感。有无颅缝裂开，头围进行性增大。

3. 脑膜刺激征、锥体束征和局限性定位体征。

4. 眼底检查：本病急性期多无明显眼底乳头水肿，但遇有局限性体征或脑疝征象时应作眼底检查。

5. 耳、鼻、咽、肺和其他部位有无感染灶。

四、辅助检查

1. 脑脊液检查：测脑脊液压力，送常规和生化。涂片找细菌和细菌培养对指导诊断和治疗有重要价值。培养阳性者送药敏试验。

未经治疗的化脑患儿，脑脊液 WBC 计数升高，一般在 1 000～5 000 个 /mm^3 范围内，也可低于 100 或高于 10 000 个 /mm^3。通常以多核细胞增多为主，在 80%～95%之间，约 10%的患者以单核细胞为主（> 50%）。大约 50%～60%的病人 CSF 中糖浓度 < 40 mg/dl；年龄 > 2 个月患儿，其 CSF 糖浓度与血糖浓度之比 ≤ 0.4，诊断化脑的敏感性为 80%，特异性为 98%。新生儿期 CSF 糖浓度与血糖浓度比值较高，比率 ≤ 0.6 时则为异常。脑脊液蛋白量增高，可达 1～5 g/L，氯化物降低 。

2. 皮肤瘀点涂片检菌：刺破瘀点表皮，作刮片找细菌。

3. 血培养：腰穿和治疗前抽取的血培养将有助于证实或排除细菌性脑膜炎的诊断。

4. 影像学检查：对于存在免疫缺陷、新发的惊厥、有可疑的颅内占位的体征或中到重度意识障碍的患者，应在腰穿前先行头颅 CT 扫描。但对于高度怀疑细菌性脑膜炎的患者，应在 CT 检查前开始经验性抗感染治疗。

5. 其他检查：① 脑脊液乳酸水平检测。通常用于鉴别细菌性脑膜炎和非细菌性脑膜炎，前者 CSF 中乳酸水平会升高，但该诊断特异性不高，其他原因如低氧、缺血等也可引起升高，诊断价值不大。② 血清学检查。乳胶凝集试验、鲎试剂、降钙素原检测等正在逐步应用于临床。③ PCR 检测。检测病原菌 DNA 具有灵敏度高、特异性强的优点，是非常有前途的实验室诊断方法。但应严格防止污染，避免假阳性。

五、诊断要点或诊断标准及鉴别诊断

1. 诊断：对急性起病、具有发热伴有急性脑功能障碍、颅内压增高、脑膜刺激征表现时，应考虑化脑诊断，脑脊液常规生化均符合化脓性改变者，可确定诊断。血和脑脊液培养进一步明确病原菌。

2. 化脑并发症的诊断：

（1）硬膜下积液：1 岁以内患儿多见，对经有效抗生素治疗 3 d 体温不退或退而复升，或病程中出现进行性颅内压增高征象，或出现意识障碍、局灶性或持续性惊厥发作或其他局灶性体征者，应高度怀疑，头颅透照或B超、CT有助于诊断，亦可行诊断性硬膜下穿刺术，如积液量 > 2 mL，蛋白质 > 0.4 g/L，即可确诊。

（2）脑室管膜炎：多见于小婴儿革兰氏阴性杆菌感染，诊断治疗不及时者发生率高。可疑病例应行侧脑室穿刺，脑室穿刺适应证为：① 病情危重，伴频繁惊厥或持续状态，持续高热，出现呼吸衰竭；② 治疗效果不满意；③ 复发性化脑或伴发中枢神经系统畸形；④ 化脑的致病菌为革兰氏阴性杆菌或治疗不及时；⑤ 前囟饱满，CT示脑室扩大。如脑脊液呈炎性改变（WBC > 50×10^6/L，以多核细胞为主，蛋白质 > 0.4 g/L，糖 < 0.3 g/L，或细菌学检查阳性），即可确诊。

（3）脑积水：新生儿或小婴儿多见，当患儿出现前囟饱满、颅缝分离、头围增大、呕吐等颅内压增高征象，或落日征，应考虑。行头颅CT或MRI检查助诊。

（4）抗利尿激素异常分泌综合征：脑性低钠血症，可进一步加重脑水肿，促发惊厥发作，意识障碍甚至昏迷，严重低钠血症也可诱发低钠性惊厥。治疗过程中应注意监测血钠水平。

3. 鉴别诊断：

（1）病毒性脑膜炎：急性起病，感染中毒症状一般不严重，病程相对自限，脑脊液检查可以正常或有轻度蛋白、白细胞数增高。

（2）结核性脑膜炎：一般呈亚急性或隐匿性起病，脑症状进行性加重，早期出现局灶性体征，未进行卡介苗接种，具有结核接触史（年龄越小越重要），常有脑外结核表现（应积极寻找），结核菌素试验阳性，脑脊液改变及病原菌检查。

（3）感染中毒性脑病：急性起病，常发生于原发疾病的极期，具有原发病的体征，脑脊液除压力增高外，生化和常规检查正常。

六、病情观察及随访要点

1. 急性期密切观察随访生命体征变化，警惕脑疝的发生。

2. 对没有腰椎穿刺禁忌证（生命体征不稳定、严重颅内压增高、穿刺局部有感染病灶、具有出血倾向等）的患儿，应尽早进行脑脊液检查。

3. 记录体温、意识、惊厥和神经系统体征的变化。治疗有效者，体温大多在入院后48～72 h下降，全身情况应随之好转。若体温持续不退及病情无改善者应复查腰穿、寻找病因。体温下降后重新升高伴颅内压增高或神经症状者，应考虑硬膜下积液。

4. 婴儿患儿应记录头围、颅缝、前囟大小及其紧张度。疑有硬膜下积液时，作头颅透照试验或超声检查，或诊断性硬膜下穿刺。

5. 注意体液出入量。本病急性期易合并垂体抗利尿激素分泌异常综合征，主要表现为水中毒，即稀释性低钠血症、尿钠及尿比重增高，严重者意识障碍和惊厥。可疑者应测血钠、尿钠、尿比重和渗透压。

6. 定期复查脑脊液常规及细菌培养直至正常。

7. 观察有无后遗症，包括脑积水、癫痫、智力低下和各种瘫痪等。某些需数周或数月后方有表现，应出院后门诊随访。

七、治疗

1. 抗生素治疗：

（1）抗菌素选择：临床怀疑为化脓性脑膜炎时，尽管尚未证实其病原菌，应立即开始初步的抗菌治疗（见表 3-2）。在细菌培养结果明确后再根据药敏结果换用敏感抗生素。

病原菌未明时，对小于 1 个月的婴儿，首选氨苄西林 + 头孢噻肟，备选方案为氨苄西林 + 氨基糖苷类药物。大于 1 个月的患儿，首选万古霉素 + 三代头孢菌素（头孢曲松或头孢噻肟）（美国儿科学会感染性疾病分会在 2003 年推荐）。如果脑膜炎患者有头部创伤、脑外科手术或脑室引流史，首选万古霉素 + 头孢吡肟。

表 3-2　儿童细菌性脑膜炎的常用药物

病原体	抗菌药物	替代药物
脑膜炎奈瑟球菌感染		
药物敏感性未知	头孢曲松或头孢噻肟	氯霉素
青霉素敏感	青霉素或头孢曲松或头孢噻肟	氨苄西林或氯霉素
青霉素耐药	头孢曲松或头孢噻肟	氯霉素
对 β 内酰胺类药物过敏者	氯霉素	
嗜血杆菌感染		
药物敏感性未知	头孢噻肟或头孢曲松或氨苄西林加氯霉素	
青霉素敏感	氨苄西林或头孢噻肟或头孢曲松	氯霉素
青霉素耐药	头孢噻肟或头孢曲松	氯霉素
对 β 内酰胺类药物过敏者	氯霉素	
肺炎链球菌感染		
药物敏感性未知	头孢噻肟或头孢曲松加万古霉素	氯霉素
青霉素敏感	青霉素或头孢噻肟或头孢曲松	氨苄西林或氯霉素
青霉素中度敏感或耐药	头孢噻肟或头孢曲松	氯霉素
	头孢噻肟或头孢曲松加万古霉素	氯霉素或美罗培南
	头孢噻肟或头孢曲松加利福平[a, b]	
对 β 内酰胺类药物过敏者	万古霉素加利福平	美罗培南

注：a. 不能单独使用；b. 最低杀菌浓度（MBC）应≤ 4 μg/mL

（2）抗生素治疗原则：足量用药、静脉给药、疗程应足。肺炎链球菌脑膜炎疗程 10～14 d。流感嗜血杆菌与脑膜炎双球菌疗程 7 d。B 族链球菌脑膜炎疗程 14～21 d。对革兰阴性杆菌、单核细胞增多性李斯特菌和金黄色葡萄球菌至少需要抗生素治疗 3 周。病原未明确者，至少使用抗生素 2～3 周。

2. 支持疗法及其他对症治疗：

（1）注意热量和液体的供应，维持水、电解质平衡。病重者可输血或血浆，每次 5～

10 mL/kg，或应用复合氨基酸、脂肪乳等静脉高营养制剂。

（2）肾上腺皮质激素的应用：2003年美国儿科学会对流感嗜血杆菌脑膜炎患儿推荐使用肾上腺皮质激素；大于6周龄的肺炎链球菌脑膜炎患儿，权衡利弊后再考虑使用；无菌性及部分治疗后脑膜炎，耐β内酰胺酶的肺炎链球菌菌株致化脓性脑膜炎、小于6周的化脓性脑膜炎患儿均不宜使用糖皮质激素治疗。目前提倡在首次使用抗生素前15～30 min或同时短程使用强而快速的地塞米松。较公认的治疗方案为每次0.15 mg/kg，每6 h 1次，连续应用4 d，或0.4 mg/kg，每12 h 1次，连续应用2 d。对已应用抗菌药的患儿则不必给予地塞米松，此时用药未必能改善预后。

（3）降低颅内压：选用渗透性利尿剂，如20%甘露醇、甘油果糖和2 mL/kg 7.5%的高渗盐水。注意甘露醇多次应用会导致高渗状态，加重脑水肿，影响心排出量以及肾损害。

3. 并发症治疗：① 硬膜下积液：积液少的病儿，多在1～2个月内自行吸收；积液量大或硬膜下积脓时均应穿刺放液，必要时可手术。② 脑室管膜炎：侧脑室穿刺引流，并可经脑室注入抗生素。③ 脑积水：手术治疗。

八、预防

1. 抗生素预防：流感杆菌脑膜炎患儿痊愈出院前口服利福平4 d，20 mg/(kg·d)。凡家中有小于4岁小儿接触者，全家成员均应同时口服。脑膜炎双球菌患儿全部接触者均使用利福平或磺胺2日。

2. 被动预防：目前已有脑膜炎双球菌荚膜多糖疫苗，七价肺炎球菌结合疫苗(PCV7)，b型流感嗜血杆菌疫苗可在流行地区使用。

第七节　癫　痫

2005国际抗癫痫联盟(ILAE)对癫痫的定义为：癫痫是一种脑部疾患，其特点是持续存在能产生癫痫发作的脑部持久性改变，并出现相应的神经生物学、认知、心理学以及社会学等方面的后果。诊断癫痫至少需要一次癫痫发作。

1981年ILAE提出的“癫痫发作国际分类”主要以发作期症状描述为基础，并结合脑电图特点，将癫痫发作分为两大类：部分性发作和全身性发作。根据发作特点和意识状况，部分性发作又可分为简单部分性发作（包括运动性、感觉性、植物神经性和精神症状性发作）、复杂部分性发作、部分性发作继发全面性发作。全面性发作可分为强直-阵挛、强直、阵挛、失神、肌阵挛和失张力发作。有的病例临床表现不典型或资料不足而难以分类者，被列入第三大类，即不能确定为部分或全面性的癫痫发作。

某些癫痫患者，无论其病因是否相同，因具有一组相同症状与体征，在临床上称癫痫综合征。小儿时期常见的癫痫综合征有中央颞区棘波的儿童良性癫痫；儿童失神癫痫；婴儿痉挛（West综合征）；Lennox-Gastaut综合征；全面性癫痫伴热性惊厥附加症等。在1989年ILAE修订的癫痫和癫痫综合征的国际分类中，癫痫综合征按相应的临床发作特征分为三大类：部分性发作的癫痫、全面性发作的癫痫、难以确定部分性或全面性发作的癫痫。每一大类再根据病因分为特发性、隐原性或继发性。此外，有些特殊情况如热性惊厥、单次惊厥发作或各种诱发因素诱发的癫痫等被列入第四类特殊综合征。

一、病史要点

1. 发作的详细情况：发作特征是诊断癫痫最重要的依据，应详细了解发作时的情况。包括：首次发作的年龄；发作频率（每年、每月、每周或每日多少次）；发作时的状态或诱因（觉醒、困倦、睡眠、饥饿或其他特殊诱发因素）；发作开始时的症状（先兆，或最初的感觉或运动性表现）；发作的演变过程；发作时观察到的表现（姿势、肌张力、运动症状、植物神经症状、自动症等）；发作时的意识状态（知觉和反应性）；发作持续的时间（有无持续状态病史）；发作后表现（嗜睡、朦胧、Todd' s 麻痹、失语、遗忘、头痛或立即恢复正常）；有无其他形式的发作。

2. 药物治疗史：是否服用抗癫痫药物，服用种类、剂量、疗程及疗效，发病后有无精神运动发育倒退或认知损害。

3. 生产史和发育史：重点应询问围产期情况、生产情况、运动智能的发育情况。

4. 既往史和家族史：有无类似发作史、热性惊厥史。既往有关辅助检查结果。家族成员中有无热性惊厥、癫痫、偏头痛、睡眠障碍及其他发作性疾病，如有相关家族史，应进一步了解患病成员的起病年龄及病情转归，必要时绘制家系图。

二、体检要点

1. 全身检查：有无发热、感染。除常规检查外，注意生长发育、运动智力和语言发育情况、意识和精神状态。

2. 异常特征：寻找与癫痫发作病因有关的特征，如皮肤（色素斑、头面部血管瘤、面部血管纤维瘤、皮下纤维瘤等）、毛发（色淡、卷曲）、身体气味（特殊气味见于氨基酸代谢异常）、指趾过长、肝脾肿大、头颅及脊柱畸形、头围大小、外伤及皮肤瘢痕等。

3. 神经系统检查：有无脑的进行性疾患（肿瘤、变性病等）；有无颅内压增高或颈强直；观察行为、语言、步态；眼底检查（视乳头水肿、黄斑变性等）；头颅透照、头颅叩诊、囟门张力及大小；颅神经；运动、感觉和反射检查。

4. 诱发试验：典型失神发作可用过度换气的方法诱发，医生可直接观察发作表现，确定发作类型。如患儿每次发作多有相似的诱因，可重复该诱因观察发作特征。

三、辅助检查

1. 脑电图：诊断癫痫最重要的实验室检查，脑电图中出现棘波、尖波、棘－慢复合波等痫样发放波者，有利癫痫的诊断。常规清醒描记脑电图的阳性率不到 40%。加上睡眠等各种诱发试验可增至 70%。必要时可进一步作动态脑电图或录像脑电图，连续作 24 h 或更长时程记录，可使阳性率提高至 80% ～ 85%。某些特殊的癫痫综合征可能出现特异性的脑电图，如失神发作可有全部性的 3 Hz 棘－慢复合波阵发；婴儿痉挛可见高峰节律紊乱等。

2. 神经影像学检查：影像学检查对确定癫痫的病因有很大帮助。头颅 CT，特别是高分辨率的MRI，可发现颅内钙化、占位、变性、畸形、寄生虫及神经元移行障碍等导致癫痫的病因。PET和SPECT分辨率较低，但能反映脑内的血流及代谢改变，可发现某些头颅CT和MRI未能显示的功能性癫痫灶，对癫痫的外科术前定位有较大价值。

3. 其他实验室检查：根据病情特点可选择性检查尿氨基酸筛查、血钙、血糖、电解质、尿素氮、氨基酸、有机酸或其他生化物质，协助查找癫痫病因。疑有中枢神经系统感染时可行腰穿查脑脊液。服用抗癫痫药物后不能控制发作者应检测药物血浓度。智力发育评估对癫痫综合征的诊断也是不可缺少的。

四、诊断要点或诊断标准及鉴别诊断

1. 诊断：癫痫的诊断应包括以下四个问题：

（1）其发作究竟是痫性发作，还是非痫性发作？

（2）若系痫性发作，进一步弄清是什么发作类型？ 抑或属于某一特殊的癫痫综合征？

（3）尽可能明确或推测癫痫发作的病因。对有一次以上的癫痫发作患儿，在除外其他导致发作的病因以后，可以做出癫痫的诊断。

（4）明确有无癫痫并存症：如脑性瘫痪、精神发育迟滞、听力障碍及智力障碍等。

2. 鉴别诊断：在儿童时期可能出现多种形式的非癫痫发作性疾病（婴幼儿屏气发作、睡眠障碍、偏头痛、抽动症、晕厥、癔病性发作等），容易与癫痫发作相混淆。因此，应该详细询问病史，进行细致的体格检查，结合脑电图改变进行排除。

五、病情观察及随访要点

1. 发作期密切观察惊厥发作类型，发作次数，发作时的意识状态，持续时间，发作后表现，全身情况及有无伴随感染。

2. 发作间期正规治疗，定期随访，包括监测血药浓度，注意药物的副作用。

3. 注意有无智力倒退、性格改变、心理负担。

六、防治措施

1. 抗癫痫药物治疗：早期合理的抗癫痫治疗，能使90%以上患儿的癫痫发作得到完全或部分控制。抗癫痫药物的使用必须遵循以下原则：

（1）早期治疗，以减少反复的癫痫发作将导致的新的脑损伤。首次发作后即需开始用药的情况，包括① 发病年龄小，尤其伴有神经系统异常者（脑瘫、精神运动发育迟滞等）；② 患有先天遗传代谢病（苯丙酮酸尿症、结节性硬化症等）；③ 首次发作为持续状态或成簇发作；④ 某些癫痫综合征（婴儿痉挛，大田原综合征、Lennox-Gastaut综合征等）；⑤ CT、MRI明显异常，尤其是局灶性异常；⑥ EEG明显异常（尤其是局灶性异常）。

（2）应根据发作类型选药。分型不明确者可采用常用的有效广谱抗癫痫药药物，如丙戊酸钠、氯硝基安定、妥泰和拉莫三嗪等。

（3）合理选择单药或联合用药治疗。70%病例仅用一种抗癫痫药物即能控制其发作，而多种发作类型患儿应考虑2～3种作用机理互补的药物联合治疗（见表3-3）。

表 3-3 根据发作类型选药

发作类型	传统药	新 药
局灶性发作	卡马西平、苯巴比妥、苯妥英、扑米酮、丙戊酸	妥泰、喜保宁、加巴喷丁、夏加平、奥卡西平、唑尼沙胺
强直-阵挛发作	苯巴比妥、卡马西平、苯妥英、丙戊酸、扑米酮	妥泰、喜保宁、奥卡西平夏加平、加巴喷丁、
失神发作	丙戊酸、乙琥胺、氯硝安定	拉莫三嗪、妥泰
肌阵挛、失张力	丙戊酸、氯硝安定、硝基安定	拉莫三嗪、妥泰、菲胺脂
强直发作	苯巴比妥、氯硝安定	拉莫三嗪、妥泰
婴儿痉挛	ACTH、强的松、氯硝安定、丙戊酸	妥泰、拉莫三嗪、喜保宁
Lennox-Gastaut 综合征	丙戊酸、氯硝安定、硝基安定	拉莫三嗪、妥泰、喜保宁
青少年肌阵挛癫痫	丙戊酸	妥泰、拉莫三嗪

(4) 用药剂量个体化。

(5) 长期规则服药以保证稳定血药浓度。一般应在服药后完全不发作 2～4 年，又经 3～6 月逐渐减量过程才能停药。

(6) 定期复查。密切观察疗效、血药浓度、药物不良反应、脑电图变化。

2. 外科手术治疗：有 20%～25% 的患儿对各种抗癫痫药物治疗无效而被称为难治性癫痫，对其中有明确局灶性癫痫发作起源的难治性癫痫，可考虑手术治疗。

七、预防

1. 应对癫痫患儿的生活进行系统管理，提供良好的咨询，包括饮食、起居、学习和运动等，尽量避免诱发因素（如过饱或过饥、刺激性食物、睡眠剥夺、疲劳等）。

2. 在疾病未控制前随时有发作的危险。所以严禁游泳、骑自行车、攀高等，以防事故的发生。

3. 注意患儿和家长的心理疏导，增强战胜疾病的信心，坚持规则、合理的治疗，增加治疗的依从性，提高疗效。

八、医患沟通

1. 癫痫是一种慢性脑部疾患，有反复发作特点，发作时可能出现癫痫持续状态，导致更进一步的神经功能障碍，如智力低下、失语、瘫痪等，严重者可出现多器官、多脏器损害，甚至危及生命。必要时需转入 ICU 治疗。

2. 癫痫治疗：目前以抗癫痫药物治疗为主，根据发作类型及癫痫综合征的判断选择治疗药物，以单药治疗为首选，效果不佳时可考虑联合用药。需规则长期服药，疗程至少需 3～5 年，甚至更长时间，30%～40% 患儿为药物难治性癫痫，可进一步评估并考虑癫痫外科治疗、生酮饮食治疗或迷走神经刺激术等治疗方法。

3. 长期应用抗癫痫药物，应注意监测药物不良反应。详见抗癫痫药物使用知情同意书。

4. 用药期间，若突然停药，可导致癫痫发作，甚至诱发癫痫持续状态。

5. 癫痫预后主要取决于病因、发作类型和持续时间。全身惊厥性、长时间不能控制的癫痫持续状态预后较差，可导致神经后遗症甚至死亡。复杂部分性癫痫持续状态不易控制，可致长期的神经、行为问题。儿童期癫痫脑病，如大田原综合征、West 综合征、Lennox-Gastaut 综合征、Dravet 综合征、Rasmussen 综合征等，额叶癫痫、颞叶癫痫等局灶性癫痫，神经皮肤综合征、神经遗传代谢病等病因所致癫痫常为难治性癫痫。

第八节　惊厥持续状态

一、概述

惊厥持续状态指一次惊厥发作持续 30 min 以上，或者发作间期意识不能恢复的 2 次或 2 次以上连续发作达 30 min 以上。约 85% 发生在 5 岁以内。表现各种各样，分类有所差异。一般以临床和脑电图相结合对诊断较实用。

惊厥性癫痫持续状态：发作时以全身或局部肌肉抽搐为主。根据发作形式可分为：① 全身强直-阵挛持续状态或称大发作持续状态；② 阵挛性癫痫持续状态；③ 强直性癫痫持续状态；④ 肌阵挛持续状态；⑤ 部分性发作持续状态，也称为持续性部分性癫痫。新生儿惊厥持续状态病因多种多样，死亡率较高、存活者后遗症较多，临床表现大多不典型，常呈“轻微”抽动、呼吸暂停，肢体强直等奇异动作，发作形式多变，常由一个肢体游移到另一个肢体或由一组肌群移到另一组肌群。某些重症新生儿在 ICU 抢救期间，可能会因使用呼吸机等原因应用肌松剂，此时惊厥的临床表现不明显，甚至缺乏，需经脑电图监测方能诊断。

非惊厥性癫痫持续状态：以意识障碍和（或）精神行为异常为主要表现，可为癫痫的首发症状。常见以下两类：① 复杂部分性癫痫持续状态，临床表现为不同程度的意识障碍，凝视、语言中止、自动症和各种精神症状。常有面部阵挛或抽动，亦可进展为全身性惊厥发作。可持续数小时、数日甚至数月，中间可有波动。脑电图异常电活动常见于颞区、额区或枕区。② 失神癫痫持续状态：多见于 10 岁以内患儿。发作时呈不同程度的持续性朦胧状态或仅有思维和反应变慢，严重意识混浊时则缄默不语、少动、定向力丧失，感觉、思维、记忆、认知等均有障碍，可有各种自动症表现，发作后不能回忆。持续数小时、数日、数月不等，可能被误诊为精神障碍类疾病。可进展为全身惊厥性发作。发作时脑电图呈持续性双侧同步对称的 3 Hz 棘慢波（典型失神，长时间发作后波率可稍慢）或持续弥漫性高波幅 1～4 Hz 不规则棘慢波、多棘慢波或慢波（不典型失神）。

二、病史要点

1. 仔细询问病史和体检尤为重要。应注意病儿是否有发热，发作前有无精神症状，意识改变程度。首先应判断是否由颅内病变引起的惊厥持续状态。若系无热惊厥，应考虑电解质紊乱或其他生化改变引起，另一类则可能是癫痫病或肿瘤类疾病等引起发作。必须考虑年龄的特点。新生儿常见病因为电解质紊乱和产伤引起的脑损害、窒息、细菌性脑膜炎，并且发作时可以不典型。常表现为强直-阵挛性或强直发作。婴幼儿期以电解质紊乱、高热惊厥、脑发育不全、脑膜炎、脑炎和婴儿痉挛症等多见。发作类型多数为全身性发作。儿童期的病因多种多样，发作类型也各异。

2. 过去史：既往有无类似病史、复发次数、每次复发时的惊厥类型及持续时间、有无围产期异常及有无颅内感染和外伤史。

3. 生长发育史：有无运动及智力发育异常。

4. 家族史：有无热性惊厥、癫痫、智力低下及其他遗传代谢病的家族史。

三、体检要点

重点是神经系统的体格检查，注意有无意识障碍、脑膜刺激症、病理反射及肌力肌张力的改变。

四、辅助检查

1. 急需的检查项目：血常规、血电解质（钾、钠、钙、镁、氯、磷）、血糖、血气分析、肝肾功、二便常规。

2. 进一步的检查项目：心肌酶谱、甲状旁腺素、抗癫痫药物血药浓度、毒物检测；伴感染征象应做血培养、脑脊液检查；疑诊代谢性疾病应血尿氨基酸、有机酸筛查试验。

3. 发作期脑电图监测：视频脑电图。

4. 待惊厥控制后做影像学检查：MRI 或 CT。

5. 其他检查：X 线、ECG。

五、诊断要点或诊断标准及鉴别诊断

1. 惊厥性癫痫持续状态的诊断一般不困难，根据惊厥发作时间即可明确诊断。应注意与以下情况鉴别：昏迷病人反复出现去大脑强直或去皮层强直，应与全身强直或强直－阵挛性持续状态鉴别；急性畸形性肌张力不全，应与全身强直性持续状态鉴别。脑电图持续性异常放电是鉴别诊断的主要依据。

2. 非惊厥性癫痫持续状态临床诊断有时比较困难，当癫痫病人出现长时间不可解释的意识障碍或行为异常时，应注意非惊厥性癫痫持续状态的可能，及时进行脑电图检查，如显示持续痫样放电则可确诊。

3. 结合临床和脑电图可进一步区分发作类型。重要的是做出病因诊断。

六、治疗

1. 常规治疗：

（1）保持呼吸道通畅：清除鼻咽腔分泌物。注意防止胃内容物反流引起窒息，用牙垫以防舌体咬伤。

（2）氧疗：无论临床是否有紫绀，为了避免和减少脑损害，都应通过鼻前庭、面罩、头罩等方式给氧。

（3）减少刺激：为了避免再次发作，尽可能减少一切不必要的刺激。

（4）监测抗惊厥药物的血药浓度：便于调整药物的剂量（如鲁米那）。

（5）人工气道：对伴有脑水肿者，因随时可发生呼吸衰竭或窒息，应做好气管插管的准备。中枢性呼吸衰竭的病儿在控制惊厥时，宜及时进行人工机械通气。

（6）尽快开通静脉通道。

2. 病因治疗：应尽快明确原发病因。某些原发病因的治疗是控制惊厥的关键。如新生儿常见颅内出血、缺血缺氧性脑病、化脓性脑膜炎等；婴儿常见电解质紊乱、晚发性维生素 K 依赖因子缺乏症引起颅内出血等；儿童常见细菌性脑膜炎、病毒性脑炎、癫痫、中毒、高热惊厥和颅脑外伤等。

3. 抗惊厥治疗：本病常导致脑水肿或神经系统后遗症等不良后果，所以，应选用作用强、显效时间快、容易透过血脑屏障的止惊药物。

（1）苯二氮䓬（安定）：治疗惊厥持续状态的首选药物。安定一次剂量为 0.3～0.5 mg/kg，在心电呼吸监护下可用到 1 mg/kg。静脉注射速度以每分钟 1 mg 较安全。每次剂量一般不超过 10 mg 为宜。若疗效不理想，15 min 后可重复一次。每日总量不宜超过 40 mg。可在注射安定后即刻给予止惊作用时间较长的苯巴比妥钠负荷量 15～20mg/kg 肌肉注射，或用其他止惊作用较长的药物。副作用一般较轻，但严重缺氧病人，特别是心脏存在动静脉分流的病人容易发生呼吸 抑制。静脉注射速度不均匀，短时间速度太快，即使正常剂量也可抑制呼吸，应予高度重视。

（2）咪唑安定（力月西）：水溶性安定类药物，能溶解于生理盐水和葡萄糖水是其最大的优点之一。静脉注射药物后 1.5～5 min 脑内达有效浓度，控制惊厥作用快，对控制难治性惊厥持续状态也较理想。最大优越性是不容易引起呼吸抑制。静脉注射每次 0.05～0.2 mg/kg。因半衰期短，仅约 48 min，所以在首剂量使用后，应该用维持量 0.03～0.1 mg/(kg·h)持续静滴。也可用苯巴比妥类止惊作用较长的药物维持治疗。

（3）氯羟安定：本品为苯二氮䓬类衍生物，控制全身性发作的作用较安定强 5 倍。作用时间较安定长 3～4 倍。作用显效快，静脉给药后数秒钟即达脑内，能有效控制惊厥发作。每次剂量 0.05～0.1 mg/kg，静脉注射。一次最大剂量不超过 4 mg。静脉注射后 15 min 若惊厥仍发作，可重复一次。

（4）氯硝基安定（氯硝西泮）：脂溶性抗癫痫药物，容易透过血脑屏障，静脉注射后数分钟脑内浓度达高峰。控制惊厥作用比安定和硝基安定强 5～10 倍。对于惊厥持续状态，静脉给药控制抽搐可达 92.3%。部分病例在静脉注射过程中抽搐停止。本品作用时间较长，半衰期 18～38 h，具有类似安定样显效快，同时兼有苯巴比妥钠持续时间长的优点。静脉注射剂量每次 0.03～0.1 mg/kg，注射速度小于 0.1 mg/sec。静脉给药 12 h 后可肌肉注射 0.05～0.1 mg/kg 维持，每日一次。副作用主要有嗜睡、共济失调。很少发生呼吸抑制或低血压，是一个较安全的抗惊厥药物。

（5）苯巴比妥钠（鲁米那钠）：静脉注射本品后 3 min 脑内药物浓度达高峰。维持作用时间较长，半衰期 96～120 h。抗惊厥持续状态应静脉给予负荷量 5～15 mg/kg，注射速度每分钟 1 mg/kg。为了保持 15～30 mg/L 的有效血浓度，在负荷量后 12～24 h 应给予维持量 5 mg/(kg·24 h)，持续静脉滴入，每日总量不宜超过 300 mg。临床常在静脉注射安定后，再肌肉注射苯巴比妥钠 5～10 mg/kg 维持治疗。苯巴比妥钠静脉注射可抑制呼吸。肌肉注射副作用较少。偶尔可引起重症多形性红斑。长期口服可导致维生素 D 缺乏。

（6）苯妥英钠（大仑丁）：优越性是无中枢神经系统的全面抑制，不降低觉醒水平和抑制呼吸，便于观察病情。特别适用于脑外伤、颅内感染等脑部疾病所致惊厥持续状态。静脉注射显效时间快，注入药物 3～6 min 后脑内药物浓度达高峰，有效血浓度维持 12～24 h。静脉给药负荷量为 15～20 mg/kg，给药速度小于 1 mg/（kg·min）。使用负荷量后 12～24 h，应给予维持量 5 mg/（kg·24 h），可持续静脉滴入，也可分 2～3 次给予。本品副作用较轻，一般对人的心脏毒性作用少见，若发生心率减慢或低血压时应考虑停药。

（7）硫喷妥钠：超短时作用的巴比妥类药物，常用于手术的基础麻醉。控制惊厥效果佳，主要用于其他药物无效的难治性惊厥持续状态。容易抑制呼吸是其最大的副作用。静脉注射前应做好气管插管的准备，并应边观察呼吸边缓慢静脉注射，一旦抽搐停止就即刻停药。剂量为每次 10～20 mg/kg，用蒸馏水配成 1.25%～2.5% 溶液。先给予 5 mg/kg，以 0.5 mg/（kg·min）的速度缓慢注射，若不能控制惊厥，再继续以同样速度追加剂量。

（8）利多卡因（塞罗卡因）：静脉注射此药后起作用快。剂量每次 1～2 mg/kg，注射速度不宜过快。若一次控制抽搐不理想，5～15 min 可静脉重复一次，一般可重复 3 次。利多卡因静脉注射后会很快失去作用，常在静脉注射后即刻给予 30～40 μg/（kg·min）滴入维持治疗。长期治疗应改用其他抗惊厥药物。副作用主要为静脉速度太快容易引起血压下降和传导阻滞。使用此药应监测心脏功能。

（9）非惊厥性癫痫持续状态一般不危及生命，但也可致不可逆性脑损伤，所以一旦诊断明确，同样应及时控制发作。复杂部分性癫痫持续状态可静脉用苯巴比妥钠、苯妥英钠、苯二氮革类药物治疗。典型失神癫痫持续状态可静脉注射苯二氮革类药物、丙戊酸钠治疗。不典型失神持续状态药物治疗比较困难，苯二氮革类药物疗效欠佳，且可能促发 Lonnox-Gaustaut 综合征的强直性发作；丙戊酸钠可能有效；可选用拉莫三嗪。

4. 脱水剂的应用：惊厥持续状态常导致脑细胞不可逆损害，或者在脑部原发病的基础上加重脑水肿。应用脱水剂可以有效地控制抽搐，也可以缓解脑水肿，有利于病因治疗。使用脱水剂时间的长短，应根据病因选择。通常对脑部病变的病儿，宜长时间应用；对电解质紊乱等，可以短时间使用数次。

（1）甘露醇：不要长时间每 4 h 给药，不能让血浆渗透压大于 320 mmol/L。同时还应注意电解质紊乱。目前，一般主张甘露醇剂量为每次 0.5～1.5 g/kg，q8h 或 q6h。

（2）甘油：不容易导致高渗血症。但此药含钠量较高，相当于生理盐水的含量，所以，容易引起高钠性电解质紊乱。此外，静脉注射甘油速度太快，可引起急性溶血。通常以静脉 1～2 h 滴入效果较好。常用剂量每次 0.5～1.5 g/kg，每日 2～4 次。

5. 肾上腺皮质激素：主要用于颅内病变引起的惊厥持续状态。作用机理有非特异性的细胞膜稳定和非特异性抗炎、解毒作用。并且具有保护和修复血脑屏障的功能，对血管源性脑水肿更为重要。临床使用糖皮质激素应权衡利弊，不可盲目使用。

（1）甲基强的松龙：中效糖皮质类固醇，显效作用较快。常用剂量 1～2 mg/（kg·d），分 2 次静脉注射或静脉滴入。

（2）地塞米松：长效糖皮质类固醇，用药后约 4 h 发挥作用，显效时间较慢，但不容易引起水钠潴留。常用剂量 0.5～1 mg/（kg·d），分 1～2 次静脉注射或静脉滴入。

6. 长期抗惊厥

（1）对于惊厥持续状态病儿，不论原来是否有癫痫病史，在本次发作后都应口服（或肌注）抗惊厥作用时间较长的药物如苯巴比妥。在原发病（如感染、高热）尚未完全消退之前，用量稍大些，数日后改用维持量，即 3～5 mg/（kg·d），可以避免近期内惊厥复发。

（2）抗惊厥药物的维持量应该使用多长时间，要根据原发病因来决定。若病因是高热惊厥或是电解质紊乱，则在发作控制以后，可短时应用抗惊厥药物维持数次，病因去除后就可停药；病因是颅内感染，抗惊厥药物疗程要稍长些，根据临床症状、脑电图恢复情况，可以使用数周至 1～2 年不等；若本次发作的病儿原来有癫痫病史，或者脑电图证实为首发癫痫病者，都应长期抗癫痫治疗。应按癫痫病长期规律服药 2～4 年，再逐渐减量和停药；若由急性颅脑外伤引起的惊厥持续状态，在控制发作的基础上，去除病因后，一般不必长期给药，但发生继发性癫痫，就应长期治疗。

第九节 颅内高压

一、概述

颅内高压（ICH）是儿科常见的危重症之一，并发于许多疾病，常比原发性疾病的危害更为严重可使患儿致残或发展成脑疝而危及生命。

二、病因

1. 脑组织体积增加。液体在脑组织内积聚称为脑水肿。脑水肿是儿科引起颅内高压的最主要原因，明显而持续的脑水肿导致 ICH。常见的病因：① 颅内感染：脑炎、脑膜炎、脑脓肿等。② 全身性炎症：重症肺炎、中毒型痢疾、败血症、暴发型病毒性肝炎等。③ 脑缺氧：颅脑损伤、窒息、休克、癫痫持续状态、一氧化碳中毒、严重心力衰竭、心跳骤停等。④ 中毒：如铅或其他重金属、食物、农药、酒精、药物等。⑤ 其他：高血压脑病、瑞氏综合征、输液输血反应、突然停止使用激素、脑型白血病、水电解质紊乱等。

2. 脑脊液过多。脑脊液的生成过多、吸收障碍或循环阻塞等都可引起颅内脑脊液量过多，如先天及各种后天性原因引起的脑积水等。

3. 脑血流量增加。颅内动静脉畸形、血管瘤、各种原因 引起的高碳酸血症所致的脑血管扩张等。

4. 颅内占位性病变：脑瘤、颅内血肿、脑寄生虫病、颅内肉芽肿等。

三、病史要点

1. 仔细询问病史和体检尤为重要。应注意病儿是否有呕吐、头痛、发热、惊厥、意识障碍、瘫痪等，发作前有无外伤、中毒、缺氧等，婴幼儿应注意询问有无前囟膨隆、呕吐及尖叫。

2. 过去史：有无反复头痛、呕吐病史。

3. 生长发育史：有无运动及智力发育异常。

四、体检要点

重点是神经系统的体格检查，注意有无意识障碍、脑膜刺激征、病理反射及肌力肌张力的改变。尤其要注意呼吸节律、心率、血压、瞳孔改变。婴幼儿应注意检查头围、前囟、颅缝及落日征

五、辅助检查

1. 急需的检查项目：血常规、肝肾功、血电解质（钾、钠、钙、镁、氯、磷）、血糖、血气分析、头颅影像学。

2. 依据病情需要进一步的检查项目：脑脊液、脑电图等检查。

六、诊断要点或诊断标准

1. 诊断及临床诊断指标

（1）有导致ICH的原发病及相应临床表现。

（2）有颅内高压的症状与体征。具备1项主要指标及2项次要指标即可诊断。

主要指标：① 呼吸不规则；② 瞳孔不等大；③ 视神经乳头水肿；④ 前囟隆起或紧张；⑤ 无其他原因的高血压。

次要指标：① 昏睡或昏迷；② 惊厥或（和）肌张力明显增高；③ 呕吐；④ 头痛；⑤ 给予20%甘露醇1 g/kg静脉注射4 h后，血压明显下降，症状体征随之好转。

（3）测定颅内压：① 腰椎穿刺测脑脊液压力：需注意严重颅内高压时，腰穿有导致脑疝的危险，属腰穿的禁忌证；② 侧脑室穿刺测压：比较安全，外科行侧脑室外引流时，可持续监测颅内压，同时进行控制性脑脊液引流，达到减压治疗目的。

（4）头磁共振（MR I）：为非损伤性方法，能从活体直观地检测和评价脑水肿部位、程度等。尤其能在颅内压尚未明显增高时发现脑水肿的存在，可协助早期判断颅内高压的病因。

2. 脑疝：颅内压增高与脑疝是同一病理过程的不同发展阶段。脑疝不仅使疝入的脑组织受压，而且压迫疝入部位邻近的结构，使血液及脑脊液循环受阻，进一步加剧颅内高压，最终发生生命危险。因此，在颅内高压已经发生后，应密切观察有无脑疝征象。临床上最常见的有两类：

（1）小脑幕切迹疝 多为颞 叶海马回被挤入小脑幕切迹孔，使中脑变形、移位，同侧动眼神经受压，使脑脊液循环发生障碍。表现为：① 意识状态突然改变；② 两侧瞳孔不等大是早期诊断的一项可靠依据，疝侧瞳孔先短暂缩小，继而散大，对光反应迟钝或消失。病情进一步恶化时双侧瞳孔散大；③ 呼吸改变是诊断的一项重要指标，脑疝发生后呼吸减慢、节律不整，出现呼吸衰竭的表现；④ 脑疝对侧肢体瘫痪，锥体束征阳性，呈去大脑强直状，频发惊厥。

（2）枕骨大孔疝：小脑扁桃体疝入枕骨大孔，压迫延髓。表现为：① 常突然发生昏迷，迅速加深，血压升高明显。② 瞳孔先短暂对称性缩小，继而同时散大，光反应消失，眼球固定。③ 肌张力多减低，深浅反射消失。④ 呼吸障碍出现早且严重，呼吸慢而不规则，时有呼吸骤停。若疾病发展迅速，突然双侧瞳孔散大，呼吸停止，随后心跳停止、死亡。

七、治疗

1. 对症治疗：

（1）20%甘露醇：每次 0.5～1.5 g/kg，每 8～6 h 一次，必要时每 4 h 一次。使用 6～8 次后作用减弱。监测血浆渗透压，不应大于 320 mmol/L。同时还应注意电解质紊乱。根据病情酌情调整使用剂量及频率。

（2）甘油果糖：每次 0.5～1.5 g/kg，每日 2～4 次，可与甘露醇交替使用。含钠量较高，容易引起高钠性电解质紊乱。

（3）白蛋白 + 呋塞米：联合使用，提高血浆胶体渗透压后再利尿，有助于减轻脑水肿。

（4）地塞米松：在无激素使用禁忌证的情况下，在有效控制感染的基础上，严重颅内高压，甚至发生脑疝时使用，每次 0.5～1 mg/kg，减轻脑水肿。

（5）呼吸机辅助过度换气：中枢性呼吸衰竭的病儿宜及时进行人工机械通气。

2. 病因治疗：应尽快明确原发病因，针对病因进行治疗，如颅内出血、脑积水、颅内肿瘤者可经脑外科清除占位性病变或行穿刺引流术。

3. 抗惊厥治疗：惊厥常导致脑水肿加重，应选用作用强、显效时间快、容易透过血脑屏障的止惊药物。

（王清刚、刘鹏、崔学壹、宋刚）

第四章

心血管内科

第一节　房间隔缺损

一、房间隔缺损(ASD)的诊断

1. 病史:可有心脏杂音,活动后心悸、气促等。

2. 体征:可以出现胸骨左缘 2～3 肋间收缩期柔和杂音,第二心音固定分裂等。

3. 辅助检查:心电图、胸部 X 线平片、超声心动图等。

二、房间隔缺损的治疗

方案:经皮房间隔缺损堵闭术

(一)适应证

1. 年龄:通常≥ 3 岁。

2. 直径≥ 5 mm,伴右心容量负荷增加,≤ 36 mm 的继发孔型左向右分流 ASD。

3. 缺损边缘至冠状静脉窦,上、下腔静脉及肺静脉的距离≥ 5 mm;至房室瓣≥ 7 mm。

4. 房间隔的直径 > 所选用封堵伞左房侧的直径。

5. 不合并必须外科手术的其他心脏畸形。

(二)禁忌证

1. 原发孔型 ASD 及静脉窦型 ASD。

2. 心内膜炎及出血性疾患。

3. 封堵器安置处有血栓存在,导管插入处有静脉血栓形成。

4. 严重肺动脉高压导致右向左分流。

5. 伴有与 ASD 无关的严重心肌疾患或瓣膜疾病。

(三)操作方法

1. 术前准备:

(1) 相关化验检查;经胸或(和)食道超声心动图检查,心电图及 X 线胸片。

（2）术前1天口服阿司匹林，小儿3～5 mmg/（kg·d）。

2. 操作步骤：

局麻或全麻下穿刺股静脉，行右心导管检查；静脉推注肝素100 U/kg。将0.035英寸（260 cm长）加硬导丝置于左上肺静脉内，沿该导丝送入测量球囊明确ASD的伸展直径后再更换输送鞘管于左房内。选择适宜的ASD封堵器经输送鞘管送至左房内，在透视及超声心动图监测下，先打开封堵器的左房侧伞，回撤至ASD的左房侧，然后固定输送导丝，继续回撤鞘管打开封堵器的右房侧伞。经透视及超声心动图下监测封堵器位置及形态达满意，且无残余分流时，可少许用力反复推拉输送鞘管，重复超声及透视，当封堵器固定不变，可操纵旋转柄释放封堵器。撤出鞘管，压迫止血。

（四）疗效评价

根据多普勒左向右分流信号判定，无左向右分流信号为效果佳；直径＜1 mm左向右分流信号为微量残余分流；直径1～2 mm为少量残余分流。

（五）术后处理

1. 置病床监护。

2. 术后肝素抗凝24 h。

3. 口服阿司匹林小儿3～5 mg/（kg·d），成人3 mg/（kg·d），6个月；封堵器直径≥30 mm患者可酌情加服波立维75 mg/d（成人）。

4. 应用抗生素。

5. 术后24 h，1，3，6及12个月复查超声心动图、心电图及X线胸片。

第二节　室间隔缺损

一、诊断

1. 病史：可有反复呼吸道感染，生长发育迟缓，发现心脏杂音等。

2. 体征：可有胸骨左缘3～4肋间全收缩期粗糙杂音等。

3. 辅助检查：心电图、胸部X线平片、超声心动图等。

二、治疗

方案：经皮室间隔缺损堵闭术

（一）适应证及禁忌证

1. 适应证：

（1）膜周部VSD：

① 年龄：通常≥3岁；

② 对心脏有血流动力学影响的单纯性VSD；

③ VSD上缘距主动脉右冠瓣≥2 mm，无主动脉右冠瓣脱入VSD及主动脉瓣返流。

（2）肌部室缺，通常≥5 mm。

（3）外科手术后残余分流。

（4）其他：心肌梗死或外伤后室缺虽非先天性，但其缺损仍可采用先心病 VSD 的封堵技术进行关闭术。

2. 禁忌证：

（1）活动性心内膜炎，心内有赘生物，或引起菌血症的其他感染。

（2）封堵器安置处有血栓存在，导管插入处有静脉血栓形成。

（3）缺损解剖位置不良，封堵器放置后影响主动脉瓣或房室瓣功能。

（4）重度肺动脉高压伴双向分流者。

（二）操作方法

1. 术前准备：

（1）心导管术前常规。

（2）术前体征、心电图、X 线胸片及超声心动图检查。

（3）相关化验检查。

（4）术前 1 天静脉注射抗生素一剂。术前 1 天口服阿司匹林，小儿 3～5 mg/（kg • d），成人 3 mg/（kg • d）。

2. 常规诊断性导管术及超声心动图检查：

（1）左右心导管及心血管造影检查局麻或全麻下作股静脉及股动脉插管，常规给予肝素 100 U/kg，先行右心导管检查，测量压力及血氧，检测肺动脉压力及 Q_p/Q_s。以猪尾巴导管经股动脉达主动脉及左室测压，左室长轴斜位造影，测量 VSD 大小及其距主动脉瓣的距离，随后作升主动脉造影观察有无主动脉瓣脱垂及返流。

（2）经胸超声（TTE）或经食道超声（TEE）检查评价 VSD 的位置、大小、数目、邻近结构、与瓣膜的关系，膜部 VSD 需测缺损边缘距主动脉瓣距离，膜部室隔瘤形成等。近心尖部肌部 VSD，周围解剖的检查有助于封堵器及途径的选择。

3. 封堵方法：

（1）膜周部 VSD 封堵方法：目前最常用的为 Amplatzer 膜周部 VSD 封堵器及输送系统进行封堵术。

① 建立动静脉轨道：通常应用右冠状动脉导管或其他导管经股动脉、主动脉至左室，经探查导管头端经 VSD 入右室，然后将 0.035 英寸（1 英寸 ＝ 2.54 cm ＝ 0.025 4 m）的软头长交换导丝经导管插入右室并推送至肺动脉或上腔静脉，然后由股静脉经端孔导管插入圈套器，套住肺动脉或上腔静脉的导丝，由股静脉拉出，以建立股静脉－右房－右室－左室－股动脉轨道。

② 由股静脉端沿轨道插入合适的长鞘至右房与右冠导管相接（接吻式导管技术），将长鞘及扩张管一起沿导丝插至主动脉弓部，后撤长鞘内扩张管，然后缓缓回撤输送长鞘至左室流出道，由动脉端推送交换导丝及右冠导管达左室尖端，该时置左室内的长鞘头端则顺势指向心尖，然后动脉端换猪尾巴导管，插至左室，撤去交换导丝。

③ 封堵器安放：选择合适大小的封堵器连接专用的输送导丝和递送导管，使封堵器维持在不对称位。然后经长鞘插入输送系统将封堵器送达长鞘末端，在 TEE/TTE 导引下结合 X 线透视，回撤长鞘使左盘释放并与室间隔相贴，确定位置良好后，封堵器腰部嵌入

VSD，后撤长鞘，释放右盘。在TEE/TTE监视下观察封堵器位置、有无分流和瓣膜返流，随后作左室造影确认位置是否恰当及分流情况，并作升主动脉造影观察有无主动脉瓣返流及主动脉瓣形态。

④ 释放封堵器：在X线及超声检查效果满意后即可释放封堵器，撤去长鞘及导管后压迫止血。

（2）肌部室间隔缺损封堵方法：

① 建立经VSD的动静脉轨道：由于肌部VSD可位于室间隔中部或接近心尖，在技术上与膜部VSD堵塞术不尽相同。通常建立左股动脉－主动脉－左室－右室－右颈内静脉（或右股静脉）的轨道。

② 封堵器的安置与释放：a. 顺向途径：长鞘经颈内静脉（或股静脉）插入右室，经VSD达左室然后按常规安置封堵器；b. 逆向途径：当肌部VSD接近心尖，右室面肌小梁多或右室面缺损较小难以顺向途径插入者。

（三）疗效评价

封堵器安置后在TEE/TTE及左室造影下观察，效果良好：封堵器安置位置恰当；无或仅有微～少量分流；无明显主动脉瓣及房室瓣返流。

（四）术后处理及随访

1. 术后置病房监护，临床及心电图监测，24 h内复查超声心动图，术后观察5～7 d后情况良好，出院随访。

2. 手术后24 h肝素化，抗生素静脉应用3 d。

3. 术后口服阿司匹林小儿3～5 mg/（kg·d），成人3 mg/（kg·d），共6个月。

4. 术后1、3、6、12个月随访，复查心电图、X线胸片及超声心动图。

第三节 动脉导管未闭

一、动脉导管未闭（PDA）的诊断

1. 病史：可有反复呼吸道感染、乏力、发育迟缓、发现心脏杂音等，轻者可无症状。病程早期常有上呼吸道感染病史，中期可有心悸、气短，晚期可有紫绀、杵状指（趾）等表现。

2. 体征：听诊可有胸骨左缘第1～2肋间连续性机械性杂音，粗糙、传导广、伴震颤，婴幼儿期或晚期病例常仅有收缩期杂音。可伴有周围血管征。

3. 辅助检查：心电图、胸部X线平片、超声心动图等。

（1）心电图：正常或左室肥厚表现，大分流量时双心室肥厚表现，晚期右室肥厚心电图表现。

（2）胸部X线平片：肺血增多，左室或左、右室增大，肺动脉段突出，主动脉结增宽。

（3）超声心动图：主肺动脉分叉与降主动脉之间异常通道分流即可确诊。

4. 鉴别诊断：注意与主－肺动脉间隔缺损、冠状动静脉瘘、主动脉窦瘤破裂进行鉴别。

二、动脉导管未闭的治疗

方案:经皮动脉导管未闭堵闭术

(一)适应证

1. Amplatzer 法:

(1) 左向右分流不合并需外科手术的心脏畸形的 PDA;PDA 最窄直径≥ 2.0 mm;年龄:通常≥ 6 个月,体重≥ 4 kg。

(2) 外科术后残余分流。提示:≥ 1.4 mm 的 PDA,其操作困难,成功率低,并发症多,应慎重。

2. 弹簧栓子法:

(1) 左向右分流不合并需外科手术的心脏畸形的 PDA;PDA 最窄直径(单个 Cook 栓子≤ 2.0 mm;单个 pfm 栓子≤ 3 mm)。年龄:通常≥ 6 个月,体重≥ 4 kg。

(2) 外科术后残余分流。

(二)禁忌证

1. Amplatze 法:

(1) 依赖 PDA 存在的心脏畸形。

(2) 严重肺动脉高压并已导致右向左分流。

(3) 败血症,封堵术前 1 个月内患有严重感染。

2. 弹簧栓子法:

(1) 窗型 PDA。

(2) 余同上。

(三)操作方法

1. 术前准备:

(1) 心电图、X 线胸片、超声心动图。

(2) 相关化验检查。

2. 诊断性心导管术局麻或全麻下穿刺股静脉行右心导管检查;穿刺股动脉行降主动脉左侧位造影,测量 PDA 直径,了解其形态及位置。

3. 操作步骤:

(1) Amplatze 法:选择比所测 PDA 最窄直径达 2～4 mm 的封堵器(小儿可达 6 mm),将其安装于输送钢丝的顶端,透视下沿输送鞘管将其送至降主动脉。待封堵器的固定盘完全张开后,将输送鞘管及输送钢丝一起回撤至 PDA 的主动脉侧。然后固定输送钢丝,仅回撤输送鞘管至 PDA 的肺动脉侧,使封堵器的腰部完全卡于 PDA 内。10 min 后重复主动脉弓降部造影,若证实封堵器位置合适、形状满意,无或仅有微至少量残余分流,且听诊无心脏杂音时,可操纵旋转柄将封堵器释放,重复右心导管检查,测左肺动脉 - 主肺动脉和升主动脉 - 降主动脉压。后撤出鞘管压迫止血。

(2) 弹簧栓子法:① 经股静脉顺行法:穿刺股静脉插入端孔导管经 PDA 入降主动脉;选择适当直径的可控弹簧栓子经导管送入降主动脉,将 3～4 圈置于 PDA 的主动脉侧,1

圈置于PDA的肺动脉侧。10 min后重复主动脉弓降部造影，若证实封堵弹簧栓子的位置合适、形状满意、无残余分流时，可操纵旋转柄将弹簧栓子释放。重复右心导管检查后撤出鞘管压迫止血。② 经股动脉逆行法：穿刺股动脉插入端孔导管经PDA入主肺动脉；选择适当直径的可控弹簧栓子经导管送入肺动脉，将3/4～1圈置于PDA的肺动脉侧，其余几圈置于PDA的主动脉侧。若弹簧栓子位置、形状满意后可操纵旋转柄将弹簧栓子释放。10 min后重复主动脉弓降部造影，成功后撤出导管，压迫止血。（注意：应严格按照各种产品使用说明操作）。

三、疗效评价

经主动脉弓降部造影观察，若封堵器或弹簧栓子位置恰当，无或仅有微至少量残余分流为效果良好。

四、术后处理

1. 卧床。

2. 预防用抗生素。

3. 术后24 h，1、3、6及12个月复查超声心动图、心电图及X线胸片。

第四节 病毒性心肌炎

一、病毒性心肌炎的诊断

1. 临床诊断依据：

（1）心功能不全、心源性休克或心脑综合征。

（2）心脏扩大（X线或超声心动图检查具有表现）。

（3）心电图改变：以R波为主的2个或2个以上主要导联（Ⅰ、Ⅱ、aVF、V_5）的ST-T改变持续4 d以上伴动态变化，窦房传导阻滞、房室传导阻滞，完全性右或左束支阻滞，呈联律、多形、多源、成对或并行性早搏，非房室结及房室折返引起的异位性心动过速，低电压（新生儿除外）及异常Q波。

（4）CK-MB升高或心肌肌钙蛋白（cTnl或cTnT）阳性。

2. 病原学诊断依据：

（1）确诊指标：在患儿心内膜、心肌、心包（活检、病理）或心包穿刺液中，发现以下之一者可确诊心肌炎由病毒引起。

① 分离到病毒。

② 用病毒核酸探针查到病毒核酸。

③ 特异性病毒抗体阳性。

（2）参考依据：有以下之一者结合临床表现可考虑心肌炎系病毒引起。

① 自患儿粪便、咽拭子或血液中分离到病毒，且恢复期血清同型抗体滴度较第一份血清升高或降低4倍以上。

② 病程早期患儿血中特异性IgM抗体阳性。

③ 用病毒核酸探针自患儿血中查到病毒核酸。

3. 确诊依据：

（1）具备临床诊断依据 2 项，可临床诊断为心肌炎。患者发病同时或发病前 1～3 周有病毒感染的证据支持诊断。

（2）同时具备病原学确诊依据之一，可确诊为病毒性心肌炎，具备病原学参考依据之一，可临床诊断为病毒性心肌炎。

（3）凡不具备确诊依据，应当给予必要的治疗或随诊，根据病情变化，确诊或除外心肌炎。

（4）应当除外风湿性心肌炎、中毒性心肌炎、先天性心脏病、结缔组织病、代谢性疾病的心肌损害、甲状腺功能亢进症、原发性心肌病、原发性心内膜弹力纤维增生症、先天性房室传导阻滞、心脏自主神经功能异常、β 受体功能亢进及药物引起的心电图改变。

4. 分期：

（1）急性期：新发病，症状及检查存在明显阳性发现且多变，一般病程在半年以内。

（2）迁延期：临床症状反复出现，客观检查指标迁延不愈，病程多在半年以上。

（3）慢性期：进行性心脏增大，反复心力衰竭或心律失常，病情时轻时重，病程在 1 年以上。

5. 建议必需的检查项目：

（1）血常规、尿常规、大便常规；

（2）C 反应蛋白（CRP），ASO、红细胞沉降率（年龄大于 3 岁）；

（3）肝肾功能、血电解质；

（4）心肌酶谱及肌钙蛋白检测；

（5）病毒抗体检测：柯萨奇病毒及其他肠道病毒；

（6）十二导联心电图、胸部 X 线（心脏三位片）、超声心动图检查（包括心功能）、Holter 动态心电图。

二、病毒性心肌炎的治疗

1. 休息：急性期至少应卧床休息至热退 3～4 周，有心功能不全或心脏扩大者，更应强调绝对卧床休息，以减轻心脏负荷及减少心肌耗氧量。

2. 镇静及镇痛处理。

3. 促进心肌能量代谢的药物治疗，促进心肌病变的恢复和改善心脏功能。

4. 对症支持治疗。① 抗感染治疗；② 抗氧化剂：大剂量维生素 C 静脉注射；③ 供给能量药物：磷酸肌酸、果糖、环磷酸腺苷；④ 必要时抗心律失常药物；⑤ 改善心功能药物：强心剂（洋地黄药物需减量 1/3）、利尿剂、血管扩张剂。

5. 若病程中出现三度房室传导阻滞，或室性心动过速、心源性休克，需大剂量激素冲击治疗。

第五节 小儿心力衰竭的诊治指南

一、诊断

心衰的诊断是综合病因、病史、临床表现及辅助检查作出的。心衰的临床表现是诊断的重要依据。

（一）临床表现

1. 心肌功能障碍：

（1）心脏扩大。

（2）心动过速。

（3）第一心音低钝，重者可出现舒张期奔马律，但新生儿时期很少听到。

（4）外周灌注不良，脉压窄，少部分患儿出现交替脉，四肢末端发凉。

2. 肺淤血：

（1）呼吸急促：重者有呼吸困难与发绀。新生儿与小婴儿吸乳时，多表现为气急加重、吸奶中断。

（2）肺部罗音：肺水肿可出现湿罗音。肺动脉和左心房扩大压迫支气管，可出现哮鸣音。

（3）咯泡沫血痰：系肺泡和支气管黏膜淤血所致，但婴幼儿少见。

3. 体循环淤血：

（1）肝脏肿大伴触痛，短时间内增大，更有意义。

（2）颈静脉怒张：可见颈外静脉膨胀（半坐位），肝、颈静脉回流征阳性。婴儿此体征不明显，但可见头皮静脉怒张等表现。

（3）水肿：小婴儿水肿常为全身性，眼睑与骶尾部较明显，体重较快增长，但极少表现为周围凹陷性水肿。

二、治疗

（一）一般治疗

1. 休息和饮食：卧床休息，烦躁不安者应使用镇静剂，如苯巴比妥、地西泮（安定）等。应吃含丰富维生素、易消化的食物，给予低盐饮食。严重心衰时应限制水入量，保持大便通畅。

2. 供氧：应供给氧气，尤其是严重心衰有肺水肿者，对依靠开放的动脉导管而生存的先心病新生儿，如主动脉弓离断、大动脉转位、肺动脉闭锁等，供给氧气可使血氧增高而促使动脉导管关闭，危及生命。

3. 体位：年长儿宜取半卧位，小婴儿可抱起，使下肢下垂，减少静脉回流。

4. 维持水电解质平衡：心衰时易并发肾功能不全。进食差易发生水电解质紊乱及酸碱失衡。长期低盐饮食和使用利尿剂更易发生低钾血症、低钠血症，必须及时纠正。

（二）病因及合并症的治疗

病因对心衰治疗很重要，如有大量左向右分流的先心病，易合并肺炎、心衰，药物治疗不易奏效。上述患儿宜控制感染后，尽快治疗先心病。高血压和肺动脉高压所导致的心衰，亦须及时治疗病因。此外，心衰患儿可合并心律失常、心源性休克、水电解质紊乱等，均须及时纠正。

（三）药物治疗

1. 急性心衰的药物治疗：

（1）正性肌力药：① 毛地黄制剂：常用药物为地高辛，口服负荷量（毛地黄化量）未成熟儿 10～20 μg/kg，足月新生儿 20～30 μg/kg，婴幼儿 30～40 μg/kg，年长儿 25～30 μg/kg。静脉注射用量为上述量的 3/4。有心肌病变（如心肌炎）者，剂量宜适当减少。首次剂量为负荷量的 1/2，余量再分 2 次，每次间隔 6～8 h。最后一次负荷量用后 12 h，开始给予维持量，每次为负荷量的 1/10～1/8，每天 2 次，间隔 12 h。急性心衰也可静注毛化甙 C（西地兰），负荷量为：新生儿 20 μg/kg，＜ 2 岁 30 μg/kg，＞ 2 岁 40 μg/kg。首次用负荷量的 1/3～1/2，余量分 2～3 次，每次间隔 6～8 h。② β- 肾上腺素受体激动剂：主要适用于心衰患儿对毛地黄制剂疗效不显著或有毒性反应以及血压偏低的患儿。此类药物为环磷酸腺苷（cAMP）依赖性正性肌力药，兼有外周血管扩张作用。常用制剂有多巴胺（Dopamine）、多巴酚丁胺（Dobutamine）。多巴胺常用剂量为 5～10 μg/（kg • min），由输液泵调控（不应与碱性液体同时输入），多巴酚丁胺剂量为 5～20 μg/（kg • min），应尽量采用最小有效量。③ 磷酸二酯酶抑制剂：此类药属 cAMP 依赖性正性肌力药，兼有外周血管舒张作用。常用制剂有氨力农和米力农。目前均建议静脉用药。氨力农首剂静注 0.75～1 mg/kg，必要时可再重复 1 次，然后按 5～10 μg/（kg • min）持续静脉点滴。米力农药效是氨力农的 10 倍，静注首次剂量为 50 μg/kg，10 min 内给予，以后持续静脉点滴，剂量为 0.25～0.5 μg/（kg • min）。

（2）利尿剂：常用的利尿剂有：① 作用亨利（Henle）襻的利尿剂如呋噻米（速尿）；② 作用远曲小管皮质稀释段的噻嗪类，如氢氯噻嗪（双氢克尿噻）；③ 作用于远曲小管远端，如螺内酯（安体舒通），近年来发现它还有抗醛固酮作用，因而对治疗心衰尤为适用。急性心衰时常用静脉注射的呋噻米或布美他尼。利尿剂通常从小剂量开始，逐渐增加到尿量增多。呋噻米剂量与效应呈线性关系，故疗效不佳时可增加剂量。而氢氯噻嗪用到每天 3 mg/kg 就已达最大效应，再增加剂量也难以提高疗效。

（3）血管扩张剂：主要用于心室充盈压增高者，可使心排血量增加，而对左室充盈压降低或正常者不宜使用。选用血管扩张剂，应根据患儿血流动力学变化而定：① 对肺淤血严重，肺毛细血管嵌压明显增高（＞ 32 mmHg，1 mmHg ＝ 0.133 kPa），心排血量轻至中度下降者，宜选用静脉扩张药；② 对心排血量明显降低，全身血管阻力增加，而肺毛细血管嵌压在正常或略升高时，宜选用小动脉扩张药；③ 心排血量明显降低，全身血管阻力增加，肺毛细血管嵌压升高时，宜选用均衡扩张小动脉和静脉药物。应用血管扩张剂时，需密切观察动脉血压、心排血量，有条件应监测肺毛细血管嵌压。剂量一般从小剂量开始，疗效不明显时再逐渐增加剂量。

（4）改善心肌能量代谢药：心衰时均伴有明显的心肌能量代谢异常，因此应用药物改善心肌能量代谢，对心衰治疗有一定辅助作用。目前常用的有：① 磷酸肌酸（CP）：静脉滴注，每天1～2 g;② 果糖二磷酸钠(FDP)：剂量为100～200 mg/(kg·d)，每日1次静脉滴注，速度约为10 mL/min(75 mg/ml)。FDP静脉滴注时对血管刺激性较大，小婴儿静脉细，常可因疼痛而引起哭闹，加重心脏负担，因此宜使用口服制剂;③ 辅酶Q口服，剂量每次10 mg，每天1～2次。

(5) 急性心衰性肺水肿的处理：急性左心衰竭多以肺水肿为主要表现。治疗方法是在急性心衰治疗方法的基础上注意以下事项：① 供氧与通气支持：一般采用鼻导管或面罩法。有明显动脉血二氧化碳分压($PaCO_2$)升高及氧分压(PaO_2)下降者，可选用机械呼吸，常用持续正压通气(CPAP)和无创正压通气(NIPPY)。如效果不佳，则尽快改用呼气末正压通气(PEEP)。② 镇静：心衰伴肺水肿的患儿常因缺氧而恐慌、烦躁，应使用镇静剂(如安定、苯巴比妥钠)。烦躁严重者可使用吗啡，不仅可减轻烦躁，并能扩张静脉、减轻前负荷，每次剂量为0.1～0.2 mg/kg，静注或肌注。新生儿或有呼吸功能不全者慎用。③ 利尿剂：静脉注射强力快速利尿剂，如呋噻米、布美他尼等。药物选择和用法见急性心衰的治疗。④ 毛地黄制剂：应静注快速毛地黄制剂，如地高辛或西地兰。药物选择和用法见急性心衰的治疗。⑤ 血管扩张剂：首选静脉血管扩张剂，静脉滴注硝酸甘油或硝普钠。⑥ 肾上腺皮质激素：可改善心肌代谢，降低周围血管张力，解除支气管痉挛。常用静脉滴注地塞米松。

2. 慢性心衰的药物治疗：

慢性心衰(chronic heart failure, CHF)发生、发展的病理基础是心肌重构。在初始的心肌损伤后，有多种内源性神经、内分泌和细胞因子被激活，促进心肌重构，二者互为因果，形成心衰的恶性循环。因此，心衰治疗理念需从短期改善血流动力学转变为长期修复性策略，其效果能改变心肌细胞生物学特性，提高心肌功能，明显改善预后。CHF的常用药主要为强心苷、血管紧张素转换酶抑制剂、利尿剂及β-受体阻滞剂等。临床应用方法如下。

(1) ACEI：有阻断RAAS及抑制缓激肽分解的作用，从而逆转心肌重构及减低心脏前后负荷，改善心肌功能。常用药物为：① 卡托普利：为短效制剂，初始剂量0.5 mg/(kg·d)，每周递增1次，每次增加0.3 mg/(kg·d)，最大耐受量5 mg/(kg·d)，分次q8h口服。持续时间至少6个月以上，至心脏缩小到接近正常为止;② 苯那普利：为长效制剂，初始剂量0.1 mg/(kg·d)，每日1次口服，每周递增1次，每次增加0.1 mg/(kg·d)，最大耐受量0.3 mg/(kg·d)，维持时间同上;③ 依那普利：为长效制剂，初始剂量0.05 mg/(kg·d)，每日1次口服，每周递增1次，每次增加0.025 mg/(kg·d)，最大耐受量0.1 mg/(kg·d)，维持时间同上。

(2) 血管紧张素Ⅱ受体拮抗剂(ARB)：可以阻断来自不同途径(包括ACE及糜酶途径)血管紧张素Ⅱ的作用，用于患儿对ACEI不耐受或效果不佳者。常用药有洛沙坦、缬沙坦，效应与ACEI相似。可选择应用，亦可与ACEI同时使用。洛沙坦剂量为1～2 mg/(kg·d)。

(3) β-受体阻滞剂：可以阻断心衰时交感神经的过度激活，抑制心肌肥厚、细胞凋亡及氧化应激反应，改善心肌细胞生物学特性，目前已列为抗CHF的一线药物。常用药物：① 美托洛尔：为选择性β-受体阻滞剂，初始剂量0.2～0.5 mg/(kg·d)，每周递增1次，每次增加0.5 mg/(kg·d)，最大耐受量2 mg/(kg·d)，分2次口服，持续时间至少6个月以上，至心脏缩小到接近正常为止；② 卡维地洛：为非选择性 β-受体阻滞剂，并有 α-受体阻滞作用，故兼有扩血管作用，可降低肺楔压。初始剂量 0.1 mg/（kg·d），分 2 次口服，每周递增 1 次，每次增加 0.1 mg/（kg·d），最大耐受量 0.3～0.8 mg/（kg·d），分 2 次口服，维持时间同上。

（4）醛固酮拮抗剂：可以进一步抑制肾素-血管紧张素系统的作用，阻断心肌及间质重构。另外还可阻断醛固酮（ALD）的效应。适用于心功能Ⅲ～Ⅳ级患儿。常用药物为螺内酯（安体舒通），剂量 2～4 mg/（kg·d），分 2 次口服。

（5）改善心肌能量代谢药。

（四）非药物治疗

1. 心室辅助装置（VAD）：主要用于心衰末期，药物不能控制的心衰，作为心脏移植等待时期的治疗方法。对难治性心衰、心功能 NYHA Ⅳ级时，使用上述 VAD 可延长生命，改善生活质量。

应用 VAD 可发生继发感染，神经系统、消化系统及血液系统的并发症。亦可发生肾灌注不足，常导致肾功能不全，可用小剂量多巴胺以维持肾血流灌注。如合并水电解质紊乱，如高血钙、低血钙、高血钾等，必须及时纠正。

2. 膜肺（ECMO）：应用指征基本与 VAD 相似，适用于除心功能不全外，还有因肺部疾病显著缺氧者。ECMO 操作较复杂，常见的并发症与 VAD 相似。

3. 主动脉内球囊反搏（IABP）：对于心脏手术后或心肌炎、心肌病等并发心衰者，药物不能控制时可选用。IABP 在小婴儿由于主动脉顺应性好而疗效较差。

4. 心脏移植：复杂先心病、心肌病等各种心脏病所致难治性心衰的终末期，可作心脏移植。严重肺动脉高压或肺部疾病而导致心衰不能控制时，须作心肺同时移植。失败的主要原因是排异反应。

（臧丽、王玮玮、董秋玲、王玉禄）

第五章
肾脏、免疫科

第一节　急性肾小球肾炎

一、概述

急性肾小球肾炎（简称急性肾炎，APSGN），是指一组病因不一，临床表现为急性起病，多有前驱感染，以血尿为主，伴不同程度蛋白尿，可有水肿、高血压，或肾功能不全等特点的肾小球疾患。本病多见于儿童和青少年，以5～14岁多见，小于2岁少见，男女之比为2∶1。

二、诊断及鉴别诊断

往往有前期链球菌感染史，急性起病，具备血尿、蛋白尿和管型尿、水肿及高血压等特点，急性期血清ASO滴度升高，C3浓度降低，均可临床诊断急性肾炎。

诊断多不困难，肾穿刺活体组织检查只在考虑有急进性肾炎或临床、化验不典型或病情迁延者才进行。急性肾炎必须注意和以下疾病鉴别。

1. 其他病原体感染的肾小球肾炎：多种病原体可引起急性肾炎，可从原发感染灶及各自临床特点相区别。

2. IgA肾病：以血尿为主要症状，表现为反复发作性肉眼血尿，多在上呼吸道感染后24～48 h出现血尿，多无水肿、高血压，血清C3正常。确诊靠肾活体组织检查免疫病理诊断。

3. 慢性肾炎急性发作：既往肾炎史不详，无明显前期感染，除有肾炎症状外，常有贫血，肾功能异常，低比重尿或固定低比重尿，尿改变以蛋白增多为主。

4. 原发性肾病综合征：具有肾病综合征表现的急性肾炎需与原发性肾病综合征鉴别。若患儿呈急性起病，有明确的链球菌感染的证据，血清C3降低，肾活体组织检查病理为毛细血管内增生性肾炎者有助于急性肾炎的诊断。

5. 其他：还应与急进性肾炎或其他系统性疾病引起的肾炎如紫癜性肾炎、狼疮性肾炎等相鉴别。

三、治疗

本病无特异治疗。

1. 休息：急性期需卧床 2～3 周，直到肉眼血尿消失，水肿减退，血压正常，即可下床作轻微活动。血沉正常可上学，但应避免重体力活动。尿沉渣细胞绝对计数正常后方可恢复体力活动。

2. 饮食：对有水肿、高血压者应限食盐及水。食盐以 60 mg/（kg•d）为宜。水分一般以不显性失水加尿量计算。有氮质血症者应限蛋白，可给优质动物蛋白 0.5 g/（kg•d）。

3. 抗感染：有感染灶时用青霉素 10～14 d。

4. 对症治疗：

（1）利尿：经控制水、盐入量仍水肿、少尿者可用氢氯噻嗪 1～2 mg/（kg•d），分 2～3 次口服。无效时需用呋噻米，口服剂量 2～5 mg/（kg•d），注射剂量每次 1～2 mg/kg，每日 1～2 次，静脉注射剂量过大时可有一过性耳聋。

（2）降血压：凡经休息，控制水、盐摄入、利尿而血压仍高者均应给予降压药。① 硝苯地平：系钙通道阻滞剂。开始剂量为 0.25 mg/（kg•d），最大剂量 1 mg/（kg•d），分 3 次口服。② 卡托普利：系血管紧张素转换酶抑制剂。初始剂量为 0.3～0.5 mg/（kg•d），最大剂量 5～6 mg/（kg•d），分 3 次口服，与硝苯地平交替使用降压效果更佳。

5. 严重循环充血的治疗：

（1）矫正水、钠潴留，恢复正常血容量，可使用呋噻米注射。

（2）表现有肺水肿者除一般对症治疗外可加用硝普钠，5～20 mg 加入 5% 葡萄糖液 100 mL 中，以 1 μg/（kg•min）速度静滴，用药时严密监测血压，随时调节药液滴速，每分钟不宜超过 8 μg/kg，以防发生低血压。滴注时针筒、输液管等须用黑纸覆盖，以免药物遇光分解。

（3）对难治病例可采用腹膜透析或血液滤过治疗。

6. 高血压脑病的治疗：原则为选用降血压效力强而迅速的药物。首选硝普钠，用法同上；有惊厥者应及时止痉。

7. 急性肾衰竭的治疗：限制液体入量，纠正水电解质酸碱紊乱，必要时行透析治疗。

四、预后和预防

急性肾炎急性期预后好。95% APSGN 病例能完全恢复，小于 5% 的病例可有持续尿异常，死亡病例在 1% 以下，主要死因是急性肾衰竭。

防治感染是预防急性肾炎的根本。减少呼吸道及皮肤感染，对急性扁桃体炎、猩红热及脓疱患儿应尽早、彻底地用青霉素或其他敏感抗生素治疗。A 组溶血性链球菌感染后 1～3 周内应定期检查尿常规，及时发现和治疗本病。

第二节　原发性肾病综合征（激素敏感型）

一、概述

肾病综合征（nephrotic syndrome，NS）是由于肾小球滤过膜对血浆蛋白的通透性增高、大量血浆蛋白自尿中丢失而导致一系列病理生理改变的一种临床综合征，以大量蛋白尿、低白蛋白血症、高脂血症和水肿为其主要临床特点，分为原发性、继发性和先天性NS 3种类型，而原发性肾病综合征(primary nephrofic syndrome，PNS)约占小儿时期NS总数的90%，是儿童常见的肾小球疾病。

二、诊断标准

1. 大量蛋白尿：1周内3次尿蛋白定性(+++)～(++++)，或随机或晨尿尿蛋白/肌酐≥2.0；24 h尿蛋白定量≥50 mg/kg。

2. 低蛋白血症：血浆白蛋白低于30 g/L。

3. 高脂血症：血浆胆固醇高于5.7 mmol/L。

4. 不同程度的水肿。

以上4项中以1和2为诊断的必要条件。

三、治疗

(一) 初发NS的治疗

1. 急性期应卧床休息，缓解后可逐步增加活动。饮食以低盐、低脂和优质蛋白为主。

2. 利尿处理：一般病人予以限盐及卧床后即可达到利尿、消肿的目的。但如果出现明显的少尿、浮肿严重，可适度、有选择性的在输注白蛋白等胶体后应用利尿剂。

3. 降压、降脂及抗凝治疗：少数肾病综合征病人血压可升高，需加用降压药物。肾病综合征病人有明显血液浓缩，血脂升高，并应用大量糖皮质激素及利尿剂，可加用抗血小板聚集药物，如潘生丁，小剂量肝素等。

4. 免疫调节治疗：如黄芪，左旋咪唑等。一般作为激素辅助治疗。与单纯激素治疗相比，可降低NS复发风险。

5. 激素治疗：NS的治疗以激素治疗为主。

可分以下两个阶段：

(1) 诱导缓解阶段：足量泼尼松(泼尼松龙) 1.5～2 mg/(kg·d)(按身高的标准体重计算)，先分次口服，尿蛋白转阴后(不少于4周)进入巩固维持阶段，疗程最长不超过8周。

(2) 巩固维持阶段：隔日晨顿服1.5～2 mg/(kg·d)，共6周，然后逐渐减量。

应用激素时注意以下几方面：

(1) 初发NS的激素治疗须足量和足够疗程，足量和足够的疗程是初治的关键，可降低发病后1～2年复发率。我国2000年11月珠海会议制定的《小儿肾小球疾病临床分类、诊断及治疗》主张9～12个月。

(2) 对<4岁的初发患儿，每日泼尼松60 mg/m^2 4周，然后改为隔日60 mg/m^2 4周，以后每4周减10 mg/m^2至停药。此种长隔日疗法比每日60 mg/m^2 6周，然后改为隔日40 mg/m^2 6周的方法能减少患儿的复发率。

(二) 非频复发NS的治疗

1. 积极寻找复发诱因，积极控制感染，少数患儿控制感染后可自发缓解。必要时行肾穿刺活检了解肾脏病理改变，根据病理类型制定相应治疗措施。

2. 激素治疗：

（1）重新诱导缓解：泼尼松（泼尼松龙）每日 60 mg/m^2 或 2 mg/（kg·d）（按身高的标准体重计算），最大剂量80 mg/d，分次或晨顿服，直至尿蛋白连续转阴后改40 mg/m^{2}或1.5 mg/（kg·d）隔日晨顿服 4 周，然后用 4 周以上的时间逐渐减量。

（2）在感染时增加激素维持量：患儿在巩固维持阶段患上呼吸道感染时改隔日口服激素治疗为同剂量每日口服，可降低复发率。

第三节　过敏性紫癜

一、概述

过敏性紫癜是一种较常见的微血管变态反应性出血性疾病。病因有感染、食物过敏、药物过敏、花粉、昆虫咬伤等所致的过敏等，但过敏原因往往难以确定。儿童及青少年较多见，男性较女性多见，起病前 1～3 周往往有上呼吸道感染史。

二、诊断要点

（一）诊断依据

1. 典型皮疹为棕红色斑丘疹，突出于皮表，压之不退色，单独或互相融合，对称性分布，以四肢伸侧及臀部多见，很少侵犯躯干，可伴有痒感或疼痛，成批出现，消退后可遗有色素沉着。除紫癜外，还可并发荨麻疹、血管神经性水肿、多形性红斑或溃疡坏死等。

2. 反复阵发性腹痛，位于脐周或下腹部，可伴呕吐、便血。

3. 大关节肿痛，活动受限，可单发或多发。

4. 病程中（多数在 6 个月内）出现血尿和（或）蛋白尿，可伴有高血压和水肿，诊断为紫癜性肾炎。

5. 约半数病人毛细血管脆性试验阳性，血小板计数、出血时间或凝血时间、血块退缩时间正常，排除血小板减少性紫癜。

同时具体第 1、5 项可确诊此病。

（二）临床分型诊断

1. 皮肤型（单纯型）：仅有上述诊断依据第 1 项。

2. 腹型：有上述诊断依据第 1、2 项。

3. 关节型：有上述诊断依据第 1、3 项。

4. 肾型：有上述诊断依据第 1、4 项。

5. 混合型：有上述诊断依据第 1 项，伴有第 2～4 项中的 2 项或 2 项以上。

（三）肾型临床分型诊断

1. 孤立性血尿或蛋白尿：前者为离心尿红细胞 > 5 个 / 高倍视野，后者为 24 h 尿蛋白定量 > 0.15 g，或每小时 > 4 mg/kg。

2. 血尿和蛋白尿：同时有上述血尿和蛋白尿表现，无其他异常。

3. 急性肾炎型：有血尿和蛋白尿，并有不同程度的水肿和高血压，肾功能一般正常。

4. 肾病综合征型：符合肾病综合征的诊断依据。

5. 急进性肾炎型：起病急，有急性肾炎型表现，并有持续性少尿或无尿、进行性肾功能减退。

6. 慢性肾炎型：起病缓慢，持续性血尿和蛋白尿，部分病人有水肿、高血压及不同程度的肾功能减退，病程 > 1 年。

（四）肾脏病理分级诊断

1. Ⅰ级：肾小球轻微异常；

2. Ⅱ级：单纯系膜增生，分为：① 局灶 / 节段；② 弥漫性；

3. Ⅲ级：系膜增生，伴有 < 50% 肾小球新月体形成 / 节段性病变（硬化、粘连、血栓、坏死），其系膜增生可为：① 局灶 / 节段；② 弥漫性；

4. Ⅳ级：病变同Ⅲ级，50% ～ 75% 的肾小球伴有上述病变，分为：① 局灶 / 节段；② 弥漫性；

5. Ⅴ级：病变同Ⅲ级，> 75% 的肾小球伴有上述病变，分为：① 局灶 / 节段；② 弥漫性；

6. Ⅵ级：膜增生性肾小球肾炎。

三、治疗原则

（一）一般治疗

急性期卧床休息。要注意出入液量、营养及保持电解质平衡。有消化道出血者，如腹痛不重，仅大便潜血阳性者，可用流食，消化道出血者暂禁食。若合并明显感染者，应给予有效抗生素。注意寻找和避免接触过敏原。

（二）对症治疗

有荨麻疹或血管神经源性水肿时，应用抗组织胺药物和钙剂；近年来又提出用 H_2 受体阻滞剂西米替丁 20 ～ 40 mg/（kg·d），分两次加入葡萄糖溶液中静脉滴注，1 ～ 2 周后改为口服，15 ～ 20 mg/（kg·d），分三次服用，继续应用 1 ～ 2 周。有腹痛时应用解痉挛药物，消化道出血时应禁食。

（三）抗血小板凝集药物

阿司匹林 3 ～ 5 mg/（kg·d），每日一次口服；潘生丁 3 ～ 5 mg/（kg·d），分次服用。

（四）抗凝治疗

本病可有纤微蛋白原沉积、血小板沉积及血管内凝血的表现，故近年来有使用肝素的报道，剂量为肝素钠 120 ～ 150 U/kg 加入 10% 葡萄糖溶液 100 mL 中静脉滴注，每日 1 次，连续 5 d，或肝素钙每次 10 U/kg，皮下注射，每日 2 次，连续 7 d。也有推荐使用尿激酶 2 500 U/kg。

（五）糖皮质激素

糖皮质激素可改善腹痛、关节症状及神经血管性水肿，但不能减轻紫癜与肾脏损害。对腹痛、消化道出血、关节肿痛、血管神经性水肿者，可服泼尼松 1 ～ 2 mg/（kg·d），分次口服，或用地塞米松［0.5～1 mg/（kg·d)，分二次］、甲基强的松龙静脉［2～4 mg/（kg·d)，分二次］滴注，症状缓解后即可停用；

（六）紫癜性肾炎治疗

1. 单纯性血尿或病理Ⅰ级：给予双嘧达莫和（或）清热活血的中药如丹参酮、肾复康等。

2. 血尿和蛋白尿或病理Ⅱa级：雷公藤多苷片1 mg/（kg·d)（每日最大量＜45 mg)，疗程3个月，必要时可稍延长。

3. 急性肾炎型（尿蛋白＞1 g/d)或病理Ⅱb、Ⅲa级：雷公藤多苷片1 mg/（kg·d)，疗程3～6个月。

4. 肾病综合征型或病理Ⅲb、Ⅳ级：泼尼松中程疗法＋雷公藤多苷片（3～6个月）或泼尼松中程疗法＋环磷酰胺冲击治疗。泼尼松不宜大量、长期应用，一般于4周后改为隔日顿服。

5. 急进性肾炎型或病理Ⅳ、Ⅴ级：甲泼尼龙冲击＋环磷酰胺冲击＋肝素＋双嘧达莫四联疗法，同时泼尼松中程疗法，必要时透析或者血浆置换。

第四节　先天性肾病综合征

一、概述

先天性肾病综合征（congenital nephrotic syndrome，CNS)指生后3个月内发病的肾病综合征。它具有儿童型肾病综合征一样的临床表现，但其病因、病理变化、预后等与年长儿或成人者不同。先天性肾病综合征按病因通常分为两大类：

1. 遗传性肾病综合征有先天性肾病综合征芬兰型和非芬兰型（弥漫性系膜硬化或增生硬化型，局灶节段硬化型、微小病变型等）。

2. 非遗传性肾病综合征可继发于感染（先天梅毒、先天性毒浆原虫病、先天性巨细胞包涵体病、风疹、肝炎、疟疾、艾滋病等）、汞中毒、婴儿系统性红斑狼疮、溶血尿毒综合征、甲髌综合征、Drash综合征、肾静脉血栓形成等。

二、诊断

出生3个月内出现的肾病综合征多数为先天性肾病综合征。

1. 芬兰型：

（1）临床诊断：依赖于有无家族史；宫内已有蛋白尿，于临床出现症状时，血中白蛋白多已下降，当纠正血中白蛋白至15 g/L时，尿中蛋白可＞2 g/L；胎盘大（＞出生体重的25%）；临床表现为6个月内GFR常仍系正常；除外其他已知病因；肾活体组织检查有特征性病理改变。

（2）产前诊断：产前诊断常借助于羊水中的甲胎蛋白（AFP)检查。该检查是一种正常的胎儿期的蛋白，由胎儿肝、卵黄囊及消化道合成，其分子大小及电化学特性与血中白蛋白者相似。妊娠13周时胎儿血中浓度达到高峰。当胎儿发生蛋白尿时，则AFP随尿蛋白进入羊水中。故对曾分娩过本病小儿的孕妇于再次妊娠11～18周时检测羊水的AFP可有助于产前诊断。但应注意此种蛋白之增高还可见于有神经管畸形的小儿，但神经管畸形者除羊水中AFP增高外，胆碱酯酶也增高，可资鉴别，此外AFP还可见于双胎、Turner综合征等。

2. 非芬兰型

本病也是常染色体隐性遗传病：多在3个月至3岁的儿童中发病，偶尔也见于出生时或出生后3个月内。病理学特征是肾小球弥漫性系膜硬化或增生硬化，局灶节段性硬化，肾小管呈囊性扩张，以深皮质层最显著。临床上这些患儿绝大部分表现为肾病综合征，并较为迅速地进展为终末期肾病。

3. Drash综合征，表现为先天性肾病综合征，并发于肾母细胞瘤和（或）男性假两性畸形，其他相关的病变如白内障、角膜混浊、小头、斜视、眼球震颤及眼距过宽等。该综合征常在同胞中出现。

4. 继发性先天性肾病，除了肾病的临床表现外，还常伴有一些特有原发疾病的临床紊乱症状，可与原发性CNS相鉴别。如先天性梅毒病人，VDRL试验为阳性；如弓形虫、风疹、巨细胞、肝炎病毒感染，其抗体滴度升高。

三、治疗

糖皮质激素和免疫抑制剂治疗无效，肾移植是最佳选择。

1. 限盐，高热量及足够蛋白质的饮食。
2. 利尿药。
3. 人血白蛋白。
4. 防治感染。
5. 双嘧达莫。
6. 血管紧张素转换酶抑制药（ACEI）。
7. 肾移植 唯一彻底治疗的方法，通常于2岁后或体重达7 kg时进行。对蛋白尿严重者可先行肾切除术（终止蛋白尿），靠透析维持生命等待移植。

第五节　遗传性肾炎

遗传性肾炎（即Alport综合征，AS）是一种主要表现为血尿、肾功能进行性减退、感音神经性耳聋和眼部异常的遗传性肾小球基底膜疾病，是由于编码肾小球基底膜的主要胶原成分——IV胶原基因突变而产生的疾病。

一、诊断

目前诊断Alport综合征主要依据临床表现、家族史、组织基膜IV胶原α链免疫荧光学检查、肾组织活检电镜以及基因分析。

1. 临床表现：临床上表现为血尿及进行性肾功能不全，同时伴有耳病变（高频感音神经性耳聋）和眼部病变（圆锥形角膜、前球形晶状体、黄斑中心凹微颗粒等）肾外表现。

2. 家族史：应具有阳性的家族史。应尽可能绘制详细、客观的系谱图，尤其注意调查家系成员的尿检结果、肾功能情况、是否伴有耳聋及眼部异常等。

3. 组织基膜Ⅳ型胶原 α 链免疫荧光检查：应用抗Ⅳ胶原不同 α 链单克隆抗体，在肾活检以及简单易行的皮肤活检组织进行免疫荧光检查，可用于诊断 X 连锁遗传型 Alport 综合征患者、筛选基因携带者以及判断遗传型。

4. 肾活检组织电镜检查：根据电镜下肾小球基膜典型病变可以确诊。然而年幼小的男性患者、任何年龄的女性杂合子以及个别成年男性患者的肾组织病变仅仅为肾小球基膜弥漫性变薄或以该病变为主。

5. 基因分析：对于确定遗传型、基因携带者进行产前诊断十分重要，也有助于临床和病理检查结果均不确定病例诊断。

Gregory 的 10 项诊断指标：① 血尿家族史；② 肾衰家族史；③ 持续性血尿，排除薄基底膜肾病，多囊肾，肾病等；④ 双侧 2 000～8 000 Hz 范围的感音神经性耳聋，为进行性，婴儿期可没有但多于 30 岁前出现；⑤ 眼部疾病，包括前圆锥形晶体，后囊下白内障，视网膜黄白色斑点；⑥ 肾小球基底膜超微结构显示广泛异常，尤其是增厚变薄和劈裂分层；⑦ 免疫组化显示肾小球和（或）皮肤基底膜上Ⅳ型胶原链完全或部分缺失；⑧ 巨血小板减少症或白细胞包涵体；⑨ 食管和（或）女性生殖道的弥漫性平滑肌瘤；⑩ COL4An 基因突变。满足 4 项可确诊。

二、治疗

迄今，没有药物可以改善 Alport 综合征患者组织基膜中Ⅳ型胶原的损伤。对于 Alport 综合征出现终末期肾病患者，有效治疗措施之一是实施肾移植手术。

1. 药物干预：

（1）环孢素。

（2）血管紧张素转化酶抑制剂或血管紧张素受体拮抗剂。

（3）醛固酮受体阻断剂。

2. 肾脏替代治疗：血液净化，肾移植。

3. 基因治疗（探索中）。

三、疾病预后

X 连锁显性遗传型 Alport 综合征男性患者肾脏预后极差，几乎全部发展至终末期肾病。进展速度各家系间有差异，通常从肾功能异常开始至肾功能衰竭为 5～10 年。许多常染色体隐性遗传型的患者于青春期出现肾功能衰竭，30 岁前所有患者几乎均出现肾功能衰竭。常染色体显性遗传型的患者临床表现相对较轻，在 50 岁后才进展到终末期肾病。

第六节　肾小管酸中毒

一、肾小管酸中毒的分型和临床表现

目前按肾小管功能障碍的部位不同，将肾小管酸中毒（RTA）分为 4 型，即低血钾型（Ⅰ

型，经典型 dRTA）、近端型（Ⅱ型）、混合型（Ⅲ型）和高血钾型（Ⅳ型）。以下对各型 RTA 的临床特点作简单的介绍。

1. Ⅰ型肾小管酸中毒：

Ⅰ型 RTA 主要是由于远端肾小管氢离子分泌障碍引起。远端肾小管分泌氢离子的功能，主要靠氢泵（氢离子－三磷腺苷酶，电压依赖性）和氢离子－钾离子－三磷腺苷酶（三磷腺苷依赖性）来完成。近年研究发现，远端肾小管细胞内氢离子－钾离子－三磷腺苷酶的活性显著下降，可能是Ⅰ型 RTA 发病的主要原因，而氢离子－三磷腺苷酶则变化较小。由于远端肾小管分泌氢离子减少，尿内铵离子、可滴定酸的排出也减少；由于钠离子－氢离子的交换减少，故钠离子－钾离子的交换增强，尿钾排出增多，常引起低钾血症。虽然远端肾小管碳酸氢根离子重吸收量的影响远较近端肾小管小，但由于血碳酸氢根离子的降低，一般可出现高氯血症。实验室检查结果显示：① 高血氯性代谢性酸中毒，血碳酸氢根离子浓度低于 21 mmoL/L，阴离子间隙正常；② 酸中毒时，尿 pH 大于 5.5；③ 尿与血 $PaCO_2$: 差值低于 20 mmHg（10 mmHg = 1.33 kPa）；④ 滤过碳酸氢根离子排泄分数一般正常或轻度增高。

2. Ⅱ型肾小管酸中毒：

与Ⅰ型 RTA 比较，该型 RTA 的临床发生率相对较低，发病机制也不同。该型 RTA 主要由于近端肾小管对碳酸氢根离子的重吸收障碍所致。如近端肾小管上皮细胞受损，或钠离子－钾离子－三磷腺苷酶活性下降，或碳酸酐酶缺乏，均可引起碳酸氢根离子重吸收显著减少和滤过碳酸氢根离子排泄分数增高，致血浆碳酸氢根离子显著下降。尿 pH 值常在 5.5 以下。实验室检查示：① 高血氯性代谢性酸中毒，血碳酸氢根离子低于 21 mmoL/L，阴离子间隙正常；② 滤过碳酸氢根离子排泄分数明显增高，超过 0.15；③ 该型 RTA 可同时伴有肾性糖尿、磷酸盐尿、尿酸盐尿（伴有低尿酸血症）、全氨基酸尿。

3. Ⅲ型肾小管酸中毒：

即肾功能不全型 RTA，也称为混合型 RTA，兼有Ⅰ型和Ⅱ型 RTA 的特点，即远端 RTA 伴碳酸氢根离子尿（滤过碳酸氢根离子排泄分数为 0.05～0.10）。该型 RTA 在临床并无特殊重要性。也有的学者认为，Ⅲ型 RTA 并不独立存在，而可以看成为Ⅰ型 RTA 的一种特殊表现。

4. Ⅳ型肾小管酸中毒：

该型是最常见的一种 RTA，多数患者伴有慢性肾小球肾炎、肾盂肾炎、糖尿病等。该型 RTA 的实验室检查主要特点是：① 高血氯性代谢性酸中毒；② 常伴有高钾血症；③ 常伴有低肾素、低醛固酮血症，少数病人可表现为肾小管对醛固酮的反应减弱（此时称为假性醛固酮缺乏症），后者往往有醛固酮受体或受体后障碍；④ 尿与血 PaCO: 差值低于 20 mmHg；⑤ 滤过碳酸氢根离子排泄分数正常或轻度增高；⑥ 尿 pH 值可大于 5.5，也可小于 5.5，即当酸中毒明显时，尿氢离子的排出可大致正常。故该型也属于有阈性 RTA。

根据上述几个特点，Ⅳ型 RTA 的诊断并不困难。

二、治疗原则

病因明确的 RTA 设法去除病因，积极对症治疗。4 种类型 RTA 的治疗方法相似，仅某些用药类型或剂量稍有不同，现介绍如下。

1. 原发病的治疗

如慢性肾小球肾炎、间质性肾炎、自身免疫性疾病、糖尿病等原发病应给予及时控制，很多病人 RTA 的症状可好转。

2. 对症治疗

3. 纠正酸中毒

可予碱性药物，如碳酸氢钠或枸橼酸钠。对严重酸中毒患者，应给予5%碳酸氢钠静脉滴注，病情稳定后再改口服碱性药物。Ⅰ型 RTA 常伴有尿枸橼酸盐排出增多，故可给予枸橼酸合剂（又称苏氏合剂：枸橼酸 100 g，枸橼酸钠 100 g，加水至 1 000 mL）口服；应用该合剂对于减少肾结石的发生也有益处。如出现肾功能不全，则尿枸橼酸盐排出减少，此时以应用碳酸氢钠为好。Ⅱ型 RTA 的尿 pH 值较低，所以其碳酸氢钠用量要足，可用至 6～12 g/d。

4. 纠正电解质紊乱

如有低钾血症、低镁血症或低磷血症等存在，应予补充相应的电解质及对症处理。补钾以口服枸橼酸钾为好，口服氯化钾易加重高氯血症，但重症低钾患者应静脉补充葡萄糖氯化钾溶液。对Ⅳ型 RTA 高钾血症病人，可给予呋塞米（20～100 mg/d），或氢氯噻嗪（25～75 mg/d）以增加钾的排出，纠正高钾血症，可使用降钾树脂减少肠道钾的吸收，或静脉使用葡萄糖和胰岛素快速降低高钾血症。

5. 控制水和钠摄入，对水肿病人，应当限制水、钠入量；对多尿病人，每日水的入量一般不多于全日总尿量，以控制多尿症状。

6. 积极控制肾小管酸中毒的并发症：

如电解质紊乱、肾结石、肾性尿崩症、肾性骨病（肾性骨营养不良）、继发性甲状旁腺功能亢进症、肾功能不全、肾性贫血、感染、营养不良、发育障碍等。对肾性贫血，给予红细胞生成素、铁剂治疗。对肾性骨病，予骨化三醇和钙剂治疗。

7. 肾性尿崩症的辅助用药：

多数肾性尿崩症患者在纠正低钾血症后即可完全缓解。对少数缓解不满意的患者，可选用下述方法作为辅助用药：① 氢氯噻嗪：通过增加钠离子的排出，促进肾小球滤过率的下降，增加近端肾小管水的重吸收，使尿量减少；剂量 75 mg/d，分 1～3 次给药；② 抗醛固酮药：螺内酯（安体舒通）对某些醛固酮增高者有一定作用；③ 解热镇痛药（非甾体类抗炎药）：如布洛芬、吲哚美辛（消炎痛）等，此类药属前列腺素抑制剂，对某些前列腺素水平过高的患者，可有一定作用；④ 垂体加压素类药物：此类药物主要应用于中枢性尿崩症，对肾性尿崩症疗效有限，有些患者可短期试用

第七节　儿童 Bartter 综合征

Bartter 综合征是一种较罕见的疾病，是以低钾血症和代谢性碱中毒为特征的遗传性肾小管疾病，多表现为常染色体隐性遗传。儿童 Bartter 综合征常表现为持续性低钾低氯性碱中毒及生长发育迟滞，对儿童的生活质量甚至生命造成了严重威胁。

一、诊断

目前儿童 Bartter 综合征尚无明确的诊断标准，综合分析临床表现及实验室检查结果，诊断应主要包括以下几个方面：① 其他原因不能解释的持续性低钾低氯性碱中毒及生长发育迟滞；② 有多饮多尿、脱水、呕吐、腹泻等非特异表现，Bartter 综合征可表现为尿钙增高；③ 基因检测：发现致病基因而确诊。

基因检测是目前确诊 Bartter 综合征最可靠的方法，但花费较大而具有一定的局限性。目前国内诊断 Bartter 综合征主要是根据临床表现。

二、治疗

目前 Bartter 综合征主要是对症综合治疗，对儿童尤其是婴儿及新生儿而言，最重要的是补钾、补钠、补镁及补液等以维持正常生长发育。

1. 氯化钾。

2. 吲哚美辛 2～3 mg/（kg·d）是首选药物。但对于早产儿而言，吲哚美辛引起消化道穿孔、坏死性小肠结肠炎的可能性会增大，因此应慎用。

3. 氯化钠，一般年长儿可以通过摄入高盐饮食得到补充。

4. 噻嗪类利尿剂，当患儿存在高尿钙、肾脏钙化等情况时不主张使用。

5. 卡托普利。

第八节　小儿肾功能衰竭

一、急性肾衰竭

（一）诊断及鉴别诊断

诊断 ARF 主要根据临床少尿特点，结合氮质血症、水钠潴留、高钾血症、代谢性酸中毒等即可诊断。新生儿期尿量 < 1 mL/（kg·h）、婴幼儿 < 200 mL/d、学龄前期 < 300 mL/d、学龄期 < 400 mL/d 即为少尿；如每日尿量 < 50 mL/d 则为无尿。也有非少尿型急性肾功能衰竭，无少尿表现，每日平均尿量 > 1 000 mL，多继发于氨基糖苷类抗生素及造影剂造成肾损害，临床表现较少尿型轻，并发症少，病死率也低。

鉴别诊断中应注意：

1. 排除肾后性急性肾衰竭。应注意仔细询问病史及体检。急性梗阻常伴有腹痛，下尿道梗阻膀胱多胀满，影像学检查 B 超可发现肾脏体积增大，可有肿瘤、结石、畸形等改变，并可见梗阻水平以上的肾盂、输尿管或膀胱扩张。

2. 肾前性与肾性肾功能衰鉴别要点 病史中肾前性肾衰竭有引起脱水、血容量不足的病史，如呕吐、腹泻、尿量减少等，体检时常有脱水征及血压偏低，尿常规检查多无明显异常。鉴别困难时需进行：① 补液试验：2∶1 等张液 15～20 mL/kg 半小时内输入，尿量明显增加为肾前性少尿，如尿 < 17 mL/h 则可能为肾实质性肾衰竭。② 利尿试验：如补液后无反应，可使用 20% 甘露醇 1～2 g/kg，在 20～30 min 推注或快速静滴，观察尿量 2～3 h，如尿量 > 40 mL/h 乃肾前性肾衰竭，需继续补液改善循环；如尿量虽增加，但 < 40 mL/h，

在无明显循环充血情况下，可重复注射 1 次，或用速尿 1～2 mg/kg，若仍无改善，考虑为肾性肾衰竭。以肾小球病变为主的急性肾衰竭，肾小管受损较轻，可排出高渗、低钠尿；肾小管、间质病变明显的肾实质疾病，肾小管功能受损，故排出低渗尿、高钠尿及尿中低分子蛋白、刷状缘酶等升高。

（二）治疗原则

重点讨论肾性 ARF 少尿期的处理，总的治疗原则是去除病因，维持水、电解质及酸碱平衡，减轻症状，改善肾功能，防止并发症发生。

1. 严格限制入液量，多用 1/4～1/2 张液体补充，可使患儿体重不增或使原有水过多患儿体重每日减轻 1%～2%，血压稳定，血钠不低于 130 mmol/L。

2. 呋塞米持续静脉滴注利尿效果优于大剂量一次静脉注射，早期（24 h 内）使用小剂量多巴胺［1～3 μg/（kg·min）］加呋塞米 2～5 mg/kg 持续静滴，每 6～8 h 1 次，可使部分急性肾小管坏死（ATN）由少尿性 ARF 转变为非少尿性 ARF。对此也有争议。

3. 有效的肠道和/或肠外营养支持可降低 ARF 的病死率，改善预后。

4. 透析治疗，透析的指征：① 严重水钠潴留，有左心衰或脑水肿倾向；② 有明显的尿毒症症状，如频繁呕吐、心包炎、神经病变或无法解释的精神状况恶化；③ 血钾持续或反复超过 6.5 mmol/L；④ BUN ＞ 43 mmol/L 或每日以 ＞ 10 mmol/L 递增；⑤ 持续难以纠正的酸中毒；⑥ 需除去可透析的有害物质，如引起中毒的药物、毒素和毒物。血液透析奏效快，患儿病情紧急或合并多脏器衰竭和心血管功能不稳定的 ARF 患儿可选用连续性肾脏替代治疗。腹膜透析与血液透析对于改善肾功能、电解质紊乱和酸中毒同样有效，且适合基层医院开展。

日前多主张及早透析、预防性透析，为 ARF 患者行血液净化不是传统意义上的“肾脏代替”，而是一种“肾脏支持”，因此 ARF 何时行血液净化治疗不能拘泥于血肌酐的值，而应更注重临床病情及其他器官的损害情况，如发生明显少尿或无尿、高钾，重度酸中毒，特别有水负荷或肺水肿等情况即应透析，这样能尽早清除体内过多的水分和代谢产物，改善内环境，预防和治疗电解质紊乱和酸碱紊乱，预防并发症，为原发病的治疗和支持疗法创造条件。

二、慢性肾功能衰竭

（一）定义及分期

慢性肾功能不全是由多种肾脏疾患引起的慢性持久性的肾功能减退，导致含氮代谢产物在体内潴留，水电解质及酸碱平衡失调，呈现全身多系统症状的一个临床综合征。分期：根据 1998 NAPRYCS 所用肾功能不全分期划分标准，可根据 Sehwartz 公式计算的 Ccr 估测 GIR，轻度 GFR 50～75 mL/（min·1.73 m^2）（可无临床症状），中度 GFR 25～50 mL/（min·1.73 m^2）（可有贫血、酸中毒、夜尿、乏力），重度 GFR 10～25 mL/（min·1.73 m^2）（有明显消化道症及贫血体征，可有代谢性酸中毒及钙、磷代谢异常），终末肾病 GFR≤10 mL/（min·1.73 m^2）（有各种尿毒症症状，包括消化、神经、心血管系统功能异常，水、盐代谢紊乱，酸碱失衡明显，严重贫血）

（二）治疗原则

虽然造成慢性肾功能不全的一些原发病尚无特异治疗方法，但有相当一部分因素引起的肾功能损害是可逆的，如感染、尿路梗阻、脱水、有效循环血量的减少等，及时去除诱因，肾功能仍有部分或全部恢复的可能。有些治疗能延缓慢性肾功能不全的发展。对于非终末期肾病采取内科保守治疗，治疗的目的是维持正常的生长发育及社会功能。治疗包括调节水电解质紊乱，纠正酸中毒，预防肾性骨病的发生，提供足够的热卡及能量和营养。

1. 饮食治疗：提供100%的（RDA）热卡饮食，必要时可行鼻饲或胃造瘘协助食物的摄入，因机体对胰岛素反应低下，在进食碳水化合物时应注意检测血糖水平，防止高血糖的发生。因过多的蛋白摄入可加速肾功能的恶化，因此建议当GFR下降至50%或以下须限制蛋白的摄入。GFR ≥ 5 mL/（min·1.73 m^2）者供蛋0.6 g/（kg·d），其中高生物价优质蛋白≥ 0.35 g/（kg·d），血液透析及腹膜透析病儿适当增加蛋白摄入。

2. 贫血的治疗：一般不主张常规输血治疗，因输血可进一步抑制促红素的分泌，但当Hb < 60 g/L时应输10 mL/kg的少浆血。提供造血原料，如铁、叶酸等，促红素治疗指征，对未行透析病人尚无统一标准，一般Hb或红细胞压积低于同年龄正常儿童或红细胞比容 < 30%即可应用，皮下注射或透析病人直接腹膜内（腹透病人）或静脉（血透病人）应用，使Hct > 30%，Hb维持在110～120 g/L，初始剂量平均每周50～150 U/kg，剂量需个体化以达到最佳治疗目的，一般调整至每次25 U/kg，促红素的副作用有高血压、抽搐等。

3. 高血压的治疗：首先限制钠的摄入，肥胖儿应减肥，好静者应加强体育锻炼，有症状者需要药物治疗，首选血管转化酶抑制剂。

4. 酸中毒的治疗：限制蛋白摄入有一定疗效，一般给予碱剂治疗。碳酸氢钠（$NaHCO_3$），2～4 mmoL/（kg·d），使血碳酸氢盐浓度最低维持在20～22 mmol/L

5. 高血钾的治疗：纠正酸中毒，限制钾的摄入，防止异生作用。急性高钾血症，应给予积极的内科治疗或透析治疗。

6. 肾性骨病的治疗：肾性骨病是可以预防的，许多相关的副作用可以通过补钙，补充活性维生素D（如罗盖全、骨化三醇）的治疗而减少到最低程度，骨化三醇剂量0.25～1.5 μg/d，使磷维持在正常水平而钙在正常的高限水平，但应注意钙磷乘积应在70或以下，否则易引起转移性钙化、组织损伤，进一步加剧肾功能的损伤。

7. 身材矮小的治疗：评价慢性肾衰的治疗是否成功一个重要因素即患儿是否在身高及体重方面保持一定的生长速率，重组人生长激素治疗肾衰患儿已开始试用于临床，并取得了一定的疗效。

8. 肾替代治疗是终末期肾衰患儿的生命的保障和未来的希望，包括透析和移植，其中自动腹膜透析技术利用自动腹膜透析仪在晚间睡眠时进行腹膜透析，使患儿白天上学，维持透析可保持良好生命质量，但不能保证正常发育。移植可保持良好生命质量，为儿童提供良好康复和正常发育，但受者必须维持免疫抑制治疗。

第九节 川崎病

一、概述

川崎病（Kawasaki disease，KD）又称皮肤黏膜淋巴结综合征，是一种急性、自限性的全身性血管炎，多见于婴儿和年幼的儿童。病因及发病机理尚不明确。

二、诊断要点

发热 5 d 以上，伴下列 5 项临床表现中 4 项者，排除其他疾病后，即可诊断为川崎病。

1. 四肢变化：急性期掌跖红斑，手足硬性水肿；恢复期指趾端膜状脱皮。

2. 多形性红斑。各种皮疹均可见，以多形性红斑多见，急性期可出现肛周脱皮。

3. 眼结合膜充血，非化脓性。结膜充血是指双侧球结膜非渗出性充血，不伴疼痛和畏光，无水肿或角膜溃疡。

4. 唇充血皲裂，口腔黏膜弥漫充血，舌乳头呈草莓舌。

5. 颈部淋巴结肿大。颈淋巴结肿大多为单侧无痛性，不伴红肿及波动感。

三、治疗

1. 阿司匹林：急性期剂量每日 30～50 mg/kg，分 3～4 口服；热退后 28～72 h（另有专家认为持续应用 14 d）后改为小剂量，每日 3～5 mg/kg；疗程 8～12 周。如有冠脉异常，应持续服用小剂量阿司匹林。

2. 静脉用丙种球蛋白（IVIG）：剂量 2 g/kg 单次应用。IVIG 2 g/kg 单次应用加阿司匹林的标准用法使冠脉发生率由 15%～25%下降至 2%～4%。一般主张起病 10 d 内应用，如就医时发热未退，冠脉病变或 ESR/CRP 仍高，起病 10 d 后仍可应用；过早（起病 5 d 内）使用 IVIG，可能需再次应用。

3. 糖皮质激素：糖皮质激素一般不作为治疗川崎病的首选药物，常用于 IVIG 标准使用后无反应者，但应与阿司匹林或肝素等抗凝药同时使用。

4. 抗凝治疗：联合使用潘生丁每日 3～5 mg/kg，分 2～3 次口服。有冠状动脉病变或血小板水平增高患儿可应用低分子肝素钙 50～100 IU/kg 皮下注射或静脉滴注抗凝。同时在血小板明显升高或有血栓形成时可应用前列地尔抗血小板聚集。

5. 并发感染时给予抗感染治疗。

四、病情观察及随访要点

1. 本病需要长期随访；

2. 治疗疗程中（8～12 周）需要密切注意血小板水平变化及冠状动脉病变变化情况，及时调整治疗方案；

3. 注意阿司匹林副作用观察，如皮疹、消化道出血等；

4. 有冠状动脉瘤形成及血栓形成的患儿需要长疗程治疗。

五、预防

无确切、有效的预防措施。

第十节　渗出性多形红斑

一、概述

渗出性多形性红斑（EEMM）是一种原因不明的急性病，以发热开始，肢体出现对称性紫红色无症状丘疹，皮疹由红褐色逐渐变成黄色，并可产生一个特征性向心性中心发亮区——靶样皮疹。本病好发于春、秋季，多见于青壮年。约50%的患者有前驱症状，如发热、全身无力、咳嗽、流鼻涕、咽痛、胸痛、肌肉疼痛、关节痛等，前驱症状可持续 1～14 d。继前驱症状之后，可突然出现皮肤、黏膜改变。皮损开始呈紫红色斑片状，以后即由紫红色变为暗紫色，或发展成紫色带，水疱扩大、融合，呈对称分布，以肢体伸侧面、手背和足背最常受累，可累及躯干。

二、诊断

诊断本病的主要特征为突然发病，有紫红色皮疹，对称分布，有自发性恢复和反复发作倾向，靶样皮疹为特征性表现。可表现为多形性渗出性红斑，有眼部症状、口腔黏膜损害及其他系统症状，根据上述特征容易作出诊断。实验室检查：白细胞轻度增加，血沉加速，CRP 强阳性。

三、治疗方案

1. 去除病因：药物引起者应停用任何可能引起本病的药物，切忌再用此种药物，治疗用药亦应谨慎；病毒所致者可用阿昔洛韦（Acyclovir）每日 5～15 mg/kg 静脉滴注；

2. 肾上腺皮质激素：早期足量使用皮质激素可迅速控制病情，缩短病程。一般可选用甲基泼尼松龙每日 1～2 mg/kg，或氢化可的松琥珀酸钠每日 5～10 mg/kg，或地塞米松每日 0.3～0.6 mg/kg 加入葡萄糖液中静脉滴注；必要时根据病情可加大剂量，病情控制后改为口服泼尼松，逐渐减量停用。注意：单纯疱疹病毒引起的 EEMM，应慎用肾上腺皮质激素。

3. 丙种球蛋白：可静脉滴注丙种球蛋白每次 400～500 mg/kg，每日或隔日一次，有助于控制病情和防止继发感染。

4. 抗生素应用：根据可能病原菌选用 1 种或 2 种有效抗生素静脉滴注，但应注意该病是否为药物所致。

5. 局部处理：加强皮肤黏膜的局部护理，特别是眼部护理，用生理盐水冲洗眼部，定期清除眼部伪膜，外用抗生素软膏如红霉素眼膏等。皮肤可用 1% 甲紫溶液涂患处，或用硼酸水湿敷，或紫草油外用。

6. 消毒隔离：应严格执行消毒，应有烧伤烤架的设置。

7. 支持疗法：饮食宜富营养，易消化，进食困难的考虑静脉营养；注意维持水电解质平衡，补充丧失的血浆蛋白，补充维生素，必要时输新鲜血或血浆。

四、预后

一般较好，可复发。注意眼部病变，远期预后取决于肺部病变及肺纤维化的程度。

第十一节　幼年特发性关节炎

一、JIA 诊断及分型标准

依据 2001 年国际风湿病联盟（ILAR）幼年特发性关节炎诊断标准进行诊断及分型。

1. 定义。

幼年特发性关节炎(juvenile idiopathic arthritis, JIA)是指16岁以下儿童的持续6周以上的不明原因关节肿胀,除外其他疾病后称为幼年特发性关节炎。

2. 除外标准。

以上总定义适用于所有类型的JIA。但每一型需要除外的原则如下:

(1) 银屑病或一级亲属患银屑病。

(2) 男孩6岁以上发病的关节炎,HLA-B27阳性。

(3) 强直性脊柱炎,肌腱附着点炎症,炎症性肠病性关节炎,Reiter's综合征,急性前色素膜炎,或一级亲属患以上任意一种疾病。

(4) 类风湿因子IgM间隔3个月以上两次阳性。

(5) 患者有全身型JIA表现。

这些除外原则在下面具体条文中都会提到,并且将来有可能进行修改。

3. 分型。

(1) 全身型幼年特发性关节炎(systemic JIA):一个或以上的关节炎,同时或之前发热至少2周以上,其中连续每天弛张发热时间至少3 d以上,伴随以下一项或更多症状:① 短暂的、非固定的红斑样皮疹;② 全身淋巴结肿大;③ 肝脾肿大;④ 浆膜炎。

应除外前述"2. 除外标准"的(1),(2),(3),(4)。

(2) 少关节型幼年特发性关节炎(oligoarticular JIA):发病最初6个月1~4个关节受累,有两个亚型。① 持续性少关节型JIA,整个疾病过程中关节受累数小于等于4个;② 扩展性关节型JIA,病程6个月后关节受累数大于等于5个。

应除外前述"2. 除外标准"的(1),(2),(3),(4),(5)。

(3) 多关节型幼年特发性关节炎(类风湿因子阴性型)(polyarticular JIA, Rheumatoid factor negative):发病最初的6个月,5个以上关节受累,类风湿因子阴性。

应除外前述"2. 除外标准"的(1),(2),(3),(4),(5)。

(4) 多关节型幼年特发性关节炎(类风湿因子阳性型)(polyarticular JIA, Rheumatoid factor positive):发病最初6个月5个以上关节受累,并且在最初6个月中伴最少间隔3个月以上且2次以上的类风湿因子阳性。

应除外前述"2. 除外标准"的(1),(2),(3),(5)。

(5) 银屑病性幼年特发性关节炎(psoriatic JIA):1个或更多的关节炎合并银屑病,或关节炎合并以下最少任何2项:① 指(趾)炎;② 指甲凹陷或指甲脱离;③ 家族史中一级亲属有银屑病。

应除外前述"2. 除外标准"的(2),(3),(4),(5)。

(6) 与附着点炎症相关的幼年特发性关节炎(enthesitis related JIA, ERA):关节炎合并附着点炎症,或关节炎或附着点炎症,伴有下列情况中至少2项:① 有骶髂关节压痛和/或炎症性腰骶部疼痛目前表现或病史;② HLA-B27阳性;③ 6岁以上发病的男性患儿;④ 急性或症状性前色素膜炎;⑤ 家族史中一级亲属有强直性脊柱炎,与附着点炎症相关的关节炎,炎症肠病性关节炎,Reiter's综合征,急性前色素膜炎。

应除外前述“2. 除外标准”的(1),(4),(5)。

(7) 未分类的幼年特发性关节炎(undifferentiated JIA):不符合上述任何一项或符合上述两项以上类别的关节炎。

二、鉴别诊断

根据不同分型应与相关疾病相鉴别:

1. 以发热、皮疹为主者:应与全身感染如败血症、结核、病毒感染等鉴别;同时需除外恶性病如白血病、淋巴瘤、恶性组织胞病及其他恶性肿瘤;

2. 以关节受累为主者:应与风湿热、化脓性关节炎、关节结核、创伤性关节炎等相鉴别;

3. 需与其他风湿性疾病相鉴别:如 SLE、MCTD、血管炎综合征如过敏性紫癜、川崎病等鉴别。

三、治疗

原则:采取分型分组治疗。

参照 2011 年 ACR 关于 JIA 治疗建议、2012 年中华医学会儿科分会免疫学组制定的 JIA(多/少关节型)循证诊疗建议,结合科室自身的条件和特点,加以应用。

1. 非甾体类抗炎药(NSAIDs):

萘普生:剂量 10～15 mg/(kg·d),分两次或三次口服;

布洛芬:剂量 30～40 mg/(kg·d),分两次或三次口服;

双氯芬酸:常用剂量为 2～3 mg/(kg·d),分两次口服;

美洛昔康:常用剂量 0.125～0.25 mg/(kg·d),每天一次;

阿司匹林:常用剂量 50～80 mg/(kg·d),分两次或三次口服。

2. 改变病情抗风湿药(DMARDs):

甲氨蝶呤(MTX):每周 7.5～10 mg/m^2,次日给予叶酸 2.5～5 mg 口服对抗其副作用;

柳氮磺胺吡啶(SSZ):在 MTX 有禁忌或不耐受时,替代 MTX 首选柳氮磺胺吡啶(SSZ)或来氟米特。SSZ 剂量 50 mg/(kg·d),分两次或三次口服;

来氟米特:对体重 < 20 kg 者,给予负荷量 100 mg 1 d 后 10 mg 隔日 1 次;体重 20～40 kg,给予负荷量 100 mg 2 d 后 10 mg 每日 1 次;体重 > 40 kg,给予负荷量 100 mg 3 d 后 20 mg 每日 1 次口服。推荐对于年长儿常规剂量为 0.3 mg/(kg·d),一次口服;

羟氯喹:常用剂量为 4～6 mg/(kg·d)(最大剂量 < 200 mg/d),建议每 6～12 个月进行一次眼科随访。

3. 糖皮质激素:

糖皮质激素治疗 JIA 的适应证包括:

JIA 全身型伴严重血管炎;

JIA 全身型伴多脏器损害,或并发巨噬细胞活化综合征(MAS);

JIA 多关节型的顽固重症,NSAIDs 和 DMARDs 药物治疗无效;

JIA 少关节型顽固型,可局部注射皮质激素;

JIA 合并眼部并发症，可局部使用激素眼药水。

4. 免疫抑制剂：

环孢霉素 A（CsA）：常用剂量 4～6 mg/（kg·d），用于 MTX 耐药的 JIA 多关节炎、少关节炎型；也可用于少数重症全身型 JIA，尤其在合并 MAS 的患儿；

环磷酰胺（CTX）：用于部分难治性全身型 JIA。

5. 中医中药：

白芍总甙（TGP）胶囊：剂量 0.3～0.6 g/ 次，每日 2～3 次；

雷公藤多甙：剂量为 1 mg/（kg·d），每日 1～2 次。

6. 钙剂：可选择每日口服 1 000 mg 钙剂和 / 或 400 U 维生素 D。

7. 生物制剂：

（1）依那西普（Etanercept）：推荐剂量 0.4 mg/kg，每周 2 次皮下注射，总疗程 6～12 月；

（2）英夫利昔单抗（Infliximab）：常用剂量每次 3～6 mg/kg（最大可每次 10 mg/kg），分别于 0、2 周、6 周，以后每间隔 8 周使用，总疗程 6～12 月；

（3）阿达木单抗（Adalimumab）：剂量 24 mg/m^2，皮下注射，每 2 周一次。

8. 矫正手术：

（1）腱鞘切除术。

（2）滑膜切除术。

（3）人工关节置换术。

第十二节　系统性红斑狼疮

一、概述

系统性红斑狼疮（SLE）是一种自身免疫性结缔组织病，大量致病性自身抗体和免疫复合物形成，造成组织损伤，出现多个系统和器官损害。女性发病率高，约占 90%，近五年重庆地区女性发病率约为 77%，平均年龄 10.7 岁。我国患病率约 7/1 万，儿童 SLE 的患病率约为 0.5～0.6/10 万。

特点：自发性起病，病情迁延反复，与其他自身免疫病有交叉重叠现象，患者血清中有多种抗细胞核、细胞浆等成分的抗体，多数患者血清补体降低，肾小球内有免疫球蛋白和补体的沉积，电镜下可见电子致密物沉积，激素和免疫抑制剂治疗有效。

二、诊断

依据系统性红斑狼疮的诊断标准（ACR 1997）。

1. 蝶型红斑；

2. 盘状狼疮；

3. 日光过敏；

4. 口腔溃疡；

5. 关节炎；

6. 浆膜炎：胸膜炎或心包炎；

7. 肾病变：蛋白尿 > 0.5 g/24 h 或持续 +++，管型：红细胞、颗粒或混合性管型；

8. 神经系统异常：抽搐或精神症状（除外药物或其他原因）；

9. 血液学异常：溶血性贫血；白细胞 < 4.0×10^9/L 至少 2 次以上；淋巴细胞 < 1.5×10^9/L；血小板（减少）< 100×10^9/L；

10. 免疫异常：抗 dsDNA 抗体效价增高；抗 Sm 抗体阳性；抗磷脂抗体阳性（抗心脂抗体；狼疮抗凝集物阳性及梅毒血清试验假阳性）；

11. 抗核抗体阳性。

符合上述 11 项中任何 4 项或 4 项以上者，可诊断 SLE。

三、病情活动度的评估

应用 SLEDAI 评分进行 SLE 活动度的评估，评分以评估前十天以内的症状和检查为准（总分 105 分）：5～9 分为轻度活动，多无明显器官受累；10～14 分为中度活动，伴有内脏器官的累及但程度相对较轻；≥ 15 分为重度活动，常有重要器官严重损伤，即为重症狼疮（见表 5-1）。

表 5-1 SLE 疾病活动指数评判标准（SLEDAI）

计 分	临床表现	定 义
8	癫痫样发作	近期发作，除外代谢、感染和药物因素
8	精神症状	严重的认知障碍、行为异常，包括：幻觉、思维散漫、缺乏逻辑性、行为紧张、缺乏条理。除外尿毒症和药物因素
8	器质性脑病	大脑功能异常，定向力、记忆力及计算力障碍。包括意识障碍、对周围环境注意力不集中，加上以下至少两项：认知障碍、语言不连贯、嗜睡或睡眠倒错、精神运动增加或减少。需除外代谢性、感染性和药物因素
8	视力受损	SLE 的视网膜病变，包括絮状渗出、视网膜出血、严重的脉络膜渗出或出血以及视神经炎。需除外高血压、感染及药物因素
8	颅神经异常	新发的包括脑神经在内的感觉或运动神经病
8	狼疮性头痛	严重持续的头痛，可以为偏头痛，但必须对镇痛药治疗无效
8	脑血管意外	新发的脑血管意外，除外动脉硬化
8	血管炎	溃疡、坏疽、痛性指端结节，甲周梗死。片状出血或活检或血管造影证实存在血管炎
4	关节炎	2 个以上关节疼痛及炎症表现，如压痛、肿胀及积液
4	肌 炎	近端肌肉疼痛或无力，合并 CPK 或醛缩酶升高，或肌电图或肌活检存在肌炎
4	管型尿	出现颗粒管型或红细胞管型
4	血 尿	> 5RBC/HP，除外结石、感染或其他因素
4	蛋白尿	蛋白尿 > 0.5 g/24 h
4	脓 尿	> 5WBC/HP，除外感染
2	皮 疹	炎性皮疹
2	脱 发	异常片状或弥漫性脱发

续表

计　分	临床表现	定　义
2	黏膜溃疡	口、鼻溃疡
2	胸膜炎	出现胸膜炎疼痛，有胸膜摩擦音或胸腔积液或胸膜增厚
2	心包炎	心包疼痛，加上以下至少一项：心包摩擦音、心包积液或心电图或超声心动图证实
2	低补体	CH50、C3、C4 低于正常值低限
2	抗 ds-DNA 抗体增加	＞25%（Farr 氏法）或高于检测范围
1	发　热	＞38 度，需除外感染因素
1	血小板降低	$< 100 \times 10^9/L$
1	白细胞减少	$< 3 \times 10^9/L$，需除外药物因素

四、治疗

目前 SLE 尚无特效的治疗方法，治疗原则为积极控制狼疮活动、改善和阻止脏器损害，坚持长期、规律治疗，加强随访，尽可能减少药物副作用以改善患儿生活质量。

药物治疗：

1. 肾上腺皮质激素，为治疗狼疮主要药物，使用原则：诊断明确即尽早采用皮质激素治疗，泼尼松：1～2 mg/（kg·d），口服，逐渐减量至最小剂量长期维持，数年甚至终身。

甲基泼尼松龙冲击治疗：

指征：① 肾功能恶化；② 狼疮危象；③ 神经精神狼疮；④ 狼疮肺炎及肺出血综合征。

剂量：15～30 mg/kg，最大量≤ 1 g/d，用 3 d，必要时可重复。

2. 非甾体抗炎药：

水杨酸制剂、萘普生、布洛芬及扶他林等，适用于关节痛、肌痛及轻度浆膜炎。硫酸羟氯喹，5～6 mg/（kg·d），分 2 次口服，连服 3 个月，也可达 2 年以上。长期应用应注意视网膜毒性，较氯喹轻。对控制 SLE 皮肤损害、光敏感及关节症状有较好的效果。

3. 免疫抑制剂：

不提倡作为治疗 SLE 的单一或首选药物，伴重要脏器损伤时选择皮质激素加免疫抑制剂联合治疗。主要药物包括：

环磷酰胺（CTX）、环孢霉素 A（cyclosporin A，CsA）、骁悉（吗替麦考酚酯胶囊，MMF）、氨甲喋呤（MTX）、来氟米特、硫唑嘌呤等。

（1）环磷酰胺（CTX）：

剂量：0.5～1.0 g/m^2，静脉冲击。每月 1 次，6～8 次；或每 3 月 1 次，4 次；或每 6 月 1 次，2 次。总量不超过 250 mg/kg。

下述情况应慎用：

近 2 周内有过严重感染；WBC $< 4 \times 10^9/L$；CTX 过敏；2 周内用过其他细胞毒药物。

（2）环孢霉素 A（cyclosporin A，CsA）：

用法：每日 2.5～5 mg/kg，症状控制后依据血药浓度调整剂量。

注意事项：

较常见多毛，牙龈增生，一般可在停药6个月后消失；

有肾毒性，可出现肌酐、尿素氮增高、Scr减低等；

避免与高钾饮食及药物合用，避免同用减毒活疫苗；

用药期间应严格检测血药浓度。

(3) 骁悉（吗替麦考酚酯胶囊，MMF）：

片剂：0.25 g/片，用法：每日20～30 mg/kg，分两次服用。常与皮质激素联用治疗Ⅳ级狼疮肾炎。

注意事项：免疫系统的过度抑制可增加对感染的易感性；发生淋巴瘤和恶性肿瘤的危险性增加。呼吸系统：肺间质异常，少数发生肺纤维化。

有超过敏反应的患者禁用。

4. 植物类药：

雷公藤：因可致月经不调、性腺抑制等，慎用；

白芍总甙（Total glucosides of paeony，TGP）：较安全，可选用，30 mg/（kg·d），少数可致大便稀溏，次数增加。

5. 大剂量免疫球蛋白（IVIG）静脉滴注：

主要用于：狼疮危象（出血、严重狼疮肺炎、狼疮脑炎）；常规剂量的激素和/或免疫抑制剂治疗无效；联合治疗；并发严重感染；顽固血小板减少的长期治疗。

剂量：400 mg/（kg·d），连用2～5 d。

6. 血液净化：

血浆置换：非特异

DNA免疫吸附：特异性强，对于初发、活动、重症狼疮有一定疗效，可缓解症状，减轻对重要脏器的损害，但不能代替药物。

7. 生物制剂：

抗TNF-α单克隆抗体（infliximab）

利妥昔单抗（Rituximab）

白细胞介素（IL）-1受体拮抗剂（Anakinra）

细胞毒T细胞抗原4（CTLA-4）Ig

8. 干细胞移植（blood stem cell transplantation，BSCT）：

严格把握指征，评估风险，顽固性、难治性SLE可采用。

五、预后

10年生存率＞75%，治疗及时90%以上可缓解；如治疗不当，儿童SLE预后较成人严重。

第十三节　狼疮性肾炎

一、诊断与分型

1. 诊断标准：SLE患儿有下列任一项肾受累表现者即可诊断为LN：① 尿蛋白检查满

足以下任一项者：1 周内 3 次尿蛋白定性检查阳性；或 24 h 尿蛋白定量 > 150 mg；或 1 周内 3 次尿微量白蛋白高于正常值；② 离心尿每高倍镜视野（HPF）RBC > 5 个；③ 肾功能异常［包括肾小球和（或）肾小管功能］；④ 肾活检异常。

2. 临床分型：7 种类型：① 孤立性血尿和（或）蛋白尿型；② 急性肾炎型；③ 肾病综合征型；④ 急进性肾炎型；⑤ 慢性肾炎型；⑥ 肾小管间质损害型；⑦ 亚临床型：SLE 患者无肾损害临床表现，但存在轻重不一的肾病理损害。

3. 病理分型：

（1）根据肾小球损害程度分型：

① Ⅰ型：轻微系膜性 LN：光镜下肾小球正常，但荧光和（或）电镜显示免疫复合物存在。

② Ⅱ型：系膜增生性 LN：光镜下可见单纯系膜细胞不同程度的增生或伴有系膜基质增宽，及系膜区免疫复合物沉积；荧光和电镜下可有少量上皮下或内皮下免疫复合物沉积。

③ Ⅲ型：局灶性 LN：分活动性或非活动性病变，呈局灶性（受累肾小球 < 50%）节段性或球性的肾小球毛细血管内增生、膜增生和中重度系膜增生或伴有新月体形成，典型的局灶性的内皮下免疫复合物沉积，伴或不伴有系膜病变。

A 活动性病变：局灶增生性 LN。

A/C 活动性和慢性病变：局灶增生和硬化性 LN。

C 慢性非活动性病变伴有肾小球硬化：局灶硬化性 LN。

④ Ⅳ型：弥漫性 LN：活动性或非活动性病变，呈弥漫性（受累肾小球 ≥ 50%）节段性或球性的肾小球毛细血管内增生、膜增生和中重度系膜增生，或呈新月体性肾小球肾炎，典型的弥漫性内皮下免疫复合物沉积，伴或不伴有系膜病变。又分两种亚型：（Ⅳ-S）LN：即超过 50% 的肾小球的节段性病变；（Ⅳ-G）LN：即超过 50% 肾小球的球性病变。若出现弥漫性白金耳样病变时，即使轻度或无细胞增生的 LN，也归入Ⅳ型弥漫性 LN。

Ⅳ-S（A）：活动性病变：弥漫性节段性增生性 LN。

Ⅳ-G（A）：活动性病变：弥漫性球性增生性 LN。

Ⅳ-S（A-C）：活动性和慢性病变：弥漫性节段性增生和硬化的 LN。

Ⅳ-G（A-C）：活动性和慢性病变：弥漫性球性增生和硬化性 LN。

Ⅳ-S（C）：慢性非活动性病变伴有硬化：弥漫性节段性硬化性 LN。

Ⅳ一 G（C）：慢性非活动性病变伴有硬化：弥漫性球性硬化性 LN。

⑤ Ⅴ型：膜性 LN（membranous LN）：肾小球基底膜弥漫增厚，可见弥漫性或节段性上皮下免疫复合物沉积，伴有或无系膜病变。Ⅴ型膜性 LN 可合并Ⅲ型或Ⅳ型病变，这时应做出复合性诊断。如Ⅴ + Ⅲ、Ⅴ + Ⅳ等。并可进展为Ⅵ型硬化型 LN。

⑥ Ⅵ型：严重硬化型 LN：超过 90% 的肾小球呈现球性硬化，不再有活动性病变。

（2）肾小管损害：肾小管间质损害型以肾小管损伤为主要表现，此型为孤立的肾小管间质改变、而与 SLE 相关的肾小球病变轻微，出现与肾小球病变程度不相应的较严重球外病变。

（3）血管损伤表现：

① 狼疮性血管病变：表现为免疫复合物（玻璃样血栓、透明血栓）沉积在微动脉腔内或叶间动脉，也称为非炎症坏死性血管病。

② 血栓性微血管病：与狼疮性血管病变在病理及临床表现上相似，其鉴别要点为存在纤维素样血栓。

③ 坏死性血管炎：动脉壁有炎症细胞浸润，常伴有纤维样坏死。

④ 微动脉纤维化：微动脉内膜纤维样增厚不伴坏死、增殖或血栓形成。

（4）增生性 LN 的活动指数（AJ）和慢性指数（CI）：对增生性 LN 在区分病理类型的同时，还应评价肾组织的 LN AI 和 CI，以指导临床治疗和判断预后。AI 值越高是积极给予免疫抑制剂治疗的指征。CI 值的高低则决定病变的可逆程度与远期肾功能。目前多推荐参照美国国立卫生研究院（NIH）的半定量评分方法

二、治疗

（一）治疗原则

1. 伴有肾损害症状者，应尽早行肾活检，以利于依据不同肾脏病理特点制定治疗方案。

2. 积极控制 SLE/LN 的活动性。

3. 坚持长期、正规、合理的药物治疗，并加强随访。

4. 尽可能减少药物毒副作用，切记不要以生命的代价去追求疾病的完全缓解。

（二）狼疮性肾炎的治疗

1. 根据病理分型治疗：LN 肾脏病理基本病变包括炎症性病变、增生性病变、基膜病变、肾小管间质病变和血管炎病变。急性炎症性病变，使用糖皮质激素、尤其甲泼尼龙冲击治疗往往能明显改善症状。对于增生性病变则需要用抗代谢的药物［环磷酰胺（CTX）、吗替麦考酚酯（MMF）、硫唑嘌呤、来氟米特］和神经钙蛋白抑制剂（环孢霉素、他克莫司）。对于基膜病变神经钙蛋白抑制剂和抗 B 细胞抗体可能有效。对于血管炎性病变选用 MMF、他克莫司。

（1）Ⅰ型、Ⅱ型：一般认为，伴有肾外症状者，予 SLE 常规治疗；儿童患者只要存在蛋白尿，应加用泼尼松治疗，并按临床活动程度调整剂量和疗程。

（2）Ⅲ型：轻微局灶增生性肾小球肾炎的治疗，可予泼尼松治疗，并按临床活动程度调整剂量和疗程；肾损症状重、明显增生性病变者，参照Ⅳ型治疗。

（3）Ⅳ型：该型为 LN 病理改变中最常见、预后最差的类型。推荐糖皮质激素加用免疫抑制剂联合治疗。治疗分诱导缓解和维持治疗两个阶段。诱导缓解阶段：共 6 个月，首选糖皮质激素 + CTX 冲击治疗。泼尼松 1.5～2.0 mg/（kg·d），6～8 周，根据治疗反应缓慢减量。CTX 静脉冲击有 2 种方法可选择：① 500～750 mg/（m^2·次），每月 1 次，共 6 次。② 8～12 mg/（kg·d），每 2 周连用 2 d，总剂量 150 mg/kg。肾脏增生病变显著时需给予环磷酰胺冲击联合甲泼尼龙冲击。甲泼尼龙冲击 15～30 mg/（kg·d），最大剂量不超过 1 g/d，3 d 为 1 个疗程，根据病情可间隔 3～5 d 重复 1～2 个疗程。MMF 可作为诱导缓解治疗时 CTX 的替代药物，在不能耐受 CTX 治疗、病情反复或 CTX 治疗无效情况下，

可换用 MMF 20～30 mg/（kg·d）。CTX 诱导治疗 12 周无反应者，可考虑换用 MMF 替代 CTX。

维持治疗阶段：至少 2～3 年。在完成 6 个月的诱导治疗后呈完全反应者，停用 CTX，泼尼松逐渐减量至每日 5～10 mg 口服，维持至少 2 年；在最后一次使用 CTX 后两周加用硫唑嘌呤（AZA）1.5～2 mg/（kg·d）1 次或分次服用；或 MMF。初治 6 个月非完全反应者，继续用 CTX 每 3 个月冲击 1 次，至 LN 缓解达 1 年。另外，近来有提出来氟米特有可能成为狼疮性肾炎维持治疗的选择，但对儿童尚没有来自多中心 RCT 的结果。

（4）Ⅴ型：临床表现为蛋白尿者，加用环孢霉素或 CTX 较单独糖皮质激素治疗者效果好，也有激素加用雷公藤或苯丁酸氮芥。合并增生性病变者，按病理Ⅳ型治疗。近年有报道针对Ⅴ＋Ⅳ型患者采取泼尼松＋MMF＋FK506 的多靶点联合治疗有效，但尚需进一步的多中心 RCT 的验证。

（5）Ⅵ型：具有明显肾功能不全者，予以肾替代治疗（透析或肾移植），其生存率与非狼疮性肾炎的终末期肾病患者无差异。如果同时伴有活动性病变，仍应当给予泼尼松和免疫抑制剂治疗。值得指出的是，肾脏病变的分类只是一个相对的概念，患儿可以几种病变合并存在，治疗中要分清主次，同时兼顾。除上述治疗方法外，还有雷公藤、来氟米特等其他免疫抑制剂用于维持治疗，以及免疫重建、造血干细胞输注等用于重症有活动性病变而其他治疗无效的患者。血浆置换、静脉注射免疫球蛋白有助于改善机体内环境，但对 LN 无改善作用。阿贝莫司有助于降低体内抗-dsDNA 水平，但其对肾脏远期预后的影响尚有待进一步的多中心 RCT 的验证。

LN 临床表现与病理类型具有一定的对应关系，但并不完全平行。因此，不推荐以临床表现作为制定治疗方案的依据。本指南建议没有条件作肾活检不能明确肾病理类型者，应转诊至具有相应专科的医院诊治。

2. 重视肾脏慢性化病变的预防：LN 存在着肾组织进行性纤维化的过程，治疗中如果不考虑防止慢性纤维化的一些措施，将导致慢性肾衰的进程迅速发展。重型 LN 患者高血压发生率在 50%以上，高血压的存在必然加速肾硬化的过程。治疗除注意加强降压，应首选钙离子拮抗剂。如合并糖皮质激素治疗，酌情加用 β-受体阻滞剂。血管紧张素转换酶抑制剂（ACEI）、血管紧张素受体阻滞剂（ARB）的应用对肾脏的损害有改善作用，它们既能降压、保护肾功能，还有助于减轻蛋白尿。不少重型病例其远期存活率常常受并存的心脑血管合并症的影响，加强降压、降脂及拮抗 RAS 系统的措施，对于保护心脑肾功能有十分重要的意义。

三、随访与预后

不定期随诊、不遵循医嘱、不规范治疗和严重感染是儿童 LN 致死的重要原因。LN 患儿在治疗的诱导缓解阶段，应每月 1 次到专科门诊复查，维持治疗阶段，2～3 个月复查 1 次。复查血常规、尿常规、肝功能、肾功能、红细胞沉降率、C 反应蛋白（CRP）、狼疮相关抗体、补体等。近年来，由于加强了对患者的教育，以及诊疗水平的提高，LN 的预后与过去相比已有显著改善。诊断后经正规治疗，肾脏的 5 年存活率 44%～93%。死亡原因主要是伴有其他多脏器严重损害、感染、急进性 LN、慢性肾功能不全、药物（尤其是长期使用大剂量激素)的不良反应等。

第十四节 皮肌炎

一、概述

皮肌炎(dermatomyositis, DM)属自身免疫性结缔组织疾病之一，是一种主要累及横纹肌，呈以淋巴细胞浸润为主的非化脓性炎症病变，可伴有或不伴有多种皮肤损害，也可伴发各种内脏损害。多发性肌炎(polymyositis, PM)系指本组疾患而无皮肤损害者。

二、诊断

根据患者对称性近端肌肉乏力、疼痛和触痛，伴同特征性皮肤损害如以眶周为中心的紫红色浮肿性斑，Gottron 氏征和甲根皱襞僵直扩张性毛细血管性红斑，一般诊断不难，再结合血清肌浆酶和 CPK、LDH、AST、ALT 和醛缩酶的增高，24 h 尿肌酸排出量增加，必要时结合肌电图的改变和病变肌肉的活组织检查，可以确诊本病。

三、治疗

在无肿瘤并发的病例，皮质类固醇治疗有效，一般成人剂量相当于泼尼松 60～100 mg/d，约为 1 mg/(kg·d)，重症病例或开始剂量无效，可增至 1.5 mg/(kg·d)；儿童剂量通常较成人剂量增加些，为 1.5 mg/(kg·d)。症状轻者可用较小剂量。根据临床症状，尿肌酸排出量和血清肌浆酶测定值作为应用皮质炎固醇增减剂量的参考指标，一般肌力恢复较肌浆酶和尿肌酸排泄量好转迟缓数周。近年来重症病例采用大剂量甲基泼尼松龙冲击疗法(即静脉滴注 1 g，连续 3 d，以后再改用泼尼松 600 mg/d)。约 1/3 病例对皮质类固醇治疗效应不佳。

免疫抑制剂特别是氨甲喋呤静脉滴注合并皮质类固醇治疗尤其对改善肌力有一定疗效，环磷酰胺和硫唑嘌呤也可应用。

其他非甾体类抗炎药物，蛋白同化激素如苯丙酸诺龙、抗疟药物(如氯化喹啉)和维生素 E 等亦可辅助试用。重症病例可静脉补给复方氨基酸注射液、三磷酸腺苷、辅酶 A 和能量合剂。近亦有应用环孢菌素、血浆透析等获得一定效果。

此外物理疗法，在急性期严重炎症时进行被动运动防止软挛缩，每日二次，不鼓励主动运动；在恢复期鼓励进行速度缓慢主动运动。其他可酌情采用按摩、推拿水疗，透热电疗等以防止肌肉萎缩和挛缩。对功能消失患者进行康复治疗训练。

在成人特别是 40～50 岁以上患者，必需详细地检查有无肿瘤的伴发，如果发现肿瘤需予以彻底治疗，可改善和缓解皮肌炎症状。如果当时未发现，亦应每隔 3～6 个月定期随访甚为必要。

对小儿皮肌炎患者，需尽量去除一切可疑病灶，并采用抗生素合并皮质类固醇治疗，可获良效。

四、预后

本病病程大部分病例为慢性渐进性，在 2～3 年趋向逐步恢复，仅少数死亡，故少数发作急性呈显著乏力的病例，多数预后不良，常由于并发感染死亡。另有小部分病例呈反复发作，加剧与缓解交替进行，最终获得缓解。

本病并发肿瘤的百分数从9%至52%不等，一般在40岁以后，发病年龄愈大，伴发肿瘤的机会越大，有报导在50岁以上男性患者中可高达71%，Schuerman复习文献的344例，12%伴发恶性肿瘤、William报告为15%，Gallen为24%，皮肌炎患者伴发恶性肿瘤的发生率远超过多发性肌炎患者伴发的。有人认为与皮肌炎患者应用免疫抑制剂后有关。作者报道的135例中有12例（8.89%）伴发，大多先有皮肌炎，随后发生肿瘤。

第十五节　先天性无丙种球蛋白血症

一、概述

先天性无丙种球蛋白血症是一种由于B细胞早期发育障碍所致的外周血B淋巴细胞缺乏和血清各种免疫球蛋白水平极为低下的原发性免疫缺陷病，有X连锁和常染色体隐性遗传两种遗传方式。X-连锁无丙种球蛋白血症（XLA）系Bruton酪氨酸激酶（Btk）基因突变所致，常染色体隐性遗传无丙种球蛋白血症由HIGM、CD79a、BLNK等基因突变所致。

二、诊断要点

1. 生后4～12月起病的反复感染，生长发育及营养落后。临床表现为反复中耳炎、慢性鼻窦炎、肺炎、脓皮病、关节炎等。慢性下呼吸道感染可导致支气管扩张和肺脓肿等慢性肺病，是影响远期预后的关键。对某些肠道病毒的易感性明显增高。反复感染常致生长发育延迟。

2. 扁桃体和腺样体很小或缺如，浅表淋巴结及脾脏均不能触及。

3. 阳性家族史。

4. 血清免疫球蛋白水平明显下降：外周血中IgG、IgM、IgA和IgE水平均较同龄健康儿童显著降低或测不出。总Ig一般不超过250 mg/dl。

5. 外周血B淋巴细胞相对计数 $< 2\%$。

6. 确诊需靠基因诊断。

三、治疗

控制感染：经验选用抗感染药物时应有针对性，及时采用病原学和药敏结果指导进一步抗感染治疗。

IVIG替代治疗：300～800 mg/kg输注，每3～4周一次，保证血清IgG水平高于5 g/L。IVIG替代治疗方案应个体化。

关节炎治疗：关节炎多随IVIG替代治疗好转，如无明显改善，可采用非甾体类抗炎药治疗，一般不需缓解病情抗风湿病药物如甲氨蝶呤等。

四、病情观察及随访要点

1. 有无反复感染及慢性感染：包括中耳炎、鼻窦炎、肺炎、关节炎等。

2. 静脉注射免疫球蛋白替代治疗是否规范、有效：血清免疫球蛋白水平及临床情况。

3. 慢性肺病：定期观察肺部组织结构是否正常，肺功能情况。

4. 关节炎：负重关节及小关节有无肿胀、活动障碍。

5. 恶性肿瘤：长程发热、骨痛、面色苍白等。

五、预防

具有 XLA 家族史患儿应及早进行遗传咨询和产前诊断，可避免患儿出生。

第十六节 湿疹、血小板减少伴免疫缺陷综合征诊疗指南

一、概述

湿疹、血小板减少伴免疫缺陷综合征（WAS）系一种以血小板减少、血小板体积减小、湿疹、反复感染、易患自身免疫性疾病和血液系统恶性肿瘤为特点的 X 连锁隐性遗传性疾病，由 WAS 蛋白（WASp）基因突变所致。

二、诊断要点

1. 男性，早发血小板减少或粒细胞减少，可有血小板体积减小，对相应治疗应答差。

2. 可伴有异位性湿疹，常较顽固、多发，细菌感染和食物过敏可加重。

3. 可有各部位感染，呼吸道感染多见。

4. 可伴发自身免疫性疾病和肿瘤。

5. PBMC 表达 WASp 下降或不表达。

6. WASp 基因突变。

三、治疗

1. 不应接种活病毒疫苗。

2. 湿疹治疗：以保湿、止痒、局部使用激素制剂治疗为主；严重者可采用小剂量口服皮质激素治疗。

3. 感染防控：小年龄期间宜采用复方新诺明预防卡氏肺囊虫感染；脾切除者可采用抗生素预防感染。发生急性感染时应尽量寻找病原学依据，针对性使用抗感染药物。

4. IVIG 支持治疗：本病需要规范 IVIG 支持治疗，每 3～4 周输注一次，300～600 mg/kg，观察其对血小板水平及感染的治疗效果。

5. 严重血小板减少的治疗：一般情况下，不主张输注血小板，可能导致血小板抗体滴度不断增高，使输入的血小板迅速被破坏；顽固血小板减少，内科治疗疗效甚微者，可考虑脾脏切除，但应仔细评估各方面风险因素。

6. 异基因造血干细胞移植：典型 WAS 或 WASp 表达阴性者，应尽早进行造血干细胞移植。

7. 基因治疗：国外尚处在临床试验阶段。

四、病情观察及随访要点

1. 密切注意血小板水平变化及出血表现。

2. 湿疹及治疗效果。

3. 感染情况：年龄越大，感染通常越频繁和严重；已行脾切除者更应注意爆发性感染征兆。

4. IVIG 及预防性抗感染药物如复方新诺明是否规范使用。

5. 有无自身免疫和肿瘤发生迹象。

五、预防

进行遗传咨询和产前诊断，避免患儿出生。

第十七节　慢性肉芽肿病

一、概述

慢性肉芽肿病（CGD）为一种少见的原发性吞噬细胞功能缺陷病，由于基因突变引起吞噬细胞还原型辅酶 II（NAPDH）氧化酶缺陷，导致吞噬细胞不能杀伤过氧化物酶阳性细菌与真菌。约 65% CGD 病人为 CYBB 基因突变引起的 X- 连锁隐性遗传病（X-CGD），35% 为 CYBA，NCF1，NCF2 基因突变引起的常染色体隐性遗传病（AR-CGD）。

二、诊断要点

1. 生后早期严重、反复感染，尤其是肺部、皮肤软组织和肝实质感染。可发生卡介苗感染。

2. 阳性家族史。

3. 免疫球蛋白水平常因反复感染而增高，淋巴细胞亚群分布多正常。

4. NBT 刺激活化后阳性细胞≤ 10%。

5. 白细胞呼吸爆发试验证实中性粒细胞氧化功能缺陷。

6. 基因分析　可能存在 CYBB CYBA NCF1 NCF2 基因缺陷。

三、治疗

1. 感染防控：应注意皮肤清洁、避免接触某些致病病原体，如避免接触含曲霉菌较多的干草、麦秆等。常规使用复方新诺明预防感染。可采用伊曲康唑预防真菌感染。如一旦发生感染需要强有力的针对致病菌的抗感染治疗。

2. 阻塞性病变的治疗：强有力抗生素治疗，有时需使用激素以缓解症状，外科手术可治疗 CGD 患者的阻塞性病变，但术后并发症较为常见。

3. 白细胞输注：仅在危及生命的感染发生时考虑使用。

4. 人重组干扰素 -γ：部分病例有效，可减少感染严重程度和频率。

5. 疫苗接种：卡介苗之外的所有灭活疫苗和活疫苗均可接种。

6. 异基因造血干细胞移植：由于患儿 T、B 细胞功能健全，移植难度较大，但仍为重症患儿挽救生命的重要手段。

7. 基因治疗：尚处在临床试验阶段。

四、病情观察及随访要点

1. 有无反复感染及感染程度和转归，与抗感染药物治疗的关系。

2. 血细胞水平：中性粒细胞水平，有无贫血。

3. 注意感染及肉芽肿有关并发症。

五、预防

进行遗传咨询和产前诊断，避免患儿出生。

第十八节　严重联合免疫缺陷病

一、概述

严重联合免疫缺陷病（SCID）是一类T淋巴细胞发育与功能严重异常的疾病，如无规范治疗常于1岁内死亡。X连锁SCID（X-SCID）由编码白细胞介素（IL）-2受体共同γ链的基因突变所致，约占SCID总病例数一半。

二、诊断要点或诊断标准及鉴别诊断

1. 早发（通常于生后2～4月内）严重致死性感染，包括细菌、病毒、真菌或卡介苗感染。

2. 生长发育迟缓甚至停滞。

3. 母系男性幼年夭折家族史。

4. 外周血淋巴细胞绝对计数$< 1.5 \times 10^9$/L（1 500/mm^3）。

5. 淋巴细胞亚群示T细胞和NK细胞数量明显减少。

6. IL2RG等基因分析发现致病突变。

7. 如外周血中T细胞数量接近正常但仍怀疑X-SCID诊断者，应细致分析T细胞表型和遗传学特点，明确是否母源性。

三、治疗

1. 积极防控感染：足量、长疗程、联合应用敏感抗感染药物。采用复方新诺明预防卡氏肺囊虫感染。如已有卡氏肺囊虫肺炎，可考虑采用静脉磺胺制剂或卡泊芬净治疗。病毒感染可采用抗病毒药物或新型单克隆抗体，如针对呼吸道合胞病毒的Palivizumab治疗。如有结核感染，须抗痨治疗。

2. IVIG及其他支持治疗：常规使用IVIG替代，输注的血液制品应经过辐照以清除具有增殖能力的T细胞。

3. 异基因造血干细胞移植：挽救生命的唯一手段。在感染控制情况下，应尽早启动本治疗。HLA同型同胞兄妹为最佳供者，如无理想供者，可考虑父母造血干细胞移植（单倍体配型），但风险较大。

四、病情观察及随访要点

各种感染转归，与抗感染药物治疗的关系。

生长发育情况。

移植物抗宿主反应（GVHD）控制情况。

五、预防

进行遗传咨询和产前诊断，避免患儿出生。

（王清刚、姜艳、王成良、高祀贤）

第六章
感染消化科

第一节 麻 疹

一、概述

麻疹(Measles)是由麻疹病毒引起的小儿时期最常见的急性呼吸道传染病。典型临床表现有发热、咳嗽、流涕、结膜炎、麻疹黏膜斑及全身斑丘疹,疹退后留有色素沉着及糠麸样脱屑。最常见并发症有肺炎、喉炎。本病传染性极强。好发年龄为6个月至5岁,近年来6月龄以下和15岁以上发病人数有明显增多。感染后可获得持久免疫力。终年均有散发,流行多见于冬、春季。由于麻疹疫苗广泛使用,麻疹的发病率和死亡率已经大幅度下降。

二、病史要点

1. 流行病学资料:详细询问有无麻疹预防接种史、近三周有否麻疹密切接触史及既往有否麻疹病史。

2. 临床表现:前驱期认真询问有无发热、咳嗽、流涕、结合膜充血、流泪、畏光等上呼吸道炎症状;出疹期询问出疹时间、顺序、分布及皮疹形态,发热与皮疹关系,出疹后全身中毒症状、呼吸道症状有无加重,是否合并喉炎(声音嘶哑、犬吠样咳嗽)、肺炎(剧烈咳嗽、气急、鼻翼扇动、缺氧、呼吸困难、肺部罗音)及脑炎(昏迷、惊厥、脑膜刺激征等)等;恢复期重点询问有无脱屑及色素沉着。

三、体检要点

1. 前驱期:重点观察体温,口腔颊、唇黏膜有无黏膜斑,球结合膜有无充血、分泌物。

2. 出疹期:重点观察皮疹颜色、形态、大小、分布,疹间有无正常皮肤,皮疹有无融合及出血。同时观察有无气急、紫绀、鼻翼扇动、呼吸困难及肺部罗音等(出疹期肺炎、喉炎是最常见并发症)。

3. 恢复期:重点观察皮疹消退后有无麦麸样脱屑及色素沉着。

四、辅助检查

1. 多核巨细胞检查：于出疹前 2 d 至出疹后 1 d 取患者鼻咽分泌物或口腔黏膜斑涂片，瑞氏染色后直接镜检找多核巨细胞。多核巨细胞具有早期诊断价值。

2. 病原学检查：

（1）病毒分离：可从早期患者的血液及眼、鼻、咽部分泌物中分离病毒。

（2）病毒抗原检查：用免疫荧光检测鼻咽分泌物或尿脱落细胞中病毒抗原。

（3）特异性抗体检查：特异性 IgM 可作为近期感染诊断的主要依据。

3. 影像学：肺部有并发症（肺炎或肺结核）者，可行肺部 X 线摄片或胸部 CT。

五、诊断要点及鉴别诊断

1. 诊断：典型麻疹可根据流行病学及临床表现如前驱期麻疹黏膜斑，出疹期出疹时间、皮疹形态、出疹顺序及分布，恢复期皮疹消退后脱屑及色素沉着等进行临床诊断。必要时辅以多核巨细胞、血清特异性 IgM 及病毒分离等检查进一步明确诊断。

2. 鉴别诊断（见表 6-1）：

表 6-1　常见出疹性疾病鉴别诊断

	麻　疹	风　疹	幼儿急疹	肠道病毒感染
发热与出疹关系	发热 3 天左右出疹，出疹时体温更高	发热 1 天内出疹	发热 3～4 天，热退疹出	发热 2～3 天出疹，出疹时有发热
初期症状及其他特点	发热、眼红、流涕、多泪、干咳	发热及上呼吸道症状轻，有耳、枕后淋巴结肿大	发热高、但全身症状轻	可有疱疹性咽峡炎、结合膜炎、肌痛、病毒性脑膜炎
口腔黏膜斑	有	无	无	无
皮疹特点	红色斑丘疹，疹间有正常皮肤，先见耳后、面、颈、渐及全身，3～5 天出齐。	淡红色斑丘疹，皮疹较细小、稀少，一日出齐	粉红色斑丘疹，皮疹细小，先见于颈、躯干，再见四肢，一日出齐	大小不等的斑丘疹，水疱、瘀点，皮疹形态、数量及分布变化较大
脱屑	糠皮样	少	无	无
色素沉着	有	较　浅	无	无

六、病情观察及随访要点

重点观察并发症的发生与变化。

1. 体温变化：出疹期体温突然升高或持续高热，恢复期体温不降或上升，提示有并发症存在。麻疹后长期低热，伴精神、食欲不好，日渐消瘦应怀疑结核病恶化。

2. 皮疹：如皮疹隐而不发或骤退伴面色不好，四肢发冷者应检查脉搏、血压、心音、心律，注意循环衰竭发生。

3. 并发肺炎者严密观察有无气急、鼻翼扇动、紫绀及肺部罗音。尤其应注意在肺炎基础上并发心力衰竭、中毒性脑病、气胸、脓胸等临床表现。随访胸部 X 线片，必要时胸部 CT 了解肺部病变及进展。

4. 并发喉炎者严密观察有无声音嘶哑、犬吠样咳嗽、吸气性三凹征等表现。

5. 并发脑炎者严密观察有无嗜睡、昏迷、惊厥等表现。常规随访脑电图、脑脊液，必要时随访头颅 MRI。

6. 营养障碍者严密观察有无消瘦、贫血、维生素缺乏症（如眼结合膜干燥，角膜浑浊、溃疡甚至失明）。

七、治疗

1. 一般治疗：单纯麻疹提倡家庭隔离。居室应保持新鲜空气和适当温、湿度，注意皮肤、黏膜清洁，供应充足水分及易消化、富营养食物。纠正“忌口、忌油、忌洗”陋习。

2. 对症处理：发热过高可用物理降温或小剂量退热剂；烦躁不安可选用适当镇静剂；咳嗽剧烈可服用祛痰、镇咳剂。

3. 并发症治疗：根据各种并发症及时给以积极有效的治疗。抗生素无预防并发症作用，故不宜滥用。

4. 中医治疗：中医认为麻疹属于温热病范畴。前驱期以辛凉透表法，促进皮疹透发；出疹期宜清热解毒，佐以透疹；恢复期宜养阴清理余热，调和脾胃。

八、预防

1. 病人应隔离至出疹后 5 天，有并发症延长至出疹后 10 d。集体儿童机构中有接触史的易感儿应检疫 3～4 周。

2. 自动免疫：对易感者应接种麻疹减毒活疫苗。按照我国政府规定的儿童计划免疫程序，初种对象为 8 个月以上儿童，7 岁时复种。禁忌证：高热，急性传染病，活动性肺结核，免疫缺陷病及正在使用免疫抑制剂的病人。

3. 被动免疫：适用于 2 岁以下的年幼、体弱或患病的易感儿，接触后 5 d 内注射可暂免发病，接触后 5～9 d 内注射可减轻症状。方法：丙种球蛋白 0.25 mL/kg，肌肉注射。维持免疫时间为 3～8 周。

第二节　流行性腮腺炎

一、概述

流行性腮腺炎（mumps, epidemic parotitis）是由腮腺炎病毒引起的急性呼吸道传染病。俗称“痄腮”、“衬耳寒”。临床以单侧或双侧腮腺非化脓性肿痛为特点。常见并发症有脑膜脑炎和胰腺炎等。早期患者或隐性感染者为本病传染源，借唾液飞沫传播。5～14 岁为好发年龄。感染后可获得持久免疫力。全年均可发病，冬春季为高峰季节，常在集体机构中流行。

二、病史要点

1. 流行病学 询问有否腮腺炎疫苗接种史。患者周围有无腮腺炎流行及接触史。既往有无腮腺炎反复发作史。

2. 临床表现：询问腮腺肿大时间（数小时至 1～2 d），腮腺肿大是否以耳垂为中心，波及范围（单侧或双侧，有无颌、舌下腺肿大），是否腮颊部疼痛加剧与张口、咀嚼、进食酸性食物等有关。是否伴有发热、寒战、头痛、恶心、呕吐、腹痛及睾丸的肿痛等并发症表现。

三、体检要点

重点观察腮腺是否呈单侧或双侧肿大，肿大腮腺是否以耳垂为中心呈马鞍形，肿块有触痛及弹性，皮肤表面有无发红。是否伴有颌下腺及舌下腺肿大。腮腺管口有无红肿及排脓现象。是否伴有胸骨前水肿。

如并发脑膜脑炎有无意识障碍、脑膜刺激征、病理征阳性；并发胰腺炎。

有无上腹部压痛、反跳痛；并发睾丸炎有无睾丸红肿热痛表现。

四、辅助检查

1. 常规和生化检查：外周血白细胞大多正常或稍高，分类以淋巴细胞为主。约 90% 的患者血清、尿淀粉酶轻至重度增高。

2. 病原学检查：

（1）特异性抗体检测：特异性 IgM 阳性提示近期感染。检测双份血清特异性 IgG 大于 4 倍增高也可诊断。

（2）病毒分离：对于腮腺不出现肿大，同时累及了其他腺体、脏器者可通过唾液、脑脊液进行病毒分离培养协助诊断。

五、诊断要点及鉴别诊断

1. 诊断：根据流行性腮腺炎接触史，无疫苗接种史，既往无流行性腮腺炎病史。肿大腮腺以耳垂为中心呈马鞍形，肿块有触痛及弹性，边缘不清，皮肤表面不红。可伴有颌下腺及舌下腺肿大。腮腺管口有红肿，即可临床诊断。不典型者，可以借助辅助检查诊断。

2. 鉴别诊断：

（1）化脓性腮腺炎：肿大腮腺红肿热痛明显，挤压后有脓液自腮腺导管流出。外周血白细胞总数和中性粒细胞增高。

（2）急性淋巴结炎：肿大淋巴结边界清楚，压痛明显。腮腺管口红肿不明显。外周血白细胞总数和中性粒细胞增高。

（3）复发性腮腺炎：腮腺反复肿大，病因不明。

六、病情观察及随访要点

典型腮腺炎重点观察腮腺、颌下腺肿痛及消退情况。一旦出现并发症，脑膜脑炎重点观察有无意识障碍、抽搐，有无脑膜刺激征、病理征、脑神经损害及小脑性共济失调，必要时随访脑脊液及脑 CT。胰腺炎重点观察有无寒战、高热，腹部有无压痛及反跳痛，血和尿淀粉酶有无明显升高，必要时行腹部 B 超或 CT 观察胰腺有无肿大。睾丸炎重点观察有无高热、寒战、下腹痛及睾丸肿痛和变硬。

七、治疗

1. 中医中药：内服普济消毒饮或龙胆泻肝汤加减以清热、解毒、消肿。外用青黛调醋或紫金锭磨醋或仙人掌捣烂外敷肿处。

2. 一般治疗：注意口腔清洁，用温盐水漱口每日 2～3 次。以软食或流质为宜，避免酸性食物或药物刺激。

3. 对症处理：高热者可用物理或药物降温。腮腺疼痛可局部冷敷或给予镇痛剂。

4. 并发症处理：睾丸炎时，局部给予冷湿敷，并用睾丸托将阴囊抬高，严重者可短期静脉或口服激素。脑膜脑炎时，应降低颅内压、止惊等；胰腺炎时，应禁食，静脉补充热卡、水及电解质维持平衡。

八、预防

1. 自动免疫：腮腺炎减毒活疫苗接种后，诱生抗体可维持 20 年。麻疹 - 腮腺炎 - 风疹三联疫苗抗体阳转率可达 95% 以上。推荐 1 岁以上小儿无自然感染史者应普遍接种。

2. 患者隔离至肿大腮腺完全消退。集体儿童机构的接触者检疫 3 周。

第三节 水 痘

一、概述

水痘（chickenpox，varicella）是由水痘 - 带状疱疹病毒引起的一种传染性极强的儿童期出疹性传染病。本病主要通过空气飞沫传播，也可通过接触病人的疱疹内的疱浆而感染。好发年龄为 2～6 岁。发病后可获得持久免疫。临床特征为皮肤和黏膜先后陆续分批出现斑丘疹、疱疹及结痂等各类皮疹，向心性分布，伴有明显瘙痒。水痘常见并发症为继发性皮肤细菌感染。大多病情较轻，预后良好。

二、病史要点

1. 流行病史：询问有否水痘疫苗接种史。了解有无水痘密切接触史及集体发病史。既往有无水痘病史。

2. 临床表现：询问皮疹出现时间、分布、形态，是否伴随发热等症状。重症水痘详细询问有无免疫缺陷及使用免疫抑制剂病史，特别是接受化疗者。皮疹是否进行性加重，表现为弥漫性或出血性水痘，全身中毒症状重。先天性水痘应询问孕妇是否患有水痘，是否同时存在多发性先天性畸形。

三、体检要点

检查皮疹呈向心性分布，皮肤黏膜均可受累，口、咽、结膜及外生殖器的黏膜部位均可见到皮疹，在同一部位可看见各期皮疹（斑丘疹、疱疹及结痂）；重症水痘皮疹密集，呈出血性，重者伴有肺部出血；先天性水痘多伴有肢体发育不良，眼部异常，中枢神经系统受累及低出生体重。

四、辅助检查

1. 血常规：白细胞总数减少，淋巴细胞相对增加。

2. 病原学检测：

（1）病毒抗原检测：采用免疫荧光或免疫组化法检测疱疹拭子或活检标本中 VZV 抗原，或用 PCR 方法测定样本中特异性基因片段，较病毒分离更快速、敏感。

（2）病毒分离：取出疹后 3～4 d 内疱疹液或脱皮疱疹处拭子接种人胚肺成纤维细胞可以分离病毒。

（3）血清学检查：双份血清特异性抗体 IgG 4 倍以上的升高或特异性 IgM 阳性，均提示近期感染。

五、诊断要点及鉴别诊断

根据水痘接触史、既往史、发病季节、典型皮疹形态及皮疹分布，诊断并不困难，但须与丘疹样寻麻疹、脓疱疮、手足口病及带状疱疹等相鉴别。

六、病情观察及随访要点

水痘最常见并发症为继发性皮肤细菌感染，要密切注意观察有无皮肤感染。其他少见并发症有血小板减少（可引起皮肤、黏膜出血，重症可引起肺部出血），水痘肺炎、心肌炎、心包炎及脑炎。重点随访血常规、胸片、心电图、心肌酶谱，必要时随访脑电图及头颅 MRI。

七、治疗

主要是对症治疗，防止皮疹被搔破及皮肤继发细菌性感染，局部或全身可给止痒镇静药。避免使用阿司匹林类药，减少 Reye 综合征发生。对水痘肺炎或免疫功能受损者可给予抗病毒治疗，如无环鸟苷静脉注射，8 h 1 次，每次 500 mg/m^2，于 1 h 内滴入。口服每次 20 mg/kg，每日 4 次，共 5 d。继发细菌感染时给予抗生素治疗。

八、预防

1. 隔离病人：隔离病人直至全部皮疹结痂为止。对接触的易感者，检疫 3 d。

2. 主动免疫与被动免疫：对正在使用大剂量激素、免疫功能受损和恶性病患者，在接触水痘 72 h 内使用水痘-带状疱疹免疫球蛋白肌注，可以起到预防作用。接触水痘后，立即使用减毒活疫苗，可以预防发病，即使患病也很轻微。

第四节　流行性乙型脑炎

一、概述

流行性乙型脑炎（Epidemic Encephalitis B）简称乙脑，是乙脑病毒引起的以中枢神经系统损害为主的急性传染病。临床以高热、意识障碍、惊厥、脑膜刺激征为特征。重症可留下不同程度神经系统后遗症。人群普遍易感，但感染后仅 1/500～1/300 的人发病，且以 10 岁以下儿童发病最高。感染后具有持久免疫力。本病流行具有明显季节性，以蚊虫繁殖、活动猖獗之 7、8、9 三月发病最集中。近年来在我国广泛的接种乙脑疫苗后，其发病率及病死率均有明显下降。

二、病史要点

1. 流行病学：询问当地有无乙脑流行，有无接触蚊虫机会，有无乙脑预防接种史。

2. 临床表现：询问起病缓急，体温高低及热型（大多急性起病，体温呈逐渐升高趋势）。意识障碍出现的时间、特点、程度及变化。头痛、呕吐、惊厥的发生时间，发作情况，与热程的关系。

三、体检要点

判断意识障碍程度，检查脑膜刺激征，病理反射征，及颅内高压征（婴幼儿前囟饱满及紧张度）存在与否，腹壁、提睾、膝等反射减弱、消失或亢进变化，肌张力高低，眼球活动与瞳孔变化。呼吸节律变化。球结膜是否水肿。

四、辅助检查

1. 血常规：白细胞总数达（10～20）$\times 10^9$/L，分类以中性粒细胞为主。

2. 脑脊液：常规呈病毒性脑膜炎改变。白细胞计数多在（50～500）$\times 10^6$/L，早期以中性粒细胞为主，后以淋巴细胞为主。蛋白轻度升高，糖和氯化物正常。

3. 脑电图和头颅影像学：脑电图一侧或双侧颞叶有弥漫性慢波和尖棘波。脑 CT 和 MRI 显示弥漫性脑水肿征象。脑干脑炎者见脑干部位病灶。

4. 病原学检查：

（1）特异性 IgM 抗体检查：血清特异性 IgM 抗体于感染后 4 日即可出现，持续 3～4 周，单份血清即可做出早期快速诊断。阳性率在 39%～93.5%之间。脑脊液特异性 IgM 抗体优先于血清中出现，且持续时间较血清中抗体为久，可用于早期诊断。

（2）病毒分离：可取血和脑脊液进行病毒分离，极少阳性。尸检脑组织分离病毒阳性率较高。

（3）病毒抗原和基因检查：采用免疫荧光法和 RT-PCR 法可在脑脊液或尸检脑组织检测到特异性病毒抗原和核酸片段。

五、诊断要点及鉴别诊断

1. 诊断：根据流行病学资料，结合患儿急性起病，有高热、意识障碍、惊厥和神经系统病理征阳性者应高度怀疑本病。同时根据外周血白细胞和中性粒细胞明显增高，脑脊液改变符合病毒性脑炎，结合脑电图和头颅影像学可以作出临床诊断。

2. 鉴别诊断：

（1）其他病毒性脑炎：尤其是单纯疱疹病毒脑炎与乙脑鉴别困难，主要依靠流行病学资料及病原学检查协助诊断。

（2）化脓性脑膜炎：主要与早期化脑及部分治疗后化脑进行鉴别，应结合发病季节及病原学检查协助诊断。

（3）结核性脑膜炎：起病较缓，脑脊液外观呈毛玻璃样，细胞数在 500×10^6/L 以下，以淋巴细胞为主，糖和氯化物降低、蛋白明显升高，抗酸染色可呈阳性。

六、病情观察与随访要点

1. 体温：观察热程、热型及患者对降温措施的反应及效果。持续高热或体温骤升、骤降、弛张或热程过长都预示病情严重或存在并发症。

2. 惊厥：注意并控制惊厥先兆（惊跳，眼球凝视、上翻，肌张力突然增高，阵发性摒气或唇周青紫，口角抽动等）。观察惊厥发作情况，仔细辨明并积极消除惊厥诱因（如高热、缺氧、脑水肿等）。

3. 呼吸衰竭：首先应判断有无缺氧、发绀，呼吸暂停、困难及呼吸快慢不均、深浅不齐等呼吸衰竭征象。进一步分析是中枢性呼吸衰竭（以呼吸节律、频率的改变为特征）或是周围性呼吸衰竭（因呼吸道阻塞或呼吸肌麻痹造成呼吸困难，胸或腹式呼吸减弱为特征）或是二者同时存在。

4. 密切随访意识障碍急剧加深，惊厥反复不止，瞳孔、呼吸、血压骤变等颅内高压，脑疝征象。

5. 注意肺炎，尿路感染，褥疮，口腔炎等并发症以及水、电解质紊乱的发生。

6. 恢复期应观察有无智力减退，精神异常，失语，失明，运动性障碍，植物神经系统功能障碍（多汗、流涎、血管舒缩失调等）等神经、精神后遗症及恢复情况。

七、治疗

采取中、西医综合治疗。重点作好极期病人高热、惊厥和呼吸衰竭的处理。

1. 一般疗法：

（1）控制室内温度（28 ℃左右为宜），环境力求安静。

（2）注意营养热量补充，昏迷病人可给予鼻饲。

（3）注意眼部、口腔、皮肤清洁护理，定时用生理盐水或 1∶5 000 呋喃西林液清洗口、眼，昏迷病人用油纱或盐纱掩护眼睛。定时翻身，拍背，帮助呼吸道痰液排出。用温水擦浴及 30%酒精按摩受压骨突部位，防止褥疮发生。

2. 对症处理：

（1）降温：积极采用物理（冷水或 30%酒精擦浴，头部、大血管部位冰敷），药物（安乃近滴鼻或口服、注射退热药）等方法将体温控制在 38 ℃左右。高热伴抽搐的病人可适当采用亚冬眠疗法以止惊降温。

（2）止惊：选用安定、鲁米那、水合氯醛等镇静剂。其原则为宜早（有惊厥先兆时），适量（惊止、肌肉松弛即停）。

3. 抢救呼吸衰竭

（1）保持呼吸道通畅：及时吸痰，雾化吸入以稀释分泌物，必要时使用人工呼吸器。

（2）供给氧气。

（3）减轻脑水肿、防止脑疝发生 采用头部降温，脱水疗法及短程肾上腺皮质激素。

（4）纠正循环衰竭。

4. 中医中药疗法：本病属温病范畴，故可按卫气营血转变规律辩证施治。

（1）卫气证：治以辛凉解表，清热解毒，芳香化湿为原则。代表方剂：银翘散加减。

(2) 气营证:治以清热解毒,凉血熄风、化湿开窍为原则。代表方剂:白虎汤加减。

(3) 随证加减:热甚者加羚羊角粉。惊厥频繁加勾籐、僵蚕。痰多加胆南星、天竺黄。便秘加生军、芒硝。重病者可用安宫牛黄丸或紫雪丹。恢复期可用竹叶石膏汤加减。

5. 并发肺部、泌尿道、皮肤化脓性感染时选用适当抗生素。

6. 后遗症:除加强生活护理、积极支持治疗外可用针灸、理疗、推拿按摩、功能锻炼等促进恢复。

八、预防

1. 病人隔离至体温正常。

2. 开展爱国卫生运动,大力灭蚊、防蚊。

3. 预防接种:流行期前1～2月对6月～12岁儿童注射乙脑疫苗,可获1年免疫期。乙脑减毒活疫苗,接种2剂次,儿童8月龄和2周岁各接种1次,2次接种后保护率达97.5%。

第五节 EB病毒感染

一、概述

EB病毒(Epstein-Bar virus, EBV)是一种人类疱疹病毒,常引起人类急性或亚急性感染,多见于儿童。临床表现多样。临床以发热、咽峡炎、淋巴结及肝脾肿大、外周血中淋巴细胞增高伴有异常淋巴细胞增多为特征时,称之为传染性单核细胞增多症(简称传单)。年幼儿大多表现为轻型或隐性感染。如果持续或反复发热超过半年以上,伴有肝脾肿大、淋巴结肿大、贫血、皮疹、黄疸及对蚊虫叮咬过敏者,需考虑为慢性活动性EBV感染。免疫缺陷儿童一旦感染EBV,病死率可以高达60%。本病可散发亦能在集体儿童机构中流行,秋冬、初春病例较多。传染源为隐性感染者和病人,密切接触经口传播,偶有经血传染。感染后获得EB病毒特异抗体而具持久免疫力。大多预后良好。

二、病史要点

1. 流行病学资料:本病主要传播途径为口-口,故应详细询问有无与本病患者密切接触史。

2. 临床表现:询问有无发热、热程,热型及伴随症状(鼻塞、畏寒、肌痛、咽部疼痛、头痛、咳嗽、眼睑浮肿等)。有否颈部包块等传染性单核细胞增多症表现。持续长期发热超过半年以上者,应询问有无贫血、皮疹、黄疸和对蚊虫叮咬过敏的反应等慢性活动性EB病毒感染的表现。对病情严重者需询问有无免疫缺陷病史或表现。

三、体检要点

1. 检查全身浅表淋巴结尤其是颈部淋巴结肿大的程度、范围、硬度、活动度及触痛。注意本病肿大淋巴结有不化脓、不粘连、不对称的特征。

2. 咽峡炎:有无咽部充血和水肿,注意咽、扁桃体分泌物的特性(呈白色膜状渗出,容易剥脱），需与化脓性扁桃体相鉴别。

3. 肝、脾肿大的程度，质地，触痛。伴否黄疸，肝区疼痛及其他消化道症状。扪诊时勿重按脾脏，以防破裂。

4. 有无皮疹及其出现的时间、分布。观察皮疹多型性（麻疹样、风疹样、猩红热样、荨麻疹样）表现。

5. 其他：有无鼻塞、眼睑浮肿、贫血、出血、肺炎、心肌炎、脑膜脑炎等症状。

四、辅助检查

1. 周围血象：白细胞总数轻-中度增高，单核细胞、淋巴细胞占 60% ～ 90%，异常淋巴细胞 > 10% 或绝对值超过 $1\,000 \times 10^6$/L 具有诊断价值。

2. 血清嗜异性抗体：患者血清中出现羊红细胞凝集素即嗜异性抗体，可协助诊断。往往在病程的第 5 天出现，病程 2～3 周达高峰，5 岁以下小儿阳性率低。

3. 病原学检测：

（1）血清学检查：抗 VCA-IgM 是急性原发感染的重要指标，往往出现在病程的第 1 周，持续 4～8 周。抗 VCA-IgG 早期也升高，但可以维持终身，故阳性表明既往或正在感染，多用于流行病学调查。

（2）病毒标志物检测：采用 PCR 法检测病人血液、唾液、尿液中的 EBV-DNA，该方法简便、快速、敏感性和特异性均很高。

（3）病毒分离：取急性期病人的唾液和淋巴细胞进行培养。由于阳性结果须时 6～8 周，且费用昂贵，临床极少应用。

五、诊断要点及鉴别诊断

1. 诊断：根据流行病学资料及发热、咽峡炎、淋巴结和肝脾肿大等临床表现，结合典型的血象改变，可临床诊断。对临床症状不典型者需借助病原学检查以明确诊断。

2. 鉴别诊断：咽峡炎应该与疱疹性咽峡炎、化脓性扁桃体炎相鉴别；合并肺炎时应该与细菌性肺炎相鉴别；有皮疹者应与麻疹、风疹、猩红热等出疹性传染病相鉴别；淋巴结肿大者应与结核、白血病、淋巴瘤相鉴别；合并脑炎者应与其他颅内感染相鉴别。对其他病原（HCMV、HHV-6、腺病毒、风疹病毒、甲型和乙型肝炎病毒）引起的类似传单的临床表现，可以通过病原学检查明确诊断。

六、病情观察及随访要点

1. 本病热程可长达数月，且呈稽留高热，故应注意观察全身一般状况及热程、热度及持续时间。

2. 随访淋巴结、肝脾肿大消长情况。淋巴结、肝脾肿大持续时间 > 6 个月者，应注意是否为慢性活动性 EB 病毒感染，同时须与白血病、结核病等相鉴别。

3. 观察皮疹与发热的关系，注意皮疹形态、分布和消退特征，并与各出疹性疾病相鉴别。

4. 肝脾肿大伴黄疸、肝功能异常、凝血异常、血常规示三系降低，尤其是血小板下降者，要警惕EB病毒相关性嗜血细胞综合征，必须随访血常规、肝功能、凝血功能、骨髓、腹部B超等辅助检查。

5. 突然腹痛，急剧严重贫血，失血性休克者应注意脾破裂发生。

6. 观察各种并发症（脑膜脑炎、肺炎、心肌炎、肾炎）的临床表现及变化，转归。

七、治疗

1. 对症治疗：传单为自限性疾病，多能自愈。故以对症治疗为主。高热适度降温。肝功能减损者保肝。有呼吸道症状用镇咳祛痰药。有中枢神经症状应控制脑水肿，防止惊厥。心肌炎可酌情使用激素，防治心力衰竭。脾大者避免剧烈活动，以防脾破裂。一旦脾破裂应及时确诊，给予输血，脾切除等处理。

2. 合并细菌感染者可给以抗生素。避免使用氨苄青霉素，因容易引起皮疹。

3. 激素不能改变病程，可用于咽、喉部有严重水肿者或合并严重心肌炎、肝炎及中枢神经并发症者，疗程不超过1～2周。

4. 抗病毒治疗：目前尚无对EBV感染有效的抗病毒治疗。有研究显示更昔洛韦等核苷类似物体外有抑制EBV的作用。

八、预防

急性期患者应采取呼吸道隔离，鼻咽分泌物应予消毒处理。已经有2种疫苗用于志愿者。由于恢复期仍然存在病毒血症可能，所以必须6个月后才能输血。

第六节 巨细胞病毒感染

一、概述

巨细胞病毒感染（cytomegalovirus infection，CMV）是由人巨细胞病毒引起的先天性或后天获得性感染，人群普遍易感。主要通过母婴及水平传播。本病基本病理特征为受染的细胞体积增大，胞核和胞浆内出现包涵体。大多数感染者没有症状或亚临床表现。但在先天感染、免疫缺陷、器官和骨髓移植患儿中可引起严重感染，甚至危及生命。

二、病史要点

1. 流行病学资料：询问母亲在妊娠期间有无CMV原发感染或再发感染。有无输血和输血液制品病史。有无器官和骨髓移植病史。有无免疫缺陷病史。

2. 临床表现：

（1）先天性感染：① 肝炎表现：有无黄疸，出现时间、程度、进展与否，有无白陶土粪便。有无鼻衄、皮肤、注射部位出血倾向（警惕肝功能衰竭）。是否伴食欲减退、腹泻、呕吐等症状。② 肺炎表现：有无咳嗽、呛奶、呼吸困难、气急、青紫、伴或不伴发热（先天感染多伴有严重肺炎）。抗生素治疗后有无好转。③ 神经系统症状：有无小头畸形、智力低下、视力障碍、脑瘫、抽搐及神经性耳聋（主要见于先天感染）。

（2）获得性感染：① 婴儿感染：重点询问黄疸及其程度，有无肝功能异常。有无咳嗽、气急、青紫（该年龄段可以并发肺炎）。② 儿童期感染：重点询问有无发热、皮疹、伴有黄疸或无黄疸，肝功能有无异常（多数感染 CMV 后没有症状）。③ 免疫缺陷者感染（包括原发性免疫缺陷、艾滋病、器官及骨髓移植）：重点询问有无肺炎、肝炎、脑炎、视网膜炎、胃溃疡、糖尿病等多器官受累相应临床表现。

三、体检要点

1. 体检皮肤巩膜有无黄疸，程度（轻、中、重），有无肝脾肿大，肿大程度、质地、边缘，有无腹部膨隆，腹壁静脉怒张，有无移动性浊音，是否伴有皮肤的出血点、浅表淋巴结肿大、浮肿。

2. 体检智力发育及体格发育有无落后，有无小头畸形、视力减退、听力损害等。

3. 注意有无气急、紫绀、呼吸困难、肺部罗音。

四、辅助检查

1. 病毒分离或巨细胞包涵体的检测：病毒分离或巨细胞包涵体的检测的传统方法是从血、尿、唾液、脐血等受检标本中培养出病毒，若呈阳性即可确诊。但阳性率和敏感性很低，且耗时长达 1 个月以上，临床已很少应用。

2. 巨细胞病毒抗原检测：应用单克隆抗体与特异性抗原结合的原理，借免疫组化手段测受检材料中的 CMV 抗原。目前最常用的抗原为 PP56，该抗原为病毒活动性感染早期标志物。PP56 是一种磷酸蛋白，占病毒蛋白的 15%，活动性 CMV 感染时，PP56 只在中性粒细胞、单核细胞、血管内皮细胞中表达。该方法检测病毒抗原时间仅需 24 ~ 32 h，灵敏度为 89.18%、特异度为 100%。

3. HCMV 核酸检测：在各种组织或细胞标本中可检测 HCMV-DNA 或 mRNA 片段，常用的检测方法有核酸杂交和 PCR 技术，具快速、特异性强、敏感性高等特点。一旦检出 HCMV-mRNA 或高载量 HCMV-DNA 提示有活动性感染。

4. 血清学检查：抗 HCMV-IgM 是原发感染或活动性感染标志。IgM 不能通过胎盘，如果脐血或生后 2 周 HCMV-IgM 阳性可诊断为先天性感染。儿童 HCMV IgM 阳性表示新近感染。抗 HCMV-IgG 转阳表明原发感染，双份血清抗体效价 ≥ 4 倍增高提示活动性感染。母亲抗 HCMV-IgG 可以通过胎盘，生后逐渐减少，6 ~ 8 周降至最低，如 3 ~ 6 个月时抗 HCMV-IgG 滴度一直维持在低水平，可以排出先天感染可能。如抗 HCMV-IgG 滴度持续升高 6 个月以上，应考虑为宫内或生后感染。

五、诊断要点及鉴别诊断

1. 诊断：新生儿出现不明原因黄疸、肝脾肿大、严重紫癜、贫血同时伴有脑或眼损害；儿童不明原因发热、淋巴细胞分类 > 0.50，以及异性淋巴细胞 0.10 以上，嗜异性凝集试验阴性，均应高度怀疑本病。生后 14 d 内证实有 CMV 感染者可诊断先天感染，3 ~ 12 周证实有 CMV 感染者多为围产期感染。对器官移植、输血后、恶性肿瘤出现难治性肺炎或不明原因肝炎都要考虑 HCMV 感染可能。由于 HCMV 感染与其他病原感染的临床表现很难鉴别，故病原学诊断是唯一可靠依据。

2. 鉴别诊断：在严重先天感染者，应与其他宫内感染如先天性风疹、先天性弓形虫、梅毒螺旋体、单纯疱疹病毒、新生儿败血症等感染鉴别。后天感染应与传染性单核细胞增多症、病毒性肝炎、肺炎等鉴别。

六、病情观察及随访要点

1. 先天感染：观察黄疸有无进行性加重，有无皮肤、黏膜出血，粪便是否逐渐变白，呈陶土色（除外胆道畸形）。智力落后及听力减退有无加重。咳嗽、呼吸困难有无加重，按一般肺炎治疗有无好转。重点随访黄疸、肝脾肿大、腹水、出血倾向、肺部体征及神经系统体征。常规随访血常规、肝功、凝血象、X 线胸片，腹部 B 超、脑电图、听觉诱发电位。必要时胸腹部 CT，头颅 MRI。

2. 获得性感染：观察有无黄疸，肝脾肿大程度，有无合并肺炎。定期随访肝功能、腹部 B 超、胸片等。

七、治疗

1. 抗病毒治疗：

（1）更昔洛韦（Ganciclovir，GCV，丙氧鸟苷）：可抑制受染细胞中 CMV-DNA 的合成，较阿昔洛韦抗 CMV 作用强 100 倍，是目前抗 HCMV 感染的首选药物。一般选用静脉给药，时间需 $>$ 1 h。治疗方案：① 诱导治疗，5 mg/kg，12 h 一次，持续 2 ～ 3 周；② 维持治疗，5 mg/（kg·d），连续 7 d，若维持阶段疾病进展，可考虑再次诱导治疗。更昔洛韦主要副作用为骨髓抑制，其他不良反应有肝功能损害、呕吐、皮疹等。肾损害者应减量使用。为预防 GCV 的不良反应需注意：① 用药前检查血常规、肝功能、肾功能。② 诱导治疗期间，每 2 ～ 3 d 复查血常规，每周复查肝肾功能。诱导治疗期结束后再复查，并检查 CMV-DNA 水平，以观察疗效。③ 维持治疗期间每周复查血常规，每 2 ～ 4 周复查一次肝功能。

（2）膦甲酸（Foscarnet，PFA）：是病毒 DNA 聚合酶抑制剂。可用于更昔洛韦治疗无效者，也可与 GCV 联合应用。治疗方案为诱导治疗：每次 60 mg/kg，8 h 一次，连用 2 ～ 3 周后改为维持治疗，90 ～ 120 mg/（kg·d），再用 2 ～ 3 周。PFA 主要副作用是肾毒性，其他不良反应有红细胞下降、电解质紊乱、胃肠不适等。儿童使用较少。

（3）西多福韦（Cidofovir）：西多福韦为脱氧胞苷酸类似物，不需病毒酶激活，除具抗 HCMV 活性外，对其他病毒，如腺病毒、单纯疱疹病毒也具抗病毒活性作用。研究发现，干细胞移植受者，CMV 感染初次抗病毒治疗失败后，西多福韦可作为二线药物使用。该药对某些耐药病毒株的治疗具重要意义。

2. 对症治疗：肝炎时应给予降酶、退黄、护肝治疗；并发肺炎有呼吸困难时予以吸氧等；注意防治二重感染。

八、预防

1. 卫生措施：对 CMV 患者的分泌物及排泄物应彻底消毒。加强卫生宣传，养成良好的个人卫生及公共卫生习惯。

2. 切断传播途径

(1) 严格掌握输血的适应证及献血员的筛查。

(2) 器官移植前常规对供体进行 CMV 血清学检查。使用冷冻去甘油血制品或洗涤红细胞可减少输血后感染。在移植前后预防性使用抗 HCMV 药物或同时使用高效价 HCMV 免疫球蛋白能降低 CMV 感染率。

(3) 高危新生儿的预防：对母乳中 CMV 阳性者，原则上尽量不哺乳。若必须喂养，对带病毒母乳，需处理后食用，将母乳置 −20 ℃冻存后再加巴斯德灭菌法(62.5 ℃)可消除病毒感染。

3. 主动免疫：在 20 世纪 70 年代，有人利用实验室适宜的 CMV，即 Ab16 株和从先天感染患儿分离到的 CMV 即 Towne 株制成减毒活疫苗，但没有发现有保护作用。目前国外利用生物工程技术制备亚单位疫苗如 gB、gH 和 pp65 正在研究之中。

第七节　手足口病

一、概述

手足口病(hand-foot-mouth disease，HFMD)主要由柯萨奇 A16 及肠道病毒 EV71 型引起的儿童常见传染病。本病传染性强、传播途径复杂、传播速度快，在短时间内可造成较大范围的流行。临床以发热、手、足、口腔等部位的皮疹或疱疹为主要特征。大多数患者症状轻微。少数可出现神经系统、神经源性肺水肿、循环衰竭等严重并发症，危及生命。好发年龄为学龄前儿童，尤其是 3 岁以下。一年四季均可发病，以夏秋季多见。人对肠道病毒普遍易感，感染后均可获得特异性免疫力，持续时间尚不明确。病毒的各型间无交叉免疫。

二、临床表现

潜伏期：多为 2～10 d，平均 3～5 d。

1. 普通病例表现(第一期，手足口出疹期)：

(1) 急性起病。

(2) 发热，口腔黏膜出现散在疱疹，手、足和臀部出现斑丘疹、疱疹，疱疹周围可有炎性红晕，疱内液体较少。部分病例皮疹表现不典型，如：单一部位或仅表现为斑丘疹。

(3) 可伴有咳嗽、流涕、食欲不振等症状。部分病例仅表现为皮疹或疱疹性咽峡炎。多在一周内痊愈，预后良好。

2. 重症病例表现：

少数病例(尤其是小于 3 岁者)病情进展迅速，在发病 1～5 d 左右出现脑膜炎、脑炎(以脑干脑炎最为凶险)、脑脊髓炎、肺水肿、循环障碍等，极少数病例病情危重，可致死亡，存活病例可留有后遗症。

(1) 重症(第二期，神经系统受累期)：发热 + 皮疹 + 脑炎表现(精神差、嗜睡、易惊、头痛、呕吐、谵妄甚至昏迷；肢体抖动，肌阵挛、眼球震颤、共济失调、眼球运动障碍；无力或急性弛缓性麻痹；惊厥。查体可见脑膜刺激征，腱反射减弱或消失，巴氏征等病理征阳性）。无呼吸循环衰竭，无脑疝，无瘫痪表现。

（2）危重症（心肺功能衰竭前期、心肺功能衰竭期；第三期及第四期）：在重症基础上出现：① 神经系统表现：谵妄甚至昏迷。② 呼吸系统表现：呼吸浅促、呼吸困难或节律改变，口唇紫绀，咳嗽，咳白色、粉红色或血性泡沫样痰液；肺部可闻及湿罗音或痰鸣音。③ 循环系统表现：面色苍灰、皮肤花纹、四肢发凉，指（趾）发绀；出冷汗；毛细血管再充盈时间延长。心率增快或减慢，脉搏浅速或减弱甚至消失；血压升高或下降。

三、实验室检查

1. 血常规：白细胞计数正常或降低，病情危重者白细胞计数可明显升高。

2. 血生化检查：部分病例可有轻度谷丙转氨酶（ALT）、谷草转氨酶（AST）、肌酸激酶同工酶（CK-MB）升高，病情危重者可有肌钙蛋白（cTnI）、血糖升高。C 反应蛋白（CRP）一般不升高。乳酸水平升高；

3. 血气分析：呼吸系统受累时可有动脉血氧分压降低、血氧饱和度下降，二氧化碳分压升高，酸中毒。

4. 脑脊液检查：神经系统受累时可表现为：外观清亮，压力增高，白细胞计数增多，多以单核细胞为主，蛋白正常或轻度增多，糖和氯化物正常。

5. 病原学检查：CoxA16 、EV71 等肠道病毒特异性核酸阳性或分离到肠道病毒。咽、气道分泌物、疱疹液、粪便阳性率较高。

6. 血清学检查：急性期与恢复期血清 CoxA16、EV71 等肠道病毒中和抗体有 4 倍以上的升高。

四、物理学检查

1. 胸 X 线检查：重症或危重症可表现为双肺纹理增多，网格状、斑片状阴影，部分病例以单侧为著。

2. 磁共振：神经系统受累者可有异常改变，以脑干、脊髓灰质损害为主。

3. 脑电图：可表现为弥漫性慢波，少数可出现棘（尖）慢波。

4. 心电图：无特异性改变。少数病例可见窦性心动过速或过缓，Q-T 间期延长，ST-T 改变。

五、诊断标准

1. 临床诊断病例：

（1）在流行季节发病，常见于学龄前儿童，婴幼儿多见。

（2）发热伴手、足、口、臀部皮疹，部分病例可无发热。

（3）极少数重症病例皮疹不典型，临床诊断困难，需结合病原学或血清学检查做出诊断。

无皮疹病例，临床不宜诊断为手足口病。

2. 确诊病例：临床诊断病例 + 肠道病毒（CoxA16、EV71 等）特异性核酸检测阳性。

3. 临床分类：

（1）普通病例：手、足、口、臀部皮疹，伴或不伴发热。

（2）重症病例：

① 重型：出现神经系统受累表现。如：精神差、嗜睡、易惊、谵妄；头痛、呕吐；肢体抖动，肌阵挛、眼球震颤、共济失调、眼球运动障碍；无力或急性弛缓性麻痹；惊厥。体征可见脑膜刺激征，腱反射减弱或消失。

② 危重型：出现下列情况之一者。

a. 频繁抽搐、昏迷、脑疝。

b. 呼吸困难、紫绀、血性泡沫痰、肺部罗音等。

c. 休克等循环功能不全表现。

六、鉴别诊断

1. 其他儿童发疹性疾病。

手足口病普通病例需要与丘疹性荨麻疹、水痘、不典型麻疹、幼儿急疹、带状疱疹以及风疹等鉴别。可根据流行病学特点、皮疹形态、部位、出疹时间、有无淋巴结肿大以及伴随症状等进行鉴别，以皮疹形态及部位最为重要。最终可依据病原学和血清学检测进行鉴别。

2. 其他病毒所致脑炎或脑膜炎。

由其他病毒引起的脑炎或脑膜炎如单纯疱疹病毒、巨细胞病毒（CMV）、EB 病毒、呼吸道病毒等，临床表现与手足口病合并中枢神经系统损害的重症病例表现相似，对皮疹不典型者，应根据流行病学史尽快留取标本进行肠道病毒，尤其是 EV71 的病毒学检查，结合病原学或血清学检查做出诊断。

3. 脊髓灰质炎。

重症手足口病合并急性弛缓性瘫痪（AFP）时需与脊髓灰质炎鉴别。后者主要表现为双峰热，病程第 2 周退热前或退热过程中出现弛缓性瘫痪，病情多在热退后到达顶点，无皮疹。

4. 肺炎。

重症手足口病可发生神经源性肺水肿，应与肺炎鉴别。肺炎主要表现为发热、咳嗽、呼吸急促等呼吸道症状，一般无皮疹，无粉红色或血性泡沫痰；胸片加重或减轻均呈逐渐演变，可见肺实变病灶、肺不张及胸腔积液等。

5. 暴发性心肌炎。

以循环障碍为主要表现的重症手足口病病例需与暴发性心肌炎鉴别。暴发性心肌炎无皮疹，有严重心律失常、心源性休克、阿斯综合征发作表现；心肌酶谱多有明显升高；胸片或心脏彩超提示心脏扩大，心功能异常恢复较慢。最终可依据病原学和血清学检测进行鉴别。

七、重症病例早期识别

EV71 感染重症病例诊疗关键在于及时准确的甄别确认第二期、第三期。下列指标提示可能发展为重症病例危重型：

1. 持续高热：体温（腋温）大于 39 ℃，常规退热效果不佳；

2. 神经系统表现：出现精神萎靡、呕吐、易惊、肢体抖动、无力、站立或坐立不稳等，极个别病例出现食欲亢进；

3. 呼吸异常：呼吸增快、减慢或节律不整。若安静状态下呼吸频率超过 30～40 次 /min（按年龄），需警惕神经源性肺水肿；

4. 循环功能障碍：出冷汗、四肢发凉、皮肤花纹、心率增快（＞ 140～150 次 /min，按年龄）、血压升高、毛细血管再充盈时间延长（＞ 2 s）；

5. 外周血白细胞计数明显增高：外周血白细胞计数超过 15×10^9/L，除外其他感染因素。

6. 血糖升高：出现应激性高血糖，血糖大于 8.3 mmol/L。

可疑神经系统受累的病例应及早进行脑脊液检查。EV71 感染重症病例甄别的关键是密切观察患儿的精神状态，有无肢体抖动、易惊、皮肤温度及呼吸、心率、血压等，并及时记录。

八、处置流程

门诊医师在接诊中要仔细询问病史，着重询问周边有无类似病例以及接触史、治疗经过；体检时注意皮疹、生命体征、神经系统及肺部体征。

1. 临床诊断病例和确诊病例按照《传染病防治法》中丙类传染病要求进行报告。

2. 普通病例可门诊治疗，并告知患者及家属在病情变化时随诊。3 岁以下患儿，持续发热、精神差、呕吐，病程在 5 d 以内应密切观察病情变化，尤其是心、肺、脑等重要脏器功能，根据病情给予针对性的治疗。

3. 重症病例应住院治疗。危重病例及时收入重症医学科（ICU）救治。

九、治疗

1. 普通病例。

（1）一般治疗：注意隔离，避免交叉感染。适当休息，清淡饮食，做好口腔和皮肤护理。

（2）对症治疗：发热等症状采用中西医结合治疗。

2. 重症病例。

（1）控制颅内高压：限制入量，积极给予甘露醇降颅压治疗，每次 0.5～1.0 g/kg，每 4～8 h 一次，20～30 min 快速静脉注射。根据病情调整给药间隔时间及剂量。必要时加用呋噻米。

（2）酌情应用糖皮质激素治疗，参考剂量：甲基泼尼松龙 1～2 mg/（kg • d）；氢化可的松 3～5 mg/（kg • d）；地塞米松 0.2～0.5 mg/（kg • d），病情稳定后，尽早减量或停用。个别病例进展快、病情凶险可考虑加大剂量，如在 2～3 d 内给予甲基泼尼松龙 10～20 mg/（kg • d）（单次最大剂量不超过 1 g）或地塞米松 0.5～1.0 mg/（kg • d）。

（3）酌情应用静脉注射免疫球蛋白，总量 2 g/kg，分 2～5 d 给予。

（4）其他对症治疗：降温、镇静、止惊。

（5）严密观察病情变化，密切监护。

3. 危重症：及时请 PICU 会诊，转入 PICU 抢救治疗。

4. 恢复期治疗。

（1）促进各脏器功能恢复。

（2）功能康复治疗

（3）中西医结合治疗。

十、预防

1. 早发现、早报告、早诊断、早治疗是控制本病扩散最有效措施。目前尚无有效的疫苗对本病进行预防。

2. 手足口病传播途径多，做好儿童个人、家庭和托幼机构的卫生，勤洗手是预防本病的关键。

3. 本病流行期间不宜带儿童到人群聚集、空气流通差的公共场所，居室常通风，教室、宿舍通风（2～3 次 / 日，＞半小时）。轻症患儿不必住院，宜居家治疗、休息，以减少交叉感染。隔离期 2 周。

第八节　猩红热

一、概述

猩红热（scarlet fever）是由产生红疹毒素的 A 组乙型溶血性链球菌所引起的急性呼吸道传染病，也是一种常见的出疹性疾病。其临床特征有：发热、咽峡炎、全身弥漫性鲜红色皮疹、疹退后有明显脱屑或片状脱皮，少数病儿在发病 2～3 周后可发生急性风湿热、肾小球肾炎等并发症。患者与带菌者为传染源，主要通过空气飞沫直接传播。全年均有发病，而以冬、春季多见，5～15 岁儿童发病率最高。目前由于广谱抗生素使用，尤其是青霉素的应用，重型病例比较少，而轻型病例增多。

二、病史要点

1. 有无猩红热接触史、过去有无猩红热病史。

2. 近期用药史，有无外伤、皮肤感染史。

3. 全身中毒症状：发热的热程、热型；有无畏寒、寒颤、头痛、咽痛等伴随症状及其程度。

4. 皮疹发生、发展过程，发热与皮疹的关系、出疹顺序、蔓延范围。

三、体检要点

1. 咽峡炎表现：咽、扁桃体充血、肿大情况，有无脓性分泌物及其特点（颜色、范围、剥离难易）。

2. 皮疹的特点（皮肤弥漫性发红，其上有粟粒疹，疹间无正常皮肤）、分布，有无贫血划痕征、环口苍白圈、帕氏线、杨梅舌等特殊体征存在。恢复期有无脱皮。

3. 注意并发症的体征，如化脓性脑膜炎、败血症、中毒性心肌炎、中毒性肝炎、中毒性脑病或感染性休克。

四、辅助检查

1. 血常规：白细胞总数及中性比例增高，胞浆中可有中毒颗粒。

2. 咽拭子培养：入院后应常规送检。有 A 组乙型溶血性链球菌生长。

3. 特殊检查：疑有并发症时可做相应检查，如血培养、心电图等。

五、诊断要点及鉴别诊断

1. 诊断要点：

（1）发热、咽痛和扁桃体充血、肿大，有的有脓性分泌物，发热 24 h 内出疹，24 h 内皮疹出齐，皮肤弥漫性发红，其上有粟粒疹，疹间无正常皮肤，可有贫血划痕征、环口苍白圈、帕氏线、杨梅舌等特殊体征，退疹后有糠麸样或片状脱皮。重型患儿高热，皮疹密集，甚至为出血性皮疹，全身中毒症状重。外科型猩红热患儿有皮肤化脓性病变，全身症状轻，常无咽部症状，侵入部位周围最先出现皮疹且较明显。

（2）白细胞及中性粒细胞明显增多。

（3）咽拭子培养有 A 组乙型溶血性链球菌生长。

2. 鉴别诊断：

（1）川崎病：多见于 < 3 岁的婴幼儿；发热 5 d 以上，抗生素治疗无效；黏膜表现：眼结合膜充血，口唇樱红、皲裂，口腔黏膜充血；特殊体征：手足硬肿，指趾末端及肛周可见脱皮。

（2）药疹：有使用药物史；皮疹为多形性（可为猩红热样皮疹）；感染中毒症状轻；无咽峡炎及杨梅舌表现；停药后症状减轻，抗生素治疗无效。

（3）金黄色葡萄球菌感染：多见于 5 岁以下儿童，年龄越小，越易感染，且大多有原发感染病灶；中毒症状更重；发烧与皮疹关系不密切，疹退后全身症状不减轻，也无脱屑或脱皮；病灶部位脓液及血培养可发现金黄色葡萄球菌；一般用青霉素治疗无效。

六、病情观察及随访要点

1. 观察皮疹发展至消退的变化过程及与之伴随的全身和局部症状、体征消长情况。

2. 注意全身中毒症状的程度，有无中毒性肝炎、中毒性心肌炎和周围循环衰竭的表现。

3. 咽、扁桃体呈严重化脓性炎症者应注意有无化脓性中耳炎、乳突炎、鼻窦炎及颌、颈部淋巴结炎。有无咽后壁脓肿、颈部蜂窝组织炎形成。

4. 恢复期病人应注意随访关节炎、风湿热、急性肾炎等变态反应并发症出现。

七、治疗

1. 抗菌治疗：是最主要的治疗，首选青霉素，可缩短疗程，改善预后。青霉素 10 万 U/（kg·d），分 2 次肌内注射或静脉滴注，疗程 7～10 d。对青霉素过敏或耐药者选用红霉素或复方 SMZ 等治疗。红霉素 20～40 mg/（kg·d），分 2 次静脉滴注，用 7～10 d。

2. 对症处理：高热者用物理降温和退热剂，皮肤瘙痒者用止痒药。

八、预防

1. 控制传染源：及早隔离病人，治疗病人；隔离期：治疗后 1 周，咽拭子培养阴转为止。

2. 对密切接触者主要是应用药物预防（口服磺胺、红霉素或肌注青霉素）。

第九节　细菌性痢疾

一、概述

细菌性痢疾（bacillary dysentery，shigellosis）简称菌痢，是由志贺菌（Genus shigellae，又称痢疾杆菌）引起的肠道传染病。主要临床表现为发热、腹痛、腹泻、里急后重及黏液脓血便，严重者有感染性休克或/和中毒性脑病。临床表现轻重悬殊，轻者能自愈，重者可导致死亡。全年均有发生，夏季为高峰季节。各年龄组儿童均易感，多见于 3 岁以上儿童。细菌性痢疾分为急性（包括轻型、普通型、中毒型）、慢性菌痢。中毒型菌痢（毒痢）起病急骤，发展迅速，极为凶险，主要发生在 2～7 岁儿童，根据其临床表现可分为休克型、脑型和混合型，早期诊断、及时准确治疗可明显降低病死率。

二、病史要点

1. 不洁饮食史，腹泻病人接触史。

2. 热型、热度（常为突起高热）。有无寒颤、抽搐及其次数、意识改变。

3. 肠道症状出现的时间，与发热的关系。腹痛的性质、程度、部位；腹泻次数，大便性状、颜色，有无脓血，有无里急后重。中毒型病初可无腹泻及脓血便。

4. 精神、食欲、尿量。

三、体检要点

1. 有无脱水、代谢性酸中毒及其程度。

2. 有无周围循环衰竭征象：包括面色、皮肤有无大理石样花纹、肢端循环、甲床颜色、血压、心率、呼吸次数。

3. 有无神志改变，意识障碍程度，脑膜刺激征；有无呼吸浅快、节律不齐、暂停等中枢性呼吸衰竭表现。

四、辅助检查

1. 血常规：血象高，以中性为主，严重时可下降。

2. 大便常规：WBC ≥（++）/HP，少量 RBC 和不同程度吞噬细胞诊断即确定。

3. 大便培养　大便培养阳性可证实诊断，并可作药敏指导抗菌选药，但阴性不能排除。

五、诊断要点及鉴别诊断

1. 诊断要点：

（1）普通型：起病急，发热，腹痛，腹泻黏液脓血便伴里急后重。失水轻，循环好。个别病例在发病 24～48 h 内转变为中毒型。

（2）中毒型：起病急骤，发展迅速，临床以严重毒血症为主要表现，病初肠道症状轻甚至缺乏。按临床表现又分为:① 休克型:最常见,以感染性休克为主要表现。② 脑型:以脑水肿,颅内高压引起的严重脑病症状为主,意识障碍明显,反复惊厥,可突发脑疝造成呼吸衰竭引起死亡。③ 混合型:兼有周围循环衰竭和脑水肿的表现,病死率最高。

2. 鉴别诊断

(1) 流行性乙型脑炎:夏季发病,有高热、抽搐、意识障碍,但其进展较毒痢慢,体温逐渐升高,一般发热3天后出现抽搐、意识障碍,可出现脑膜刺激征,脑脊液有变化,但无循环障碍表现,另通过大便常规、大便培养可鉴别。

(2) 高热惊厥:年龄6月至3岁小孩因上感或其他原因突然引起高热,可以发生惊厥,但患儿往往有热性惊厥史和家族史,无循环障碍和严重感染中毒症状,抽搐时间短、抽搐后一般情况好,无意识障碍,神经系统无阳性体征可鉴别。

六、病情观察及随访要点

1. 急性菌痢入院后常规记录体温、脉搏、呼吸、血压、肢端循环及尿量至发病48 h以后,中毒型病例至病情好转并稳定以后。

2. 普通型病例应随访发热等毒血症及肠道症状的变化、恢复情况。

3. 中毒型病例应建立特别护理及抢救记录,及时记载病情的演变及治疗情况,着重观察:

(1) 感染性休克的发展与纠正,如面色、末梢循环状况,补液的成分、量及速度,补液后失水、代谢性酸中毒纠正情况,有无继发电解质紊乱,测定电解质、血气分析以指导补液。注意排尿及尿量;注意观察心功能不全、肺水肿出现的体征;随访有无出血倾向,及时进行凝血功能检查。

(2) 观察意识障碍程度,惊厥发作情况,瞳孔改变,有无呼吸衰竭征象。补液后应严密注意脑水肿加重表现,及时使用脱水剂,防止脑疝出现。

七、治疗

1. 抗菌治疗:可选用第三代头孢菌素(头孢曲松、头孢噻肟钠等)和喹诺酮类药物,疗程7～10 d。

2. 对症处理:降温(冷盐水灌肠)、止惊、给氧。

3. 抗休克。

4. 抗脑水肿:20%甘露醇或复方甘油,糖皮质激素。

八、预防

1. 病人实行胃肠道隔离,用具、排泄物严格消毒;疗程结束,停药3 d后作大便培养,连续3次阴性方可解除隔离。

2. 加强食物、水源、粪便管理,消灭苍蝇及孳生场所,不吃生冷、不洁、腐败变质、未经处理的残余食物;饭前便后要洗手,养成良好的个人卫生习惯。

3. 目前细菌性痢疾的主动免疫尚未普遍推广。

第十节　流行性脑脊髓膜炎

一、概述

流行性脑脊髓膜炎(epidemic cerebrospinal meningitis)简称流脑，是由脑膜炎奈瑟菌(meningococcus)感染引起的急性呼吸道传染病，是最常见的化脓性脑膜炎之一，多发生于冬春季节，可呈散发或流行。主要发生在15岁以下儿童，其中6月至2岁发病率最高。临床表现为高热、头痛、呕吐、皮肤瘀斑瘀点、脑膜刺激征，脑脊液呈化脓性改变，是常引起儿童感染性休克的传染病之一。依病情分普通型、暴发型(包括休克型、脑型和混合型)。目前我国仍以A群脑膜炎双球菌感染为主，但B群和C群发病逐渐增多。

二、病史要点

1. 本病流行情况，接触史，预防接种史。

2. 起病急缓，发热高低，头痛的性质、程度和部位；呕吐次数、性质及呕吐物内容，有无呕吐诱因。精神、意识改变的时间及表现形式，有无惊厥及其发生情况。

3. 婴幼儿应注意精神萎靡或烦躁，有无尖叫、拒食。

三、体检要点

1. 精神、意识情况。

2. 周围循环情况(面色、有无大理石样花纹、甲床色泽及肢端温度)，血压及脉压差，呼吸节律、频率、深浅。

3. 流行季节有发热史的患儿，无论有无明确头痛、呕吐，都应常规寻找有无瘀斑、瘀点及其分布、数量、大小、形态、颜色，瘀点有无融合，瘀斑有无坏死。

4. 脑膜刺激征，病理征，深、浅反射改变。瞳孔、眼底、眼球活动变化。婴幼儿注意前囟突出及紧张度，颅缝有无增宽。

四、辅助检查

1. 血常规：白细胞总数及中性分类明显增高。

2. 脑脊液检查：呈化脓性脑膜炎改变。

3. 皮肤瘀点涂片：取新鲜皮肤瘀点涂片找革兰阴性双球菌，阳性率50%～80%。

4. 细菌培养：血培养、脑脊液培养可阳性。

五、诊断要点及鉴别诊断

(一)诊断要点

1. 在流行季节，起病急骤，出现高热、头痛、呕吐、皮肤瘀斑瘀点、脑膜刺激征阳性的患儿，可诊断流脑。

2. 临床分型：

(1) 普通型：具有全身感染，皮肤瘀点或瘀斑及化脓性脑膜炎的常见症状、体征。周围循环好，无休克存在，临床疗效及恢复均佳。90%以上为此型。

(2) 暴发型：病势凶险，发展迅速，常在24 h内演变至危险阶段，甚至死亡。① 休克型：

严重的感染性休克和皮肤大量的或迅速增多、融合、坏死的瘀斑为本型特征。常导致 DIC 发生，而颅内感染表现（颅内压增高及脑膜刺激征）可不明显。② 脑膜脑炎型：严重脑水肿及颅内高压征，易发生脑疝，引起呼吸衰竭。皮肤瘀点可多可少，可有可无。③ 混合型：兼有上述二型特点，病死率高。

（二）鉴别诊断

1. 血小板减少性紫癜：一般无感染中毒症状；全身可见大小不等的出血点、瘀斑、鼻衄；血常规示血小板减少，出血时间延长、凝血时间正常；骨髓巨核细胞增多或正常伴成熟障碍。

2. 其他化脓性脑膜炎：有明显的感染中毒症状；皮肤无瘀斑瘀点；脑膜刺激征阳性；脑脊液培养可鉴别。

六、病情观察及随访要点

除注意一般感染中毒症状的消长及变化外，重症病人应建立特别护理记录，及时记录病情变化及主要抢救措施，并密切观察：

1. 感染性休克的发展与控制，随时掌握面色、皮肤色泽、肢端循环、血压、脉搏、心率的变化，根据失水与代谢性酸中毒的程度及纠正情况，及时调整、定时总结补液的成分、量及速度。补液后注意尿量及心、肺、肝脏体征变化，及时防止心衰、肺水肿的发生。

2. 出血倾向：皮肤瘀斑、瘀点显著增多、融合坏死预示病情在发展，应注意观察。及时进行凝血功能检查。重症应注意有无呕血、便血或隐匿性胃肠道出血及其他部位出血，并应进行有关 DIC 的实验室检查。

3. 密切注意脑水肿、颅内高压的发展，仔细观察有无呼吸衰竭及瞳孔改变，意识障碍加深，惊厥加重，血压增高等脑疝征兆。

4. 急性期病人注意并发肺炎、泌尿系统感染、瘀斑坏死并继发感染。

5. 恢复期病人注意脑积水、硬脑膜下积液的发生；有无浆液性关节炎发生。

七、治疗

1. 抗菌治疗：青霉素为首选药物，20 万～40 万 U/（kg·d），疗程 5～7 d。不能完全除外其他细菌所致脑膜炎，可用氨苄青霉素（国外治疗细菌性脑膜炎较多选用）、头孢噻肟钠或头孢曲松钠等；对青霉素、头孢菌素过敏者，选用氯霉素。

2. 对症治疗：高热者使用药物或物理降温；严重烦躁或惊厥者选用适当镇静剂；呼吸衰竭者应保持呼吸道通畅及给氧，必要时使用人工呼吸机，同时辅以降低颅内压措施。

3. 抗休克治疗。

4. 抗脑水肿治疗。

5. 抗凝治疗：用于有大片瘀斑；瘀点在短期内明显增多或有融合趋势；经抗休克治疗微循环改善不明显者。常用肝素 0.5～1 mg/kg 加入葡萄糖液中缓慢静脉注入。

八、预防

1. 隔离传染源 1 周。密切接触者应给予磺胺类药物至少 3 d，并密切观察 1 周。

2. 病人房间应通风、消毒。流行期间，儿童应避免去公共场所或参加集体活动。

3. 使用流脑疫苗对易感儿童有良好免疫效果。

第十一节　结核病

一、概述

结核病是由结核杆菌引起的慢性感染性疾病，它危害人类已经有数千年的历史。结核曾一度控制得很好，但目前全球结核病发病率有明显上升的趋势，因此，结核病仍是危害人类（包括儿童）的常见病及多发病。儿童常见的结核病类型有：原发性肺结核、粟粒性肺结核、结核性脑膜炎，其中以原发性肺结核最多见，它也是成人期继发性肺结核的根源，而粟粒性肺结核、结核性脑膜炎是结核病的严重类型。

二、原发性肺结核

（一）概述

原发性肺结核是结核杆菌初次侵入肺部后发生的原发感染，是小儿肺结核的主要类型。原发性肺结核包括原发综合征和支气管淋巴结结核。典型原发综合征包括肺部原发病灶、支气管淋巴结结核和两者之间的淋巴管炎，在X线上形成哑铃状的双极阴影。支气管淋巴结结核是肺内原发病灶较小或已吸收，而以支气管淋巴结肿大为主。临床表现轻重不一，大多起病缓慢，轻者无明显自觉症状或类似上呼吸道炎表现，稍重者有明显结核中毒症状，重者急性起病伴高热，肺部体征缺如，诊断常借助胸部X线检查和PPD试验。

（二）病史要点

1. 流行病学资料：仔细询问结核接触史，特别是家族及密切接触者结核发病史、病情与治疗情况。患儿年龄越小，接触史愈重要。卡介苗接种史。近期有无麻疹、百日咳等传染病史。

2. 结核中毒症状：有无不规则低热、食欲不振、消瘦、盗汗、乏力、疲倦等及出现时间。发热者注意热程、热型。

3. 呼吸道症状：有无咳嗽，干咳或有痰，有无声嘶、喘鸣、呼吸困难。

（三）体检要点

1. 有无慢性病容、贫血、浅表淋巴结肿大。

2. 肺部体征：较重者因病灶周围炎症可使呼吸音减低、叩浊或出现管状呼吸音。支气管淋巴结明显肿大时，可压迫支气管引起百日咳样痉挛性咳嗽；压迫喉返神经可致声嘶；压迫静脉可致胸部一侧或双侧静脉怒张。

3. 有无疱疹性结膜炎、皮肤结节性红斑，双上臂有无卡介苗接种后的瘢痕。

（四）辅助检查

1. PPD试验：PPD试验呈阳性或强阳性。

2. 胸部X线检查：原发综合征呈哑铃状的双极阴影。支气管淋巴结结核可见肺门淋巴结呈浸润型或肿瘤型团块状阴影。胸部CT示纵隔、肺门淋巴结肿大及肺部病变。

3. 痰或胃液涂片找抗酸杆菌及结核培养。

4. 血沉：增快。

（五）诊断要点及鉴别诊断

1. 诊断要点：

（1）流行病学资料：结核接触史，卡介苗接种史。

（2）临床表现：有结核中毒症状，尤其是在患麻疹、百日咳之后出现结核中毒症状，更要考虑原发性肺结核的可能。但多数患儿没有任何症状，因此靠临床表现诊断十分困难，还需借助辅助检查。

（3）辅助检查：PPD试验呈阳性或强阳性，胸部影像学检查是诊断原发性肺结核最可靠的方法，也是最主要的诊断依据。

2. 鉴别诊断：

（1）纵隔恶性淋巴瘤：多见于4岁以上儿童，病情进展快，进行性加重；无痛性淋巴结肿大；晚期一般情况差，发热、消瘦、贫血、恶病质；胸片有纵隔淋巴结肿大，侵犯骨髓者，骨髓穿刺可发现司－瑞氏细胞或白血病样骨髓象。

（2）百日咳。

（六）病情观察及随访要点

1. 治疗后注意观察患儿体温、精神、食欲、咳嗽、盗汗、体重、淋巴结肿大情况；疱疹性结膜炎、皮肤结节性红斑的改变。

2. 复查血沉、胸部X线、病原学检查。

（七）治疗

1. 一般治疗：避免与患开放性肺结核的病人接触，卧床休息、室内保持通气良好，保证足够的营养补充。

2. 抗结核治疗：

（1）无明显症状的原发型肺结核：方案：INH + RFP 和（或）EMB，疗程：INH 1年，RFP 6～9月，EMB 3～6月。

（2）活动性原发型肺结核：方案：INH + RFP + PZA + SM，疗程：INH 1～1.5年，RFP 9月，PZA 6月，SM 3月。

（八）预防

1. 结核菌涂片阳性病人是小儿结核病的主要传染源，早期发现及合理治疗这类病人是预防小儿结核病的根本措施。

2. 卡介苗接种是预防小儿结核病的有效措施。

3. 对密切接触家庭内开放性肺结核者、3岁以下婴幼儿未接种卡介苗而结核菌素试验阳性者、结核菌素试验强阳性者或结核菌素试验新近由阴性转为阳性者进行预防性化疗。

三、结核性脑膜炎

（一）概述

结核性脑膜炎简称结脑，是小儿结核病中最严重的类型，是原发性肺结核恶化的结果。常在原发结核感染后1年以内发生，尤其在初染结核3～6个月最易发生结脑。多见于3岁以内婴幼儿。本病脑膜受累为主，尤其以颅底为著。脑实质与脑血管也常受累。故结脑的临床征候除结核中毒症状外，尚有神经系统受损表现，包括脑膜刺激征，颅神经损害征，颅内高压征、脑实质破坏征、脊髓功能障碍等。临床过程分为早中晚三期，每期1～2周。早期诊断、早期治疗，绝大多数病儿是可以治愈的，若诊断不及时和治疗不当，病死率及后遗症的发生率仍较高。

（二）病史要点

1. 询问起病及进展情况。

2. 仔细询问性格改变情况和结核中毒症状。

3. 有无不明原因之头痛、呕吐、嗜睡，头痛程度及加重情况，年幼儿有无突然尖叫、啼哭、皱眉不安；呕吐次数、性质，与进食的关系。有无惊厥及程度，惊厥与意识障碍的关系。

4. 院外诊断、治疗情况。

（三）体检要点

1. 神经系统体征：包括颅内高压征、意识障碍的程度、脑膜刺激征、病理反射征、颅神经损害征、植物神经功能紊乱表现，有无肢体活动障碍。

2. 有无呼吸循环衰竭表现。

（四）辅助检查

1. 脑脊液检查：脑脊液检查是诊断结脑的最主要的辅助检查和诊断依据，早期结脑即有改变，中期变化明显。典型结脑脑脊液外观呈毛玻璃状或似清非清，WBC多为（50～500）$\times 10^6$/L，分类以单个核细胞为主。糖及氯化物降低而蛋白增高。取脑脊液静置12～24 h后出现蛛网状薄膜进行抗酸染色，易找到抗酸杆菌。

2. PPD试验：多呈阳性，晚期可转阴。

3. 胸部X线检查或胸部CT：发现肺部结核有助于诊断。

4. 头颅CT扫描或磁共振（MRI）：结脑患儿CT、MRI的征象没有特异性，但有规律性。可以表现为脑积水、钙化、结核瘤、脑池密度增高、脑室扩大等征象，这些征象对结脑的诊断有帮助。

（五）诊断要点及鉴别诊断

1. 诊断要点：

（1）流行病学资料：结核接触史、卡介苗接种史、近期急性传染病史、既往结核病史。

（2）多起病缓慢，逐渐进展。

（3）临床表现：早期：性格改变和结核中毒症状；中期：神经系统表现明显（如头痛、喷射状呕吐、抽搐、意识障碍等颅内高压表现，脑膜刺激征、颅神经麻痹等表现）；晚期：极度衰竭、昏迷、顽固性惊厥、水、盐代谢紊乱。

（4）辅助检查：脑脊液检查，PPD试验，胸部X线或胸部CT，头颅CT扫描或磁共振（MRI）。

2. 鉴别诊断：

（1）化脓性脑膜炎：① 起病急、病程短、发展快；② 有明显的感染中毒症状；③ 迅速出现明显的颅内压增高症状：头痛、喷射状呕吐、抽搐、并迅速出现意识障碍；④ 其病变主要在脑顶部，颅神经损害少见；⑤ 常伴有皮肤或其他部位的化脓性感染灶：脓疱疮、中耳炎、肺炎、败血症等；⑥ 脑脊液检查：外观浑浊、细胞数 $> 1\ 000 \times 10^6$/L，分类以中性粒细胞为主，涂片或培养可找到化脓性细菌。

(2) 隐球菌脑膜炎：① 起病较结脑更缓慢，病程更长；② 有不规则的发烧，而全身中毒症状不重；③ 颅内高压症状明显：头痛剧烈，与脑膜炎其他表现不平行；④ 视力障碍（主要表现为视力减退）及视神经乳头水肿较常见；⑤ 多有长期使用广谱抗生素及（或）免疫抑制剂史；⑥ 脑脊液检查：脑脊液墨汁染色找到隐球菌或真菌培养出隐球菌。

（六）病情观察及随访要点

1. 随访发育、营养状态及体重等全身情况。是否出现脱水、酸中毒、电解质紊乱及其纠正情况。

2. 观察抗结核治疗效果。重点记录治疗后体温、神志、惊厥、颅内高压征、脑膜刺激征等各项表现的改善。注意前囟、颅缝变化。

3. 重症患儿应密切观察呼吸节律、频率及深浅，脉搏强弱、节律，瞳孔大小、对光反射。

4. 随访各种后遗症及其治疗效果，包括意识障碍、失明、失语、颅神经麻痹或肢体瘫痪、脑积水等。

5. 随时防治褥疮发生及继发感染。

6. 观察有无抗结核药物及糖皮质激素副作用。

7. 酌情复查脑脊液及其他辅助检查以确定疗效，指导治疗。

（七）治疗

1. 一般治疗：卧床休息、室内保持通气良好，保证足够的营养补充，昏迷病人可用鼻饲。细心护理，防治眼、皮肤、肺部、泌尿道并发症。

2. 抗结核治疗：四联抗结核，分强化治疗阶段和巩固治疗阶段，总疗程：INH 18～24 月（1.5～2 年），RFP 9 月，PZA 6 月，SM 3 月。

3. 糖皮质激素：有降低颅内压，减轻结核中毒症状，减少纤维素渗出及减少粘连、从而减轻或防止脑积水的发生。在开始抗结核治疗的同时常规使用。地塞米松每次 0.25～0.5 mg/kg 或强的松 1～2 mg/（kg·d），疗程：2～3 个月（8～12 周）。

4. 鞘内注射：患儿有椎管阻塞时（脑脊液蛋白量≥ 3.0 g/L 以上），可以采用鞘内注射，INH25～50 mg/ 次；地塞米松每次 0.5～1 mg，每日一次，1～2 周为一疗程，或隔日一次，2～4 周为一疗程。

5. 降低颅内压：脱水剂（20%甘露醇、甘油果糖）；利尿剂（速尿）。

6. 对症治疗：止惊、退热、纠正水电解质紊乱。

（八）预防

见原发性肺结核。

第十二节 梅 毒

一、概述

梅毒(syphilis)是由梅毒螺旋体(Treponema，TP)所致的传染病。分为先天和后天(获得性)梅毒，可累及多个或单个器官，其特征为连续顺序的临床分期和数年无症状潜伏期。获得性梅毒主要通过性传播，先天梅毒(又称胎传梅毒)指胎儿在子宫内通过母体胎盘感染(危险性约60%～80%)。先天梅毒患儿出生时可无临床症状，仅梅毒血清试验阳性，3周后出现生长停滞、消瘦、老人貌、梅毒疹、肝脾肿大，贫血和血小板减少等。本节主要介绍先天梅毒。

二、病史要点

1. 流行病学史 询问父母梅毒病史。

2. 主要询问有无皮疹(手掌、足底、口鼻周及臀部)。

3. 有无生长停顿、智力落后。

4. 有无脓性或血性鼻腔分泌物，有无肢体活动障碍。

5. 有无听力、视力异常、抽搐。

三、体检要点

1. 早期先天性梅毒(2岁内)：有无手掌和足底的大疱疹或青铜色斑疹和口鼻周围和尿布区斑疹/丘疹样皮损，有无全身性淋巴结肿大和肝脾肿大。

2. 婴儿期：

(1) 有无生长停顿、“老人貌”和贫血貌。

(2) 有无口周放射状皲裂/瘢痕、脓性或血性鼻腔分泌物，有无声音嘶哑、脱发、指甲炎等。有无骨软骨炎(生后3个月内)。

(3) 有无智能落后、脑膜刺激征，有无视力障碍、脑积水。

3. 晚期先天性梅毒(>2岁，以5～8岁多见)：

(1) 有无鼻、鼻中隔和硬腭可见树肿胶样溃疡。

(2) 有无“军刀状”胫骨和额骨及顶骨的隆起。

(3) 有无神经性梅毒，有无间质性角膜炎，有无感觉神经性耳聋。

(4) 有无哈钦森三联症(哈钦森门齿、桑树样磨牙和“斗犬”面容)。

四、辅助检查

1. 检测组织或体液中的TP(诊断早期梅毒快速可靠)：

(1) 暗视野镜检(用皮肤或黏膜损害处渗物或刮取物找TP)。

(2) 病理切片银染色。

2. 血清学实验：

(1) 非螺旋体抗原试验：① 性病研究实验室试验(VDRL)：定性/定量检测血清中抗心类脂抗体；② 快速血浆反应素(RPR)试验。

（2）特异性 TP 抗体检测试验：① TP 酶联免疫吸附试验（TP-ELISA）：可用作筛查和确认试验，为梅毒血清学诊断的首选方法；② 荧光螺旋体抗体吸收试验（FTA-ABS）。

3. PCR 技术检测 TP-DNA：可用于诊断早期梅毒和潜伏期梅毒，其特异性和敏感性均可达 100%。

4. X 线长骨摄片：骨软骨炎常见于肘、膝关节。

5. CSF 检查：凡有先天性梅毒临床表现或 X 线证据及梅毒血清试验阳性者，治疗前做 CSF 检查。神经梅毒 CSF 中淋巴细胞、蛋白增加，糖和氯化物正常。

五、诊断要点及鉴别诊断

1. 诊断：

（1）早期梅毒诊断：主要根据病史（父母梅毒史、治疗史，母亲分娩史，有无流产、早产、胎死宫内及娩出梅毒儿史）、临床表现、实验室检查及 X 线检查综合分析。

（2）晚期先天性梅毒的诊断：通过临床病史，特征性体征和血清学试验阳性。哈钦森三联症及神经性耳聋具有诊断价值。FTA-ABS 试验阳性。

2. 鉴别诊断：

（1）早期先天性梅毒：应与败血症、巨细胞病毒肝炎、播散性单纯疱疹先天性弓形虫病、先天性佝偻病、大疱性表皮松解症、新生儿天疱疮等鉴别。

（2）晚期先天性梅毒：① 假性麻痹应与先天性臂丛神经麻痹、脊髓灰质炎、化脓性骨髓炎和坏血病鉴别。② 梅毒皮疹应与勒雪氏病、尿布疹、药物疹和疥疮等鉴别。

六、病情观察及随访要点

1. 在开始治疗后的 6～12 h 内，注意赫氏反应（表现为全身不适、发热、头痛、出汗、寒战或梅毒病变的暂时性加剧，通常在 24 h 消退）。

2. 治疗结束后 3、6 和 12 个月时复查 RPR。若滴度升高或不下降，应当重复治疗。

3. 观察 1 年后应复查脑脊液，若 VDRL 持续阳性超过 1 年，或滴定度上升，应复治。

七、治疗

1. 对症治疗：

（1）加强护理、保证营养和防止继发感染；

（2）维持水电解质平衡，纠正贫血；

（3）间质性角膜炎和神经性耳聋，皮质类固醇治疗可能有益。

2. 病原治疗：

（1）对母亲接受过治疗、婴儿血清阳性、但无临床症状、脑脊液正常者，可予苄星青霉素 5 万 U/kg，肌注 1 剂，然后在 1、2、4、6、12 个月进行随访。

（2）对有症状先天性梅毒，予青霉素 G 10～15 万 U/（kg·d），在最初 7 d，以 5 万 U 做计算，1 次 /12 h，以后 1 次 /8 h，直至总疗程 10～14 d；或予普鲁卡因青霉素 G 5 万 U/（kg·d）肌注，1 次 /d，至少 10d 。

（3）对年龄在 4 周以上的婴儿，予青霉素 G 5 万 U/（kg·d），肌肉注射，1 次 /6 h，连续

10～14 d。首剂或首日剂量可适当减少。如治疗间断 1 d 以上，需重新开始整个疗程。

青霉素过敏者，可选用大环内酯类（如红霉素或阿奇霉素）或头孢菌素（如头孢曲松钠）。

八、预防

对妊娠梅毒进行治疗是预防先天性梅毒最有效的措施。

1. 婚前妊娠前检查 常规 STS 检测。

2. 可疑梅毒孕妇，首次产前 VDRL 阳性者，再查 TP 抗原血清试验，若后者结果阴性且无临床症状者，4 周后复查；若后者结果阳性且有临床表现应予青霉素治疗，必要时中止妊娠。

3. 经治梅毒孕妇所生婴儿，应定期做临床及血清学检查，直至血清学检查阴性维持 3 个月以上。

（宋立梅、杜海燕、史绍英、王成良）

第七章
康复科

第一节　格林巴利综合征的康复指南

一、定义

格林巴利综合征(急性炎症性脱髓鞘性多发性神经病):是以周围神经和神经根的脱髓鞘及小血管周围淋巴细胞及巨噬细胞的炎性反应为病理特点的自身免疫病。临床表现为急性、对称性、弛缓性肢体瘫痪。

二、临床表现

1. 可发生在任何年龄,青壮年多见。半数以上患者有前驱症状,以上呼吸道感染症状较多,少数有免疫接种史,从感染至发生神经症状时间为 1～3 周,死亡率为 3%～4%,死亡率极高。原因主要为呼吸衰竭、肺部感染、心力衰竭。

2. 运动障碍:多为从下肢向上发展的四肢对称性弛缓性瘫痪。以肢体近端较为严重并且瘫痪 < 7 d 达到高峰。

3. 感觉障碍:起病开始有神经根刺激症状,表现为腰、颈、肩部疼痛,以后出现肢体麻木,酸痛。感觉障碍表现为手套、袜套型,不少病例可无轻易感觉障碍。

4. 颅神经障碍:主要影响Ⅶ、Ⅸ、Ⅹ对颅神经。半数以上病者有颅神经周围性瘫,舌咽、迷走神经损害,表现为吞咽困难、声嘶、咳嗽反射消失等,面瘫常为双侧性。

5. 呼吸障碍:部分病例可发生呼吸困难,多在起病后 3～12 d 出现,原因是病变波及颈,胸段 N 根而致呼吸肌麻痹。第九、十对颅 N 麻痹时,咳嗽反射消失,呼吸道被分泌物阻塞。少数病例是由于病变波及延髓致呼吸中枢衰竭。

6. 括约肌障碍:少数患者有膀胱括约肌功能障碍。

三、主要功能障碍

1. 瘫痪:颅神经周围瘫、下肢瘫痪、四肢瘫痪。

2. 感觉障碍：瘫痪肢体通常伴有相应的感觉障碍或丧失。

3. 肌肉痉挛：腰以上的脊髓损伤常常出现肌肉痉挛、疼痛。

4. 心理障碍：有不同程度的心理障碍，加重病情。

5. 其他：感染、自主神经调节障碍、呼吸困难等。

四、评定内容

运动功能障碍评价，即临床与康复的评定。

五、康复治疗的具体内容

（一）急性不稳定期

各类型脊髓损伤的康复都包括如下内容：

1. 呼吸功能训练：

包括胸式呼吸和腹式呼吸训练；体位排痰训练和胸廓被动运动训练。

2. 膀胱功能训练：

在急救阶段，因难以控制入量，多应用留置尿管。在停止静脉补液之后，应开始间歇导尿（每日 4 次）和自主排尿或反射排尿训练。

3. 全身关节训练（良好的肢位摆放）：

颈椎不稳定者肩关节外展不应超过 90°，四肢处于功能位摆放，在医生未下处方前不得进行脊柱的旋转、屈曲、伸展等运动。

4. 肌力增强训练：

原则上所有能主动运动并且不影响骨折稳定性的肌肉都应当运动，使急性期不发生肌肉萎缩或肌力下降。

5. 血液循环、自主神经功能适应性训练：

包括由仰卧－坐，坐－立体位转换等训练。

6. 心理康复：

应给以温暖，鼓励他们克服依赖心理，完成各种训练任务，早日达到康复的目标。鼓励伤员将喜、怒、哀、乐表现出来，让他们内心深处的痛苦得以宣泄，从而帮助他们很好地完成康复治疗。

7. 预防深静脉血栓、压疮的训练和处理：

2 h 间隔轴向翻身等。

（二）急性稳定期（4～12 周左右）

在此时期，持续上述训练的基础上，增加以下内容：

1. 四肢瘫：

可以做一些站立训练，通过电动的起立床、辅助器具或者治疗师对他进行帮助完成体位的变换或者移动；日常生活活动能力的训练，如洗漱、进食；脊椎的训练，就要考虑用一些颈围，避免颈部过度活动；膀胱训练可以做一些清洁导尿，定时定量饮水和定时排尿；反射性膀胱训练。

2. 截瘫：

在四肢瘫训练项目基础上增加辅助站立和残存肌力训练，日常生活活动训练。对于脊柱稳定性良好，或者增加坚强的外固定，并在严密监护的情况下，可以由有经验的治疗师指导患者开始借助重心移动式步行矫形器、膝踝足矫形器或踝足矫形器等进行步行训练（见图 7-1）。

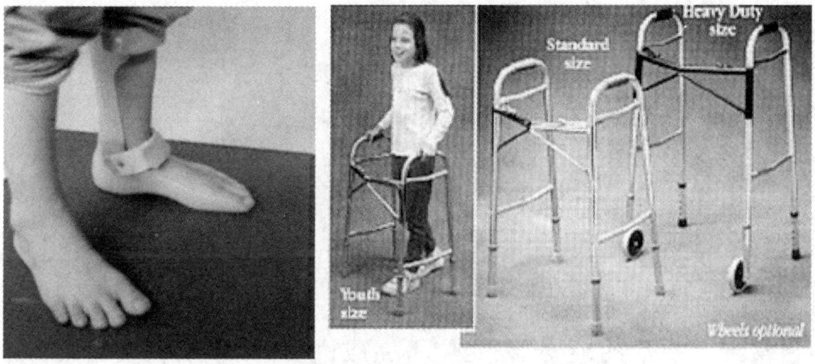

图 7-1　截瘫患者的辅助站立设施

（三）慢性期（12 周以后）

加强步行能力和日常生活活动能力的训练，加强心理康复，以及以回归家庭、回归社会为目的的各种教育、培训。另外，康复实施形式是在康复医师的策划、组织、总体评估下，由物理治疗师、作业治疗师、心理康复师、假肢与矫形器师等协调完成。并定期召开工作组会诊，评估疗效，微调康复内容。没有专业人员条件时可转到具备条件的医疗机构或暂时由医务人员经专业人员指导后进行。急性期训练应配带围领、腰围等保护性支具。慢性期的各种训练应以巩固疗效为目的，强度、内容因人而异。

六、康复护理

主要是急性期的护理：

1. 皮肤护理：

（1）每日检查压疮（褥疮）的好发部位。

（2）卧床患者 2 h 间隔轴向翻身。

2. 泌尿系统护理：

（1）留置尿管时保持尿管通畅。注意定时夹闭和开放导尿管。

（2）每日饮水量 2 000～2 500 mL，24 h 尿量控制在 1 000～1 500 mL。重症抢救期间尿量可以有所增加。

3. 排便护理：

（1）一般保持 1～2 d 排便一次。养成定时排便的习惯。

（2）如有大便失禁，粪便浸泡肛门周围，容易引起糜烂，诱发压疮。应及时用清水将肛周皮肤洗净，涂抹防护油。

4. 体位性低血压的护理：

（1）早期开展抬高床头训练，角度从小逐渐加大到90°，坐90°能坚持1 h后，可乘坐轮椅。

（2）下床前戴好腰围，穿弹力袜。

（3）生命体征平稳时尽早转入能进行专业康复机构。

七、辅助器具、技术

辅助支具在保护双下肢无力及痉挛情况下非常重要，常见的主要有踝膝矫形器、上肢矫形器等。以下是几种常见的康复训练内容和方法

1. 翻身训练（图 7-2）：

对脊髓完全性损伤的肢体瘫痪而上肢有功能的患者适用。目的是：

（1）防止身体局部受压时间过长而造成压疮；

（2）防治肺部感染；

（3）提高患者在床上的活动能力。

2. 坐起训练（图 7-3）：

适用对象同翻身训练。目的是：

（1）提高日常独立生活的能力，在坐位下完成进食、穿脱衣物及学习等活动；

（2）为进一步训练打好基础。

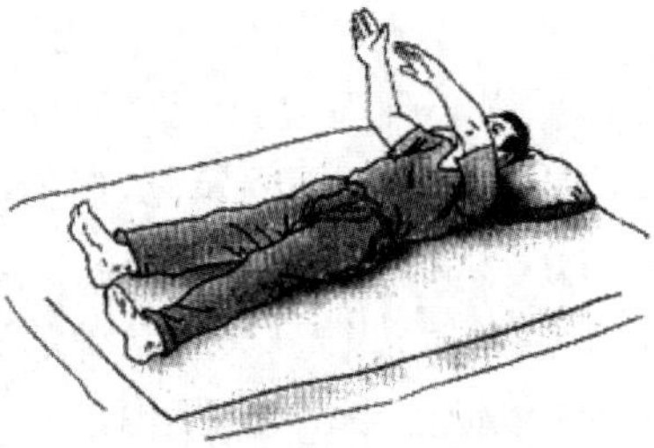

图 7-2　翻身训练

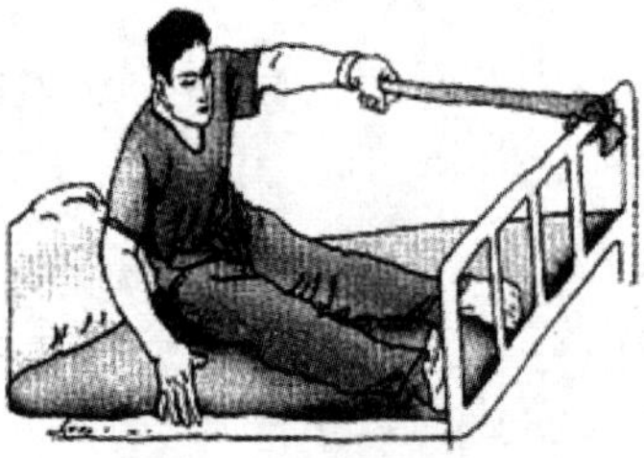

图 7-3　坐起训练

3. 坐位平衡训练（图 7-4）：

适用对象同翻身训练，目的同坐起训练。具体方法：

（1）患者坐位，双腿伸直；

（2）双手缓缓向上抬起，然后放下，反复进行抬放活动，并逐渐延长抬起的时间。

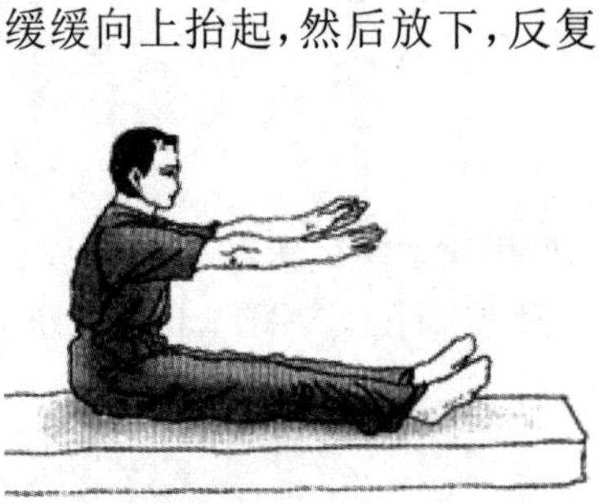

图 7-4　坐位平衡训练

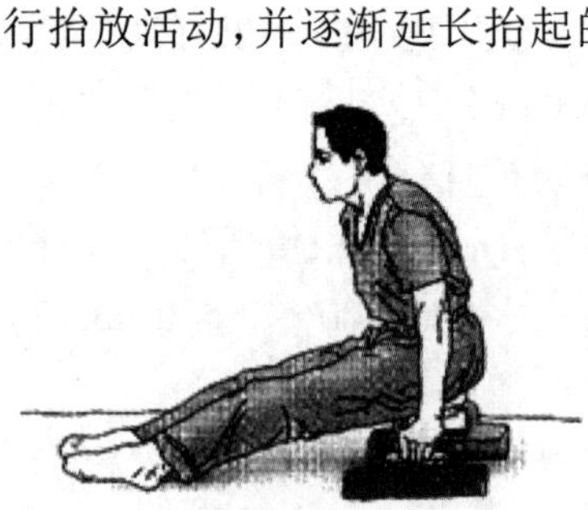

图 7-5　支撑降压和移动训练

4. 站立及行走训练：

（1）站起训练。

训练者面对患者，双腿分开站立，双手扶在患者腋下，并用力向上托举；患者下肢配戴

矫形器，身体前倾，用力支撑双拐站起。

（2）平行杠内站立训练。

患者下肢配戴矫形器，双手握持平行杠站立（家庭中可用栏杆等其他牢固的固定物代替）；训练者一手扶住患者髋部，另一手扶住患者胸部；患者挺胸站直，站立时间逐渐延长，每次站立 20～30 min。

（3）步行训练及平衡协调能力训练。

患者下肢配戴矫形器，予减重步行训练仪及悬吊治疗系统中，根据患者情况逐渐增加运动难度及强度，时间逐渐延长，每次站立 20～30 min。

5. 手功能训练：

对遗留上肢功能障碍者，予针对性作业进行训练，如上臂抬举、前臂旋转、对指功能等，据患者情况逐渐增加运动难度及强度，时间逐渐延长，每次站立 20～30 min。

第二节　脊髓炎的康复指南

一、概述

（一）定义

1. 脊髓炎是指各种感染或变态反应所引起的脊髓炎症，是儿科最常见的非创伤性脊髓损伤原因之一。根据炎症涉及部位可分为：① 脊髓前角灰质炎；② 横贯性脊髓炎；③ 上升性脊髓炎；④ 播散性脊髓炎；⑤ 脊膜脊髓炎；⑥ 脊膜脊神经根炎。按病因分类可分为：① 感染后和预防接种后脊髓炎；② 病毒性脊髓炎；③ 细菌或螺旋体性脊髓炎；④ 真菌性脊髓炎；⑤ 寄生虫性脊髓炎；⑥ 原因不明的脊髓炎。依起病形式分类可以分为急性（1 周内病情达峰值）、亚急性（2～6 周）和慢性（超过 6 周）脊髓炎。脊髓炎的典型表现是截瘫，也是脊髓炎康复治疗的重点。

2. 截瘫是指脊髓横断性损害造成的两侧损害平面以下神经功能丧失，所导致的一系列综合征，包括运动、感觉、植物神经功能紊乱、二便控制等。脊髓损伤可以是完全横贯性的，也可以是不完全的，加上损伤平面不同，所以临床上的表现和预后也有很大不同。

（二）截瘫的分级

A: 完全损伤，鞍区无任何运动、感觉功能保留。

B: 不完全损伤，脊髓损伤平面以下至鞍区，无运动功能而有感觉的残留。

C: 不完全损伤，脊髓损伤平面以下有运动功能保留，但一半以上关键肌的肌力在 3 级以下。

D: 不完全损伤，脊髓损伤平面以下有运动功能保留，且一半以上关键肌的肌力大于或等于 3 级。

E: 正常，运动、感觉功能正常。

运动障碍特点：受损平面以下运动功能障碍在急性期呈弛缓性瘫痪，可持续 6 周以上或更长时间，然后进入痉挛期，但 L1 椎体下缘的损伤不会出现痉挛，表现为肌张力低下，肌肉萎缩。

（三）脊髓损伤的主要功能障碍

1. 瘫痪：胸和腰的损伤导致下肢瘫痪，颈损伤可导致四肢瘫痪。

2. 感觉障碍：瘫痪肢体通常伴有相应的感觉障碍或丧失。

3. 大小便失禁：便秘或小便失禁十分常见，也常有排尿困难。

4. 疼痛：不少患者出现损伤部位以下的疼痛。

5. 肌肉痉挛：腰以上的脊髓损伤常常出现肌肉痉挛、疼痛。

6. 压疮（褥疮）：是最常见的脊髓损伤并发证，导致感染等。

7. 心理障碍：有不同程度的心理障碍，加重病情。

8. 其他：感染、自主神经调节障碍、异位骨化、呼吸困难等。

（四）其他相关定义

1. 四肢瘫：指颈椎管内脊髓神经组织受损而导致四肢运动和感觉的损害和丧失，如上肢、躯干、下肢及盆腔器官的功能损害。

2. 截瘫：指脊髓胸段、腰段或骶段（不包括颈段）椎管内脊髓损伤之后，造成下肢运动和感觉功能的损害或丧失。

3. 神经平面：指在身体两侧有正常的感觉和运动功能的最低脊髓节段。

4. 感觉平面：身体两侧具有正常感觉功能的最低脊髓节段。

5. 运动平面：身体两侧具有正常运动功能的最低脊髓节段，脊髓是连接中枢神经和外周神经的通道，是把大脑的命令传递到人身体各个部分的关键环节。

二、脊髓炎康复评定

（一）评定内容

1. 功能评价，即临床与康复的评定。根据美国脊髓损伤委员会的脊髓损伤神经功能分类标准（简称 ASIA 标准）进行，它分运动水平和感觉水平：

（1）运动水平：也叫运动指数评分，在人体左右各有 10 组关键肌，总分 100 分，根据肌力评价，MTT 的评分方法 0～5 级。这个评分具有较高的现实效度和预测效度。

（2）感觉水平：也叫感觉指数评分，它有 28 个感觉位点来确定正常感觉功能的最低脊髓节段。正常的，通过痛觉、轻触觉评分为 2 分；异常的，是减退或过敏，评 1 分；消失的是 0 分。

2. 心肺功能评定，各种康复训练对心脏常是一种负荷，进行前应对心功能进行评定。可采用下面两种方法：① 脉搏检查法；② 自觉劳累程度分级。

3. 日常生活活动能力的评定，截瘫患者可采取改良的巴氏指数测定，四肢瘫患者可采用四肢瘫功能指数法。

4. 心理障碍评定，脊髓炎后常会有不同程度心理反应的改变和情绪变化，需进行情绪测验。常用的方法为汉密顿焦虑测验和汉密顿抑郁测验。

（二）脊髓截段和皮肤感觉的关系

需要了解脊髓损伤平面与运动的关系，脊髓截段和皮肤感觉的关系，以便准确地进行运动感觉评定。

（1）C1～C3，头的运动肌，它的运动是转头运动；

（2）C4主要是膈肌，管呼吸，假如呼吸有障碍，就说明颈4有问题。还有斜方肌，耸肩；

（3）C5是三角肌，让病人做一个外展上臂的动作，如果能，颈5没有问题。让他屈一下肘，那是肱二头肌，能屈肘没问题；

（4）假如能伸腕，说明颈6没问题；

（5）假如能伸肘，说明颈7没问题；

（6）中指屈一下，能屈，则颈8没问题。

（7）胸1，主要是握拳，能握拳胸1没问题；胸以下的胸2、胸3、胸4，那就相应地对它的功能；

（8）腰2，就看它能不能屈髋，能屈髋，腰2没问题；

（9）能伸膝，则腰3没问题；

（10）能做踝背屈的动作，腰4没问题；

（11）能做拇长伸肌，伸拇指，腰5没问题；

（12）能做一个肘屈的动作，说明骶1没问题，骶1以下即马尾。

如图7-6所示，损伤平面和相应的代表性肌肉及其能产生的运动。

可以根据几个动作，很明确地确定损伤部位。人的感觉跟运动是相差节段的。有几个关键点：① 颈2到颈3，主要是在枕部和颈部区域；② 颈4是在肩胛部；③ 颈5到颈7在手、前臂、上臂桡侧；④ 颈8到胸2，手及前臂和上臂的尺侧；⑤ 胸4到胸5，跟乳头水平齐；⑥ 胸7，肋弓的水平；⑦ 胸10，脐的水平；⑧ 腰1到腰5是下肢的前后面，⑨ 骶4到骶5，是会阴、肛门周围。

三、脊髓炎患儿康复指导规范

脊髓炎病情稳定在10 d左右，床边的早期治疗应该更早进行。早期治疗可以有效地避免合并症，例如压疮、肺炎、泌尿系统感染等。也可以有效地改善患者的心态。

脊髓损伤恢复潜力大。早期恢复的过程在数天到6个月内；其后的2年左右患者也可以有进一步恢复的机会。出现远端肢体的早期活动，例如脚趾的主动活动，往往预示良好的恢复潜力。痉挛的运动对预后没有价值。瘫痪部位有感觉者，运动功能恢复的机会较大。感觉正常的部位，运动能力恢复的可能性超过50%。积极功能锻炼为1%的希望而做出100%的努力。即使病史很长，但只要经过康复训练，就一定有巨大的潜力。

四、脊髓炎康复治疗的具体内容

1. 物理治疗：包括肌力训练，平衡训练和协调训练；体位和转移训练；减重、减负重训练；站立和步行训练、轮椅训练；理疗、肌电生物反馈治疗等等。

2. 作业治疗：包括日常生活活动能力训练、娱乐和工作训练等。

3. 矫形器的应用：包括踝足矫形器、膝踝足矫形器等等，还有上肢矫形器。

4. 心理治疗：包括一些心理疏导，还有生物反馈治疗。

重庆医科大学附属儿童医院康复中心

脊 髓 损 伤 评 估 表

姓名:____________性别:____年龄:____住院号:_____诊断:____

	运动 左	运动 右	关键肌	轻触得分 左	轻触得分 右	针刺得分 左	针刺得分 右
C_2							
C_3							
C_4							
C_5			肘屈肌群				
C_6			腕伸肌群				
C_7			肘伸肌群				
C_8			指屈肌群（中指远端指节）				
T_1			指外展肌群（小指）				
T_2							
T_3							
T_4							
T_5							
T_6							
T_7							
T_8							
T_9							
T_{10}							
T_{11}							
T_{12}							
L_1							
L_2			髋屈肌群				
L_3			膝伸肌群				
L_4			踝背伸肌群				
L_5			趾长伸肌群				
S_1			踝跖屈肌群				
S_2							
S_3							
S_{4-5}							

运动评分：
0:完全瘫痪
1:触及或可见肌肉收缩
2:不抗重力主动运动
3:可抗重力主动运动
4:对抗部分阻力主动运动
5:对抗全部阻力主动运动
NT:无法检查

感觉评分：
0:无
1:减弱
2:正常
NT:无法检测

感觉

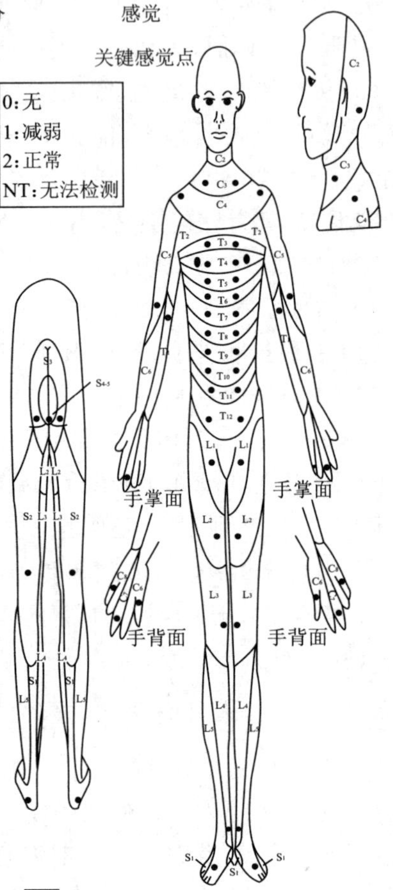

□ 自主肛门括约肌收缩（有/无）

□ 肛门感觉（有/无）

合计 □ + □ = □ 运动得分

最高值(50)(50)(100)

合计 □ + □ = □ 针刺得分（最高值112）

合计 □ + □ ——→ = □ 轻触得分（最高值112）

最高值(56)(56)(56)(56)

神经水平 具有正常功能的最远节段		左	右	完全或不完全	部分功能保留带 部分神经的远段范围支配		左	右
	感觉	□	□	□		感觉	□	□
	运动	□	□	不完全性：在 S_{4-5} 存在感觉或运动功能		运动	□	□

图 7-6　脊髓损伤评估表

五、不同时期脊髓炎康复治疗内容

（一）急性不稳定期（起病后～4 周）

各类型脊髓炎的康复都包括如下内容。

1. 呼吸功能训练：

包括胸式呼吸（胸腰段损伤）和腹式呼吸（颈段损伤）训练；体位排痰训练和胸廓被动运动训练。每日 2 次，适度压迫胸骨使肋骨活动，防止肋椎关节或肋横关节粘连。有肋骨骨折等胸部损伤者禁用。

2. 膀胱功能训练：

在急救阶段，因难以控制入量，多应用留置尿管。在停止静脉补液之后，应开始间歇导尿（每日 4 次）和自主排尿或反射排尿训练。

3. 全身关节训练（良好的肢位摆放）：

颈椎不稳定者肩关节外展不应超过 90°，胸腰椎不稳定者髋关节屈曲不宜超过 90°，超过上述角度可能会对脊柱脊髓造成二次损伤。当患者处于卧床期或颈椎牵引时，在医生未下处方前不得进行脊柱的旋转、屈曲、伸展等运动。

4. 肌力增强训练：

原则上所有能主动运动并且不影响骨折稳定性的肌肉都应当运动，使急性期不发生肌肉萎缩或肌力下降。

5. 血液循环、自主神经功能适应性训练：

包括由仰卧至坐起，由床边坐至坐轮椅，向倾斜床过渡等训练。

6. 心理康复：

应给伤员以温暖，鼓励他们克服依赖心理，完成各种训练任务，早日达到康复的目标。鼓励伤员将喜、怒、哀、乐表现出来，让他们内心深处的痛苦得以宣泄，从而帮助他们很好地完成康复治疗。

7. 预防深静脉血栓、压疮的训练和处理。

2 h 间隔轴向翻身等。

（二）急性稳定期（4～12 周）

在此时期，持续上述训练的基础上，增加以下内容：

1. 四肢瘫：

可以做一些站立训练，通过电动的起立床、辅助器具或者治疗师对他进行帮助完成体位的变换或者移动；日常生活活动能力的训练，如洗漱、进食；脊椎的训练，就要考虑用一些颈围，避免颈部过度活动；膀胱训练可以做一些清洁导尿，定时定量饮水和定时排尿；反射性膀胱训练。

2. 截瘫：

在四肢瘫训练项目基础上增加辅助站立和残存肌力训练，日常生活活动训练。对于脊柱稳定性良好，或者增加坚强的外固定，并在严密监护的情况下，可以由有经验的治疗师指导患者开始借助重心移动式步行矫形器、膝踝足矫形器或踝足矫形器等进行步行训练（见图 7-7）。

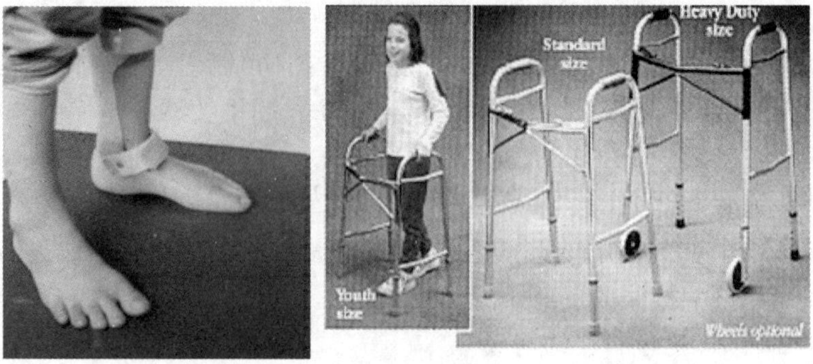

图 7-7 截瘫患者的辅助站立设施

（三）慢性期（12 周以后）

各类型脊髓损伤都应在继续急性期康复内容基础上，加强步行能力、轮椅能力和日常生活活动能力的训练，加强心理康复，以及以回归家庭、回归社会为目的的各种教育、培训。另外，康复实施形式是在康复医师的策划、组织、总体评估下，由物理治疗师、作业治疗师、心理康复师、假肢与矫形器师等协调完成。并定期召开工作组会诊，评估疗效，微调康复内容。没有专业人员条件时可转到具备条件的医疗机构或暂时由医务人员经专业人员指导后进行。急性期训练应配带围领、腰围等保护性支具。慢性期的各种训练应以巩固疗效为目的，强度、内容因人而异。

六、康复护理内容

1. 皮肤护理：

（1）每日检查压疮（褥疮）的好发部位。

（2）卧床患者 2 h 间隔轴向翻身。

2. 泌尿系统护理：

（1）留置尿管时保持尿管通畅。注意定时夹闭和开放导尿管。

（2）每日饮水量 1 000～2 000 mL，24 h 尿量控制在 1 000～2 000 mL。重症抢救期间尿量可以有所增加。

3. 排便护理：

（1）一般保持 1～2 d 排便一次。养成定时排便的习惯。

（2）如有大便失禁，粪便浸泡肛门周围，容易引起糜烂，诱发压疮。应及时用清水将肛周皮肤洗净，涂抹防护油。

4. 高热护理：

由于体温调节障碍导致的体温升高，可使用物理降温的方法，减少盖被，温水擦浴（擦四肢、腋窝、腹股沟）、冰袋（前额、颈两侧）、风扇等降温，如高热不退应使用退热药。如果是感染性高热，则应该使用足量敏感抗菌素。

5. 自主神经功能紊乱护理：

颈髓损伤致四肢瘫痪的患者，可突然出现头痛、大汗、憋气、皮肤潮红、心动过速或过缓、血压增高等表现，称为自主神经反射亢进，可因损伤部位以下不良刺激（如膀胱充盈、压疮、肌肉痉挛、便秘）引起。以上症状出现时，立即采取头高位，并尽快排除诱因。检查膀胱是否充盈，有留置尿管的伤员检查尿管是否通畅。如患者因为便秘不能排出大便，应立即协助排便。如不能缓解，可酌情给患者使用降压药。

6. 体位性低血压的护理：

（1）早期开展抬高床头训练，角度从小逐渐加大到90°，坐位90°能坚持1 h后，可乘坐轮椅。

（2）下床前戴好腰围，穿弹力袜。

（3）患者乘坐轮椅时，如出现低血压症状，立即将轮椅前轮跷起，使患者处于近似半卧位或平卧位，待患者症状缓解后，将轮椅放平。如不能缓解，立即将患者平放床上。对于脊髓损伤者康复的全面、及时介入十分重要。如果救治机构内缺乏康复人员，则应在专业人员集中指导后由医务人员早期实施，并在伤后或术后生命体征平稳时尽早转入能进行专业康复的医疗机构。

七、辅助器具、技术

1. 颈髓损伤：

根据伤员功能情况选配高靠背轮椅或普通轮椅，上颈髓损伤可选配电动轮椅。早期活动时可配戴颈托，对需要的伤员可配置手功能位矫形器等，多数患者需要进食、穿衣、打电话、书写等自助具，可根据情况选用坐便器、洗澡椅。

2. 胸1～4脊髓损伤：

常规配置普通轮椅、坐便器、洗澡椅、拾物器。符合条件者可配备截瘫步行矫形器或髋膝踝足矫形器，配合助行架、拐杖、腰围等进行治疗性站立和步行。

3. 胸5～腰2脊髓损伤：

大部分患者可通过截瘫步行矫形器或膝踝足矫形器配合步行架、拐杖、腰围等进行功能性步行，常规配置普通轮椅，可根据情况选用坐便器、洗澡椅。

4. 腰3及以下脊髓损伤：

多数应用踝足矫形器、肘拐或手杖等可独立步行。

对于不同情况患者，有不同的康复目标，颈8～胸2完全性损伤的双下肢瘫痪者康复的目标为：① 能完成日常生活所需要的基本活动；② 可从事坐位工作；③ 配戴骨盆—长下肢矫形器在平行杠内（也可以用手扶着栏杆等固定物）能站立。胸3～胸12完全性损伤的双下肢瘫痪者的康复目标为：① 能完成日常生活所需要的活动；② 可从事坐位工作；③ 配戴长下肢矫形器、用拐及助行器进行有治疗价值的步行。

八、常见的康复训练内容和方法

1. 翻身训练（图7-8）：

对脊髓完全性损伤的肢体瘫痪而上肢有功能的患者适用。目的是：

（1）防止身体局部受压时间过长而造成压疮；

（2）防治肺部感染；

（3）提高患者在床上的活动能力。

2. 坐起训练(图 7-9)

适用对象同翻身训练。目的是:

(1) 提高日常独立生活的能力,在坐位下完成进食、穿脱衣物及学习等活动;

(2) 为进一步训练打好基础。

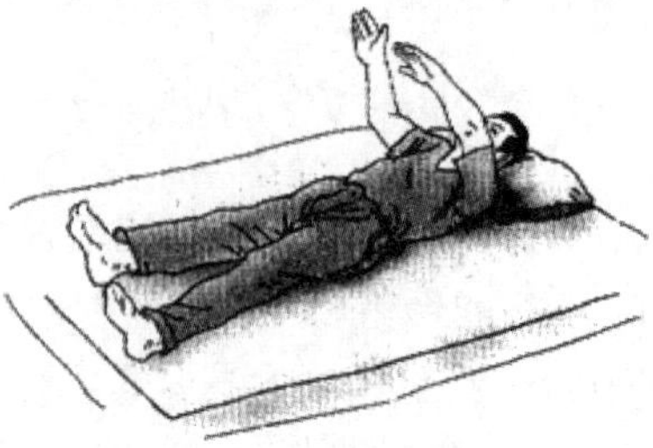

图 7-8 翻身训练

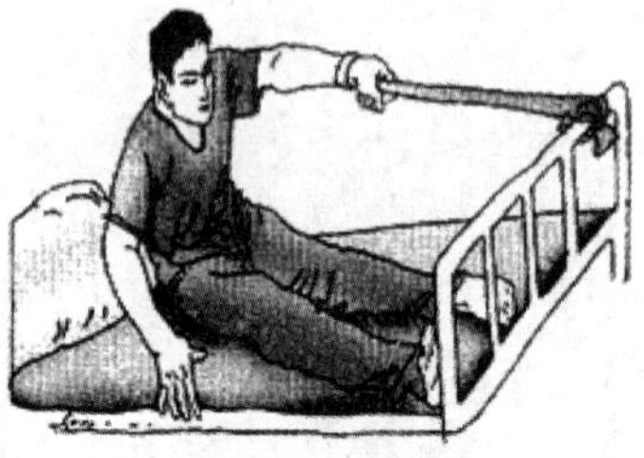

图 7-9 坐起训练

3. 坐位平衡训练(图 7-10):

适用对象同翻身训练,目的同坐起训练。具体方法:

(1) 患者坐位,双腿伸直;

(2) 双手缓缓向上抬起,然后放下,反复进行抬放活动,并逐渐延长抬起的时间。

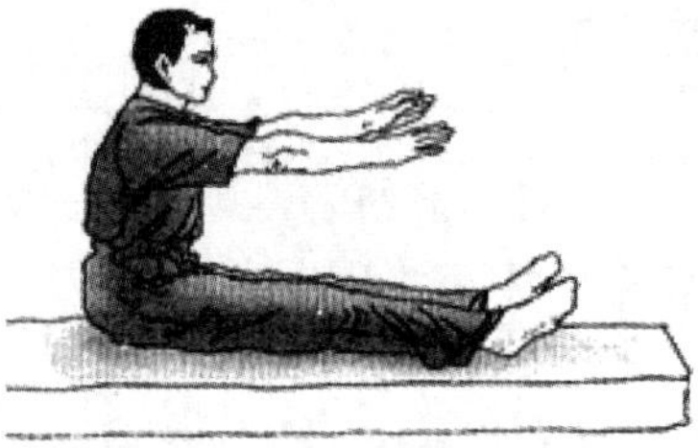

图 7-10 坐位平衡训练

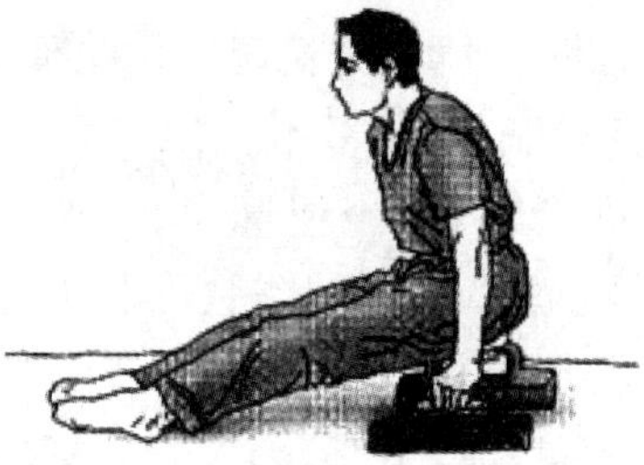

图 7-11 支撑降压和移动训练

4. 支撑减压和移动训练(图 7-11):

对颈 7～胸 2 完全损伤、上肢功能正常或功能基本正常的患者适用(见图 7-11)。目的是:

(1) 增加两上肢的支撑力;

(2) 减少体重对身体局部的压迫,以免发生褥疮;

(3) 提高在床上移动身体的能力。

具体方法:① 向前方移动训练;患者坐于床上,双腿伸直,双手放在身后支撑床面;双手用力支撑臀部抬离床面并向前移动(见图 7-12)。

② 向侧方移动训练:患者坐于床上,双腿伸直,双手在身体两侧支撑床面;双手用力支撑,臀部抬离床面并向一侧移动(见图 7-13)。

5. 转移训练:

对上肢有一定功能或功能正常的截瘫患者适用。目的是:

(1) 完成床与轮椅之间的转移,为使用轮椅创造条件;

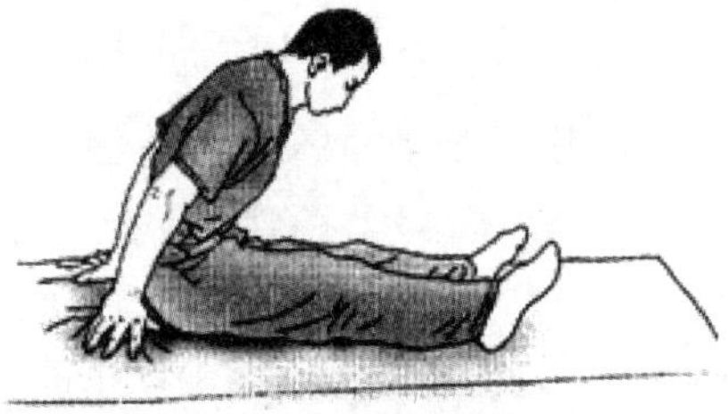

图 7-12 向前方移动训练

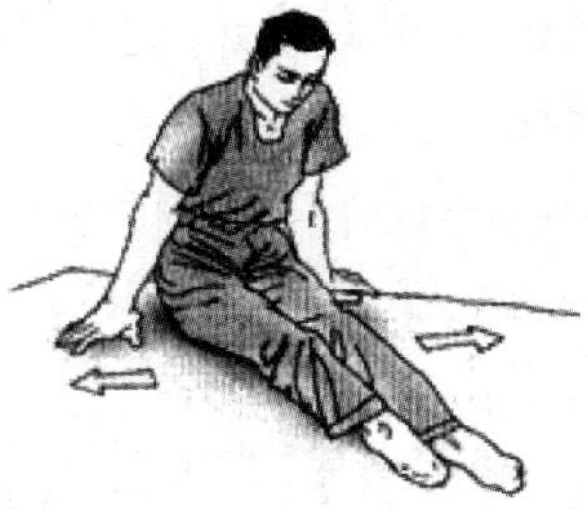

图 7-13 向侧方移动训练

(2) 提高独立生活的能力。

具体方法:① 辅助转移训练(由轮椅转移到床上):训练者面对患者,双膝抵住患者双膝;患者一手扶住训练者肩部,另一于自然下垂;训练者双手扶患者臀部,用力将患者托起;帮助患者缓慢转移到床上(见图 7-14)。

② 向前方转移训练(由轮椅转移到床上):轮椅正对床边,闸住轮椅;患者将双腿放到床上;患者双手扶轮椅扶手,用力支撑,将臀部从轮椅前方移到床上(见图 7-15)。

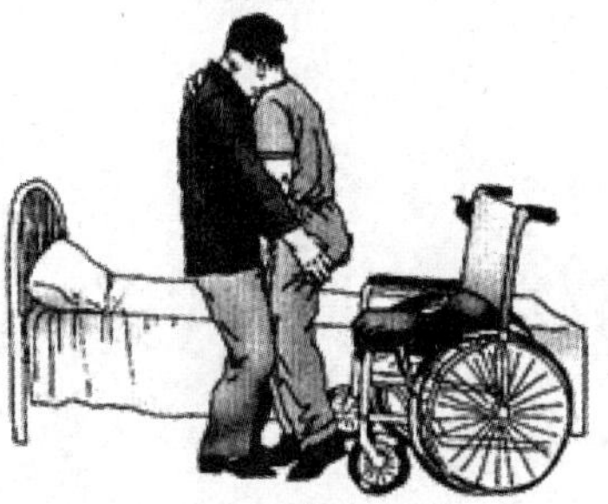

图 7-14 辅助转移训练

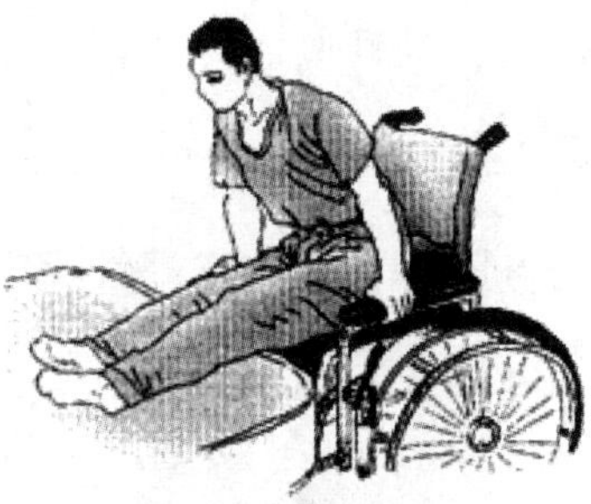

图 7-15 向前方转移训练

③ 向侧方转移训练;轮椅斜对床,成 45 度角,闸住轮椅;患者一手撑床,另一手撑轮椅外侧扶手,使臀部离开轮椅而转移到床上。

6. 站立训练:

(1) 站起训练。

训练者面对患者,双腿分开站立,双手扶在患者腋下,并用力向上托举;患者下肢配戴矫形器,身体前倾,用力支撑双拐站起。

(2) 平行杠内站立训练。

患者下肢配戴矫形器,双手握持平行杠站立(家庭中可用栏杆等其他牢固的固定物代替);训练者一手扶住患者髋部,另一手扶住患者胸部;患者挺胸站直,站立时间逐渐延长,每次站立 20 ~ 30 min。

九、并发症的处理

(一) 急性期

低氧血症、高碳酸血症、低钠血症、呼吸系统(胸部损伤、肺扩张不足、肺炎、肺栓塞)、循环系统(深静脉血栓、窦性心动过缓、血压不稳、肺栓塞)、泌尿系统(尿潴留、尿路感染)、消化系统(肠梗阻、消化道溃疡、胃炎、胰腺炎)等的及时诊断处理。

(二)慢性期

1. 运动系统:异位骨化(手术、放射治疗、吲哚美辛)、骨质疏松(药物、理疗)、痉挛(理疗、肉毒毒素肌注、药物包括贝可芬、替扎尼定、丹曲林钠、地西泮)、残存肌力肌肉的过度劳损(科学训练强化健康肢体肌力)。

2. 创伤后脊髓空洞症:在感觉平面上升和/或运动功能丧失、新发作的疼痛及慢性疼痛加重、自主神经功能改变、痉挛加重需警惕。及时行磁共振检查。(脊髓切开术)。

3. 慢性疼痛(疼痛专科处理)。

4. 压疮:预防为主。

5. 泌尿系统:肾盂肾炎、尿结石、膀胱输尿管反流、尿路感染、膀胱逼尿肌括约肌失协调(长期定期随访尿流动力学检查、肾功能、膀胱功能检查、定期B超随访、必要时重复肌注肉毒毒素及口服舍尼停)。

6. 循环系统:无症状性心脏缺血(定时抬高下肢、使用下肢弹力袜、药物)。

7. 内分泌系统:2型糖尿病、促性腺激素分泌受抑制、抗利尿激素分泌紊乱夜间分泌减少、肾上腺功能不足(高钾血症、低钠血症、低血压)。

8. 性功能恢复。

第三节　弥漫性轴索损伤的康复指南

一、概述

(一)定义

弥漫性轴索损伤(DAI)是在特殊的外力作用下导致胼胝体体部和压部、脑干上端背外侧、大脑半球灰白质交界区和皮层下白质、内囊、基底节区等轴索密集区发生的以弥漫性神经轴索断裂为特征的一系列病理生理变化,意识障碍是其典型的临床表现。重型脑损伤中约20%患者可发生DAI。目前认为弥漫性轴索损伤可能是导致颅脑外伤病人伤后植物生存或严重神经功能障碍的最主要原因,伤残率及死亡率极高。最常见于交通事故,可单发,也可合并其他颅脑损伤。临床上迄今诊断困难且无切实有效的治疗措施,主要诊断依据是显微镜检查。

(二)弥漫性轴索损伤的病理分级

Ⅰ级:显微镜下见轴缩球,分布于全脑轴索集聚区;

Ⅱ级:除具Ⅰ级特点外,胼胝体出现局灶性出血坏死;

Ⅲ级:除具有Ⅰ、Ⅱ级特点外,脑干也出现局灶性出血坏死。

(三)弥漫性轴索损伤的程度分级

Ⅰ级:GCS 11～15分;

Ⅱ级:GCS 6～10分;

Ⅲ级:GCS 3～5分,无瞳孔改变;

Ⅳ级：GCS 3～5分，伴有瞳孔改变。

二、弥漫性轴索损伤的康复评定

1. 严重程度和分级：

（1）急性期：Glasgow 昏迷量表、Glasgow-Liege 昏迷量表。

（2）恢复期：主要依据伤后遗忘的时间用 HRB 神经心理学测评和 LOTCA 等方法来测评。

2. 意识障碍评定：意识障碍是弥漫性轴索损伤典型的临床表现，最常用根据其程度及转归不同可分为以下几类：

（1）昏迷：其特征是无觉醒和意识，患儿闭眼，不能被唤醒，对自身和周围环境不能知晓，持续至少 1 h，觉醒及复苏时间长短不等，通常 2～4 周内觉醒并复苏。

（2）植物状态：患者可以觉醒，但对自身和周围环境不能知晓，若脑损害后 1 月仍处于植物状态称之为持续性植物状态，存在觉醒的可能；若非创伤性脑损害后 3 个月或者脑外伤后 12 个月仍然处于植物状态则称为永久性植物状态，为不可逆的。

3. 运动障碍的评定，弥漫性轴索损伤的运动障碍多种多样，但以肌张力增高多见，主要包括异常姿势、痉挛、偏瘫、共济失调（运动不协调和平衡障碍）、手足徐动等。可分别采取对应的量表及检测方法完成评定。

4. 颅神经，常受累神经包括面神经、位听神经、前庭功能障碍、动眼、滑车、外展和视神经等。

5. 继发性癫痫的评定，尤其是伤后一周才出现的迟发性癫痫需引起重视。

6. 日常生活活动能力的评定，因多数有认知功能障碍，故需选择含认知项目的评定量表，如 FIM 等。

7. 认知功能评定，认知功能障碍的轻重是判断损伤严重程度的重要指标。 HRB 神经心理学测评和 LOTCA 及韦氏智力测试量表等方法来测评。

8. 情绪及行为障碍评定，通常有器质性情绪障碍及行为障碍，精神科专科完成相关测评。

9. 言语和吞咽障碍，言语障碍大多和脑损伤后失认、失用、失语有关，吞咽困难主要采用吞咽困难临床检查法来完成。都可用对应的相关量表完成。

三、弥漫性轴索损伤康复治疗指导

弥漫性轴索损伤早期在伤后 72 h 后即需介入治疗，包括促醒，保持良好肢位，可以有效地避免合并症，例如压疮、肺炎、泌尿系统感染等。也可以最大程度的防止肌肉和软组织的挛缩或关节畸形。

弥漫性轴索损伤康复治疗的时间漫长，早期恢复的过程在数天到 6 个月内；其后的 2 年左右患者也可以有进一步恢复的机会，后遗症期仍需加强日常生活能力的训练，改善生活质量，学会矫形器和辅助器具的使用，全过程需积极进行心理治疗及认知功能训练。

总的治疗原则是姿势控制，维持关节活动度，呼吸护理，发挥身体残余功能。

四、弥漫性轴索损伤康复治疗的具体内容

1. 物理治疗：包括运动功能治疗、运动学习及再学习经过；肌力训练，平衡训练和协调训练；体位和转移训练；减重、减负重训练；站立和步行训练、轮椅训练；理疗、肌电生物反馈治疗等等。

2. 作业治疗：包括日常生活活动能力训练、娱乐和工作训练等。

3. 言语及认知功能治疗：采取综合治疗手段包括视听应用，多途径言语刺激及替代方法，促进言语的理解，口语表达，恢复或改善构音功能。

4. 矫形器的应用：包括踝足矫形器、膝踝足矫形器等等，还有上肢矫形器、轮椅。

5. 行为障碍及心理治疗：包括一些心理疏导，还有生物反馈治疗。

五、弥漫性轴索损伤各期康复治疗内容

（一）急性期（1个月以内）

1. 支持疗法，防止水电解质紊乱。

2. 促醒治疗，可采取声音刺激、穴位刺激、日常生活护理刺激。

3. 被动训练或穿戴矫形器防止肌肉和软组织的痉挛或挛缩。可通过神经肌肉电刺激疗法（选择痉挛肌拮抗剂进行治疗）。

4. 促进肢体主动运动、床上活动和坐位、站立位的训练、行走训练，注意需循序渐进。

5. 高压氧：早期高压氧治疗对于改善DAI患者的神经功能和意识有肯定且明显的疗效。高压氧可提高血氧浓度，增加组织间氧的弥散度；加强脑血管收缩，降低血管的通透性，减少渗出，促进脑水肿的吸收；早期促进可逆细胞的恢复，晚期促进毛细血管的形成和侧支循环的建立，改善急性期的病理变化，打破脑缺氧—脑水肿恶性循环，从而保护和促进神经功能恢复；促进神经轴突的再生和神经纤维的生长速度；改善脑干功能，激活网状上行系统，从而促进患者早日苏醒；脑功能的整体改善，有利于各种药物发挥作用。

（二）恢复期（急性康复后1～2年内）

1. 认知障碍训练：系脑损伤康复的特征性内容，针对失认症、失用症着眼于记忆、注意力、思维进行训练。包括PQRST、编故事法、安排环境、猜测游戏、删除作业、时间感等训练。

2. 运动障碍训练：针对异常姿势可采取反射抑制性运动模式进行训练；痉挛可采取被动牵拉、拮抗剂的交替电刺激、持续性牵拉、热疗、针灸等处理；偏瘫患可通过床上活动，头和躯干的控制训练，坐位平衡、斜床站立、对患侧肢体采取被动关节活动训练，对健侧肢体采用主动辅助关节活动训练；共济失调患者可通过远端加重法增加近端稳定性，有条件者可完成Frenkel体操。

3. 言语障碍：采取综合治疗手段包括视听应用，多途径言语刺激及替代方法，促进言语的理解，口语表达，恢复或改善构音功能。

4. 行为障碍及心理治疗：包括一些心理疏导，还有生物反馈治疗。可采取暂停法合并在其鼻孔下释放挥发性氨等正惩罚、隔离法 、成型法和负惩罚法。

（三）后遗症期（2年以上）

应在继续恢复期康复内容基础上，加强步行能力、轮椅能力和日常生活活动能力的训

练，加强心理康复，以及以回归家庭、回归社会为目的的各种教育、培训。另外，康复实施形式是在康复医师的策划、组织、总体评估下，由物理治疗师、作业治疗师、心理康复师、假肢与矫形器师等协调完成。并定期召开工作组会诊，评估疗效，微调康复内容。没有专业人员条件时可转到具备条件的医疗机构或暂时由医务人员经专业人员指导后进行。急性期训练应配带围领、腰围等保护性支具。慢性期的各种训练应以巩固疗效为目的，强度、内容因人而异。

六、弥漫性轴索损伤急性期康复护理内容

1. 皮肤护理：

（1）每日检查压疮（褥疮）的好发部位。

（2）卧床患者 2 h 间隔轴向翻身。

2. 泌尿系统护理：

（1）留置尿管时保持尿管通畅。注意定时夹闭和开放导尿管。

（2）每日饮水量 1 000～2 000 mL，24 h 尿量控制在 1 000～2 000 mL 左右。重症抢救期间尿量可以有所增加。

3. 排便护理：

（1）一般保持 1～2 d 排便一次。养成定时排便的习惯。

（2）如有大便失禁，粪便浸泡肛门周围，容易引起糜烂，诱发压疮。应及时用清水将肛周皮肤洗净，涂抹防护油。

4. 高热护理：

由于体温调节障碍导致的体温升高，可使用物理降温的方法，减少盖被，温水擦浴（擦四肢、腋窝、腹股沟）、冰袋（前额、颈两侧）、风扇等降温，如高热不退应使用退热药。如果是感染性高热，则应该使用足量敏感抗菌素。

5. 鼻饲法：

弥漫性轴索损伤患者在昏迷、意识不清、或处于植物生存状态时均需下胃管进行鼻饲，通常在伤后 48 h，出现肠鸣音时进行，有时需长期安置鼻饲管。

6. 五官的护理：

需加强五官护理防止出现口腔溃疡、角膜炎、中耳炎、面部疤痕等。

七、其他技术

存在自发运动及控制运动困难的患者，其认知功能轻－中度以上，则可试用下列训练方法：

1. 俯卧位：将体重从一肘向另一肘转移，以抑制肩伸和内收姿势以促进肩胛带肌，准备做俯到仰的翻身。

2. 爬位：将体重从一侧上肢向另一侧上肢、从一侧下肢向另一侧下肢、从双上肢向双下肢和一侧上下肢向另一侧上下肢转移，以降低肘、腕屈肌张力，促进肘、腕伸肌和肩胛带、骨盆带的稳定；在滚筒上向前后滚动以促进自发的负重、促进保护和平衡反应；利用俯卧时促进对颈控制。

3. 跪位：将体重从一侧髋向另一侧转移，以促进髋稳定和平衡反应。

4. 坐位：先在辅助下让患者将躯干向前后、左右运动和旋转以改善保护和平衡反应，以及从侧卧到坐起的能力，上肢支撑在床上，以促进上肢的伸肌；交替提腿、伸膝和拍踏两足，以促进往复运动和肌活动的节拍，以准备坐轮椅或步行。

5. 站位：将体重从一侧下肢向另一侧下肢转移，向前和后转移，体重转移时使骨盆向前挺和后退，以促进步态所需的骨盆旋转。

八、并发症的处理

1. 异位骨化：

目前对异位骨化尚无有效精确的评定，无法预测、检测和治疗，主张采用多方合作来治疗。异位骨化成熟后即可手术切除。

2. 痉挛：

物理治疗中的牵拉和移动是经典的降低张力的方法，也可用肉毒毒素肌注。

第四节　脑性瘫痪的康复指南

一、定义

脑性瘫痪（cerebral palsy，CP）是自受孕开始至婴儿期脑发育阶段非进行性脑损伤和发育缺陷所导致的综合征，主要表现为运动障碍及姿势异常，可伴有智能低下、语言障碍、听视觉障碍、癫痫、行为及情绪异常等。

二、分型

1. 临床分型。

（1）痉挛型：以锥体系受损为主。

（2）不随意运动型：以锥体外系受损为主，不随意运动增多。表现为手足徐动、舞蹈样动作、肌张力失调、震颤等。

（3）强直型：以锥体外系受损为主，呈齿轮、铅管样持续性肌张力增高。

（4）共济失调型：以小脑损伤为主。

（5）肌张力低下型。

（6）混合型：同一患儿表现有两种或两种以上类型的症状。

2. 按瘫痪部位分型。

（1）单瘫：单个肢体受累。

（2）双瘫：四肢受累，上肢轻，下肢重。

（3）三肢瘫：三个肢体受累。

（4）偏瘫：半侧肢体受累。

（5）四指瘫：四肢受累，上、下肢受累程度相似。

三、康复评定内容

（一）体格发育障碍的评定

通过对患儿体格发育的评定可以看出患儿比同年龄小儿发育差别的程度和发育滞后的时间，明确是否有畸形、挛缩等情况。

小儿体重估计：

出生6个月龄以内

$$体重(kg) = 出生体重 + 月龄 \times 0.7$$

出生6个月龄以后

$$体重(kg) = 出生体重 + 6 \times 0.7 + (月龄 - 6) \times 0.5$$

2岁以上

$$体重(kg) = 年龄 \times 2 + 8$$

其个体差异　不应超过　平均数 ±10%。

（二）运动功能障碍的评定

1. 运动发育障碍的评定：粗大运动功能评估量表（GMFM 88项）。

正常小儿的运动和姿势发育有一定时间和顺序，如2～3个月时卧位能抬头，4～5个月能主动伸手触物两手各握一玩具。6～7个月能单手或两手支撑坐起。8～10个月能爬。1岁能独自站立，1岁～1岁半能独走。2岁会跑。3岁会骑三轮车。4岁能爬梯子。脑性瘫痪者在以上年龄阶段，一般达不到正常小儿或表现为主动活动减少。

2. 肌张力及关节活动度的评定：

人体肌肉和肌群一直存在着持续的肌张力活动。正常情况下，肌张力的变化是有限度的，否则人体就丧失了运动的可能性。脑瘫者肌张力机制受到损伤。表现出肌张力过高或过低的状态。这便决定了对患儿肌张力评估的重要性。肌张力的异常又对关节活动度发生影响。肌张力增高时，对关节活动产生较大的抵抗感。肢体摆动幅度小，关节伸屈受限，反之，肌张力降低时，活动关节无抵抗等，肢体摆动幅度大，关节屈伸过度，此外，可通过以下关节活动度，间接了解肌张力的情况。

小儿取仰卧位，头和身体居中：

（1）内收角：患者两下肢伸直，外展至最大限度，两大腿间的夹角。

（2）腘窝角：将小儿一侧下肢拉直，抬高，屈髋关节，大腿与小腿之间的夹角。足背屈角：尽量被动背曲踝关节，足背与小腿间的角度。

（3）足跟耳试验：牵拉患儿一侧足使尽可能向同侧耳部靠拢，足跟与臀部连线与桌面形成的角度。

正常小孩的关节活动度

	内收角	腘窝角	足背屈角
1～3月	40～80	80～100	60～70
4～6月	70～110	90～120	60～70
7～9月	100～140	110～160	60～70
10～12月	130～150	150～170	60～70

3. 协调功能与精细动作的评定：

通过对患儿协调功能及精细动作的评定可了解四肢的共济活动，协调能力及手指基本功能状况。较常用有以下几种方法：

（1）指鼻试验：小儿在任何体位将臂伸直再用食指触鼻尖。有共济失调时难以准确完成。

（2）对指试验：任何体位患者用拇指与其余指依次对指，有共济失调时难以准确完成。

（3）轮臂动作：快速、反复作前臂的旋前、旋后动作，有共济失调时难以准确完成。

4. 原始反射与自动反应的评定：

这一评定非常重要，通过检查可判断神经发育与动作发育水平，是指导训练的依据。

（1）原始反射评定：

① 紧张性迷路反射：头取正中位，上、下肢伸展，仰卧位时头后仰，全身伸肌张力增高，呈“伸展模式”，俯卧位时头前曲，四肢屈曲，全身屈肌张力增高呈“屈曲模式”则为阳性，3～4月消失。持续阳性可阻碍小儿正常的运动发育

② 紧张性颈反射（TNR）：

a. ATNR：仰卧，头居中，四肢伸直，将小儿头转向一侧。阳性表现为面朝向侧肢体伸展，枕向侧屈曲。3～4月消失

b. STNR：俯卧，头颈尽量前屈和背伸，前屈时上肢屈曲，下肢伸展，背伸时上肢伸展，下肢屈曲则为阳阴性。5个月左右转阴。 若TNR持续存在则可影响小儿四肢运动发育，平衡能力及抬头。

③ 握持反射：刺激患儿手掌侧，引起小儿手指迅速屈曲、紧握，该反射2～3个月消失。

④ 交叉伸展反射：仰卧，头居中，让一侧下肢屈曲，后伸展，阳性表现为另一侧下肢则与之相反，该反射1～2个月消失。

（2）自动反应评定：自动反应评定包括翻正反应，平衡反应及保护性伸展反应。

翻正反应又称调正反应是小儿头和身体位置在空间发生变化时，小儿头颈、躯干和肢体立即恢复到正常姿势和体位的反应，它包括颈旋转翻正反应，迷路、立直反应及躯干翻正反应等 。

平衡反应包括倾斜反应，坐位反应，立位平衡反应。可通过FUGL-MEYER评定法了解患者的平衡反应能力。

保持性反应：抱住小儿腋下，使他由高处向下接近床面，小儿出现双上肢支撑床面反应，该反应于6个月出现。

5. 肌力评定：

对不同年龄阶段的患者，肌力评定的要求不尽相同，发育前期，患者主动运动较少，对其进行肌力评定，其治疗意义不大，但当患者会坐爬，甚至会站、走路，对其进行肌力评定有重要的实用价值。

6. 步态分析：

对有行走能力但异常步态者必须进行步态分析，通过步态分析的揭示异常的性质和程度为进行行走功能评估和矫正提供必要的依据。

脑瘫病人的异常步态最常见有由于痉挛引起的剪刀步态，垂足（划圈）步态，及各种肌无力步态如臀中肌、臀大肌步态等

（三）特殊感觉障碍的评定

1. 视觉障碍的评定：可以粗略的检查是否有斜视、弱视、散光、视神经萎缩等。

2. 听觉障碍的评定：可利用视听反射了解患者听觉、听力等是否有问题。

3. 触觉障碍的评定：可触摸患者身体某些部位如口唇、手掌等以了解患者反应是否过敏或迟钝。

（四）言语功能评定

CP 患者的言语功能障碍有：① 发音障碍，患者头部变化多，有些不能控制呼吸，出现发声困难；② 共鸣障碍，多由于发音器官痉挛及言语中枢受损引起；③ 语言发育迟缓，主要为智力迟缓所致。

（五）智力评估

CP 者有些智力正常，其中有些是高智能儿，对有些不正常者可以从以下几方面着手，进行智力测验，个人既往史，作业评定，现场观察，家长或老师介绍情况等。

（六）ADL 评估

A：独立完成；B：少量帮助；C：大量帮助；D：完全帮助；E：能；F：部分能；G：不能。

疗效评估：可利用上表进行，方法如下：

$$训练效果 = 末期估分 - 初期估分 \times 100\%:初期估分$$

显效：训练效果大于 15%

有效：训练效果大于 1% ～ 14%

无效：训练效果无提高。

四、脑瘫康复治疗的具体内容

1. 运动治疗：据脑瘫病儿的临床分型不同，进行有针对性的康复训练，包括粗大运动、精细运动、平衡能力和协调性的训练。

2. 物理治疗：应用针灸、电刺激仪、肌电生物反馈治疗、水疗、高压氧、减重步态训练、S-E-T 训练等，进行包括肌力训练，平衡训练和协调训练；体位和转移训练；减重、减负重训练；站立和步行训练等功能训练。主要目的是调节功能，缓解痉挛，刺激低下的肌张力，促进循环，维持和扩大关节活动度，增加肌力，从而改善平衡和提供粗大运动功能水平。

3. 矫形器具应用：在脑瘫患儿的训练中，支具的应用很重要，可使用足踝矫形支具、膝踝足矫形器、上肢矫形器等等。

4. 合并症的训练：合并癫痫者需控制癫痫的发作，并根据患儿情况矫治视觉、听觉、语言方面功能障碍，改善和发展认知功能。

5. 作业疗法和生活自理能力的训练：包括日常生活活动能力训练、娱乐和工作训练等。作业疗法更侧重于上肢功能和日常生活动作的掌握及智能的提高，病儿通过作业疗法可获得动作能力，并可预防由运动机能发育障碍所致继发的感觉障碍和促进全身心的发育。

6. 心理治疗：包括一些心理疏导，还有生物反馈治疗。

五、康复护理

1. 喂养护理。

2. 营养护理。

3. 体位护理。

第五节 各种脑炎的康复指南

一、各种脑炎诊断标准

（一）病毒性脑炎、病毒性脑膜炎

多种病毒引起的颅内急性炎症，若炎症过程在脑膜，临床重点表现为病毒性脑膜炎。主要累及大脑实质时，则表现为病毒性脑炎，大多数患者具有病程自限性。

1. 临床表现：

（1）病毒性脑膜炎：发热、恶心、呕吐、嗜睡、烦躁不安易激惹（婴儿）、头痛（年长儿）、较少有严重意识障碍及惊厥，可有脑膜刺激征，无局限性神经系统体征，病程多在1～2周。

（2）病毒性脑炎：发热、反复惊厥发作、不同程度意识障碍、颅压增高症状，部分患儿可出现肢体瘫痪及精神行为异常等表现，可有神经系统定位体征，病程多在2～3周。

2. 辅查：

（1）脑电图背景慢化，可伴痫性放电；

（2）脑脊液：淋巴细胞增高为主，病毒培养阳性，涂片及培养无细菌发现。

（二）化脓性脑膜炎

婴幼儿期常见中枢神经系统化脓性细菌感染性疾病，临床以发热、意识障碍、惊厥、颅内压增高、脑膜刺激征及脑脊液化脓性改变为特征。

1. 临床表现：

（1）感染中毒及急性脑功能障碍症状：发热、进行性加重的意识障碍，反复惊厥发作。

（2）颅内压增高表现。

（3）脑膜刺激征。

2. 辅查：脑脊液：外观浑浊，压力增高，白细胞总数显著增多，以中性粒细胞为主，糖含量降低，蛋白显著增高。

（三）流行性乙型脑炎

流行性乙型脑炎是由乙型脑炎病毒引起的一种中枢神经系统急性传染病，主要侵犯大脑实质，以蚊虫为主要传播媒介。

1. 临床表现：高热、恶心、呕吐、进行性加重的意识障碍，反复惊厥发作、病理反射、肢体瘫痪，重症患儿可出现中枢性呼吸和（或）循环衰竭。

2. 辅查：脑脊液：白细胞增高，< 5 d以中性粒细胞为主，后以淋巴细胞为主，分离出乙脑病毒。

（四）急性播散性脑脊髓炎

以中枢性神经系统急性炎症脱髓鞘为特征，细胞免疫介导的自身免疫性疾病。

1. 临床表现：脑症状、脑干症状、脊髓症状。

2. 辅查：脑脊液：淋巴细胞轻至中度增高。脑电图弥漫性慢波活动。MRI：脑白质多发性散在非对称性信号。

二、脑炎后颅脑损伤的康复评定

1. 严重程度和分级：

（1）急性期：Glasgow 昏迷量表、Glasgow-Liege 昏迷量表。

（2）恢复期：主要依据伤后遗忘的时间用 HRB 神经心理学测评和 LOTCA 等方法来测评。

2. 脑炎后意识障碍评定：

（1）昏迷：其特征是无觉醒和意识，患儿闭眼，不能被唤醒，对自身和周围环境不能知晓，持续至少 1 h，觉醒及复苏时间长短不等，通常 2～4 周内觉醒并复苏。

（2）植物状态：患者可以觉醒，但对自身和周围环境不能知晓，若脑损害后 1 月仍处于植物状态称之为持续性植物状态，存在觉醒的可能；若非创伤性脑损害后 3 个月或者脑外伤后 12 个月仍然处于植物状态则称为永久性植物状态，为不可逆的。

（3）精神（心理）功能评价。

（4）躯体功能评价。

（5）言语功能评价。

（6）预后评价。

三、脑炎急性期临床康复治疗

（一）早期康复（神经系统症状不再发展后 48 h）

促进脑损伤修复，控制并发症发生，促进功能代偿和功能重建，消除或减轻后遗症。

1. 维持必要的营养。保持水和电解质平衡，通过静脉营养支持治疗、鼻饲、主动进食几种途径完成。

2. 神经营养药物治疗。促进细胞功能恢复、改善脑细胞代谢，促进损伤神经的逆转。

3. 良肢位保持。① 患侧卧位：患侧在下，患侧上肢前伸，肘关节伸展，前臂旋后，手指伸开，掌心向上。健侧上肢置于体上。患侧下肢在后，髋、膝关节微屈，健侧下肢在前，屈髋、屈膝放置。② 健侧卧位：健侧在下，患侧上肢下垫软枕，肩关节屈曲 90～130°，肘、腕伸展，前臂旋前，腕微背伸，手指自然伸展。下肢在前，髋、膝关节呈自然屈曲位，下垫软枕。③ 仰卧位：患侧上肢置于比躯干略高软枕上，防止肩胛后瘫，前臂旋后，手心向上，手指自然伸展。患侧臀部及大腿下垫软枕，防止骨盆后缩，防止髋关节外展外旋。

4. 早期床旁按摩与肢体运动。舒通经络，改善血液循环，缓解疼痛，预防褥疮，预防关节僵硬及深静脉血栓，增强患侧肢体肌肉能力，防止患侧肢体废用。

5. 高压氧治疗。改善脑细胞代谢，促进受损脑细胞逆转。

6. 尽早下床活动。刺激内脏功能、改善通气、降低颅内压、预防并发症的发生。

（二）康复训练

1. 运动功能训练：

（1）神经促进技术。通过中枢性反射、周围皮肤感觉和本体感觉易化等不同途径，实现高级神经中枢对神经肌肉功能的重新支配，从而起到调整肌张力、抑制痉挛模式，建立正确姿势和功能活动模式作用。代表：Bobath 技术、PNF 技术、Rood 技术。

（2）改善肌力训练。

肌力 0～1 级时，主要采取被动活动、辅助按摩和低频电刺激，并指导患儿强化运动意念。

肌力 2～3 级时，除被动运动和按摩外，增加肌电生物反馈电刺激疗法、刺激肌肉收缩，带动关节活动。

肌力 4 级时，主要依靠自身肌肉主动收缩来增强肌力，包括等张收缩、等长收缩和等速收缩训练。

（3）肌肉牵张训练。通过对不同部位的关节和肌肉的缓慢或快速牵拉来改善肌张力及关节活动度。

（4）拮抗肌肉痉挛训练。在舒适稳定的体位下做肢体延伸下垂、旋转或摆动。注意避免加重肌肉痉挛。

（5）平衡功能训练。学会改变重心，自主改变肢位，保持动态配合。分为三级：1 级静态平衡；2 级自动态平衡；3 级他动态平衡。

（6）日常生活能力训练。包括穿衣、吃饭、大小便能力训练。

（7）精细运动功能训练。改善手的协调、控制以及精细活动能力。

2. 言语功能训练：

（1）失语症训练。

听理解训练；语音训练；命名训练；复述训练；自发口语训练；阅读理解训练。

（2）构音障碍训练。

呼吸训练；发音训练；共鸣训练；发音节奏和语调训练；手势和交流手册的使用训练。

3. 认知、感知障碍训练：

（1）记忆力训练。

PQRST 法；头词记忆法；编故事法；提示递减法；环境辅助记忆法。

（2）注意力训练。挑选训练和猜测训练。

（3）思维能力训练。物品分类法和数字排序法。

（三）植物状态（PVS）的促醒

1. 神经营养药物的应用。

（1）维持脑代谢药物：胞二磷胆碱、三磷酸腺苷、辅酶 A、维生素 B6、单唾液酸四己糖神经节苷酯、谷氨酸等。

（2）促进神经元氧化还原药物：脑活素、盐酸吡硫醇等。

2. 促醒药物的应用。多巴胺类药物、精神兴奋药物、抗抑郁药物、非特异性阿片受体拮抗剂和中药等。如：左旋多巴、金刚胺、纳洛酮、安宫牛黄丸。

3. 感觉刺激。经常性的系统的感觉刺激对PVS患儿的催醒有一定帮助。

4. 肢体运动与按摩。经常性对患儿肢体和关节进行被动活动以及对肢体和躯体进行按摩治疗，对神经系统有一定刺激作用，同时可防止肌肉萎缩、关节僵直和相关并发症发生。

5. 高压氧治疗。高压氧可迅速改善和纠正脑缺氧、维持脑细胞能量代谢，减轻脑水肿、降低颅内压。

第六节　周围神经损伤

一、病理损害

瓦勒变性、轴突变性、神经元变性及节段性脱髓鞘。

二、临床表现

1. 感觉障碍：局部麻木、灼痛、刺痛、感觉过敏、实体感缺失等；

2. 运动障碍：弛缓性瘫痪、肌张力降低、肌肉萎缩等；

3. 自主神经功能障碍：局部皮肤发红 / 发绀、无汗、少汗 / 多汗。

4. 反射障碍：腱反射减弱或消失。

三、实验室检查

肌电图、神经传导速度、体感诱发电位、肌肉活检。

四、功能评价

1. 躯体功能评价：

肌力评价、关节活动度评价、协调评价、平衡功能评价、感觉评价、肢体形态评价、日常生活活动评价、疼痛评价、辅助器具使用评价、手功能评价、步态分析等。

2. 精神心理评价：心理评价、情绪评价。

五、康复治疗规范

1. 物理治疗：

（1）运动治疗：主要进行主、被动运动，牵伸、肌力及耐力训练、感觉功能训练、平衡训练及步态训练等。

（2）物理因子治疗：

消炎消肿：选用热敷、蜡疗、红外线、电磁波等。

促进组织再生：直流电离子导入、超声波生物反馈、激光治疗等。

延缓肌萎缩：神经肌电刺激、功能性电刺激等。

（3）水疗：根据具体情况进行水中运动治疗。

2. 作业疗法：

（1）感觉训练：对感觉过敏者进行脱敏训练，对感觉缺失者进行感觉再教育和再训练。

（2）上肢功能训练：上肢功能损伤者进行上肢功能训练和手功能训练。

（3）日常生活活动（ADL）训练：对存在 ADL 功能障碍者进行 ADL 功能训练。

3. 中医康复治疗：

（1）针刺治疗：以选取损伤经络穴为主，循经取穴，配合止痛活血、通经活络等作用的穴位。

（2）推拿治疗：以祛淤消肿、通经活络为原则，选穴参照针刺穴位。

（3）其他治疗：电针、艾灸、火罐、中药治疗等。

4. 辅助技术：

（1）矫形器：根据损伤情况，主要运用功能位矫形器、固定用静态矫形器，功能训练用动态矫形器。

（2）其他辅助器具：部分患者需使用轮椅等。

5. 药物治疗：

（1）促进神经功能恢复的药物治疗。

（2）药物对症治疗。

（王清刚、刘鹏、张作霞、崔学壹）

第八章
内分泌科

第一节 矮小症

一、矮小症的定义

矮身材是指在相似生活环境下，同种族、同性别和年龄的个体身高低于正常人群平均身高 2 个标准差者（−2 SD），或低于第 3 百分位数（−1.88 SD）者，其中部分属正常生理变异。为正确诊断，对生长滞后的患儿必须进行相应的临床观察和实验室检查。

二、病史要点

1. 出生身长、体重。
2. 询问患儿何时开始生长减慢，每年生长速度多少。
3. 询问有无挑食及食欲差。有无多饮多尿、呕吐、头痛、视物模糊、多汗、心慌、怕冷等。
4. 询问智力有无落后。出牙和换牙的时间。
5. 出生时有无窒息及难产。
6. 既往有无脑炎、脑外伤病史。头部是否接受过放射线治疗等。
7. 孕期、家庭成员身高情况，特别是父母及近亲的身高。父母亲的青春发育和家族中矮身材情况等。

三、体检要点

1. 测量以下指标：身高、体重、上部量、下部量、皮下脂肪厚度、指间距、头围。
2. 观察身材是否匀称，有无面容幼稚、面痣多、腹脂堆积。
3. 外生殖器发育状况，青春发育分期。

四、辅助检查

1. 骨龄。
2. 生长激素激发试验。

3. 血胰岛素样生长因子-1（IGF-1）及胰岛素样生长因子结合蛋白（IGFBPs）。

4. 头颅垂体 MRI。

5. 甲状腺功能测定。

6. 染色体核型。

7. 排除各系统器官疾病的相关检查。

五、诊断及鉴别诊断

根据病史、体检等资料分析，对营养不良、精神心理性、家族性特发性矮身材、小于胎龄儿、慢性系统性疾病等因素造成的非生长激素缺乏的矮身材比较容易识别。对常见的导致矮身材的病因应予以鉴别，如：软骨发育不良、甲状腺功能低下症、体质性青春发育延迟；临床还需注意某些综合征的可能，如：Prader-Willi 综合征、Silver.Russell 综合征、Noonall 综合征等。

六、治疗

1. 矮身材儿童的治疗措施取决于其病因。精神心理性、肾小管酸中毒等患儿在相关因素被消除后，其身高增长率即见增高，营养和睡眠的保障与正常的生长发育关系密切。甲状腺功能低下用甲状腺素治疗等。

2. 生长激素临床应用于生长激素缺乏症、慢性肾功能衰竭、先天性卵巢发育不全、Prader-Willi 综合征、小于胎龄儿和特发性矮身材的治疗。生长激素根据不同病因选择不同剂量，睡前皮下注射，6～7 次 / 周。

第二节　儿童糖尿病

一、概述

儿童糖尿病（diabetes mellitus，DM）是由于胰岛素缺乏所造成的糖、脂肪、蛋白质代谢紊乱症。分为原发性和继发性两类。原发性糖尿病又可分为：① Ⅰ型糖尿病：由于胰岛 β 细胞破坏，胰岛素绝对分泌不足所造成，必须使用胰岛素治疗，故又称胰岛素依赖性糖尿病。② Ⅱ型糖尿病：由于胰岛细胞分泌胰岛素不足或靶细胞对胰岛素不敏感（胰岛素抵抗）所致。③ 青少年成熟期发病型：是一种罕见的遗传性 β 细胞功能缺陷症，属常染色体显性遗传。继发性糖尿病大多由一些遗传综合征和内分泌疾病所引起。98% 的儿童糖尿病为 1 型糖尿病，2 型糖尿病较少，但随着儿童肥胖症的增多而有增加趋势。

二、病史要点

1. 多饮、多尿、多食和体重下降（即三多一少）发生的时间和进展程度。是否伴倦怠乏力、精神不振、反复感染。是否伴神志改变、恶心、呕吐、腹痛、关节或肌肉疼痛。

2. 详细询问有无糖尿病家族史。

3. 了解有无流行性腮腺炎病史及胰腺炎病史。

4. 既往治疗情况，是否用过胰岛素，有无突然中断胰岛素治疗。

三、体检要点

1. 消瘦程度，生长发育有无落后。

2. 有无脱水征，有无呼吸深长，呼吸有无酮味，有无神志改变。

3. 体格发育、肝脏大小、有无腹胀、腹压痛。

4. 血压、呼吸、心率、心音，四肢末端循环。

四、辅助检查

1. 尿液检查：尿糖、尿酮体、尿蛋白。

2. 血液检查：血糖、血脂、血气分析、糖化血红蛋白、电解质、肝肾功能。

3. 葡萄糖耐量试验。

4. 胰岛素C肽释放试验。

五、诊断要点及鉴别诊断

典型病例症状为多饮、多尿、多食和体重下降（即三多一少）。空腹血糖≥7.0 mmol/L随机血糖11.1≥mmol/L，尿糖阳性。对有多饮、消瘦、遗尿症状的患儿；或有糖尿病家族史者；或有不明原因的脱水、酸中毒的患儿都应考虑本病的可能性，避免误诊。胰岛素、C肽释放试验有确诊意义。

本病应与下列情况相鉴别。

1. 婴儿暂时性糖尿　病因不明，可能与患儿胰岛β细胞功能发育不够成熟有关。多在出生后6周内发病，表现为发热、呕吐、体重不增、脱水等症状。血糖增高，尿糖及酮体阳性，给予小剂量的胰岛素即可恢复。需进行葡萄糖耐量试验和长期随访。

2. 糖尿病高渗性非酮症性昏迷　糖尿病昏迷伴高血糖（血糖往往达41.7 mmol/L以上），但无酸中毒，血、尿酮体无明显增高者要考虑。患者血浆渗透压＞310 mmol/L，有时可达371 mmol/L。

六、病情观察及随访要点

1. 注意精神、食欲、生长发育情况、有无合并感染。

2. 每日监测血糖或尿糖，根据血糖或尿糖结果，可每2天调节1次胰岛素，避免发生低血糖

3. 运动前减少胰岛素用量或加餐，避免发生运动后低血糖。

4. 积极预防微血管继发损害所造成的肾功能不全、视网膜和心肌等病变。

七、治疗

1. 胰岛素治疗：

糖尿病初治患者先用短效胰岛素（RI）治疗，初始剂量每天0.5～1.0 U/kg，分4次，于早、中、晚餐前30 min皮下注射，晚睡前再注射一次（每天总量分配：早餐前30%，中餐前30%，晚餐前30%，睡前10%），病情控制后可取消晚睡前的一次。病初患者也可一开始就用中效胰岛素（NPH）加短效胰岛素（RI）治疗，按2∶1混合，每日皮下注射两次：早餐前30 min，2/3总量，晚餐前30 min 1/3总量。

应根据血糖检测调整胰岛素用量，具体方法如下：如果早餐后 2 h 血糖高或午餐前血糖高，则增加早餐前的 RI；如果午餐后 2 h 或晚餐前血糖高，则增加早餐前的 NPH；如果晚餐后 2 h 或睡前血糖高，则增加晚餐前的 RI；早上空腹血糖高可增加晚餐前的 NPH。

2. 糖尿病酮症酸中毒的治疗：

（1）体液治疗：体液治疗主要针对脱水、酸中毒和电解质紊乱。酮症酸中毒时脱水量约为 100 mL/kg，一般均属等渗性脱水，应按下列原则输液。

输液开始的第一小时，按 20 mL/kg 快速静滴氯化钠溶液，以纠正血容量、改善血循环和肾功能。第 2 小时，按 10 mL/kg 静滴 0.45% 氯化钠溶液。当血糖 $<$ 17 mmol/L 后，改用含有 0.2% 氯化钠的 5% 葡萄糖液静滴。要求在开始的 12 h 内至少补足累积丢失量的一半，在此后的 24 h 内，可视情况按 60～80 mL/L 静滴同样的液体，以供给生理需要量和补充继续丢失量。

患儿在输液开始前由于酸中毒、分解代谢和脱水的共同作用血清钾较高，但总体体内缺钾严重。随着液体的输入，尤其是应用胰岛素后，血钾迅速降低。因此，在患儿开始排尿后应立即在输入液体中加入氯化钾溶液，一般按 0.3% 浓度，每日 2～3 mmol/kg。

酮症酸中毒时的酸中毒主要是由于酮体和乳酸的堆积，补充水分和胰岛素可以矫正酸中毒。为了避免发生脑细胞酸中毒和高钠血症，对酮症酸中毒不宜常规使用碳酸氢钠溶液，仅在 pH $<$ 7.1，[HCO_3^-] $<$ 12 mmol/L 时，可按 2 mmol/L 给予 1.4% 碳酸氢钠溶液静滴，先用半量，当血 pH $\geqslant$ 7.2 时即停用，避免酸中毒纠正过快加重脑水肿。

在治疗过程中，应仔细检测生命体征、电解质、血糖和血气分析，以避免酮症酸中毒治疗过程产生并发症，如脑水肿其表现为：头痛、呕吐、意识不清和嗜睡等。

（2）胰岛素治疗：糖尿病酮症酸中毒时多采用小剂量胰岛素静滴治疗。将正规胰岛素（短效）25 U/kg 加入等渗盐水 250 mL 中，按每小时 0.1 U/kg，从另一静脉通道缓慢匀速输入。输入 1～2 h 后，复查血糖以调整输入量。当血糖 $<$ 17 mmol/L 后，改用含有 0.2% 氯化钠的 5% 葡萄糖液静滴，并停止静滴胰岛素，改为皮下注射，每次 0.25 U/kg，每 6 h 1 次，直至患儿进食、血糖稳定为止。

（3）控制感染：酮症酸中毒常并发感染，应在治疗的同时采用有效的抗生素治疗。

3. 饮食治疗：

（1）每日总热量需要量：每日总热量的需要量应满足正常生长发育。按下列公式计算：每日总热量 kal（千卡）= 1 000+（年龄 × 80～100），对年幼儿宜稍偏高，此外还要考虑体重、食欲及运动量。

（2）食物的成分和比例：饮食中能量的分配为：蛋白质 15%～20%，碳水化合物 50%～55%，脂肪 30%。蛋白质成分在 3 岁以下应稍多，其中一半以上应为动物蛋白，因其含有必需的氨基酸。碳水化合物则以含纤维素高的如粗粮为主，因其造成的血糖波动较小。应避免蔗糖等精制糖。脂肪应以含多价不饱和脂肪酸的植物油为主。蔬菜选用含糖较少的蔬菜。

4. 运动治疗：

运动可减少胰岛素用量，坚持每天运动有利于摄入热量和胰岛素用量的调节，并能控制体重及促进心血管功能。

八、预防

积极预防感染性疾病，如风疹病毒、腮腺炎病毒及柯萨奇病毒等，加强锻炼，提高自身免疫力。

第三节 先天性肾上腺皮质增生症

一、概述

先天性肾上腺皮质增生症(congenital adrenal hydroxylase，CAH)是肾上腺皮质激素合成途径中酶缺陷，导致皮质醇合成不足，继发下丘脑 CRH 和垂体 ACTH 代偿分泌增加，导致肾上腺皮质增生症的一组疾病。属常染色体隐性遗传病。其中 21 羟化酶缺乏(21-OHD)最常见，约占 90%以上。根据 21 羟化酶缺乏的程度，可分为失盐型、单纯男性化型、非典型型三种类型。

二、病史要点

1. 失盐型：女性患儿由于出生时外生殖器异常，伴发皮肤色素沉着和失盐表现，易于诊断。故生后外生殖器异常，未触及睾丸，染色体核型为 46XX 者，首先考虑 21-OHD，男性患儿外生殖器多正常，诊断较为困难。当新生儿期出现失盐表现，血电解质示低钠、高钾者，伴皮肤色素沉着，应首先考虑 21-OHD。

2. 单纯男性化型：男孩，如出生后未被筛查诊断，多在 2 岁后出现阴毛早现，面部多毛，阴茎增大，生长加速伴骨龄提前等周围性性早熟表现。在受累女孩多表现为外生殖器男性化，表现为阴蒂肥大、增长似阴茎，阴唇不同程度融合。女孩因生后外生殖器异常而易于生后早期诊断，未早期诊断的女孩也渐出现阴毛早现、多毛、生长骨龄加速等周围性性早熟表现。而两性周围性性早熟到一定年龄时触发中枢性性早熟。未治疗女孩阴蒂进一步增大，多毛、痤疮，乳房发育不良，月经紊乱，原发性闭经或继发性闭经，类多囊卵巢综合征样表现。

3. 非典型 21-羟化酶缺陷症：临床症状出现更晚，一般表现为青春期前或围青春期出现周围性性早熟伴男性化表现，生长加速伴骨龄提前，阴毛早现伴脱氢表雄酮升高，雄激素增高的体征或无症状。

三、体检要点

1. 重视出生时外生殖器检查，女孩多表现为外生殖器男性化，表现为阴蒂肥大、增长似阴茎，阴唇不同程度融合。男孩外生殖器多正常。

2. 皮肤不同程度色素沉着，尤以外生殖器、乳晕、牙龈、皮肤皱褶处明显。

3. 小婴儿出现体重不增或下降、脱水体征、肢端循环。

4. 周围性性早熟的体征：男孩多在 2 岁后出现阴毛早现，面部多毛，阴茎增大，生长加速等周围性性早熟表现，其与中枢性性早熟的显著差别是睾丸不增大，为青春期前睾丸大小。受累女孩多表现为阴蒂肥大、增长似阴茎，阴唇不同程度融合。未早期诊断的女孩也渐出现阴毛早现、多毛、生长加速等周围性性早熟表现。

5. 青春期前或围青春期出现周围性性早熟伴男性化表现。

四、辅助检查

1. 17-OHP 增高是其标志性临床诊断依据。

2. 同时测定血 ACTH、睾酮、肾素或肾素活性、醛固酮、电解质、脱氢表雄酮等明确诊断。

3. 进行内生殖器、肾上腺超声检查，染色体核型或快速 FISH 性染色体检查明确性别。

4. 骨龄提前。

5. 性激素激发试验明确是中枢性或周围性性早熟。

五、诊断要点

失盐型：生后体重不增、消瘦、脱水、皮肤色素沉着、低血钠、高血钾、伴 17-OHP 等增高。

单纯男性化型：周围性性早熟伴 17-OHP 等增高。

非典型：需 ACTH 兴奋试验或基因检查确诊。

六、治疗

治疗的目的：治疗的目标是替代所缺皮质激素同时，抑制肾上腺性激素，抑制 21 羟化酶反应前皮质类固醇的过多分泌；防止男性化，维持正常的生长发育，保护生育潜能。故治疗剂量大于生理需要量。

1. 失盐型的治疗：

（1）糖皮质激素：在婴儿期，为降低显著升高的肾上腺性激素所需要氢化可的松（HC）的初始治疗剂量常高达每天 25～50 mg/m²，而后续控制治疗剂量多为每天 10～15 mg/m²。氢化可的松是首选制剂。醋酸可的松需要在体内进一步转变为生物活性形式，故不作为首选。当线性生长完成后，可选用长效激素如强的松或强的松龙，剂量每天 2～4 mg/m² 分为一天两次，地塞米松每天 0.25～0.375 mg/m²，一天一次。

（2）盐皮质激素：所有失盐型均需要盐皮质激素氟氢可的松治疗，剂量多为 0.05～0.3 mg/d，盐皮质激素补充能有效减少糖皮质激素的用量。

（3）食盐的补充：在婴幼儿时期常需要 1～3 g/d，分数次服入。

（4）应激时处理：由于应激时正常人体内的皮质醇水平明显升高，故 CAH 患儿在应激时应增加糖皮质激素的剂量，当 CAH 患者能口服药物时，应激时剂量是维持剂量 2～3 倍，当某些严重疾病时如骨折、肺炎，口服应激剂量应维持 2～3 d。对不能口服，创伤和手术时 CAH 患儿应给予肌注或静脉输注氢化可的松。

（5）外科治疗，对生殖器异常的 CAH 女孩应予以外科手术。

（6）发生肾上腺危象时应进行相关急救。

2. 单纯男性化型的治疗：

早期诊断（新生儿筛查或外生殖器异常的女孩）的患儿在婴幼儿期需要氢化可的松和

氟氢可的松，以后则根据血压及肾素活性决定是否继续用盐皮质激素治疗。以周围性性早熟就诊的患儿需要氢化可的松治疗，如肾素活性升高，可加用氟氢可的松治疗（12.5～37.5 μg/d），可减少氢化可的松的剂量。当出现中枢性性早熟时应加用 GnRH 治疗，治疗至女孩骨龄 12 岁 6 个月，男孩骨龄 13 岁。

3. 非典型 21-羟化酶缺陷症治疗：

激素仅用于有症状的患者，对于那些骨龄提前伴预测身高异常的患儿，多毛、严重痤疮，月经紊乱、睾丸肿块和不孕不育的患者可予以激素治疗。

第四节　肥胖症

一、概述

肥胖症（obesity）是以体内脂肪聚积过多为主要症状的营养障碍性疾病，分为单纯性肥胖和症状性肥胖。儿童肥胖的诊断标准目前仍采用 WHO 推荐的方法——身高对体重（weight for height）标准来衡量，以正常儿童不同身高值相对应的体重值作为标准进行评价。体重超过标准值的 20% 诊断为肥胖，20%～29% 为轻度肥胖，30%～49% 为中度肥胖，大于 50% 为重度肥胖。

二、病史要点

1. 开始肥胖的年龄。
2. 肥胖进展的情况。
3. 食量及饮食习惯。
4. 生长发育是否正常，有无生长缓慢及开始的时间。
5. 体育活动情况，是否活动过少，有无肌无力。
6. 有无智力落后或倒退。
7. 是否伴有头痛、恶心、呕吐及视物异常。
8. 是否用糖皮质激素类药物（用药持续时间、剂量，因何种原因用药）。
9. 过去史及家族史：过去有无头颅外伤、病毒性脑炎、化脓性或结核性脑膜炎、颅内肿瘤史等，家族肥胖史及家庭饮食、生活习惯。

在儿童青少年阶段，单纯性肥胖为儿童肥胖症的主要原因，询问患儿的生活习惯及家族肥胖史甚为重要，但应注意排除疾病所致的症状性肥胖如皮质醇增多症、肥胖-生殖无能综合征、多囊卵巢综合征、高胰岛素血症、甲状腺功能减低症、假性甲状旁腺功能低下症、劳-蒙-毕综合征、性幼稚-肌张力低下-肥胖综合征等。

三、体检重点

（一）一般项目

1. 获得生命体征：呼吸、脉搏、血压；
2. 测量身高、体重、腰围、臀围、皮下脂肪厚度；肥胖伴身材矮小多为症状性肥胖。

（二）皮肤皮下

脂肪呈均匀性分布或呈向心性分布，有无色素沉着，尤其在颈部、腋下、腹股沟处及大腿内侧，如该处色素沉着特别深提示胰岛素抵抗伴黑棘皮病。皮肤细嫩或粗糙，在腹部、臀部及大腿有无暗红色紫纹；有无体毛增多或毛发稀松。

（三）头、颈部

是否柯兴貌，有无视力障碍及视野缺损，有视野缺失提示下丘脑、垂体部位肿瘤；甲状腺大小。

1. 胸部、腹部：

男孩要注意是否有女性乳房，呼吸节律，有鼾音及睡眠时呼吸暂停提示已发生肥胖并发症睡眠呼吸暂停。

2. 四肢及外生殖器官：

埋藏阴茎见于绝大多数肥胖患儿，小阴茎、小睾丸伴指尖细小提示肥胖－生殖无能综合征；小阴茎、小睾丸或隐睾伴有肌张力低下提示性幼稚－肌张力低下－肥胖综合征；小阴茎、小睾丸伴有多指畸形提示劳－蒙－毕综合征。

四、重要辅助检查

1. 皮质醇昼夜分泌节律检查及 24 h 尿游离皮质醇测定。
2. 地塞米松抑制试验；
3. 血浆促肾上腺皮质激素（ACTH）测定。
4. 尿 17－羟类固醇、17－酮类固醇测定。
5. 头颅、肾上腺 MRI 或 CT 扫描。
6. 其他特殊检查：血生化、血脂（胆固醇、甘油三酯、高、低密度脂蛋白胆固醇）、糖耐量试验、胰岛素、性激素、甲状腺素、甲状旁腺素测定。

五、肥胖症诊断及鉴别诊断要点

1. 单纯性肥胖：呈均匀性肥胖，体格发育快，身高多高于同龄儿童，智力及性发育正常。皮质醇水平及其昼夜节律正常，24 h 尿游离皮质醇测定正常；单次或小剂量地塞米松抑制试验能被抑制。

2. 皮质醇增多症：包括柯兴病（由垂体腺瘤或小肿瘤引起）及柯兴综合征（由肾上腺增生、肿瘤及用大量糖皮质激素引起）两大类疾病，其临床表现相似，病因截然不同。女多于男，进行性向心性肥胖，满月脸，水牛背，生长缓慢，多数不伴骨龄延迟；伴血压升高；血皮质醇水平升高，失去正常昼夜节律；24 h 尿游离皮质醇检查升高；单次及小剂量地塞米松抑制试验不被抑制，大剂量地塞米松能抑制者多为柯兴病，大剂量地塞米松不能抑制者多为肾上腺增生或肿瘤；尿 17－羟类固醇、17－酮类固醇水平升高；X 线检查可有蝶鞍异常或有骨质疏松；肾上腺 CT 扫描可示肾上腺增生或肿瘤，头颅 MRI 扫描示垂体肿瘤。

3. 肥胖综合征：肥胖生殖无能综合征、劳－蒙－毕综合征、性幼稚－肌张力低下－肥胖综合征等，除肥胖外，伴有各综合征的相应表现。

六、肥胖症治疗

单纯性肥胖进行减肥治疗，其余肥胖根据不同病因进行治疗。

第五节　中枢性尿崩症

一、概述

尿崩症（diabetes insipiclus，DI）是由于患儿完全或部分丧失尿液浓缩功能，以多饮多尿，尿比重低为特点的临床综合征。造成尿崩症的原因很多，其中较多见的是由于抗利尿激素（antidiuretic hormore，ADH）分泌或释放不足引起，称中枢性尿崩症。

二、病史要点

1. 多饮多尿发生的时间和进展程度：是否伴有食欲减退、乏力、烦躁、有无发热等。

2. 详细询问既往史。询问有无头颅外伤、头颅手术及有无颅内肿瘤及感染病史。询问有无郎格汉组织细胞增生症或白血病等。

3. 详细询问家族史，父母是否为近亲结婚，家中是否有类似多饮多尿病人。

4. 既往治疗情况，是否用过弥凝或其他治疗尿崩症的药物。

三、体检要点

1. 有无脱水及其程度，注意唇干燥、眼眶凹陷及皮肤弹性情况。

2. 体格发育、营养状态、精神反应。

3. 体温、呼吸、心率、血压情况。

四、辅助检查

1. 尿液检查：每日尿量可达 4～10 L，色淡，尿比重小于 1.005，尿渗透压低于 200 mmol/L，尿蛋白、尿糖及有形成分均为阴性。

2. 血生化检查：肌酐、尿素氮正常，血钠正常或稍增高。血渗透压正常或增高。血渗透压 = 2 ×（血钠 + 血钾）+ 血糖 + 血尿素氮，计数单位均用 mmol/L。

3. 禁水试验：自试验前晚上 8 时开始禁食，直至试验结束。于次日早晨 8 时开始，试验前先排尿，测体重、尿量、尿比重及尿渗透压，测血钠和血浆渗透压。于 1 h 内饮水 20 mL/kg，随后禁饮 6～8 h，每 1 h 收集一次尿，测尿量、尿比重及尿渗透压，称体重，共收集 6 次。试验结束时采血测血钠及血浆渗透压。虽然禁饮还不到 6 h，而体重已较原来下降 3%～5%，或血压明显下降，立即停止试验。

结果判断：正常儿童禁饮后不出现脱水症状，每小时尿量逐渐减少，尿比重逐渐上升。尿渗透压可达 800 mmol/L 以上，而血钠和血渗透压均正常。尿崩症患者血钠和血渗透压分别上升超过 145 mmol/L 和 295 mmol/L，体重下降超过 3%～5%。尿渗透压低于血渗透压。

4. 加压素试验：禁水试验结束后，皮下注射精氨酸加压素（AVP）0.1 U/kg，然后两小时内多次留尿，测定渗透压。如尿渗透压上升峰值超过给药前的 50%，则为完全中枢性尿崩症；在 9%～50%者为部分性尿崩症。

五、诊断要点及鉴别诊断

（一）诊断要点

本病可发生于任何年龄，以烦渴多饮多尿为主要症状。饮水多（可大于 3 000 mL/m^2）尿量可达 4～10 L，甚至更多，尿比重低，夜尿增加，可出现遗尿。婴儿期发病者，由于供水不足及慢性脱水，常有发热，烦躁不安及呕吐，甚至出现生长障碍。年长儿发病的，其生长正常，无明显体征。禁水试验及加压素试验呈阳性反应。

（二）鉴别诊断

1. 原发性肾性尿崩症：为 X 连锁或常染色体显性遗传病，是肾小管受体对 ADH 反应缺陷。多为男性，有家族史。出生时症状已存在，病情可轻可重，有的可在新生儿期发病，有的一生中症状轻微。严重患儿除多尿外，往往有脱水，体重不增加，发热，便秘甚至休克。此病用加压素无效。

2. 精神性多饮：常有精神因素存在，可通过禁水试验进行鉴别。

3. 继发性肾性多尿：慢性肾炎、慢性肾盂肾炎等疾病导致慢性肾功能衰退时，一般夜尿多，尿常规及肾功能可有改变。

4. 高钙尿症：见于维生素 D 中毒，甲状旁腺功能亢进症等引起的多尿，其原因为血钙及肾髓质中钙含量升高，肾浓缩功能下降。

5. 低钾血症：见于原发性醛固酮增多症、慢性腹泻、Batter 综合征，由于肾小管空泡变性，尿浓缩功能障碍，同时对 ADH 反应性也降低出现多尿，随着低钾的纠正，细胞损伤可恢复。

六、病情观察及随访要点

1. 弥凝或长效尿崩停治疗后注意多饮、多尿好转情况。

2. 药物治疗 3 天后，检查尿量、尿比重、尿渗透压、血钠及血渗透压。

3. 长期随访头颅磁共振，有报道特发性中枢性尿崩症实际上继发于颅内肿瘤。

七、治疗

1. 针对病因治疗：

对有原发病灶的患儿必须针对病因治疗。肿瘤可手术切除。特发性中枢性尿崩症，应检查有无垂体及其他激素缺乏情况。除药物治疗外要供给充足的水分呢，尤其是新生儿和小婴儿，避免脱水及高钠血症。

2. 药物治疗：

（1）鞣酸加压素（长效尿崩停）：为混悬液，用药前需稍加温并摇匀，再进行深部肌肉注射，开始注射剂量为 0.1～0.2 mL，作用可维持 3～7 d，需待多饮多尿症状出现时再给用药，根据药效调整剂量。

（2）1-脱氨-8-D-精安酸加压素（DDAVP）为合成的 AVP 类似物。口服片剂：醋酸去氨加压素（弥凝，MInirin），每次 50～100 μg，每日 1～2 次。DDAVP 的副作用很小，偶可引起头痛或腹部不适。

（3）非激素疗法。

① 双氢克尿塞：每日 3～4 mg/kg，分次服用。用药期间应限钠补钾，适用于轻型或部分性尿崩症，长期使用可能会损害肾小管浓缩功能。

② 氯磺丙脲：增强肾脏髓质腺苷环化酶对 AVP 的反应，每日 150 mg/m^2，1 次口服。副作用为低血糖、白细胞减少、肝功能损害、低血钠或水中毒。

③ 氯贝丁酯（安妥明）增加 AVP 的分泌或加强 AVP 的作用，每日 15～25 mg/kg，分次口服。副作用为胃肠反应、肝功能损害等。

④ 卡马西平：具有使 AVP 释放作用，每日 10～15 mg/kg。副作用为头痛、恶心、疲乏、眩晕、肝损害与白细胞减低。

八、预防

1. 避免头颅外伤。
2. 积极防治颅内感染。
3. 禁止近亲婚配。

第六节　性早熟

一、定义和病因分类

性早熟是指女孩在 8 岁前，男孩在 9 岁前呈现第二性征的发育异常性疾病。按发病机理不同性早熟可分为两大类：中枢性性早熟，又称真性性早熟或促性腺激素释放激素依赖性性早熟；外周性性早熟，又称假性性早熟或非促性腺激素释放激素依赖性性早熟。

性早熟的常见病因有：特发性性早熟、获得性（放疗、炎症、外伤、手术、肿瘤、积水、颅内压升高）性早熟、肾上腺疾病如先天性肾上腺皮质增生症、肾上腺肿瘤等引起的性早熟、性腺肿瘤如卵巢肿瘤、畸胎瘤、睾丸间质细胞瘤等引起的性早熟、摄入外源性甾体激素引起的性早熟等。

二、病史询问要点

1. 详细询问性发育的时间、顺序、是否呈进行性以及进展速度。
2. 详细询问近期是否接触避孕药和其他含激素的保健品或药物。
3. 了解有无窒息、产伤、颅脑外伤和感染的病史。
4. 了解父母青春期发动的年龄。
5. 了解生活环境、饮食习惯、生长和智力情况。

三、体检要点

1. 评估第二性征发育程度（按 Tanner 标准分期），乳房、外阴有无着色，处女膜有无水肿。乳房、睾丸双侧大小和质地。

2. 皮肤有无咖啡斑、色素沉着、水肿和多毛。

3. 身高、体重、智力、甲状腺大小，腹部有无肿块。

四、辅助检查

1. 下丘脑－垂体－性腺轴激素检查：

（1）基础血清促卵泡素（FSH）、促黄体素（LH）、雌二醇（E2）或睾酮（T）水平。

（2）促性腺激素释放激素激发试验。

2. 骨龄检查。

3. 颅脑 MRI 或 CT。

4. 盆腔超声检查：子宫、卵巢、卵泡。

5. 睾丸超声检查。

6. 其他（根据患儿病情选择性检查）：

7. 血清绒毛膜促性腺激素（HCG）、脱氢表雄酮（DHS）、雄烯二酮（A2）、双氢睾酮（DHT）、17-羟孕酮（17-OHP）、肾上腺促皮质激素（ACTH）和肾上腺 CT 检查。

五、诊断要点

1. 中枢性性早熟：

（1）第二性征提前出现（符合定义的年龄），并按正常发育程序进展。

（2）血清促性腺激素升高达青春期水平。

① LH 基础值：第二性征已达到青春中期程度并 LH 基础值 > 5.0 IU/L。

② GnRH 激发试验呈青春期反应：

LH 峰值　女孩 > 12.0 IU/L　男孩 > 25.0 IU/L

LH 峰 /FSH 峰 > 0.6～1.0（放射免疫法）

或两性 LH 峰值 > 3.3～5.0 IU/L

LH 峰 /FSH 峰 > 0.6（化学发光法）

③ 性腺增大：女孩在超声下见卵巢容积 > 1 mL，并可见多个直径 > 4 mm 的卵泡；男孩睾丸容积 > 4 mL。

④ 线性生长加速。

⑤ 骨龄超越年龄 1 年或 1 年以上。

⑥ 血清性激素升高至青春期水平。

以上诊断依据中 1、2、3 条是必具的。4、5、6 条在中枢性和外周性性早熟均可表现。

2. 外周性性早熟：

（1）第二性征提前出现（符合定义的年龄）。

（2）性征的发育不按正常发育程序进展。

（3）血清促性腺激素在青春前期水平。

（4）性腺大小在青春前期水平。

六、治疗

1. 真性性早熟的治疗：

治疗的原则：核心是改善患儿成年后的终身高（FAH）。控制性发育的速度，预防月经早潮。恢复其实际年龄应有的心理行为。

如果能找到病因的对因治疗，肿瘤大多采取外科治疗，甲状腺功能低下用甲状腺激素替代治疗。

治疗药物：

促性腺激素释放激素类似物（GnRH-a）。制剂有曲普瑞林（Triptorelin）（商品名：达菲林、达必佳）和醋酸亮丙瑞林（Leuprorelin）（商品名：抑那通）。GnRH-a 能有效抑制 LH 的分泌，使性腺暂停发育，性激素下降到青春前期水平，骨成熟减缓，延长生长年限，改善最终成年期身高。

2. 外周性性早熟的治疗：

外周性性早熟按不同的病因分别处理，如各类肿瘤的手术治疗，先天性肾上腺皮质增生症用皮质醇替代治疗，外源性甾体激素摄入暂时无需治疗。

第七节　糖尿病酮症酸中毒

一、概述

糖尿病酮症酸中毒（DKA）是以高血糖、高血酮、酮尿、脱水、电解质紊乱、代谢性酸中毒为特征的一组征候群．糖尿病酮症酸中毒在Ⅰ型糖尿病（T1DM）及Ⅱ型糖尿病（T2DM）患者中均可发生．是儿童糖尿病死亡的首要原因，其发生率存在地域差异，与糖尿病发生率并不相符，其发生率与年龄相关，< 5 岁儿童占总发生率的 35%

二、病史要点

1. 有无多尿、多饮、多食、消瘦。
2. 有无恶心、呕吐、腹痛，可类似急腹症。
3. 有无进行性意识障碍或丧失。
4. 合并感染时可发热。

三、体检要点

1. 皮肤弹性，眼眶有无凹陷，口唇是否干燥。
2. 深大或叹气样呼吸。
3. 呼气时有无烂苹果味。
4. 四肢末梢循环情况。

四、辅助检查

1. 血糖（静脉血糖）。
2. 电解质、动脉血气分析、血渗透压。
3. 肝、肾功能、血脂。
4. 糖化血红蛋白。
5. 血液分析和尿常规中尿酮体，尿糖。

五、诊断要点

1. 多尿、多饮、多食、消瘦。

2. 脱水，深大或叹气样呼吸。

3. 恶心、呕吐、腹痛，可类似急腹症。

4. 进行性意识障碍或丧失。

5. 血糖 > 11.1 mmol/L。

6. 动脉血气分析 pH < 7.3，[HCO_3^-] < 15 mmoL/L。

7. 尿酮体、尿糖阳性。

六、治疗

1. 有重度脱水或循环衰竭时：

（1）给氧。

（2）生理盐水 20 mL/kg，1 h 内输入，轻度酮症酸中毒或轻度脱水者，生理盐水 10 mL/kg。其后生理盐水应该保持在 10 mL/（kg·h）的速度 1～2 h。

2. 纠正脱水：

酮症酸中毒时细胞外液减少，脱水程度为中度脱水时，补液量约为 120～150 mg/kg；轻度脱水时，补液量约为 100～120 mL/kg。脱水性质为等渗性脱水。由于治疗过程中易发生严重并发症脑水肿，静脉过快地补充张力性液体会加重脑水肿过程。因此，酮症酸中毒的补液应很小心，要比其他病因引起的脱水更缓慢地纠正。

（1）补液量的计算：维持量 +10% 丢失量：

3～9 kg	6 mL/（kg·h）
10～19 kg	5mL/（kg·h）
> 20 kg	4 mL/（kg·h）

（2）补液的速度及时间：48 h 均匀输入。

（3）补充的液体种类：主要为生理盐水。根据血钠浓度，继续输入生理盐水或改为半张盐水（同体积盐水和灭菌注射用水混合液），当血糖降至 15～17 mmol/L 时，液体换为含糖液，建议用等张盐水与 5% 的葡萄糖液各 1/2 合用。

3. 胰岛素治疗：

酮症酸中毒时胰岛素的用法采用小剂量胰岛素持续静脉滴注，选用正规胰岛素，按 0.1 U/（kg·h）计算，将正规胰岛素 25 U 加入等渗盐水 250 mL 中（0.1 U/mL），用另一静脉途径按需缓慢输入，监测血糖调节输入量。当血糖 15～17 mmol/L 时，将输入液体换成等张盐水与 5% 葡萄糖混合液，并停止静滴胰岛素（首次皮下注射胰岛素 30 min 后停止静滴胰岛素），改为正规胰岛素皮下注射，每次 0.25～0.5 U/kg，每 4～6 h 1 次，直至患者进食、血糖稳定为止，根据血糖监测调整胰岛素用量。理想的血糖下降速度为每小时 4～5 mmol/L。

4. 纠正电解质紊乱：

当血钾在 4 mmol/L 以下，可立即补充钾盐，如血钾 > 5 mmol/L 时则见尿后补钾，其剂量为 2～3 mmol/kg（150～225 mg/kg），输入浓度不 > 40 mmol/L（0.3 g/dl），能口服后改口服钾盐。

5. 纠正酸中毒：

酮症酸中毒不宜常规使用碱性液，只有在中、重度酮性酸中毒（pH < 7.1或碳酸氢根 < 15 mmol/L时才用碱性液纠正酸中毒。一般用1.4%碳酸氢钠，用量为：所需 $NaHCO_3$ = 0.6 × kg ×（15-所测的 HCO_3^- mmol/L）。计算后的量先输入一半后，再查血气分析，仍为pH < 7.1时再将另一半量输入，若血pH > 7.1时则不再输入。

6. 急诊实验室检查：

指血糖，抽静脉血糖、电解质、血渗透压、肝、肾功能、血脂、糖化血红蛋白、血液分析和动脉血气分析，收集尿常规标本。

7. 护士：

首先查指血糖和抽各种血，并注明抽血糖的时间马上送检，建立两条静脉通路，一条通路输生理盐水补液；一条通路输胰岛素（必须用输液泵按每小时1 mL/kg的速度输入）。

第八节　低血糖症

一、概述

低血糖（hypoglycemia）是多种原因引起的血糖低于正常范围的综合征，为小儿时期最常见的代谢紊乱之一。全血血糖在婴儿和儿童 < 2.2 mmol/L（40 mg/dl），足月新生儿 < 1.7 mmol/L（30 mg/dl），早产儿或小于胎龄儿 < 1.1 mmol/L（20 mg/dl），为低血糖。

二、病史要点

1. 交感神经兴奋及脑缺氧的相关症状：

儿童常表现为面色苍白、多汗、乏力、饥饿、呕吐、心悸、颤抖、头痛、兴奋、视物模糊、晕厥、抽搐，甚至昏迷。新生儿及小婴儿则表现为喂养困难、紫绀发作、呼吸困难或暂停、低体温，兴奋或嗜睡，甚至惊厥。

2. 症状发作的时间，与进食的关系，是否与进某种食物有关。

3. 是否有进食减少、过度疲劳或感染史。

4. 是否有误服或误用致低血糖的药物史，如胰岛素、酒精、水杨酸类药物等。

5. 过去史及家族史要注意询问在婴儿期是否出现低血糖症状，发作的次数；家族中是否有婴儿早期不明原因死亡者；是否有遗传代谢病患者。低血糖发生的年龄不同，出现的症状亦不同。在新生儿及婴儿期低血糖的临床表现无特异性，易误诊为呼吸系统或神经系统疾病，因而应仔细询问交感神经兴奋的病史及表现。

三、体检重点

1. 一般项目：获得生命体征：体温、呼吸、脉搏、血压；神智是否清楚，反应是否低下。

2. 测量身高、体重、皮下脂肪厚度。

3. 皮肤皮下：皮肤是否湿冷，全身皮肤有无色素沉着，色素沉着出现在四肢关节的伸面提示肾上腺皮质功能减低症。

4. 头面部：面色是否苍白，有无色素沉着；眼球有无不正常转动。

5. 胸腹部：呼吸节律，是否有暂停、有无罗音；心率、节律、心音是否正常、有无心脏杂音；肝、脾肿大提示糖原累积症。

6. 其他：四肢有无厥冷；神经系统：肌力、肌张力情况，克氏征、布氏征及病理征情况。

四、重要辅助检查

1. 空腹血糖及随机血糖。

2. 血、尿酮体。

3. 血气分析及血电解质。

4. 胰岛素、C 肽、胰高血糖素、皮质醇、肾上腺素及生长激素。

5. 有机酸测定：乳酸、丙氨酸、丙酮酸等。

6. 胰腺 B 超、CT。

7. 选择进行各种耐量试验：如葡萄糖、肾上腺素、胰高血糖素、L-亮氨酸等。

五、低血糖鉴别诊断

由于低血糖的表现无特异性，很容易误诊为癫痫、脑病、心肌炎及休克等，临床上应保持对该症的警惕性，注意与这些疾病鉴别。对于低血糖症的病因，则根据低血糖发作次数及持续的时间进行鉴别诊断。

1. 一过性低血糖：见于小于胎龄儿、早产儿、出生窒息，药物性（乙醇、水杨酸盐），Reye 综合征，糖尿病母亲娩出儿、有核红细胞增多症等。

2. 持续性低血糖：见于酮症性低血糖，葡萄糖代谢酶缺陷（糖原累积症、肝糖异生缺陷、半乳糖血症、果糖不耐受症），氨基酸代谢缺陷（枫糖尿病、甲基丙二酸尿症），脂肪酸代谢缺陷，激素缺乏（肾上腺皮质功能不全、甲状腺功能减低症、生长激素缺乏症）等。持续性葡萄糖耗用过多：见于高胰岛素血症（胰岛细胞增殖症、β 细胞增生症、胰岛细胞腺瘤）。

六、低血糖的治疗

1. 意识清醒能口服的患儿可立即口服糖水或进食缓解症状。

2. 存在意识障碍不能进食的患儿和婴幼儿建议静脉滴注 10% 葡萄糖（按每分钟 5～10 mg/kg 速度），保持血糖在 4 mmol/L 以上。

3. 口服或静脉用葡萄糖不能维持血糖稳定时可静滴氢化可的松，剂量：每天 2～5 mg/kg，分 2～3 次用。血糖稳定后逐步减量。

4. 针对原发病进行处理。

第九节　肾上腺危象

一、概述

肾上腺危象（adrenal crisis）为儿科常见急症之一，是指由各种原因导致肾上腺激素分泌不足或缺如而表现的一系列临床症状。病情进展急剧，需紧急救治。急性感染、创伤、外科手术、过热、长期饥饿和情绪激动等都可能是诱发因素。

二、病史要点

1. 原发病的临床表现各有特点。

2. 全身症状：萎靡乏力，大多有高热，

3. 消化系统：纳差、恶心、呕吐、腹痛、腹泻、腹胀。

4. 神经系统：萎靡、烦躁或嗜睡、谵妄或神志模糊，重症者昏迷，尚可出现低血糖症状、乏力、出汗、复视、昏迷。

5. 泌尿系统：肾流血量减少，肾功能减退，出现少尿、氮质血症，危重症可出现肾功能衰竭。

三、体检要点

1. 出现中—重度脱水，口唇及皮肤干燥、弹性差，上诉症状大多非特异性，起病数小时或 1～3 d 病情急剧恶化，出现多个系统的症状。

2. 循环系统：脉搏细弱、皮肤湿冷、出现花纹、四肢末梢冷而发绀，心率增快、心律不齐、血压下降，重危者血压测不出，呈现休克和周围循环衰竭。

四、实验室检查

1. 血象：白细胞总数和中性粒细胞升高，血小板计数减低，血中嗜酸性细胞计数增高。

2. 血生化检查：低钠血症、高钾血症、空腹血糖降低、血尿素氮升高、二氧化碳结合力降低。

3. 心电图：心率增快、心律失常、低电压、Q-T 间期延长。

4. X 线摄片：伴有感染时可显示肺部感染和心脏改变，可有肾上腺钙化影。

5. 尿液检查：尿钠增加，尿 17-羟、17-酮降低。

6. 其他：凝血时间延长，凝血酶原时间延长。

五、诊断要点

六、治疗

1. 休克时：30～60 min 静推糖盐水（5%葡萄糖生理盐水）450 mL/m² 扩容，后续每天 3 200 mL/m² 纠正脱水。

2. 氢化可的松：每次 2.5～5 mg/kg，q6～8 h，连续 2～3 d，症状缓解渐减量而改为口服维持量。

3. 严重低血糖时：10%葡萄糖液 2～4 mL/kg。

4. 高血钾时：心电图早期 T 波高尖，密切随访观察，出现其他心电图改变时：① 10%葡萄糖酸钙 0.5 mL/kg；② 葡萄糖胰岛素联合输注（5～6 g 葡萄糖联合一个单位胰岛素）；③ 纠正酸中毒。

第十节　内分泌特殊检查诊疗规范

内分泌特色的功能试验，需要多次抽血，多数需要用药物激发，存在药物反应及过敏反应，受检患儿有潜在危险。为尽可能减少检查给患儿带来的风险，我们制订了医师内分泌特殊功能试验的准入及必要的安全防范措施：

【准入标准】 内分泌专科工作 3 年以上的医师。

【风险防范措施】 小年龄患儿对多次采血及对药物不易耐受，已过敏。为尽可能的防范风险，要求 5 岁以下患者住院做内分泌功能检查。

一、促性腺激素释放激(LHRH)刺激试验

【试验原理】 促性腺激素释放激素(LHRH)为下丘脑分泌的激素，主要刺激垂体的 LH、FSH 分泌。通过本试验可了解垂体促性腺激素细胞的储备功能。

【剂型】

戈那瑞林：100 μg/ 支

曲普瑞林：100 μg/ 支

【用量】

戈那瑞林：2～2.5 μg/kg，最大剂量≤ 100 μg；加 NS10 mL 稀释。

曲普瑞林：100 μg/ m^2，最大剂量≤ 100 μg；加 NS10 mL 稀释。

【操作方法】

可不禁食，早晨 8 时取静脉血测 FSH、LH 为基础值(0 管)，静脉缓慢推药(15 min 推完)后 30 min、60 min 准时采血测定 FSH、LH。

注意事项及标本要求：

1. 严格按上述时间抽血。如抽血不顺利，抽血时间不可顺延。

2. 标本要求：0 管，干燥管或促凝管 2 mL，如需查性激素全套，抽血 3 mL；30 min、60 min，干燥管或促凝管 2 mL。

3. 副作用：偶有过敏反应。

二、生长激素激发试验(胰岛素 + 左旋多巴激发试验或胰岛素 + 可乐宁试验)

【试验原理】

该试验主要是通过胰岛素诱导低血糖而刺激 GH 分泌。低血糖症状一般出现在静脉注射胰岛素 15～30 min 后，低血糖降至最低水平后约 20 min 有 GH 分泌的峰值出现。左旋多巴、可乐宁可刺激下丘脑 GHRH 释放，以促进 GH 的应答反应。

【药物用量】

1. 正规胰岛素：剂量按 0.05～0.1 U/kg，对疑有 ACTH 缺乏或有低血糖发作史者，剂量降至 0.03～0.05 U/kg。加 NS 稀释(注射胰岛素浓度为 1 U/mL)。

2. 左旋多巴：10 mg/kg，最大剂量 500 mg；或者可乐宁 5 μg/kg 体重计算，最大剂量为 250 μg。

【操作方法】 选择大血管留置静脉导管，抽两管血查电脑血糖、空腹静脉血糖和生长

激素，然后静脉缓慢推药（> 1 min），同时口服左旋多巴，然后于推药完毕后 15 min 时查电脑血糖，如果电脑血糖下降至基础值的 50% 或 2.6 mmol/L 为试验有效，此时方可抽血查生长激素和静脉血糖，再于 30 min 查电脑血糖，并抽静脉血查生长激素和血糖；于 45 min、60 min、90 min 时抽血查生长激素。如果血糖不能下降至试验目标值时，应根据医嘱追加胰岛素剂量，监测电脑血糖，再以血糖降至目标值时的时间为前面所述的 15 min，按上述要求继续抽血完成检查（30 min、45 min、60 min 分别抽血后试验结束，90 min 不需抽血）。

【注意事项】（特别提醒：操作前询问家长是否已签署抽血同意书。）

1. 患儿应禁食 8 h（婴儿至少应禁食 2～4 h），但不必禁水。

2. 试验前家长需准备好饼干、面包、牛奶等食物，护士须准备 50% 葡萄糖于注射器内，抽血过程中要严密观察患儿的反应，一旦出现低血糖症状（面色苍白、出汗、脉速、嗜睡等），遵医嘱让患儿进食或即刻以 1 mL/kg 体重静脉注射 50% 葡萄糖，同时勿忘按时采集血标本。试验完毕后口服葡萄糖 0.5～1 g/kg 体重或即刻进食。

三、生长激素葡萄糖抑制试验

【试验目的】

评估身材高大或生长迅速的儿童是否患有垂体性巨人症。后者 GH 分泌持续性升高，且不能被摄入的葡萄糖所抑制。但正常高度青少年中该试验可出现假阳性。

【患儿准备】

1. 试验前，平衡饮食至少 3 d。

2. 试验前午夜开始禁食，但可饮水。< 3 岁幼童实验前一晚应加餐。

3. 试验开始前 1 h 静脉留置针头。

4. 记录受试者体重，计算葡萄糖用量。

【方法】

1. 口服葡萄糖剂量 1.75 g/kg，最大量 75 g。每克加水 3～4 mL，在 5～10 min 内服完。

2. 于 0、30、60、90、120、150、180 min 分别取血，测 GH。

3. 试验中需对受试者进行监护并检测血糖。

【注意事项】

1. 迟发低血糖常发生在伴有高胰岛素血症的儿童中，必需检测血糖，每 30 min 1 次，持续 5 h 以上。

2. 在午餐后，确定患者无低血糖危险后在拔除静脉留置针头。

四、血 ACTH/ 皮质醇昼夜节律测定：

【方法】

抽血：分别于早上 8 点空腹，下午 4 点，午夜 12 点抽血，干燥管或促凝管 2 mL。

标本分离及保存：全血至于离心机内 4 000 转离心 5 min 后吸取上清液至干燥管内（红头管），冰箱冷藏保存。

五、地塞米松抑制试验

【目的】

根据下丘脑－垂体－肾上腺轴反馈抑制的原理设计，检查下丘脑－垂体－肾上腺轴是否能被外源性糖皮质激素所抑制。主要用于诊断皮质醇增多症，同时对鉴别其病因是增生还是肿瘤有一定价值。

（一）过夜地塞米松抑制试验

【意义】

用于筛查，常与皮质醇昼夜节律测定联合进行。

【患儿准备】

1. 患儿不能应用类固醇药物。
2. 无感染和心理疾患。

【方法】

1. 于实验日 0 am 抽血测定皮质醇和 ACTH，如怀疑分泌雄激素的肾上腺肿瘤时应加测硫酸脱氢表雄酮（DHEAS）、雄烯二酮和睾酮。
2. 取血后（0 am）服地塞米松 0.3 mg/m^2。

（二）小剂量地塞米松抑制试验

【意义】

用于肯定皮质醇增多症的诊断。

【患儿准备】

1. 未服用类固醇药物，根据初筛结果用于高度怀疑库欣综合征的病人。
2. 禁用一些药物：利福平、苯妥英等可能导致地塞米松代谢产物增多，出现假阳性结果。
3. 糖尿病病人慎用此试验。

【方法】

1. 服药前一日准确留取 24 h 尿测定 UFC 作为对照。实验当日 8 am 取血后，立即开始服用地塞米松每次 0.5 mg，每 6 h 1 次，共 8 次；< 10 岁儿童每次 5 μg/kg。
2. 试验第 2 日再次留取 24 h 尿，同时继续按时服药。
3. 试验第 24 h、48 h 再次取血测定皮质醇和 ACTH 浓度，如怀疑肾上腺肿瘤时应加测 DHEAS、雄烯二酮和睾酮。

（三）大剂量地塞米松抑制试验

【意义】

用于皮质醇增多症病因的鉴别。

【方法】

除剂量不同，其余方法同前。地塞米松剂量为每次 2 mg，每 6 h 1 次，共 8 次。< 10 岁儿童每次 20 μg/kg，或每次 1 mg。

六、糖耐量试验（OGTT）

【意义】

正常人服葡萄糖或进餐 30 min 后血糖开始升高，60 min 达高峰，120 min 左右血糖恢复至空腹水平。同时胰岛素、C 肽释放也随血糖变化而变化。测血糖的同时检测胰岛素、C 肽的分泌情况有助于鉴别Ⅰ型和Ⅱ型糖尿病。此试验还可用于评价胰岛素抵抗情况。

【患儿准备】

1. 试验前应平衡饮食至少 3 d，每日碳水化合物入量不少于 150 g，从试验前午夜禁食，可饮水。幼儿在试验前一晚可加餐一次。

2. 对受试者进行监护并安放静脉留置针头，穿刺后应休息 1 h。

3. 记录受试者体重，计算葡萄糖用量。

4. 糖尿病患者试验当日需停用外源性胰岛素及口服降糖药。

【方法】

1. 试验前夜禁食 10 h 以上。

2. 口服葡萄糖 1.75 g/kg，最大量 75 g。每克葡萄糖加水 3～4 mL，在 5～10 min 内服完。

3. 与 0、30、60、120、180 min 分别取血 3 mL，测定血糖、胰岛素、C 肽浓度。

4. 已明确糖尿病诊断的患者采用馒头餐试验（100 g 面粉制作的馒头相当于 75 g 葡萄糖）。

【注意事项】

1. 过量的胰岛素分泌可能导致迟发性低血糖，所以必须严密监测血糖至 300 min。

2. 试验结束后正常进食午餐，午餐后再撤去静脉通路。

七、胰岛素、C 肽释放试验

【意义】 反映胰岛 β 细胞功能的重要指标，目的是了解胰岛 β 细胞分泌功能及有无胰岛素抵抗，用于Ⅰ型或Ⅱ型糖尿病的鉴别诊断。正常人空腹胰岛素水平为 5～25 mU/L（5～25 μU/mL），C 肽为 0.8～1.5 ng/mL，餐后 30～60 min 为高峰，是基础值的 5～10 倍，到 180 min 恢复到基础水平。Ⅰ型糖尿病患者没有进餐刺激后的成倍增加。

【方法】 选择大血管留置静脉导管，抽 0 管（查空腹血胰岛素、C 肽）后，口服葡萄糖 1.75 g/kg（最大≦ 75 g），之后 0.5 h、1 h、2 h、3 h 时再分别抽血查胰岛素、C 肽。

【注意事项】

1. 试验前空腹，试验当日晨不注射胰岛素。

2. 干燥管或促凝管 2 mL。

3. 同时检查糖耐量时，用 EDTA 抗凝管抽血 3 mL。

4. 抽血前须告知家长标本送检事宜，并做好外院联系工作。

八、ACTH 兴奋试验

【原理】

ACTH 可兴奋肾上腺皮质束状带分泌皮质醇，利用外源性 ACTH 兴奋肾上腺皮质可评价其储备功能。

【用量】

新生儿 0.1 mg，< 2 岁 0.15 mg，> 2 岁 0.25 mg

【操作方法】

抽 2 管血（查血皮质醇、血 17- 羟孕酮），然后静脉注射促皮质素（> 2 min），再分别于注射后 30 min、60 min、90 min、120 min 抽血测定血皮质醇、血 17- 羟孕酮，雄烯二酮，血清脱氢表雄酮及硫酸酯等。

【注意事项】

1. 少数病人可发生过敏反应。

2. 推注促皮质素的时间应大于 2 min，推注过程中观察患儿面色及反应。

3. 若检验项目只有皮质醇、血 17- 羟孕酮，采静脉血 3 mL 入促凝管或干燥管中；如需检测雄烯二酮，血清脱氢表雄酮及硫酸酯项目时，采血量为 4 mL。

九、莫氏试验（肾小管浓缩稀释试验，Mosenthal Test）

1. 实验日照常进餐，除每餐饮水 500 ～ 600 mL 外，不再进食和饮水。

2. 晨 8 时排尿后弃去，到晚 8 时，每 2 h 排尿一次；晚 8 时至第二天早 8 时的所有尿液收集在一起，共 7 次，分别测每次的尿量和尿比重。

十、禁水试验

【意义】

主要用于鉴别尿崩症和精神性烦渴。

【方法】

1. 晨 8 时开始，实验前先排尿，测体重、尿量、尿比重及渗透压，并采血测血钠和血渗透压（置留置针采血并保留至所有试验结束）。

2. 1 h 内饮水 20 mL/kg，随后禁饮 8 ～ 12 h，每小时收集一次尿液，并测体重、血压、尿量、尿比重及渗透压。

3. 试验结束时采血测血钠及血渗透压。

【注意事项】

1. 禁水过程中患儿出现烦躁不安、嗜睡、烦渴加重，体重下降 3% ～ 5% 或血压下降明显，立即停止试验；

2. 连续两次尿比重相同或尿渗透压变化 < 30mOsm/（kg・h），可结束实验。

十一、加压素试验

【意义】

用于中枢性尿崩症与肾性尿崩症的鉴别诊断。

【方法】

1. 实验前先排尿，测体重、尿量、尿比重及渗透压，采血测血钠及血渗透压。

2. 1 h 内饮水 20 mL/kg，皮下注射水溶性加压素 0.1 U/kg，随后禁饮 3 h，每 30 分测尿量、尿比重及尿渗透压，共 6～8 次。

3. 试验结束时采血测血钠及血渗透压。

第十一节 糖皮质激素临床使用规范

糖皮质激素类药物（以下简称糖皮质激素）在儿科临床各科多种疾病的诊断和治疗上广泛应用，长期应用糖皮质激素应严格掌握适应证和妥当选用治疗方法，根据年龄、体重（体表面积更佳）、疾病严重程度和患儿对治疗的反应确定糖皮质激素治疗方案并密切观察不良反应。为规范糖皮质激素的临床应用，保障患者的用药安全，提高疗效，避免或降低糖皮质激素对患儿生长和发育的影响，根据卫生部《糖皮质激素类药物临床应用指导原则》等有关法规特制订本管理办法。

一、基本原则

糖皮质激素在临床广泛使用，应用糖皮质激素要非常谨慎，其正确、合理应用主要取决于以下两方面：一是治疗适应证掌握是否准确；二是品种及给药方案选用是否正确、合理。

（一）适应证

糖皮质激素不适用于所有自身免疫病治疗如慢性淋巴细胞浸润性甲状腺炎、1 型糖尿病、寻常型银屑病等，也不适用于单纯以退热和止痛为目的特别是在感染性疾病中。

（二）治疗方案

糖皮质激素治疗方案应综合患者病情及药物特点制订，治疗方案包括选用品种、剂量、疗程和给药途径等。

1. 品种选择：各种糖皮质激素的药效学和人体药代动力学（吸收、分布、代谢和排出过程）特点不同，因此各有不同的临床适应证，应根据不同疾病和各种糖皮质激素的特点正确选用糖皮质激素品种。

2. 给药剂量：生理剂量和药理剂量的糖皮质激素具有不同的作用，应按不同治疗目的选择剂量。一般认为给药剂量（以泼尼松为例）可分为以下几种情况：

（1）长期服用维持剂量：2.5～15.0 mg/d;

（2）小剂量：< 0.5 mg/（kg•d）；

（3）中等剂量：0.5～1.0 mg/（kg•d）；

（4）大剂量：大于 1.0 mg/（kg•d）；

（5）冲击剂量：（以甲泼尼龙为例）7.5～30.0 mg/（kg•d）。

3. 疗程：不同的疾病糖皮质激素疗程不同，一般分为以下几种：

（1）冲击治疗：疗程多小于 5 d。适用于危重症病人的抢救，如暴发型感染、过敏性休克、严重哮喘持续状态、过敏性喉头水肿、狼疮性脑病、重症大疱性皮肤病、重症药疹、急进性肾炎等。冲击治疗须配合其他有效治疗措施，可迅速停药，若无效大部分情况下不可在短时间内重复冲击治疗。

（2）短程治疗：疗程小于1个月，包括应激性治疗。适用于感染或变态反应类疾病，如结核性脑膜炎及胸膜炎、剥脱性皮炎或器官移植急性排斥反应等。短程治疗须配合其他有效治疗措施，停药时需逐渐减量至停药。

（3）中程治疗：疗程3个月以内。适用于病程较长且多器官受累性疾病，如风湿热等。生效后减至维持剂量，停药时需要逐渐递减。

（4）长程治疗：疗程大于3个月。适用于器官移植后排斥反应的预防和治疗及反复发作、多器官受累的慢性自身免疫病，如系统性红斑狼疮、溶血性贫血、系统性血管炎、结节病、大疱性皮肤病等。维持治疗可采用每日或隔日给药，停药前亦应逐步过渡到隔日疗法后逐渐停药。

（5）终身替代治疗：适用于原发性或继发性慢性肾上腺皮质功能减退症，并于各种应激情况下适当增加剂量。

4. 给药途径：包括口服、肌内注射、静脉注射或静脉滴注等全身用药，以及吸入、局部注射、点滴和涂抹等局部用药。

（三）综合治疗

在许多情况下，糖皮质激素治疗仅是疾病综合治疗的一部分，应结合病人实际情况，联合应用其他治疗手段，如严重感染病人，在积极有效的抗感染治疗和各种支持治疗的前提下，为缓解症状，确实需要的可使用糖皮质激素。

（四）不良反应

糖皮质激素的不良反应与用药品种、剂量、疗程、剂型及用法等明显相关，在使用中应密切监测不良反应，如感染、代谢紊乱（水电解质、血糖、血脂）、体重增加、出血倾向、血压异常、骨质疏松、股骨头坏死等，小儿应监测生长和发育情况。

（五）停药反应和反跳现象

糖皮质激素减量应在严密观察病情与糖皮质激素反应的前提下个体化处理，要注意可能出现的以下现象：

1. 停药反应：长期中或大剂量使用糖皮质激素时，减量过快或突然停用可出现肾上腺皮质功能减退样症状，轻者表现为精神萎靡、乏力、食欲减退、关节和肌肉疼痛，重者可出现发热、恶心、呕吐、低血压等，危重者甚至发生肾上腺皮质危象，需及时抢救。

2. 反跳现象：在长期使用糖皮质激素时，减量过快或突然停用可使原发病复发或加重，应恢复糖皮质激素治疗并常需加大剂量，稳定后再慢慢减量。

二、临床使用细则

1. 冲击疗法需具有主治医师以上专业技术职务任职资格的医师决定。

2. 短、中程糖皮质激素治疗时，需具备医师职务任职资格的医师开具，且严格掌握适应证，品种选择原则上应使用国家基本药物目录内的品种。

3. 长程糖皮质激素治疗方案，需由相应学科主治医师以上专业技术职务任职资格的医师制定。先天性肾上腺皮质增生症的长程治疗方案制定需三级医院内分泌专业主治医师以上专业技术职务任职资格的医师决定。随访和剂量调整可由内分泌专业主治医师以上专业技术职务任职资格的医师决定。

4. 紧急情况下临床医师可以高于上条所列权限使用糖皮质激素，但仅限于3天内用量，并严格记录救治过程。

5. 对发热原因不明和病毒感染性疾病者，原则上不使用糖皮质激素类药物。

6. 使用糖皮质激素类药物应有明确的指征，并根据药物的适应证、药物动力学特征及病人的病情特点，严格选药，并注意剂量、疗程和给药方法进行个性化给药。原则上糖皮质激素使用时间一般不超过3天，使用剂量不超过药典规定。

7. 对已经明确诊断，确需较长时间使用糖皮质激素时，应努力寻找最小维持剂量或采用间歇疗法，当病情稳定后应有计划地逐步停药或改用其他药物和治疗方法。

8. 在明确诊断，确需使用糖皮质激素时，应注意以下事项：

（1）因细菌感染而需要使用皮质激素类药物的患者，要配合使用敏感而足量的抗菌药物。

（2）患者在服用糖皮质激素时应常规补充钙剂和维生素D以防止骨质疏松。

（3）服用糖皮质激素期间应经常监测血糖，以便及时发现类固醇性糖尿病。

（4）长期用药者，糖皮质激素的给药时间应定在早晨8时和下午4时，以尽可能符合皮质激素的生理分泌规律。撤药时应采取逐渐减量的方式，以使自身的皮质功能得以逐渐恢复。

（5）防止各种感染特别是防止多重感染的发生。

（6）为减少对胃肠道的刺激，可在饭后服用或加用保护胃黏膜药物。

9. 下列情况禁用糖皮质激素：

（1）肾上腺皮质功能亢进症；

（2）当感染缺乏有效对病因治疗药物时，如水痘和霉菌感染等；

（3）病毒感染，如水痘、单纯疱疹性角膜炎、角膜溃疡等；

（4）消化性溃疡；

（5）新近做过胃肠吻合术、骨折、创伤修复期；

（6）糖尿病；

（7）高血压；

（8）癫痫、精神病患者。

10. 各临床科室应根据本专业诊疗指南/临床路径要求使用糖皮质激素。

11. 药剂人员负责处方检查。对处方中不合理的糖皮质激素药物的使用，药剂人员有责任记录并通知医师改正，并定期将情况汇总。对违反规定、乱开处方、滥用糖皮质激素类药品者，药剂人员有权拒绝调配。

（戴培芬、臧丽、王清刚、宋立梅）

第二篇
妇产科常见疾病诊治

第一章
产科门诊常规

一、早孕诊断

（一）自觉症状

1. 停经：身体健康的已婚育龄妇女规则的月经停止，应考虑妊娠之可能。

2. 消化系统：妊娠妇女于停经6周左右，可出现恶心、呕吐、纳差等。此外尚可能有食物的嗜好改变。

3. 尿频：系早孕增大的子宫压迫膀胱所致。

（二）妇科检查

1. 阴道黏膜柔软呈紫蓝色。

2. 宫颈充血、变软，呈紫蓝色。

3. 子宫饱满：前后径增宽呈球形。孕8周左右宫颈与宫体之间的子宫峡部十分柔软。

4. 子宫增大且软，妊娠12周时可在脐耻连线中点触及宫底。

（三）辅助诊断

1. 妊娠试验：妊娠免疫试验是目前首选的方法，常用方法为尿酶免疫试验及血β-HCG测定。

2. B型超声检查：妊娠6周即可测及孕囊及胚胎原始心管搏动。

二、围生期保健

围生期保健是指产前、产时、产后以保护母婴安全，提高孕产质量为目的，对孕产妇和胎婴儿进行的预防保健工作。主要是针对影响孕产质量的各种因素，采取积极预防措施；运用围生医学发展的监护技术对胎儿的生长和健康进行监测；以降低孕产妇并发症、围生儿死亡率及病残儿发生率为具体目标，对母子实行统一规范管理。

从孕12周开始，每4周检查一次；孕32周后每2周检查一次；孕36周后每1周检查一次。通过规定的产前检查，加强对孕妇健康和胎儿生长的监测，及早发现并防治妊娠并发症及合并症，对不宜妊娠、分娩者应于孕3月前终止妊娠。

（一）孕早期保健

1. 详细了解病史，尤其既往妊娠、分娩史，全面的体格检查，了解心、肺、肝、肾情况及全身骨骼形态，了解乳房发育及乳头有无凹陷。

2. 推算预产期，末次月经的第一天开始，月份数减 3 或加 9，日期数加 7。

3. 了解有无有关妊娠的危险因素，如 TORCH 系列感染、接触 X 射线、服用易致胎儿畸形药物、接触有害物质及妊娠并发症，以确定能否继续妊娠。

4. 了解早孕妊娠反应情况，必要时输液补充营养。

5. 查血、尿常规、血型、肝肾功能、HBV、AFP 等。

6. 卫生宣教及营养指导。

（二）孕中期保健：定期产前检查要求城市不少于 8 次，农村不少于 5 次

1. 注意孕妇的全身健康、营养状况，进行骨盆外测量，必要时行骨盆内测量。

2. 绘制妊娠图（测宫高、腹围），监测胎儿发育状况。

3. 开展预测性诊断：妊娠 20～28 周进行测定。常用以下方法进行有无发生子痫前期倾向预测。

（1）平均动脉压（mABP）：mABP =（收缩压 + 舒张压 × 2）÷ 3 或 = 舒张压 + 1/3 脉压。如≥ 85 mmHg 即为阳性，表明孕妇有发生子痫前期倾向。

（2）翻身试验（ROT）：孕 6～30 周进行。方法：孕妇左侧卧位测血压，待舒张压稳定后，翻身仰卧 5 min 后再测血压，如此时舒张压较前上升 20 mmHg 为阳性，提示孕妇有发生子痫前期倾向。

（3）血液流变学试验：低血容量（红细胞比容≥ 0.35）及血液黏度高（全血黏度比值≥ 3.6，血浆黏度比值≥ 1.6）者，提示孕妇有发生子痫前期倾向。

（4）尿钙排泄量：妊娠 24～34 周进行，测定尿钙 / 肌酐（Ca/Cr）比值≤ 0.04，有预测价值。

4. 孕妇可行胎动计数进行自我监护，自妊娠 16～20 周即可感觉胎动，方法为每日早、中、晚各测 1 h，胎动 3～5 次 /min。由于胎儿活动量各异，12 h 内累计胎动次数不得少于 10 次。

5. B 超监测胎儿发育情况。

6. 进行卫生、营养指导。

（三）孕晚期保健

1. 继续按期进行产前检查，监测孕妇及胎儿发育情况，体重增长每周应不超过 0.5 kg。

2. 注意孕期并发症，如妊娠期高血压疾病、前置胎盘、胎盘早剥、早产等的防治，同时注意胎位是否异常并及时纠正。

3. 指导孕妇自我监护如胎动计数，家庭监护胎心率等。

4. 监测胎儿—胎盘功能，胎儿储备功能。

5. 进行卫生、营养指导。

（四）开展宣教工作、普及围生期知识

（五）通过围生期保健门诊及时筛查高危妊娠，并将其转高危门诊或收入高危病房

三、孕期营养指导

（一）以体重增长模式，了解孕妇营养情况

1. 孕早期体重平均月增长 0.9～1.8 kg。

2. 孕中、晚期体重平均月增长 1.4～1.8 kg（每周约 0.4 kg）。

3. 正常妊娠全程体重平均增长 9～13 kg。孕妇体重增加与胎儿体重增加呈线性相关。

4. 孕期孕妇体重增加低于 9 kg 者，易出现低体重儿。

（二）妊娠各期孕妇的饮食特点

1. 孕早期：此期内孕妇易感不适，常有食欲不振、恶心、呕吐、胃酸多等，此阶段膳食中应增加富含 B 族维生素及无机盐、易消化的清淡食物——谷物、蔬菜及水果为主，适量补充叶酸、糖，少用味精、糖精及食用色素等。

2. 孕中期：胎儿各器官、系统处于奠定基础和迅速发育阶段。重点要加强营养，食物要以乳制品、瘦肉、蛋类、豆腐、青菜、水果为主，脂肪不宜过多。

3. 孕晚期：胎儿体重增加最快，骨骼发育、皮下脂肪贮积，所以此阶段除了摄入定量的碳水化合物、蛋白质类食物外，应适当增加脂肪性食物，特别要补充一些钙、铁、磷等无机盐，如动物肝脏、骨头汤、海鲜等。

（三）孕妇缺乏营养所致影响

1. 对孕妇影响：可引起营养性贫血（缺铁性和巨幼红细胞贫血）、骨软化症、营养性水肿及对传染病抵抗力降低。

2. 对胎儿影响：可出现低体重儿、早产、胎儿脑发育受损，围生儿死亡率增加，叶酸缺乏可致胎儿神经管畸形。

（臧丽、王玮玮）

第二章

正常分娩处理常规

一、入院常规

（一）询问病史

1. 孕产次，末次月经，预产期。

2. 子宫阵缩情况及阴道流水或“见红”时间和性状。

3. 通过“孕产妇保健手册”的内容，了解此次妊娠经过。如早孕反应，有无异常阴道流血及其他异常症状的起止时间和处理，近期有无盆浴史及性生活史。

4. 既往有无心、肺、肝、肾等疾患，以及高血压、出血性疾病和手术、过敏史等。

5. 家族史、月经史与婚姻简史，以及生育史，应询问有无不良妊娠、分娩史及既往分娩时间、经过、产后恢复情况等。

（二）体格检查

1. 全身检查：身高、体重及水肿等情况。

2. 产科检查：四步诊法了解胎方位、胎先露，估计胎儿大小，听取胎心音，再次骨盆外测量。

3. 肛门检查：了解宫颈容受程度、宫口扩张、宫颈位置，软硬度，胎先露及位置高低、胎膜是否破裂，估计分娩时间，同时了解中骨盆及骨盆出口情况。如阴道出血较多疑前置胎盘者禁止肛查。

4. 宫缩间歇期听胎心，注意胎心音强弱，是否规则。正常胎心 120～160 次/min，> 160 次/min 或 < 120 次/min，提示胎儿窘迫，应采取抢救措施。

5. 清洗外阴，并根据阴毛多少决定是否剃去。

6. 是否做肥皂水灌肠应视需要，已不作为常规。

二、产程处理

（一）第一产程处理

第一产程初产妇平均 16 h，经产妇 6～8 h。此期主要是观察宫口扩张、先露下降的情况及胎心变化做好记录。

1. 一般处理：

（1）在临产初期如胎膜未破，可自由行走活动，但有并发症以及临产后胎头仍高浮者应注意卧床休息。

（2）鼓励少量多次进食，以高热量、易消化食物为主，摄入足够水分。对不能进食者应静脉补充能量。

（3）宫缩紧时不应去厕所排尿，密切观察产妇排尿情况，避免膀胱过度充盈而影响胎头下降致阻碍产程进展，必要时应予导尿。

（4）每天测量体温、脉搏 2～4 次，如体温 38 ℃以上则每隔 4 h 测量一次，并及时找出发热原因后积极处理。

（5）测血压：应 4～6 h 测量一次，如发现血压升高，应增加测量次数，给予相应处理。

2. 产程观察、检查和记录：

（1）临产标准：规律宫缩在 10 min 内 2 次以上，持续 30 s 以上；宫颈管容受、宫口进展性扩张，伴先露下降。宫口开大 2 cm 后开始绘制产程图。

（2）子宫收缩：检查者应将手轻按产妇腹壁观察宫缩的间隔及持续时间和强度，不应根据产妇的主诉来判断。必要时可用胎儿监测仪监测。

（3）听取胎心：临产初期每 1～2 h 听胎心一次，每次听诊 1 min。随产程进展进入活跃期应 15～30 min 一次，应在宫缩间歇期听取胎心。当胎心有异常变化时，应缩短间歇时间延长听胎心时间，同时指导产妇改变体位，必要时可用胎儿电子监护仪监测。

（4）肛门检查：临产后潜伏期间隔 4 h 一次，活跃期 2 h 一次，如宫缩特强可缩短间隔时间。肛检次数不应过多，即整个产程中不宜超过 10 次，防止增加感染机会。疑有胎盘位置异常者禁止肛检。

（5）阴道检查：能直接触摸胎先露，并通过先露标记性的指示点确定胎方位、宫口扩张程度，宫颈弹性，是否有水肿，以及进行骨盆内测量，故在出现下列情况时应予及时检查：

① 肛检对胎先露、宫口扩张、先露下降程度等不能明确时。

② 需行骨盆内测量者；疑有脐带先露或脐带脱垂；轻度头盆不称试产 4～6 h 无进展；临产后产程进展、胎头下降、宫颈扩张缓慢；胎心有变化时，在采取措施前为进一步了解产道及胎位；在决定手术助产或人工破膜时；遇有不明原因的阴道出血需紧急处理时（应在备血、做好手术准备，在输液的同时检查）。

③ 阴道检查时，检查者换隔离衣、洗手消毒，产妇取膀胱截石位，常规消毒外阴，如必须导尿时，应观察尿色、尿量并送检查。然后根据需要行阴道检查了解下列情况：如阴道有无纵隔、横隔、瘢痕、肿瘤、炎症等；宫颈容受、扩张程度、宫颈厚薄、软硬度，有无水肿，与胎先露是否紧贴；先露位置及方位，胎膜是否破裂，有无产瘤及大小，颅缝是否重叠及程度，先露部周围有无肢体及脐带等；胎膜破裂后应注意观察羊水量、性状、颜色；了解骨产道情况，应依顺序进行。先测量骶耻内径正常值为 12.5～13 cm，此值减去 1.5～2 cm 即为骨盆入口前后径长度；两侧坐骨棘是否突起及程度，正常两侧坐骨棘间径为 9～10.5 cm；坐骨切迹宽度一般可容 3 横指，正常值为 5.5～6 cm；骶凹弧度的类型一般分为浅弧型、中弧

型、深弧型；骶尾关节活动程度、尾骨有否翘起；耻骨弓厚度正常为 5～6 cm，耻骨高角度正常为 80°～90°，并测量耻骨下缘至坐骨棘间径，正常值为 8.5 cm，骶尾关节至耻骨下缘（骨性出口径）间径正常值为 11.8 cm。

（6）测血压：临产后每 4～6 h 测量一次，高血压者应 2～4 h 测量一次。重度妊娠高血压综合征者应随时观察血压变化，并作为交接班内容。

（7）人工破膜：破膜后胎头直接压迫宫颈，有助于产程进展，除臀位、横位、复合先露、先露高浮不宜人工破膜，以防脐带脱垂外，临产后宫口开大 3 cm 以上，头先露位—2 以下产程进展受阻时，均可行阴道检查排除骨盆狭窄后，予以人工破腹，并可根据当时宫缩情况，决定是否加用缩宫素（催产素）。

（8）分娩助产法：产妇临产后，应指导和鼓励产妇在宫缩时做好助产动作：如腹式深呼吸、按摩腹壁，减少痛苦；在宫缩间歇期安静休息，节省体力；并适当进食清淡易消化食物。当宫口开全进入第二产程后，应指导产妇正确屏气、使用腹压，以利胎儿娩出。宫缩时，产妇深吸气，两腿外展屈曲，两手紧握产床两侧把手，臀部紧贴产床向下屏气，宫缩间歇期则应全身放松休息。

（9）其他：有下列情况者，应使用对胎儿无影响的抗生素预防感染：肛检 ＞ 12 次；阴道检查 ＞ 3 次；破膜 ＞ 12 h；总产程 ＞ 24 h（滞产），及有其他感染因素存在时，

（二）第二产程处理

此产程初产妇为 1～2 h，经产妇 ＜ 1 h，有时可在数分钟内结束。因在此期胎头下降过快或受压过久，易导致胎儿缺氧，故必须密切注意胎儿变化，5～10 min 听胎心一次，如有变化应立即采取措施尽快结束分娩。

1. 接产：

（1）准备工作：

① 产妇准备：经产妇宫口开大 4 cm 以上，初产妇宫口开全、胎膜破裂后，胎头拨露开始准备。产妇取膀胱截石位，消毒外阴，先用肥皂水擦洗外阴后用无菌温水冲净，再用灭菌王或碘伏棉球擦洗后，准备产包。

② 助产者准备：严格执行无菌操作，更换洗手衣裤，戴无菌帽、口罩，常规洗手消毒，穿消毒隔离衣、戴消毒手套，铺巾及准备好接生台。

（2）保护会阴、接产：

① 胎头拨露时，开始保护会阴，助产者站立于产妇右侧，当胎头拨露产妇屏气用力时，助产者用右手稳托住会阴，并用左手扶着胎头让其缓慢俯屈，扩张阴道。宫缩消失后使胎头充分俯屈下降，同时右手放松托力。

② 胎头着冠时，助产者用右手托住会阴以控制胎儿下降排出力，左手则帮助胎头仰伸，并指导产妇在阵缩时张口哈气缓解腹压，使胎头在宫缩间歇时娩出。

③ 当胎儿过大、会阴过紧、或母儿有病理情况需助产结束分娩时，应行会阴切开术。

④ 胎头娩出后，不宜过速娩出胎身，应立即清除新生儿口、鼻腔内黏液和羊水，使呼吸道通畅，然后协助胎头外旋转（或自行外旋转），此时如发现脐带绕颈，可将颈部脐带顺肩下推，如脐缠过紧或 2 周以上，应先断脐后再助胎肩娩出。

⑤ 助产者左手将胎儿颈部向下轻压，使其前肩自耻骨下先娩出，继之托颈向上，使后肩从会阴前缘缓缓娩出，双肩娩出后，方可松开保护会阴的右手，用双手协助胎儿全身娩出。

（3）新生儿处理：

① 保暖：用干燥的消毒巾揩净新生儿体表的水分，放置于保暖台上。

② 保持呼吸道通畅：清除新生儿口、鼻腔内的黏液和羊水，防止吸入性肺炎，必要时用吸管吸出喉部及气管内的分泌物。

③ 对缺氧者予正压面罩给氧。

④ 脐带处理：在距脐轮 0.5～1 cm 处结扎第一道，然后在此结扎线上 1 cm 处结扎第二道，距此处上 0.5 cm 处剪断脐带。检查脐带断端无活跃性出血后，用 2% 碘酒消毒断端后，用无菌纱布包扎。

⑤ Apgar 评分：新生儿出生后，必须根据新生儿心率、呼吸、皮肤颜色、肌张力、喉反射于 1 min、5 min 各评分一次。7 分以上正常，4～7 分为轻度窒息，3 分以下为重度窒息。

⑥ 新生儿征信：将新生儿抱示产妇，认清性别。进行全身体检，为新生儿戴的手圈写清产妇的姓名及新生儿性别。新生儿出生记录单按要求填写产妇姓名、床号、住院号，新生儿性别、出生时间，体重、身长、头围、胸围、Apgar 评分、其母妊娠期并发症和合并症及新生儿必要的医嘱，同时印上新生儿左足及母亲右手拇指印。

⑦ 新生儿出生后立刻注射维生素 K15 mg。

⑧ 新生儿处理完毕，即裸体放置母亲胸前，进行肌肤接触。帮助早吸吮至少 30 min。

（三）第三产程处理

此产程需 5～15 min，一般不超过 15 min。

1. 胎儿娩出后，将消毒盛器放置会阴下，以便测量产后出血量。

2. 胎头娩出后，立即肌注缩宫素（催产素）20U，加速子宫收缩，以利胎盘剥离，减少产后出血量。助产者一面观察胎盘剥离征象，一面用手轻压产妇下腹部了解子宫收缩情况，切勿用力牵拉脐带。

3. 胎盘剥离后，双手协助胎盘娩出。

（1）胎盘剥离的征象：宫底上升，且变狭长而坚硬；脐带自然下降；此时用一手压迫耻骨联合上方，脐带不再回缩；阴道少量流血。

（2）胎盘剥离后，助产者用手扶住宫底，向下挤推，另一手轻轻牵引脐带，当胎盘下降至阴道口时。双手托住胎盘，向同一方向旋转，同时轻轻向外牵拉，如母面剥离排出时，则应在阴道口将胎膜翻转包住母面后再旋转，可减少胎膜撕破、断裂的机会。

（3）胎盘剥离通常需要 5～10 min，平均出血量为 100～200 mL。为减少出血量，缩短第二产程，当胎儿娩出后，阴道出血量达 200 mL 以上或半小时后胎盘仍未剥离，则应行人工剥离胎盘。

（4）检查胎盘、胎膜有无缺损。待胎盘平铺于接生台上，检查绒毛小叶是否完整、光滑，再检查胎盘是否完整，观察胎儿面的血管分布及边缘有无断裂血管，以防副胎盘残留。如疑有胎盘明显缺损或粗糙、大块胎膜残留，必须立即行宫腔探查或刮宫术。探查时注意：

外阴、阴道有污染应重新消毒；更换消毒手套；探查时一手伸入宫腔，另一手在腹部下压子宫，双手协同，操作轻柔，尽可能减少进出宫腔次数，减少感染机会；探查整个宫腔要仔细，不应再残留组织；术后应用广谱抗生素预防感染。

4. 检查会阴及阴道有无撕裂，必要时探查宫颈，发现撕裂伤，立即给予修补。

三、产后注意

（一）在产房观察 2 h

注意子宫收缩、出血量、血压等情况，并督促排尿。

（二）回休养室后

继续嘱咐产妇自解小便。有时因产程长、助产、会阴切口疼痛、会阴水肿、不习惯卧床排尿等引起排尿困难，应针对原因进行处理。如产后 6 h 仍不能自解小便，或膀胱过度充盈，则需导尿并保留导尿管。

四、正常产褥期处理

（一）产后实行母婴同室，母乳喂养，按需哺乳

产妇应多吃高蛋白、易消化的食物。在医务人员的协助下，正确哺乳姿势，减少乳头皲裂的发生。

（二）排尿困难处理

1. 水声诱导法：用温热水冲洗外阴部，刺激排尿。
2. 不习惯卧床排尿者或去厕所排尿。
3. 热敷小腹刺激排尿。
4. 药物：缩宫素（催产素）10U 肌注或新斯的明 1 mg 肌注（哮喘者禁用），15 min 后去厕所排尿。
5. 针灸三阴交、阳陵泉、关元、气海等穴。
6. 经以上方法处理后仍不能排尿者，必须导尿，并保留导尿管 48 h 以上。

（三）回奶：产妇有以下情况应予回奶

1. 患者活动性肺结核、严重心脏病或心衰不能控制、子痫未控制以及 HBeAg 阳性者。
2. 新生儿死亡。

回奶方法：

1. 乙底酚 3～5 mg，3 次 /d，连用 3 d，逐减量至停服。
2. 苯甲酸雌二醇 4 mg，肌注，2 次 /d，连用 3 d。
3. 雌三醇 10 mg，肌注，1 次 / d，连用 3 d。
4. 中药：芒硝 250 g 分装布袋内，敷两乳房。

（戴培芬、董秋玲）

第三章

高危妊娠

在妊娠期有某种并发症或致病因素可能危害孕妇、胎儿与新生儿或导致难产者称高危妊娠。

一、诊断

(一)孕龄及胎儿发育情况的估计

1. 确定孕龄对高危妊娠的处理有重要意义。临床上一般可从月经史及末次月经第一日推算。若既往月经周期紊乱或末次月经日期不能确定者,应结合早孕反应、胎动出现日期及子宫大小加以推算。随访或产前检查时,每次均应用皮尺测耻骨联合上缘至宫底距离(宫高)、腹围,测量前孕妇先排空膀胱。一般从妊娠 20 周开始,每 4 周测量一次,孕 28 周每 2 周一次,孕 36 周后每周一次,若发现异常,可以缩短复查时间。

2. 用 B 超诊断孕龄及估计胎儿发育情况是一种简便、有效和可靠方法,通常可测量胎儿双顶径、头臀径、股骨长、胸径和腹径等综合判断。

3. 妊娠图:在每次产前检查时,将孕妇母体、宫高及腹围测量数值,绘制在妊娠图表上,直观、醒目,和正常值比较,能及时发现胎儿宫内发育异常,防治 IUGR,为减少误差,结合 B 超进行校正。

(二)胎儿宫内安危监测

1. 胎动:胎动计数是孕妇自我对胎儿进行监护的方法。胎动记录方法:孕 28 周每周记录一次,孕 32～36 周,每周记录 2 次,孕 36 周后每天记录。可于每日早、中、晚在相同条件下,如卧位、坐位、饮前、饭后各 1 h,3 h 胎动总数乘 4 为 12 h 胎动总数。一般认为 12 h 内胎动累计数不得少于 10 次,故 12 h 内少于 10 次或逐日下降超过 50% 而又不能恢复者,应视为胎盘功能不良,胎儿缺氧存在。

2. 胎心率监护:

(1)胎心率听诊法:正常胎心率为 120～160 次/min,绝大多数为 130～150 次/min,心音强而规则。胎心率 > 160 次/min,只要母亲伴有妊高征、慢性肾炎、慢性高血压、心脏病、重度贫血、羊水过少、ICP、IUGR 等且胎心率 > 160 次/min 持续存在时,可考虑胎儿有早期缺氧。胎心率＜120次/min则应排除胎儿有迷走神经兴奋、先天性房室传导阻滞、母亲用镇静剂等。

（2）胎心监护仪检测：无应激试验（NST）作为妊娠34周后高危妊娠孕妇初测方法，每周1～2次。NST有反应指基线率为120～160次/min且平稳，20 min内有2次以上胎动，胎动后胎心率比基线率增速≥15次/min，持续15 s。反应型示胎儿储备功能良好。NST监护同时进行Krebs评分法，增加NST监护可靠性，减少假阴性或假阳性的发生。NST无反应需做宫缩应激试验，又称催产素激惹试验（CST或OCT）。用0.5%催产素静滴，每分钟1～2 mU，如无宫缩，每10 min增加一倍滴数，直至每10 min内3次宫缩，每次宫缩持续30～40 s，观察30 min或10 min内出现3次典型晚期减速者，提示胎儿有缺氧。

3. 胎儿生物物理监测（BPS）：是综合胎儿电子监护仪及B超所示某些生物活动来判断胎儿有无急、慢性缺氧的一种产前监护法。B型超声监测每周1～2次，观察胎动（FM）、胎儿肌张力（FT）、胎儿呼吸运动（FBM）及羊水量等。羊水量测量法：

（1）垂直水平测量法：其标准为≤3 cm为羊水过少；3～8 cm为正常羊水量；＞8 cm为羊水量过多。

（2）四象限测量法：羊水指数其标准为≤5.0 cm为羊水过少；5.1～8.0 cm为羊水偏少；8.1～18 cm羊水正常；＞18 cm为羊水过多。羊水过少应引起注意。BPS监测采用Manning评分法。BPS监测结果正常，可间隔3～4 d再重复监测，对高危妊娠此方法安全。孕妇能接受。

4. 胎儿心电图的检测：胎儿心电图是一种非侵入性的诊断手段，胎儿心电图所提供胎儿心脏活动的客观指标，能区分胎儿心电变化的微细差别，可及早诊断妊娠和分娩期的胎儿宫内缺氧及先天性心脏病，是围生期胎儿监护的一种有效手段。胎儿宫内缺氧时，胎儿心电图发生变化示PR间期缩短或增长，ST段偏离，T波振幅增大。迷走神经兴奋时，PR间期延长，胎心减慢。交感神经兴奋时，PR间期缩短，胎心加速。缺氧严重时，发生酸中毒，则ST段及T波改变。

5. 脐动脉血流速的监测：脐带动脉血流状况与胎儿宫内缺氧及预后密切相关，目前采用超声多普勒血流仪测脐动脉血流速，检测迅速、准确，常用的血流指标有A/B比值（频谱上收缩期血流速峰值与舒张期峰值之比值），A/B值（S/D值）正常情况下，自妊娠15周至足月A/B值逐渐下降，表示胎盘血流阻力随孕周增加而逐渐减少，妊娠30周以前A/B值在3以上，30周以后A/B＜3，35周为2.5，40周为2左右。A/B值异常时，胎盘绒毛细血管已有50%以上发生闭塞，A/B＞6或0（舒张期无血流）表现血流速度异常，胎儿垂危，预后不良。凡在临床表现正常的孕妇于妊娠晚期有脐血流A/B比值异常者，应考虑到胎儿宫内缺氧或IUGR的可能。

6. 胎儿头皮血pH值测定：胎儿缺氧和胎儿酸中毒之间存在密切关系，在产程中宫颈扩张1.5 cm以上时，取胎儿头皮血作pH值测定亦是胎儿监测内容之一。因设备问题临床上尚未广泛应用。正常胎儿头皮血pH值为7.25～7.35；7.20～7.24示轻度胎儿窘迫，7.20以下示重度胎儿窘迫。

7. 胎儿—胎盘功能监测：

（1）测定孕妇尿中雌三醇：妊娠期间雌三醇（主要由孕妇体内的胆固醇经胎儿肾上腺、肝以及胎盘共同合成）。正常值为 15 mg/24 h 尿，10～15 mg/24 h 尿为警戒值，< 10 mg/24 h 尿为危险值。测尿雌三醇总量因操作繁琐已较少应用。现多改为孕妇任意测尿 E/C 比值，若 E/C 比值 < 10 或下降速度超过 50%，应考虑胎儿胎盘功能减退。

（2）测孕妇血清游离雌三醇：采用放射免疫法，妊娠足月该值的下限（临界值）为 40 nmol/L。若低于此值，表示胎儿胎盘单位功能低下。

（3）测定孕妇血清胎盘泌乳素（HPL）值：采用放射免疫法，若该值于足月妊娠 < 4 μg/L，提示胎盘功能低下。

8. 阴道脱落细胞检查：舟状细胞成堆，无表层细胞，嗜伊红细胞指数（n）< 10%，致密核少者，提示胎盘功能良好；舟状细胞极少或消失，有外底层细胞出现，嗜伊红细胞指数 > 10%，致密核多者，提示胎盘功能减退。

9. 羊膜镜：借助羊膜镜观察羊水颜色，了解胎儿是否因缺氧而有胎粪排出。如已破膜可直接观察羊水性状。

（三）胎儿成熟度检查

1. B 型超声测量各器官线值：由胎儿躯体、发育程度可推知功能上成熟程度，对无合并糖尿病孕妇以胎儿双顶径 > 8.5 cm 及Ⅲ级胎盘为胎儿成熟标志，其特异性为 66%，再加股骨长度 ≥ 7.0 cm 这一标准则特异性可达 85%。

2. 羊水成熟度测定：其中最有意义是肺成熟度的测定，如肺不成熟，新生儿发生呼吸窘迫综合征（RDS）而死亡。

（1）羊水中卵磷脂 / 鞘磷脂比值（L/S），该值 > 2 示胎儿肺成熟，1.5～2.0 为临界值，于合并糖尿病孕妇 L/S> 3 为成熟。

（2）羊水震荡试验（泡沫试验）若两管均有完整的泡沫环，提示胎儿已成熟。

（四）胎儿畸形的检查

1. B 型超声显像：可探测出的胎儿畸形有：① 神经系统；② 消化系统；③ 泌尿系统；④ 其他，短肢畸形、腹积水等。

2. 甲胎蛋白（AFP）测定：AFP 主要产生于卵黄囊和胎儿肝，再由肝进入血循环，经肾排到羊水中，又经胎盘渗透到孕妇血循环，或由胎血直接通过胎盘进入母体血循环。孕妇血清 AFP 值随孕周而上升，至 36 孕周又渐下降。羊水内 AFP 值在孕中期比孕后期高，随着孕周数增加而渐降，36 孕周后下降至母血清 AFP 值相近似，羊水中 AFP 值于妊娠 8～24 周正常值为 20～48 mg/L，若 AFP 值异常增高示胎儿患有开放性神经管缺损（包括无脑儿、脑膜膨出等）。

3. 染色体检查：羊水细胞培养作染色体核型分析。

4. 测定羊水中的酶诊断代谢性缺陷病：由于遗传密码突变引起某种酶的异常或缺陷所致的疾病。

二、治疗

对高危妊娠应针对不同的病因进行不同的治疗。如孕妇年龄在 37～40 岁：曾分娩先天愚型儿或家族史者；孕妇有先天性代谢障碍（酶系统缺陷）或染色体异常的家族史者；孕妇曾娩出过神经管开放性畸形儿者，均应转遗传咨询门诊作有关的检查。目前对遗传性疾病及畸胎的防治原则是预防为主，早期诊断，妥善处理。对妊娠并发症（如妊高征等），妊娠症（脏病、肾脏病等）及其他高危妊娠病因，除针各自特点进行特殊处理外，产科应注意以下几个方面：

（一）增加营养

孕妇的健康及营养状况对胎儿的生长发育极重要。凡营养不良或显著贫血的孕妇，应给予足够的营养：高蛋白、高能量饮食，积极纠正贫血，口服金施尔康、善存、复方氨基酸胶囊、钙尔奇 D 等，必要时静脉滴注葡萄糖、多种氨基酸、多种维生素。

（二）卧床休息

卧床休息可改善子宫胎盘血循环及改善肾循环，有时改变体位还能减少脐带受压，卧姿以左侧卧位较好。

（三）提高胎儿对缺氧的耐受力

10%葡萄糖 500 mL 中加维生素 C 2.0 g 静脉慢滴注。每日一次，5～7 日为 1 个疗程，停药 3 d 可再重复，可能有助于增加胎儿肝糖原储备或补偿其消耗，增强对缺氧的代偿能力。

（四）间歇吸氧

每日 2～3 次，每次 30 min。

（五）预防早产

（六）终止妊娠

若继续妊娠将严重威胁母体健康或影响胎儿生存时，应考虑适时终止妊娠。终止妊娠时间的选择取决于对疾病威胁母体的严重程度、胎盘功能和胎儿成熟度的了解，主要根据病情、胎龄、B 超、胎动及胎心率的变化做出决定。

终止妊娠法：需根据孕妇的产科情况、宫颈成熟度，特别是胎盘功能状态即胎儿在宫内窘迫的程度做出选择。引产后若产程进展缓慢，应及时改用剖宫产终止妊娠。对需终止妊娠而胎儿成熟度较差者，地塞米松 5 mg，肌注每 q12h，连续 2 日。紧急情况羊膜腔内注射地塞米松 10 mg，24 h 后可考虑终止妊娠。

（七）产时处理

产程开始后应严密观察胎心率变化，可用胎心监护仪，以便及早发现异常，产程中注意及时吸氧。胎头固定或胎头 −2～−1，宫口开大 ＞ 2 cm 者可行人工破膜，直视观察羊水性状及其量。若有明显的胎儿窘迫征象而产程又不能在短期内结束者，可考虑剖宫产，一经决定应立即施行。疑有胎儿窘迫者，无论经阴道分娩或剖宫产，均应做好新生儿抢救准备，有儿科医生协助处理。

（董秋玲、臧丽）

第四章
病理产科

第一节 流 产

一、先兆流产

（一）诊断

妊娠28周前，出现少量阴道流血和腹痛，宫颈口未开，胎膜未破，子宫与停经月份相符，妊娠试验阳性。

（二）治疗

1. 一般在门诊对症处理，适当卧床休息，禁止性生活。如为习惯性流产、高龄初产妇可酌情住院治疗。

2. 镇静剂及维生素E。

3. 中医中药辨证施治。

4. 必要时做B超检查，了解胎儿情况后决定下一步治疗。

5. 经卧床休息及对症治疗后，如阴道流血停止、腹痛消失，妊娠可继续进行；若阴道流血增多或腹痛加剧，则可能预后不良；连续测β-HCG水平渐下降或随访复查B超无胚胎原始心管搏动或胎体活动或孕囊皱缩变形等，均预示胚胎停止发育可能。

二、难免流产

（一）诊断

流产已不可避免，此时阴道流血多于月经量，或阴道流血持续2周以上，阵发性腹痛加重或阴道流水（胎膜已破），妇检宫口已扩张，有时可见胚胎组织堵塞于宫颈口内，子宫大小与停经月份相符或略小。

（二）治疗

1. 及早清除宫腔内容物，若有感染先控制感染。

2. 出血多或子宫较大时，手术前应使用催产素。

3. 出血多伴休克时，一面纠正全身情况抗休克治疗，一面清理宫腔。

4. 术后必要时给予缩宫素（催产素）。

5. 详细检查刮出物，必要时送病理检查。

三、不全流产

（一）诊断

妊娠物已部分排出体外，尚存部分残留于宫腔内，使之影响子宫收缩，阴道流血不止，甚至发生休克。妇检宫口已扩张，有时可见胎盘组织堵塞于宫颈口或已排出于阴道内，而部分仍留在宫腔内，子宫小于停经月份。

（二）治疗

1. 未合并感染者，立即清理官腔。

2. 有感染者，则按以下原则处理：

（1）如出血不多，应控制感染 3～5 d 后再清理官腔。对曾在未消毒情况下行堕胎者，应注射破伤风抗毒素。

（2）出血量多，应在抗感染的同时清理宫腔，吸出或钳夹出宫腔内容物，待控制感染后再次彻底清宫。

3. 若合并休克，应先抗休克后按上述方法处理。

四、完全流产

（一）诊断

妊娠物已全部排出，阴道流血逐渐停止，腹痛消失，妇检宫颈口关闭，子宫接近正常大小。

（二）治疗

仅予以一般对症治疗。如抗炎等。

五、稽留流产

（一）诊断

胚胎或胎儿在宫内死亡尚未自然排出者。子宫不再增大反而缩小，早孕反应消失。若已至中孕期，孕妇不感腹部增大，胎动消失。妇检宫口未开，子宫较停经月份小，质地不软，未闻及胎心音，妊娠试验转阴。

（二）治疗

1. 确诊后，及早清除宫腔内容物。

2. 子宫小于妊娠 3 个月者应采取刮宫术前口服乙蔗酚 5 mg，3 次 /d，持续 5 d。

（1）术前化验血小板、出凝血时间、血纤维蛋白原、凝血酶原时间、血浆鱼精蛋白副凝试验（3P 试验）等，若凝血功能障碍，尽早使用肝素、纤维蛋白原及输新鲜血等，待凝血功能好转后，再行引产或刮宫术。刮宫时应特别小心，防止穿孔，一次不能刮净，可在 5～7 天后再作刮宫。

（2）术前做好输血准备。

3. 子宫大于妊娠 3 个月者应行引产。

（1）同上述 1～3 处理。

（2）静滴缩宫素（催产素），使用前列腺素或雷凡诺尔羊膜腔外引产，促使胎儿、胎盘排出。

六、习惯性流产

（一）诊断

自然流产连续发生 3 次或 3 次以上者。每次流产多发生于同一妊娠月份，其临床经过与一般流产相同。流产的原因常为黄体功能不足、甲状腺功能低下、病毒感染、染色体异常等。晚期流产最常见的原因为宫颈内口松弛、子宫畸形、子宫肌瘤等。

（二）治疗

1. 妊娠前：

（1）应测性激素、甲状腺功能，了解有无病毒感染，双方染色体检查、盆腔 B 超检查，必要时做子宫输卵管造影术。

（2）根据检查结果给予相应治疗。

（3）子宫畸形、子宫肌瘤、宫颈裂伤等，有手术纠正的可能者，应予以手术治疗。

2. 妊娠后：

（1）一旦确诊应避免重体力劳动、禁止性生活、不宜过度紧张焦虑。

（2）酌情服镇静剂。

（3）服维生素 B、C、E，若为黄体功能不足者可给予黄体酮 10～20 mg，肌注至以往流产月份。

（4）服中药补肾安胎。

（5）治疗时间必须超过以往发生流产的妊娠月份。

（6）宫颈内口松弛者，最好在妊娠 14～16 周行宫颈内口环扎术，术后定期随诊，妊娠足月时提前住院，待分娩发动前拆去缝线。若环扎术后有流产征象，表明治疗失败，应及时拆线，避免造成宫颈撕裂。

第二节 异位妊娠

受精卵于子宫体腔以外着床，称为异位妊娠。

一、诊断

1. 病史：

（1）大部分患者均有停经史，一般停经 40～50 d，但间质部妊娠，由于子宫角肌层较厚，故常常停经 3 个月左右发病，出血多，病情严重。

（2）过去史中多数有慢性盆腔炎或不孕史。

2. 腹痛：为主要症状。早期时下腹一侧有隐痛或胀痛，有时呈撕裂样痛。大多数突然发作剧烈腹痛，伴头晕眼花、昏厥、出冷汗，伴恶心呕吐，当血液积聚于直肠凹陷时，则感肛门坠胀；当血液渐增多刺激膈肌时，可引起肩胛骨部位放射性疼痛。

3. 阴道少量不规则流血：常呈点滴状、褐色，有时可有整块三角形组织排出，称蜕膜管型。阴道流血一般在病灶去除后方能停止。

4. 休克：由于腹腔内急性大量出血而致休克，出血越多越快，症状出现也越迅速越严重，与阴道出血量不成正比。

5. 腹部检查：下腹部患侧压痛、反跳痛明显，无肌紧张，移动性浊音阳性，有时下腹部可扪及包块。

6. 阴道检查：宫颈举痛明显；后穹隆饱满及触痛；宫体稍增大，其一侧可触及包块，压痛明显；病程较长时血块机化与周围组织或器官（子宫、输卵管、卵巢、肠管或大网膜等）粘连形成包块，质地坚硬，活动受限。

7. 其他体征：

（1）全血：内出血多时，血红蛋白进行性下降。

（2）低热：血液吸收，常有低热。宫外孕，合并感染时可有高热。

8. 辅助检查：

（1）尿 HCG：部分患者呈阴性，由于绒毛已变性坏死，激素水平低落所致，故尿 HCG 阴性不能除外宫外孕。

（2）血 β-HCG：灵敏、准确，可作为确诊及保守性治疗者的随访指标。

（3）后穹隆穿刺：可抽出不凝固的暗红色血液。如决定保守治疗及已明确诊断，最好不做后穹隆穿刺，以防感染。

（4）诊断性刮宫：长期出血不能除外流产时，可做刮宫术，刮出物未见绒毛，病检示蜕膜组织有助于宫外孕的诊断，但其价值有限。

（5）B 超检查：子宫腔内无孕囊，宫旁扫及不均质包块或盆、腹腔内游离性液暗区，有助于宫外孕的诊断。

（6）腹腔镜检查：适用于输卵管妊娠未破裂或流产的早期患者，有助于与原因不明的急腹症鉴别。

9. 需与流产、急性阑尾炎、急性输卵管炎、黄体破裂、卵巢肿瘤蒂扭转等鉴别诊断。

二、治疗

（一）手术治疗

1. 输卵管切除术：输卵管妊娠一般采用输卵管切除术。尤其伴有休克时，应在纠正休克同时进行手术抢救。

2. 保守性手术：如需保留生育功能者，则可采取保存输卵管手术方法。如线形切开输卵管取出孕卵后缝合；或将近伞端的孕囊挤压出；或将输卵管破裂处行断端吻合术等。

3. 有条件者可行腹腔镜手术。如镜下输卵管切开后吸出孕囊，或局部注射药物。

（二）非手术治疗

1. 如血 β-HCG $<$ 5～6 μg/L，或诊断输卵管妊娠流产而全身症状较轻者，可予保守

治疗。常用氨甲蝶呤(MTX)0.4 mg/(kg·d),肌注,5日1个疗程,共2个疗程。治疗期间应用B超及β-HCG测定进行严密监护。其他药物如:5-氟尿嘧啶、放线菌素D、天花粉等。

2. 中医活血、化瘀、消癥、止血为主的治疗原则。主要为丹参6～15 g、赤芍6～9 g、桃仁6～9 g,随证加减如乳香、没药、三棱、莪术、天花粉等。

非手术治疗者必须严密观察病情,如脉搏、血压、腹痛情况及血红蛋白、红细胞、ß—HCG测定,必要时仍需手术治疗。

第三节 妊娠期高血压疾病

妊娠高血压疾病(pregnanty—induced hypertension syndrome, PIH)发生于妊娠20周以后,临床表现为高血压、蛋白尿、浮肿,严重时出现抽搐、昏迷,甚至母婴死亡。发生率约为9.4%,是妊娠期特有的疾病,是孕产妇及围产儿死亡的重要原因。

一、病因

1. 免疫学说:免疫平衡失调→血管内皮细胞病变。
2. 胎盘浅着床→子宫-胎盘缺血学说。
3. 血管内皮细胞受损→血浆内皮素学说。
4. NO合成或(和)释放功能障碍。
5. 凝血系统与纤溶系统失调。
6. 营养缺乏→缺钙→血管平滑肌细胞收缩→血压上升。
7. 胰岛素抵抗→高胰岛素血症→脂质代谢紊乱→外周血管阻力升高。
8. 其他:如遗传因素、肾素血管紧张素醛固酮学说、前列腺素学说、心钠素以及氧自由基学说等。

【好发因素】 初产妇、孕妇年龄＜18岁或＞40岁、多胎妊娠、妊娠期高血压病史及家族史、慢性高血压、慢性肾炎、抗磷脂综合征、血管紧张素T235阳性、糖尿病、营养不良如贫血、低蛋白血症者;体形矮胖者即体重指数＞0.24;低社会经济状况等。

二、病理生理变化及对母儿的影响

本病最基本病理生理变化是全身小血管的痉挛,全身各系统各脏器灌流减少,对母儿造成危害,甚至导致母儿死亡。

三、分类及临床表现

分类	临床表现
妊娠期高血压	BP≥140/90 mmHg,妊娠期首次出现,并于产后12周恢复正常;尿蛋白(-);患者可伴有上腹部不适或血小板减少,产后方可确诊子痫前期
轻度	BP≥140/90 mmHg,孕20周以后出现;尿蛋白≥300 mg/24 h或(+)。可伴有上腹不适、头痛等症状

续表

分　类	临床表现
重　度	BP ≥ 160/110 mmHg；尿蛋白达 2.0 g/24 h 或（++）；血肌酐 > 106 μmol/L；血小板 < 100 × 10^9/L；微血管病性溶血（血 LDH 升高）；血清 ALT 或 AST 升高；持续性头痛或其他脑或视觉障碍；持续性上腹不适
子　痫	子痫前期孕妇抽搐不能用其他原因解释
慢性高血压并发子痫前期	高血压孕妇妊娠 20 周以前无尿蛋白，若出现尿蛋白≥ 300 mg/24 h；高血压孕妇孕 20 周前突然尿蛋白增加，血压进一步升高或血小板 < 100 × 10^9/L
妊娠合并慢性高血压	BP ≥ 140/90 mmHg，孕前或孕 20 周以前或孕 20 周后首次诊断高血压并持续到产后 12 周后

* 通常正常妊娠、贫血及低蛋白血症均可发生水肿，妊娠期高血压疾病之水肿无特异性，因此不能作为妊娠期高血压疾病的诊断标准及分类依据。

* 血压较基础血压升高 30/15 mmHg，但低于 140/90 mmHg 时，不作为诊断依据，须严密观察。

四、诊断

根据病史、临床表现 、体征及辅助检查即可做出诊断。主要表现为高血压、蛋白尿、水肿。自觉症状：头痛、视力改变及恶心、呕吐等上腹部不适的症状。

（一）体检

1. 注意神志及精神状态及水肿程度。
2. 定期测血压：重症者每 4 h 一次，特别注意舒张压的变化。
3. 眼底检查：了解眼底小动脉痉挛、视网膜水肿、黄斑部等处有无出血灶等病变。
4. 测体重，重症者每日测量体重，并记录 24 h 出入量。
5. 肌腱反射，常利用膝反射了解神经系统反应性。

（二）实验室检查

1. 尿常规：重点了解尿蛋白定量 > 0.3 g/24 h 属异常；若 > 5 g/24 h 则提示严重程度；其他如红、白细胞及管型则可判断肾脏损害状况；尿比重 > 1.020 提示血液浓缩程度。
2. 血常规：了解血红蛋白含量、红细胞比容了解血液浓缩程度、血容量有无改变。
3. 血小板计数：必要时每天检查，如有异常还需检查纤维蛋白原、凝血酶原时间、凝血酶时间等。
4. 肝肾功能测定：了解肝、肾受损程度。
5. 电解质及二氧化碳结合力测定。
6. 血 E3、胎盘泌乳素测定：了解胎盘功能。
7. 其他检查：心电图、B 超、无应激试验、胎儿生物物理评分等以了解胎儿宫内安危。

五、妊娠期高血压疾病的预测

预测方法很多，均在妊娠中期进行，预测为阳性者应密切随访。

1. 平均动脉压（mABP）：mABP =（收缩压 + 舒张压 × 2）÷ 3 或 = 舒张压 + 1/3 脉压。如≥ 85 mmHg 即为阳性，表明孕妇有发生妊娠子痫前期倾向。

2. 翻身试验（ROT）：孕 6～30 周进行。方法：孕妇左侧卧位测血压，待舒张压稳定后，翻身仰卧 5 min 后再测血压，如此时舒张压较前上升 20 mmHg 为阳性，提示孕妇有发生子痫前期倾向。

3. 血液流变学试验：低血容量（红细胞比容≥ 0.35）及血液黏度高（全血黏度比值≥ 3.6，血浆黏度比值≥ 1.6）者，提示孕妇有发生子痫前期倾向。

4. 尿钙排泄量：妊娠 24～34 周进行，测定尿钙 / 肌酐（Ca/Cr）比值≤ 0.04，有预测子痫前期的价值。

六、鉴别诊断

1. 妊高征应与妊娠合并原发性 / 继发性高血压或慢性肾炎相鉴别。

2. 子痫应与癫痫、脑出血、癔病、糖尿病引起的酮症酸中毒或高渗性昏迷、低血糖昏迷、头颅外伤、药物中毒（包括酒精中毒）等鉴别。

七、治疗

妊娠期高血压疾病治疗目的和原则是争取母体可完全恢复健康，胎儿生后可成活，以对母儿影响最小的方式终止妊娠。

（一）妊娠期高血压

1. 休息，尤其是左侧卧位休息。

2. 镇静。

3. 合理饮食。

4. 间断吸氧。

5. 密切监护母儿状态。

应酌情增加产检次数，防止发展为子痫前期重度，防止子痫发生。

（二）子痫前期

应住院治疗，防止子痫及并发症的发生。治疗原则是休息、解痉、降压、镇静、合理扩容、必要时利尿、密切监测母儿状态、适时终止妊娠。

1. 解痉：首选药物为硫酸镁。

硫酸镁用药指征：① 控制子痫抽搐及防止再抽搐；② 预防重度子痫前期发展成为子痫；③ 子痫前期临产前用药预防抽搐。

用药方法：首次负荷剂量 25% 硫酸镁 20 mL + 25% GS 20 mL 静脉注射（不少于 10 min），继以 25% 硫酸镁 60 mL + 5% GS 1 000 mL 静脉滴注（滴速以 1 g/h 为宜，最快不超过 2 g）每日用量 15～20 g，不能超过 30 g。

注意事项：硫酸镁过量会使呼吸及心肌收缩功能受到抑制，故在使用硫酸镁时应观察：膝反射存在；呼吸不少于 16 次 /min；尿量不少于 600 mL/24 h 或不少于 25 mL/h；治疗时须备钙剂作为解毒剂。

2. 镇静：

（1）安定：具有镇静、抗惊厥、催眠和肌松弛作用。口服 5 mg，一日 3 次，重症者可采用 10 mg 静脉慢推。

（2）冬眠药物：因对胎儿不利，以及药物对肝脏有一定损害，现已少用。但对硫酸镁不敏感或治疗效果不佳者，仍可使用。冬眠 I 号（哌替啶 100 mg、氯丙嗪 50 mg、异丙嗪 50 mg）溶于 10% 葡萄糖液 500 血内静滴，紧急情况下，冬眠 I 号 1/3 量溶于 25% 葡萄糖液 20 mL 内静脉慢推（不少于 5 min），余 2/3 量溶于 10% 葡萄糖液 250 mL 内静滴。

3. 降压：适用于血压过高，特别是舒张压过高。一般舒张压 ≥ 110 mmHg 或 mABP ≥ 140 mmHg 者可应用降压物。所选用药物以不影响心搏出量、肾血流量及子宫胎盘灌流量为宜。

（1）肼苯哒嗪（Apresolinc）：降压作用快。用法：10 ～ 20 mg，口服，2 ～ 3 次 /d 或 40 mg 溶于 5% 葡萄糖液 500 mL 内静滴，用药至维持舒张压在 90 ～ 100 mmHg 为宜。

（2）拉贝洛尔（Labetalol）：首次剂量 20 mg，若 10 min 内无效，可再给予 40 mg，10 min 后仍无效可再给予 80 mg，总剂量不能超过 240 mg。

（3）硝苯地平（Nifedipine）又称心痛定，用法：10 mg 口服，4 次 /d，一天不超过 60 mg。目前不主张舌下含服。

（4）甲基多巴（Methyldapa）：用法：250 ～ 500 mg 口服，3 次 /d 或 250 ～ 500 mg 溶于 10% 葡萄糖液 500 mL 内静滴。

（5）硝普钠（Sodiumnitropruaside）：由于药物能迅速透过胎盘进入胎儿体内，并保持较高浓度，其代谢产物（氰化物）对胎婴儿具有毒性作用，因此不宜在妊娠期应用。分娩期或产后应用其他降压药效果不佳时，可考虑使用。用法：50 mg 溶于 10% 葡萄糖液 1 000 mL 内缓慢静滴。用药期间，应严密监测血压及心率，用药不宜超过 2 h。

4. 扩容：一般不主张应用扩容剂。仅用于严重的低蛋白血症、贫血，可选用人血白蛋白、血浆、全血等。

5. 利尿：一般不主张应用，仅限于全身性水肿、心衰、肺水肿、脑水肿及血容量过高且常伴潜在肺水肿者。

（1）速尿：其利尿作用快且较强，对脑水肿、无尿或少尿者效果显著，与洋地黄类药物合并应用，对控制妊高征引起的心衰与肺水肿效果良好，常用量为 20 ～ 40 mg，静脉推注。

（2）20% 甘露醇 250 mL 快速静注，15 ～ 20 min 内滴注完毕，否则利尿作用差。并发妊高心衰、肺水肿者禁用。

6. 适时终止妊娠：终止妊娠是治疗妊娠期高血压疾病的有效措施。

（1）终止妊娠指征：① 子痫前期患者经积极治疗 24 ～ 72 h 无明显好转者；② 子痫前期患者孕龄 > 34 周；③ 子痫前期患者孕龄不足 34 周，胎盘功能减退，胎儿已成熟者；④ 密切监护母儿状态子痫前期患者，孕龄不足 34 周，胎盘功能减退，胎儿尚未成熟者，可用地塞米松促胎肺成熟后终止妊娠；⑤ 子痫控制后 2 h。

（2）终止妊娠方式：

① 引产：适用于病情控制后，宫颈条件成熟者。先行人工破膜，羊水清亮者，可给予缩宫素（催产素）静脉滴注引产。临产后应严密监护母儿情况，并缩短第二产程，注意胎盘、胎膜的及时完整娩出，适当应用缩宫素（催产素），防止产后出血。

② 剖宫产：适用于有产科指征者，宫颈条件不成熟，不能在短期内经阴道分娩，引产失败者、胎盘功能明显减退，或已有胎儿窘迫征象者。

产后观察及随访：重度妊高征在胎儿娩出后，症状一般可逐渐好转，但产后 24 h 至 5 日以内仍有发生子痫的可能。故须严密观察。

第四节　前置胎盘

胎盘附着于子宫下段，甚至胎盘下缘达到或覆盖宫颈内口处，其位置低于胎儿先露部，称为前置胎盘（placenta previa）。

一、诊断

1. 症状：妊娠晚期无诱因、无痛性、反复性阴道流血，常在不知不觉中，流血量多少不等。出血时间的迟早和出血次数、出血量的多少，与前置胎盘的类型有关。

（1）完全性（中央型）前置胎盘，出血早且量多，在孕 28 周左右即可出现。

（2）部分性前置胎盘，在孕 33 周左右出血。

（3）边缘性或低置性前置胎盘，多在孕 37 周以后出血，出血量亦较少。

2. 腹部检查：子宫软、无明显宫缩、无压痛，可闻及胎心音，胎位清楚，但先露高浮，有时在耻骨联合上方可闻及胎盘血流杂音。

3. 阴道检查：宫颈管内有血块或流血，穹隆部与胎先露间有较厚的胎盘组织感。因阴道检查可引起大出血，故现已很少进行。若需做此项检查时，则检查前必须备血、输液，并做好手术准备。

4. 超声检查：膀胱充盈后 B 超断层显像可清楚了解宫颈、胎盘、胎先露的位置，确定前置胎盘类型。此法安全、可靠，已基本取代了其他诊断方法。

5. 产后检查胎盘及胎膜：胎膜自然破口处与胎盘边缘距离 $<$ 7 cm；前置部位的胎盘母面有黑紫色血块附着。

6. 本病应与胎盘早期剥离、帆状胎盘前置血管破裂、胎盘边缘血窦破裂及宫颈息肉、糜烂，甚至宫颈癌相鉴别。

二、治疗

应根据阴道流血量多少、有无休克、妊娠周数、产次、胎位、胎儿是否存活、是否临产等情况决定处理方案。

1. 期待疗法：目的是延长胎龄，提高围生儿的存活率。适用于妊娠 37 周以前或估计胎儿体重 $<$ 2 300 g，阴道出血不多，患者一般情况好，但必须在住院密切观察下进行。

（1）左侧卧位，尽量不干扰，以减少出血发生，定期间歇吸氧。

（2）纠正贫血：少量多次输血，并给予抗生素预防感染。

（3）抑制宫缩：硫酸舒喘灵 2.4 mg 口服，一口 3 次，首次剂量加倍；25％硫酸镁 30～40 mL 溶于 5％葡萄糖液 500 mL 中静滴 5～7 d。

（4）预防新生儿呼吸窘迫综合征：在孕 37 周前需终止妊娠者应给予地塞米松 10 mg 静注，一日一次，共 3 d。

（5）在期待治疗中，若阴道流血增多应随时终止妊娠。

2. 终止妊娠：反复多量出血，为母儿安全应立即终止妊娠。

（1）剖宫产指征：① 完全性前置胎盘（不论胎儿是否存活）；② 初产妇未临产；③ 经产妇宫颈管未容受；④ 横位；⑤ 部分性或边缘性前置胎盘阴道流血多者。

（2）阴道分娩：仅适用于边缘性前置胎盘、枕先露、流血不多，估计短时间内可结束分娩者。决定阴道分娩者，应人工破膜，使胎头下降压迫胎盘达到止血目的，并可促进宫缩，加速分娩。如破膜后，胎头下降不理想，出血持续或产程进展不顺利立即改行剖宫产术。

（3）不论剖宫产或阴道分娩者，均应注意纠正贫血、预防感染。

第五节　胎盘早剥

妊娠 20 周至分娩期，正常位置的胎盘在胎儿娩出前，部分或全部从子宫壁剥离，称胎盘早剥（placenta abruption）。

一、诊断

1. 妊娠晚期突然发生剧烈腹痛，伴阴道流血，有时阴道流血不多，而孕妇则出现急性贫血甚至休克现象。大多合并妊高征、慢性高血压、慢性肾炎等全身血管性病变者，或有外伤等病史。

2. 腹部检查：重型者子宫呈强直性收缩，硬如板状，有压痛，宫底升高。若胎盘剥离面 > 1/2 时，胎儿可因缺氧而死亡。轻型者可无明显体征。

3. 全身检查：因胎盘剥离面积程度不同而差别较大。重者可因内出血多，腹痛明显，面色苍白，血压下降，脉搏细弱，出现休克。轻者可有轻度腹痛或腹痛不明显，无贫血，有宫缩间歇，胎心正常。

4. 阴道检查：宫口内触不到胎盘组织。产后检查胎盘，在早剥处有凝血块压迹。

5. B 超检查：胎盘位置正常，若有胎盘后血肿时，在胎盘与子宫壁间出现液性暗区或不均质回声区。

6. 化验检查：血常规、凝血酶原时间、凝血酶时间、纤维蛋白原定量、血小板计数、3P 试验等检查了解患者贫血程度及凝血功能。

二、治疗

一旦确诊，原则上应及时终止妊娠。一般争取在发病的 6 h 内结束分娩。同时应积极补充血容量，纠正休克，尽快改善全身状况，尽量及时输新鲜血。

1. 轻型者已临产且宫口扩张，估计有可能经阴道分娩者，应在输液、备血的情况下，立即人工破腹，减低子宫张力，并用腹带包扎腹部，可静滴缩宫素（催产素）加速分娩。产时须严密观察，必要时改行剖宫产术。

2. 重型者尽快终止妊娠，不论胎儿是否存活，可在抢救休克的同时行剖宫产术。术中如发现子宫胎盘卒中，经积极处理无效时，应行子宫切除术。

3. 分娩过程中应注意出血情况，如大量出血而且无凝血块应考虑 DIC 可能，并按 DIC 处理。

4. 重型者应注意尿量，并积极预防与治疗急性肾衰。

5. 产后须预防感染和纠正贫血。

第六节　早　产

一、诊断

1. 妊娠 28 足周至不满 37 足周（196～258 d）终止者称为早产（premature delivery），此时娩出的新生儿体重在 1 000～2 499 g，发育尚不够成熟。

2. 子宫收缩较规则，间隔 5～6 min，持续 30 s 以上，伴随宫颈管短缩≥75%以及进行性扩张≥2 cm 时，可诊断为早产临产。如单纯出现至少 10 min 一次的规则宫缩，而无宫颈的进行性退缩与宫口扩张，为先兆早产。

3. 胎膜早破为发生早产的主要原因。

二、治疗

治疗原则：若胎儿存活，无胎儿窘迫，胎膜未破，应抑制宫缩，尽可能使妊娠继续维持。若胎膜已破，早产已不可避免时，应尽力设法提高早产儿的存活率。

1. 有早产风险的孕妇，应积极处理，预防早产发生。

2. 对先兆早产应积极处理，采取左侧卧位，以减少自发性宫缩，平衡液 500 mL 以 100 mL/h 的速度静脉滴注，提高子宫血流量，增加胎儿氧供和营养。同时了解宫颈的退缩及扩张情况（有条件做会阴部超声检查），观察 30 min 后复查 1 次，如病情进展，则应：

（1）抑制宫缩：应用硫酸镁、首次负荷量 4 g，以后每小时 2 g 速度静脉滴注，应用中应注意硫酸镁的监护指标。如无效或效果不佳，则合并使用 β 受体兴奋剂硫酸舒喘灵，首次剂量 4.8 mg，半小时后再服 2.4 mg，以后 q 8h 维持；或羟苄羟麻黄碱 150 mg 溶于 5%葡萄糖液 500 mL 保持 0.15～0.35 mg/min 滴注，待宫缩抑制后至少持续滴注 12 h，静滴结束前 30 min 开始口服，最初 24 h 剂量为每 2 h 1 片（10 mg），此后每 4～6 h 1～2 片。每日不超过 12 片。

（2）促进胎肺成熟：地塞米松 5 mg 肌注，q12h，连续 2 d，如 7 d 以后仍未临产，必要时重复 1 个疗程。

3. 对于合并胎膜早破患者的处理，见胎膜早破章节。

4. 有产科并发症，如重度子痫前期、产前出血、FGR、胎儿窘迫以及其他内外科并发症，不宜行阻止早产的治疗。

5. 分娩时的处理：当早产不可避免时，选择分娩方式应结合临床实际。剖宫产不作为早产产科处理的常规，不主张预防性产钳，而以镇痛条件下的出口产钳较为合适。平产时及早作会阴切开，减少会阴对胎头的压迫。应有新生儿医师在场，作好新生儿抢救准备。

第七节　过期妊娠

一、诊断

1. 凡既往月经规则，怀孕后达到或超过预产期 2 周以上（> 294 d）尚未临产者。

2. 预产期的核实：

（1）详细询问平时月经是否规则，根据早孕反应出现日期、尿妊娠试验阳性日期、早孕检查子宫大小是否与停经所示孕周相符，估计预产期。

（2）根据连续 3 d 自感胎动的日期进行推算，但可靠程度较低。

（3）B 超检查推测孕周：

① 测量胎囊直径测算孕周。

② 依据胎儿头臀长度（CRL）值，利用孕周和 CRL 表对照测算孕周。

③ 根据双顶径（BPD）值，胎头 BPD 于第 31 ～ 37 孕周每周平均增长 1.6 mm，38 ～ 41 孕周每周平均增长 1 mm；若系统测量胎头 BPD，平均值长 < 0.45 mm/ 周示胎儿过熟。

④ 依据胎儿股骨长度（FFL）推测。值得注意的是，B 超因机型新旧多样，操作技术和经验也不均衡，造成测量值的差异较大，因而对每个病例的临床资料进行综合评价来判定预产期是最可靠的方法。

3. 胎儿胎盘功能检查：

（1）胎动计数：一般 12 h 内胎动累计数 < 10 次或较原来水平下降超过 50% 者，而又不能恢复，应视为胎盘功能不良，胎儿有缺氧存在。

（2）孕妇尿雌激素 / 肌酐（E/C）比值测定，若 E/C 比值 < 10 或下降速度超过 50% 应视为胎儿胎盘功能减退。胎盘催乳素（HPL）血浓度持续低于 4 μg/mL 示胎盘功能不全。

（3）胎心电子监护仪：无负荷激惹试验（NST）无反应和宫缩激惹试验（OCT 或 CST）宫缩后多次反复性出现晚期减速或严重变异减速提示胎儿宫内窘迫、胎盘功能不全。

（4）胎儿生物物理监测（BPS）：NST 无反应时在 B 超下观察胎动（FM）、肌张力（FT）、胎儿呼吸运动（FBM）及羊水量进行评分。羊水平段（AFV）≤ 3 cm，羊水指数（AFl）≤ 8 cm 示胎盘功能不全，应引起注意。

（5）脐动脉血流速的监测：孕 30 周以后 S/D < 3，孕 40 周为 2 左右，S/D 比值异常者，应考虑到胎儿宫内缺氧。

（6）羊膜镜或直视观察羊水：借助羊膜镜观察羊水颜色，了解胎儿有无缺氧所致的胎粪排出。破膜时可直接观察羊水排出量及性状。

（7）阴道细胞涂片：过期妊娠以表皮细胞为主，且可出现核致密的表层细胞，细胞分散，中层细胞次之，但舟状细胞消失，如出现内外底层细胞，则说明胎盘功能不全已很严重。

（8）胎儿头皮血 pH 值测定，胎儿缺氧和酸中毒之间存在密切关系，宫口开大 1.5 cm 时，取胎儿头皮血做 pH 值。7.20 ～ 7.24 示轻度胎儿窘迫，7.20 以下示重度胎儿窘迫，临床上尚未广泛应用。

二、治疗

1. 未完全确定过期妊娠，若胎盘功能正常，胎儿良好，宫颈尚未成熟，在严密监护下，作短期观察。

2. 确诊者立即住院，如有下列情况之一者应立即终止妊娠：

（1）胎动 < 10 次 /12 h 或 NST 无反应型，OCT 为阳性或可疑者。

（2）羊水过少或羊水有胎粪。

（3）胎儿生物物理监测评分≤ 6 分。

（4）有内外科并发症或产科并发症如中度妊高征者。

（5）估计胎儿体重≥ 4 000 g，跨耻征阳性者。

3. 终止妊娠方法应视宫颈成熟度和胎盘功能及胎儿情况来综合评价。子宫颈成熟，胎头已衔接应常规引产；人工破膜后，羊水量少，黏稠有胎粪者应立即剖宫产术；如羊水清，量多，显示胎盘功能正常，给予间断纯氧吸入，左侧卧位，在密切监测胎心下，静滴催产素，使用产程图，观察产程进展，一旦发生难产因素，应停止试产，行剖宫产术终止妊娠。子宫颈未成熟，先行促宫颈成熟治疗至成熟并注意胎儿宫内安危情况，结合胎盘功能、羊水量及性状决定分娩时间和方式。接生时预防胎粪吸入，缩短第二产程，避免产伤，并做好抢救新生儿的准备。

4. 过期妊娠剖宫产指征：过期妊娠合并有下列 1～2 个相对指征者以剖宫产为好。

（1）NST 无反应，OCT 阳性。

（2）羊水过少。

（3）胎儿生物物理监测五项指标检查综合评分≤ 5 分。

（4）巨大儿。

（5）IUGR。

（6）头盆不称。

（7）胎盘功能不良需引产，胎头高浮者，宫颈坚硬者。

（8）高龄初产切盼儿。

（9）孕妇有死胎及不良分娩史。胎位异常。合并有妊高征（中度、重度）。产程中胎心多次低于 120 次 /min。

第八节 多胎妊娠

一次妊娠同时有两个或两个以上胎儿的，称为多胎妊娠。

一、诊断

1. 家族中有多胎妊娠史，此次妊娠前接受过促排卵药物治疗等。

2. 产前检查出现下列情况应考虑多胎妊娠可能。

（1）子宫增长较快，明显大于相同孕周单胎妊娠者。

（2）腹部检查可触及多个肢体及两个胎头；或发现单个胎儿偏小，与妊娠子宫不成正比。

（3）在不同部位可闻及两个频率不同的胎心音，相差 10 次/min 以上。

3. 辅助检查

（1）B 超：孕早期宫腔内可扫见两个孕囊；妊娠 13 周以上即可清楚显示两胎头光环。

（2）多普勒胎心仪：妊娠 12 周以上即可用此仪在孕妇腹壁探及两个不同频率的胎心。

二、治疗

1. 妊娠期：定期产检，及早确诊，增加营养，补充铁、钙剂，预防贫血及妊高征。孕 30 周后多卧床休息，避免过度疲劳，减少早产率及降低围生儿死亡率。

2. 分娩期：由第一个胎儿的胎方位决定分娩方式。如经阴道分娩时，应密切观察产程进展及胎心变化，做好输液、备血、抢救新生儿准备工作。若子宫收缩无力时，可给予 0.5%～1% 缩宫素（催产素）静滴，并有专人观察。当第一个胎儿娩出后，立即断脐，并阴道检查了解第二个胎儿先露，助手则应在腹部固定第二个胎儿为纵产式。此时应勤听胎心、观察阴道流血情况，一般相隔 15～20 min 第二个胎儿自然娩出，必要时可行阴道助产术。

3. 产后：

（1）第二个胎儿娩出后，腹部应置沙袋或腹带紧裹腹部，以防腹压骤降引起休克。

（2）应给予宫缩剂防止产后出血。

（3）胎盘娩出之后检查胎盘、胎膜是否完整，仔细检查胎囊间的中隔判断双胎类型。

（4）产后应给予抗生素预防感染。

第九节　羊水过少

妊娠晚期羊水量少于 300 mL，称为羊水过少。

一、诊断

1. 孕妇于胎动时常感腹痛，其宫高、腹围均小于同期妊娠，子宫张力大，且敏感。

2. 腹部检查时发现胎儿与宫壁之间无间隙，宫壁紧裹胎体感。

3. B 超检查：妊娠晚期测量最大羊水池与子宫轮廓相垂直的深度为羊水平段（AFl），≤ 3 cm 为羊水过少。近年来广泛使用更敏感、更准确的羊水指数（AFI）测量，即以孕妇脐部为中心，将子宫分为右上、右下、左上、左下 4 个象限，其最大羊水暗区垂直深度相加 < 5 cm 为羊水过少。

4. 羊水直接测量：在整个分娩过程中羊水总量 < 300 mL 即为羊水过少。

二、治疗

1. 羊水过少是胎儿危险的重要信号。故妊娠已足月者，应尽快结束分娩。

（1）如同时并发过期妊娠、胎儿宫内发育迟缓、妊高征等，应及时行剖宫产结束妊娠。

（2）宫颈条件允许，可人工破膜观察若短时间内不能结束分娩时，应除外胎儿畸形后，行剖宫产术，可明显降低围生儿死亡率。

2. 妊娠中、晚期患者反复羊膜腔内注液可改善预后，但其临床效果有限。

第十节　羊水过多

凡在妊娠任何时期内羊水量 > 2 000 mL 者，称羊水过多。

一、诊断

1. 临床表现

（1）急性羊水过多：多发生在孕 20～24 周，由于在数日内子宫体积急剧增加，出现腹腔脏器上移、横膈上升、呼吸困难、不能平卧、腹壁皮肤张力过大而感疼痛，有时出现少尿甚至无尿，下肢水肿明显，宫壁紧张扪不到胎儿，听不到胎心音。

（2）慢性羊水过多：常发生在妊娠晚期，由于羊水逐渐增长，压迫症状较轻，有时在产科检查时发现子宫体积大于孕周，不易扪及胎儿或胎儿漂浮明显、胎位不固定、胎心音遥远。

2. 辅助检查：

（1）B 超检查：是重要的辅助检查方法（羊水指数 > 20 cm，羊水平段 > 7 cm），同时还可发现胎儿畸形。

（2）羊膜囊造影及胎儿造影：了解胎儿有无消化道畸形。

（3）甲胎蛋白（AFP）：了解胎儿有无神经管及消化道畸形。

二、治疗

1. 合并胎儿畸形：原则上及时终止妊娠。

（1）经腹羊膜腔穿刺缓慢放出适量羊水后注入雷凡诺尔 50～100 mg 引产。

（2）经腹羊腹腔穿刺缓慢放出适量羊水后使宫腔压力减低，再行人工破膜引产，可避免胎盘早剥。

（3）经阴道高位破膜，缓慢放出羊水以每小时 500 mL 为宜，必要时加用缩宫素（催产素）或前列腺素引产。

2. 胎儿正常则应根据羊水过多的程度及胎龄决定处理方法。

（1）症状严重的孕妇（< 37 周），应穿刺放羊水，以每小时 500 mL 速度放出，每次不超过 1 500 mL，以孕妇症状缓解为度。术时应防止损伤胎盘或胎儿，严格消毒防止感染，必要时酌情给予镇静剂安胎。3～4 周后可重复放羊水减压。

（2）前列腺素抑制剂——消炎痛 2.0～2.2 mg/（kg·d），共 1～4 周。同时 B 超监测羊水量，羊水量再次增多，可重复使用。消炎药有使动脉导管闭合的副作用，并在孕 32 周前使用。

（3）妊娠近足月者，确定胎儿成熟，行人工破膜，终止妊娠。

（4）症状较轻者可以继续妊娠，注意休息，低盐饮食，适量使用镇静剂，严密观察羊水量的变化。

(5)无论选用何种方式放羊水，应从腹部固定胎位为纵产式，注意防止胎盘早剥与脐带脱垂的发生，并预防产后出血。

第十一节　胎儿宫内发育迟缓

一、诊断

1. 详细认真询问孕产史，凡有能引起胎儿宫内发育迟缓(intrauterine growth retardation，IUGR)高危因素时，如过去不良生育史、先天性畸形和IUGR分娩史、孕妇营养不良、吸烟和有严重并发症等，应警惕IUGR发生。

2. 妊娠图：宫底高度连续2次或3次在第10百分位以下或停滞不变或增长缓慢，应考虑IUGR，其灵敏度为74%，特异性为84%。

3. 孕妇体重增长在妊娠晚期，正常每周增长0.5 kg。在孕妇衣服没有改变下，体重增长停滞或缓慢(< 0.3 kg)，也应拟诊IUGR。

4. 胎儿生长发育的计算：胎儿发育指数 = 宫高(cm) − 3 ×(月份 + 1)。指数小于−3，提示有1UGR的可能；< 3表示IUGR。

5. 超声波检查：双顶径、股骨长度均在第10百分位以下。

6. 脐动脉A/B(S/D)：用多普勒血流超声波仪测脐动脉的收缩期(S)与舒张期(D)血流峰值比(S/D)，反映胎儿胎盘血流动力学的情况，可早期发现IUGR。孕30周前S/D > 3，孕30周后S/D < 3。比值升高，IUGR发生率明显升高。

二、治疗

IUGR的病因繁多，治疗原则是找出病因，治疗原发病。

1. 安静卧床，左侧卧位，左卧位以改善胎盘循环，增加血流灌注预防早产。

2. 饮食治疗：对于那些由于孕妇偏食，营养不良而致IUGR者，应对孕妇进行饮食营养指导，注意饮食的质和量，总之营养要全面，饮食品种多样化，力求整个妊娠期体重增长10～12 kg。

3. 吸氧：每日2次，每次30 min。

4. 活血化淤，疏通微循环，降低血黏度。

(1) 低分子右旋糖酐 + 复方丹参：低分子右旋糖酐500 mL + 复方丹参16 mL静滴，每日1次，7～10 d为1个疗程。

(2) 小剂量肝素12.5 mg + 5%葡萄糖500 mL静滴，适用高凝状态。以试管凝血时间监测。

5. 减低子宫张力：硫酸舒喘灵2.4 mg，每日2～3次，7 d为1个疗程，间断使用。

6. 补充能量：

(1) 口服：金施尔康、善存、复方氨基酸、葡萄糖酸锌等。

（2）静脉补液：脂肪乳、凡命、安达美、水乐维他等。

7. 分娩：大约 2/3 的 IUGR 胎儿可耐受产程中的宫缩压力而不出现胎儿窘迫现象，约 1/3 将出现胎心异常，一般认为一旦妊娠已达肺成熟，生长发育迟缓胎儿应尽快离开宫腔内环境，且胎盘功能低下胎死宫内常发生在妊娠末期，因此 IUGR 妊娠已近 38 周者，尽管各项监护均正常，引产仍比等待至孕 40 周自然分娩为好，但应掌握适应证和禁忌证。

（1）引产禁忌证：

① 不可能阴道分娩者、横位产史，严重胎儿窘迫。

② 产科情况需要相对快些娩出胎儿，但宫颈条件不成熟者。

③ 医院无条件连续进行产程及胎儿状态监护。

④ 产母病情严重不能承受引产者。

（2）引产注意事项：

① IUGR 理想的引产至分娩时间应控制在 24 h 内。

② 产时连续性监护，并建议及早破膜，了解羊水情况。

③ 产程进入活跃期不宜使用麻醉药或镇静药。

④ 孕妇或胎儿有终止妊娠指征而引产失败者应放宽剖宫产指征。

（3）IUGR 剖宫产指征：

① 产程停滞。

② 胎位异常：臀位、横位。

③ 胎儿窘迫：NST 无反应，OCT 阳性以直接剖宫产为好。

④ 产妇有内科并发症，经治疗病情仍有加重者。

⑤ 妊娠晚期出血。

⑥ 剖宫产史。

8. IUGR 儿处理：保暖，保持呼吸道通畅，早期喂养，预防低血糖，防治低血钙，适量补锌，防治感染。

第十二节　巨大胎儿

一、诊断

1. 胎儿体重达到或超过 4 000 g 称为巨大胎儿。

2. 病史及全身情况：有巨大儿的分娩史、肥胖、糖尿病患者，具有分娩巨大胎儿的可能性。

3. 妊娠图：自孕 16 周起，产前检查测量宫高、腹围，绘制妊娠图，子宫底高度增长曲线高于上限，即在第 90 百分位以上考虑巨大胎儿，但要除外双胎、羊水过多。

4. B 超检查胎儿双顶径、股骨长度、腹围，测得结果均大于正常均值的 2 个标准差。

二、治疗

1. 孕期处理：孕期检查发现胎儿大或既往有巨大儿产史者，应检查孕妇有无糖尿病，如有糖尿病应积极治疗，控制血糖。孕 36 周后应根据胎儿及胎盘功能及糖尿病控制的情况而决定引产或剖宫产结束分娩。

2. 分娩处理：

（1）巨大儿试产和分娩过程中应严密观察并进行产时监护，认真填写产程图，防止产科并发症。由于胎头大且硬，不易变形，故而不宜试产过久。如有头盆不称可行剖宫产。如先露在棘下 2cm，第二产程延长时，可行会阴切开后产钳助产。

（2）阴道分娩时在助产中应特别注意肩难产，娩肩困难，麻醉选双侧会阴神经阻滞麻醉，使产道松弛，有利于助产的操作，做足够大的侧切。当胎头娩出后，不必急于行外旋转，令产妇屏气用劲，切忌牵引胎头，稍压胎头使前肩松动，后肩进入骶凹处，由耻骨联合下娩出前肩，这样可预防巨大儿的肩难产。

如发生肩难产可采取以下方法：

① 屈曲大腿助产法：令产妇尽量屈曲大腿，使双腿紧贴腹壁，双手抱腿或抱膝，使腰骶段脊柱弯曲度缩小，缩小骨盆倾斜度，耻骨联合升高数厘米，这时嵌顿于耻骨联合后的前肩自然松动，前肩即可分娩。

② 压前肩法：在耻骨联合上方向胎儿前肩加压，有助于嵌顿的前肩娩出。

③ 旋肩法：助产者手伸入阴道，放在胎儿肩峰与肩胛间，另一手置胎儿前肩部双手加压旋胎肩达骨盆斜径，使嵌顿的前肩松动得以娩出，也可将后肩旋转 180°，在旋转过程中娩出后肩。旋转时注意勿旋转胎颈及胎头，以免损伤臂丛神经。

④ 先牵出后臂娩出后肩法：助产者手顺骶骨岬伸入阴道，胎儿背在母体右侧用右手，在左侧用左手，将食指与中指放入胎儿后肘窝，然后以手压后肘窝，使胎儿屈后肘并屈前臂，然后握住胎儿的手，沿胸的方向将手和前臂牵出阴道而娩出后肩。

⑤ 断锁骨法：以上方法无效，可剪断胎儿锁骨，胎儿娩出后缝合软组织，锁骨能自行愈合。

（王玮玮、戴培芬、鹿淑茹）

第五章

妊娠合并症

原有疾病未治愈而妊娠者，或在妊娠期内患内、外科疾患者，均称为妊娠合并症。因妊娠时孕妇全身各系统均有不同程度的变化，往往使合并症复杂，同时有些合并症又影响妊娠。

第一节　妊娠合并心脏病

一、诊断

1. 过去有心脏病史或心力衰竭史。

2. 有舒张期杂音或Ⅱ级以上的收缩期杂音且较粗糙。

3. 严重的心律紊乱，例如心房颤动、心房扑动、房室传导阻滞、舒张期出现奔马律等。

4. 心界扩大，心尖区触及震颤。

5. 辅助检查：心电图、彩超、动态心电图等检查显示心律紊乱、心脏损害或心脏扩大等。

6. 心脏代偿功能的诊断：

Ⅰ级：对一般体力劳动不受限制。

Ⅱ级：对一般体力劳动略受限制，休息时即正常。

Ⅲ级：对一般劳动明显受限制、休息时无不适，稍动即心跳、气急甚至发生心衰。

Ⅳ级：已有心衰的前驱症状，休息时也感心跳、气急。

Ⅰ级与Ⅱ级心功能孕妇在严密监护下一般可安全度过妊娠、分娩及产褥期；Ⅲ级以上患者不宜妊娠，易发生心衰，对母婴均不利。

7. 心力衰竭的诊断：

（1）早期心衰：

① 休息时心率大于 110 次 /min，呼吸大于 20 次 /min。

② 轻微活动后即产生心悸、胸闷、气急。

③ 常伴有半夜胸闷、气急而坐起或喜欢开窗，呼吸新鲜空气后有改善。

④ 肺底部出现少量持续性湿罗音，咳嗽后不消失。

（2）严重心衰：

① 气急，发绀，端坐呼吸。

② 咳嗽，痰中带血丝。

③ 颈静脉怒张，肝脾肿大。

④ 肺罗音或肺鸣音。

二、治疗

（一）妊娠期

1. 终止妊娠：妊娠早期应尽快决定能否耐受妊娠。有下列情况之一者，应终止妊娠为妥：

（1）心功能Ⅲ级或Ⅲ级以上者。

（2）有心力衰竭病史者。

（3）心电图显示房颤、心室肥大、心肌损害。

（4）胸部X线片显示心脏明显扩大，合并有肺淤血、肺水肿等。

（5）应手术而未进行手术的心脏病患者或经手术后未改善心功能者。

（6）有活动性风湿热患者。

（7）发绀型心脏病。

（8）联合瓣膜病变，如二尖瓣、动脉瓣病变。

（9）伴有活动性炎症，如亚细菌性心内膜炎（SBE）或心肌炎未经治愈者。

（10）有其他并发症，如糖尿病、甲亢、高血压、肾脏病等。

2. 终止妊娠时间：

（1）对于有严重心脏病已受孕者，12孕周以内应终止妊娠。

（2）大于14孕周小于28孕周时应考虑剖宫取胎。

（3）如大于25孕周或28孕周时正遇心脏负担最重阶段，不宜终止妊娠，只能在心脏专科与产科医生共同监护下继续妊娠。

3. 妊娠期处理及监护：

（1）注意休息，保证睡眠，限制体力活动免情绪激动。

（2）预防及治疗各种引起心力衰竭的诱因：预防上呼吸道感染，纠正贫血，治疗心律失常。

（3）高蛋白、高维生素、低盐、低脂肪饮食。

（4）动态观察心脏功能，孕28周起注意母亲的心率及心功能变化，定期作心电图或心功能测定，有条件者可提早住院观察治疗。同时对胎儿进行监护，例如B超了解胎儿生长发育情况、胎盘成熟情况及羊水量的测定，至少2周1次；孕32周后应进行胎心率监护，每周1次；孕36周起B超每周1次，胎心率监护视情况而定，必要时可每日1次。

（5）对孕期心脏代偿功能尚好者，亦应在妊娠36～38周时住院待产，并做好分娩准备。

（二）分娩期

1. 阴式分娩：心功能Ⅰ～Ⅱ级，胎儿不大，胎位正常，宫颈条件良好者，可考虑在严密监护下经阴道分娩。

（1）第一产程的处理：

① 消除患者对分娩的恐慌，多关心安慰，可适当选用镇静剂，如安定、非那根、哌替啶等。

② 及时供给足够氧气。

③ 预防产时、产后感染，可选用广谱抗生素。

④ 严密观察心率、呼吸及血压变化。一旦有心衰先兆即用作用和排泄较快的地高辛，且不要求达到饱和量。

⑤ 必须按时听胎心率连续监护。

（2）第二产程的处理：

① 为了避免因腹压增加而加重心脏负担，应缩短第二产程。可行阴道助产术，如应用产钳，胎头负压吸引及会阴切开等，如阴道手术有困难时，应改施剖宫产手术。

② 胎儿娩出后立即置沙袋（约 1 kg）压迫腹部，以防腹压骤降而诱发心衰。

（3）第三产程的处理：

① 尽量减少产后出血，子宫收缩不佳时可用催产素 10～20 U 肌注或静脉滴注。禁用麦角新碱及脑垂体后叶素。

② 产房观察 2 h 以上，若心脏情况尚可，可送回病房。

2. 剖宫产：胎儿偏大，产道条件不佳及心功能Ⅲ～Ⅳ级者，均应选择剖宫产。不宜再妊娠者，同时行输卵管结扎术。

（三）产褥期

1. 产后 24 h 内不宜搬运，并严密观察心率、心律、呼吸、血压及阴道流血情况。

2. 产后 3 d 内绝对静卧，不宜起床。

3. 应用广谱抗生素预防感染至少 1 周。

4. 心功能Ⅲ级以上者不宜哺乳。

5. 做好计划生育宣教及指导工作。

（四）心力衰竭时处理

1. 取半卧位，高流量面罩吸氧，有条件可采用 24 h 连续心率监护。

2. 保持孕产妇安静，必要时可用镇静剂。

3. 必须在心脏专科医生协助下应用强心剂治疗，控制心衰，例如洋地黄。

4. 在应用利尿剂时必须注意电解质平衡。

5. 妊娠晚期心衰患者，原则是待心衰控制后再行产科处理，应放宽剖宫产指征。

第二节　妊娠合并慢性高血压

一、诊断

1. 妊娠前已有慢性高血压。

2. 妊娠前 20 周即出现高血压，但无自觉症状。

3. 高血压出现时，大多数患者不伴有水肿、蛋白尿及肾功能异常。

4. 往往有高血压家族史，好发于初产妇及大于 35 岁的经产妇或体型肥胖者。

5.眼底检查可有动脉硬化、动静脉压迫反光增强，严重者可见火焰样出血及乳头水肿。

6. 实验室检查血尿酸、肌酐、尿素氮等均正常。

7. 严重时可出现头痛，甚至脑血管意外，高血压心脏病及肾脏病。

8. 合并妊高征时可出现水肿、蛋白尿、血尿酸升高，眼底可见小动脉痉挛、出血、动静脉比例为 1/2 或 1/3（正常为 2/3），严重时可出现子痫、死胎、胎盘早剥等直接危及母儿生命。

二、治疗

1. 轻者不需作任何治疗，但必须作下列监护：

（1）心肾功能测定及眼底检查。

（2）适当休息及孕期按时产前检查。

（3）妊娠后期注意胎儿的生长发育情况即作胎心率监护及 B 超监护。

（4）预产期前 1 周住院待产，分娩不宜超过预产期，以防胎盘老化而引起胎儿突然死亡。分娩时供氧及防止产后出血。

2. 重症者：

（1）早期妊娠时若舒张压大于 100 mmHg 及伴有心、肾功能受损，眼底动脉硬化者应考虑终止妊娠。

（2）妊娠中期出现上述情况时，因引产对母亲也有一定的危险性，可尽量用药物治疗，控制病情，争取延长胎龄。但必须作如下监护：

① 孕 30 周起每周作产前检查，最好住院治疗，注意血压变化及主诉症状。为防止脑血管意外，可选用对胎儿和胎盘血供不影响的降压药物，如肼苯达嗪、珍菊降压片等。

② 为了保证休息，可适当选用镇静剂，如苯巴比妥、安定、盐酸异丙嗪等，最好交替使用，每隔一周换一种。

③ 重点监护胎儿的生长发育状况，及早发现胎儿宫内发育迟缓，自孕 28 周每隔 2 周作 B 超了解胎儿大小、羊水情况、胎盘成熟度；自孕 30 周起每 2 周作一次胎心监护。也可通过尿 E 系列测定以了解胎盘功能情况，如 E3 随孕周增加有升高趋势说明胎盘功能尚好；如孕周增加而羊水平下降原 1/3，说明胎盘功能低下，随时有死胎可能，故如胎儿已成熟应尽快终止妊娠。

④ 胎儿未成熟者，32 孕周起即可行羊膜腔穿刺，取羊水 10 mL 做胎肺成熟测定，同时可用 10 mg DXM 直接注入羊膜腔内，促胎肺成熟。

⑤ 出现胎儿发育迟缓时，可静脉每天给予能量合剂，促使胎儿生长发育。孕 37 周后胎儿大多已成熟，应考虑终止妊娠。

第三节　妊娠合并肝脏疾病

一、妊娠合并急性病毒性肝炎

病毒性肝炎在妊娠晚期易发展为急性或亚急性肝坏死，是一种妊娠期严重并发症，对母婴威胁皆大。

（一）诊断

1. 病史：有与肝炎病人密切接触史，接受输血及血制品史等。

2. 临床症状：发热、厌食、恶心呕吐、腹胀、腹泻、乏力及肝区疼痛，有时也可以出现黄疸。

3. 体征：肝肿大，肝区有压痛或叩击痛，可伴有巩膜及皮肤黄染。

4. 实验室检查：血清 ALT、AST 均升高，前者最为灵敏，诊断价值大。总胆红素亦升高。乙肝五项检查有确定诊断价值。

5. 妊娠合并重症肝炎可有以下临床表现：

（1）消化道症状严重，食欲极度减退，频繁呕吐，腹胀，出现腹水。

（2）黄疸迅速加深，血清总胆红素 $>$ 171 μmol/L。

（3）出现肝臭气味，肝脏进行性缩小，肝功能明显异常，胆酶分离，白 / 球蛋白比倒置。

（4）凝血酶原时间超过正常值 1 倍甚至出现 3p 试验阳性。

（5）出现肝性脑病表现，肝昏迷。

（6）肝肾综合征出现急性肾功能衰竭。

6. 鉴别诊断：需与妊娠期高血压疾病所引起的肝损害、胆汁淤积症、急性脂肪肝、药物性肝炎相鉴别。

（1）妊娠期高血压疾病引起的肝损害：多发病于孕 20 周以后，先出现高血压、蛋白尿、水肿，病情严重时可出现 ALT、AST 升高，消化道症状不明显，严重时可有腹水，但产后恢复较快。

（2）原发性妊娠脂肪肝：多发生于初产妇晚期妊娠，起病急、母婴死亡率高。临床上出现突发性肝区或上腹部疼痛、恶心、呕吐，其呕吐物为咖啡色。全身皮肤伴有出血点，黄疸明显，迅速出现肝昏迷症状与急性肝萎缩。

（3）药物性肝炎：病史中用过对肝有损害或发生过敏反应的药物。临床症状与病毒性肝炎相似，但可伴有皮疹、皮肤瘙痒、关节疼痛、蛋白尿及嗜酸性粒细胞增高，ALT、胆红素、胆固醇也相应升高。

（4）妊娠合并胆淤症：见后文。

（二）治疗

1. 患肝炎的育龄妇女应做好避孕工作，避免在未痊愈前怀孕。

2. 药物治疗：原则上同传染科治疗，以保肝为主。

3. 监护：

（1）妊娠早期：怀孕 3 个月以内最好终止妊娠。如坚决要求继续妊娠者，最好能取绒毛作染色体检查排除胎儿畸形后继续妊娠，同时积极保肝治疗，并严密观察胎儿生长发育情况。

（2）妊娠中期及晚期：一般不宜作引产手术，应积极保肝治疗，预防其他并发症出现。已孕32周者应作胎心率监护（NST），每2周1次；B超了解胎儿呼吸、心跳、羊水、胎盘及胎儿大小，有否畸形等，每2周1次；肝功能检查每周1次；及时了解病情，一旦病情加重应劝其终止妊娠。

（3）分娩期：为减轻肝脏负担产程不宜过长，必要时可补充能量，吸氧；在宫口开全后可行助产缩短第二产程。为了防治产后出血应做到如下几点：① 胎儿娩出后立即静注催产素10 U。② 加用止血药物。③ 作好输血准备。④ 必要的凝血功能检查。

（4）产褥期：继续保肝治疗，加用对肝脏无损害的抗生素预防感染。产后肝功能未恢复者不宜哺乳。

（5）新生儿脐血作肝炎的各项检查，放隔离室护理，如母亲为乙肝者应进行预防接种。

二、妊娠合并胆汁淤积症

此病属于妊娠期并发症，一旦妊娠终止，症状很快消除。一般情况下对孕妇影响不大，但对胎儿有较大影响，易产生胎儿窘迫、早产、死胎、死产，直接增加围生儿死亡率。

（一）诊断

1. 妊娠期出现不同程度的黄疸或瘙痒。

2. 可有家族史、既往史。分娩后不留任何症状。一般产后1～2周消失。

3. 无消化道症状，无肝脾肿大。

4. 实验室检查：TBIC、ALT、AST、AKP均可升高。

（二）治疗

1. 对症治疗：① 酚炉甘石洗剂外用止痒。② 可适当应用镇静剂，如异丙嗪等。③ 抗过敏药物可选用苯海拉明等。④ 有黄疸者可用中药茵子黄汤加减。⑤ 5%葡萄糖液500 mL + 维生素C 3.0静脉滴注，一日一次，用3～10 d，低分子右旋糖酐500 mL + 复方丹参16 mL，静脉滴一日1次，7～10 d。

2. ALT升高者可用保肝药。

3. 严重者应终止妊娠。

4. 相关化验有异常时应进行胎儿监护：

（1）孕32周后每周作胎心率监护，每2周作B超了解胎盘、羊水等情况。

（2）孕36周后应住院待产，每周作2次胎心率监护，每周作1次B超。

（3）病情稳定者可在孕38周引产，争取在预产期前终止妊娠。

（4）严重者应孕32周起作羊膜腔内给药促胎肺成熟，一旦胎肺成熟即终止妊娠。

5. 分娩期监护：

（1）可以阴道试产者必须在临产后吸氧做CST监护；产程不宜过长。

（2）可适当放宽剖宫产指征，以减少围生儿死亡。

6. 产后如ALT仍升高者应一周后复查，同时仍需保肝治疗。

7. 可母乳喂养。

第四节　妊娠合并泌尿系统疾病

一、妊娠期合并泌尿系统感染

由于妊娠期生理、解剖以及内分泌系统的一系列变化，泌尿系的感染率较非孕时明显增高，成为产科中的常见病。常见的类型如下：① 无症状菌尿：每毫升尿液中有大于10万个细菌（10^8/L）而无临床症状者。② 膀胱炎：炎症局限在膀胱，若不及时治疗，则将引起上行性感染。③ 急性肾盂肾炎：多由上行性感染引起，亦可由血行或淋巴系统感染。④ 慢性肾盂肾炎：多由于急性期未彻底治愈而成慢性。

（一）诊断

1. 询问过去史，对可疑者应作尿培养，若细菌大于10^8/L者，诊断为无症状菌尿。有条件初次产前检查均应作尿培养，以筛查无症状菌尿。

2. 膀胱炎：主要为尿频、尿急、尿痛，常伴有低热。急性肾盂肾炎则有高热寒战，可反复发作，腰背酸痛，肾区叩击痛。慢性肾盂肾炎可无症状。

3. 实验室检查：

（1）中段尿可见成堆白细胞及尿蛋白，少数可是肉眼血尿。

（2）尿培养可有大量大肠杆菌，细菌计数大10^8/L者可肯定诊断。

（3）尿细胞排出率：1 h RBC排出率大于40×10^9/L，WBC排出率大于140×10^9/L做阳性诊断。

（4）血液检查：WBC显著上升，必要时查肌酐、尿素氮、CO_2结合力等。

（二）治疗

1. 妊娠期提倡左侧卧位，减轻子宫对右侧输尿管的压迫，促使尿流通畅。

2. 产时、产后尽量减少导尿，如有导尿应严格执行无菌操作。

3. 治疗原则：

（1）下段尿路感染，应卧床休息，多饮水，一般抗炎药物治疗，症状即可消失。

（2）急性肾盂肾炎最好住院治疗：

① 复查肾功能以考虑妊娠能否继续。

② 尿培养加药敏，选择敏感性强的药物，培养未得到结果前，可选用广谱抗生素，如氨苄西林或阿莫仙或头孢类药物。选药注意对胎儿有无影响。

③ 注意血压变化，防止休克。

④ 一般用药后3～4 d症状大多消失，但应继续用药7～10 d为1个疗程，然后停药查尿细菌数，每周作1次尿培养，3次阴性时，可为治愈。

（3）慢性肾盂肾炎：治疗应与膀胱炎鉴别。后者给予短程治疗即可。慢性肾盂肾炎必须把炎性病灶清除。治疗同急性肾盂肾炎。

二、妊娠合并慢性肾炎

（一）诊断

1. 有急性肾炎病史，妊娠期蛋白尿明显，血压不高，肾功能可有损害。

2. 临床表现：轻重不一，常水肿、蛋白尿，重者可高血压、肾功能不全、氮质血症等。易并发妊高征，两者鉴别：前者多在孕 20 周前发生，先出现蛋白尿，蛋白分子量为大分子；妊高征一般在孕 20 周以后发生，先高血压后出现蛋白尿，且为小分子量蛋白。

3. 实验室检查：

（1）24 h 尿蛋白定量测定，镜检可有 RBC、颗粒管型等。

（2）肾功能及血浆蛋白测定。

4. 慢性肾炎对妊娠的影响，依症状不同而分为两类：

（1）Ⅰ型：有蛋白尿及水肿，不因妊娠而恶化，对胎儿无影响，可继续妊娠，但妊高征发生率约 30%。

（2）Ⅱ型：蛋白尿加水肿及高血压，妊高征发生率约 70%，围生儿死亡率高。

（3）Ⅲ型：蛋白尿、水肿、高血压及肾功能受损，孕妇预后差，胎儿多数宫内死亡或早产娩出，故一般不宜妊娠。

（二）治疗

1. 一般治疗：整个孕期休息，左侧卧位，低盐或无盐饮食，但要高蛋白、高维生素、低脂肪。

2. 根据肾功能情况决定妊娠是否继续，若血肌酐大于 141.44 μmol/L 时，应终止妊娠。

3. 药物治疗：可用低分子右旋糖酐 500 mL 加复方丹参 16 mL 静滴，7～10 d 为 1 个疗程。如有高血压可加用硫酸镁 5 g 于上述液中，有胎儿宫内发育迟缓者，可加用能量合剂。

第五节　妊娠合并甲状腺功能亢进

一、诊断

1. 临床表现：

（1）甲亢妇女常伴有月经紊乱、稀少闭经，妊娠几率小，一旦妊娠也容易流产。

（2）有心悸、气短、多汗、焦虑及神经质等症状。

（3）甲状腺肿大并有血管杂音、突眼、震颤、肌无力、体重减轻等。

（4）休息时脉率大于 100～110 次 /min。

2. 实验室检查：

（1）血清甲状腺素（T_4）及三碘甲状腺原氨酸（T_3）均增加。

（2）游离 T_3、T_4（FT_3、FT_4）增高。

（3）基础代谢率（BMR）测定：大于 + 30%。

（4）甲状腺摄 ^{131}I 率高于正常。必要时可作促甲状腺激素释放激素（TRH）兴奋试验。

（5）血红细胞锌含量的测定：妊娠合并甲亢血红细胞中的锌含量较正常妊娠者明显减少。

二、治疗

1. 因甲亢本身及多数治疗药物对胎儿有一系列不良影响，故用药期间不应怀孕，待病情稳定 1～3 年后怀孕为妥。

2. 妊娠合并甲亢应与内分泌科医生共同监护，及时发现胎儿宫内发育迟缓和积极防治妊高征。

3. 药物应用：轻度甲亢孕期可不必用药。中、重度甲亢需用抗甲状腺药物治疗。

（1）丙基硫氧嘧啶为首选，150～300 mg/d，症状控制以后渐减量到 50～100 mg/d，妊娠末期改为 25～50 mg/d。

（2）甲巯咪唑 15～30 mg/d，症状控制后改为 5～10 mg/d，妊娠后期减为 2.5～5 mg/d 维持量。

（3）β 受体阻滞剂——普萘洛尔 10～20 mg，口服每日 4 次，能缓解过多甲状腺激素引起的全身症状，对并发妊高征者能有效控制血压。但长期应用可导致胎盘发育不良及胎儿宫内发育迟缓。

（4）禁用 ^{131}I 治疗。另外要注意应用抗甲状腺素药物期间，要定期复查 T_4、T_3，维持正常稍高水平。血 WBC $< 3.0 \times 10^9/L$ 时要停药。

4. 手术治疗：目前主张妊娠期应避免手术。只有在甲状腺肿大产生压迫症状或药物不能控制甲亢症状，或怀疑有癌变时才考虑手术。手术应选择在孕 4～6 个月时为宜。

5. 分娩方式：甲亢并非剖宫产手术的指征。如有胎儿宫内发育迟缓、重度妊高征、胎儿窘迫等应行剖宫产。

6. 产褥期处理：产后甲亢有复发倾向，应加大抗甲状腺药物剂量，产后仍用抗甲状腺药物者不宜哺乳。

7. 甲亢危象的诊治：

（1）甲亢危象的诊断：

① 有孕期用药不当、产科手术、分娩、产后感染和产后出血病史。

② 甲亢临床症状加重。高热体温可达 39 ℃以上，心率超过 140～160 次/min。

③ 可伴有躁动、谵妄、嗜睡、低血压休克、昏迷等症状，可危及生命。

（2）甲亢危象的治疗：

① 抗甲状腺药物：丙基或甲基硫氧嘧啶 200 mg，每 6 h 1 次，甲巯咪唑或卡比马唑 10～20 mg，口服每 6 h 1 次，不能口服者鼻饲管注入。

② 复方碘溶液：每日 30 滴口服。

③ 普萘洛尔：30～40 mg，每 4～6 h 一次口服，并注意心脏功能。

④ 氢化可的松或琥珀酸氢化可的松 200 mg～400 mg/d，静脉滴注。

⑤ 应用广谱抗生素、吸氧、降温及镇静纠正水与电解质紊乱和心力衰竭。

第六节 妊娠合并贫血

一、妊娠合并缺铁性贫血

（一）诊断

1. 病史：有慢性失血史，如月经过多、消化道出血、痔疮出血、钩虫病等。慢性肝肾疾患及胃肠功能紊乱影响铁的吸收也是常见因素。

2. 可有头晕、眼花、水肿、面色苍白、皮肤毛发干燥等症状。

3. 实验室检查：

（1）为小细胞、低色素性贫血，RBC大小不等以小细胞为主，中心苍白圈扩大。MCV、MCH、MCHC都低于正常。

（2）血生化：血清铁蛋白（SF）< 12 μg/L，血清总铁结合力 > 80.59 μmol/L，血清铁 < 7 μmol/L。

（二）治疗

1. 多吃富含铁的食品，纠正偏食。

2. 补充铁剂：常用富马酸亚铁、硫酸亚铁、力菲能、福乃得及健脾生血冲剂等。

3. 产科处理：

（1）胎儿成熟后适时终止妊娠，临产后吸氧，加强胎儿监护。

（2）防止产程延长及产妇疲劳，必要缩短第二产程，注意良好的子宫收缩，及时应用宫缩剂，预防产后出血。

（3）严格无菌操作，预防产褥感染，常规抗生素应用。

（4）产褥期继续口服铁剂，重度贫血或心功能不全者不宜哺乳。

二、妊娠合并巨幼红细胞性贫血

（一）诊断

1. 临床症状：多见于妊娠后期发病，贫血严重，伴有食欲减退、恶心、呕吐、腹泻、感染和低热、水肿等症状。

2. 实验室检查：为大细胞高色素性贫血，骨髓检查示巨幼红细胞增多，幼红细胞成熟不佳，粒细胞有巨幼样变，分叶核过多现象。血清铁正常或偏高，叶酸、维生素 B_{12} 测定低于正常。

（二）治疗

1. 叶酸 10～20 mg/次口服，一日 2～3 次，直到分娩后 1 个月。

2. 伴有缺铁性贫血者，加用铁剂。

3. 维生素 B_{12} 缺乏者可肌注维生素 B_{12} 0.5 mg，一日一次，2 周后改每周 2 次，直至血红蛋白恢复正常。

三、妊娠合并再生障碍性贫血

（一）诊断

1. 可有用化学药物史，接触放射性物质或有严重感染等病史。

2. 有贫血、出血和感染症状，出血多局限于皮肤及黏膜，严重者可引起蛛网膜下腔出血。

3. 实验室检查：

（1）外周血：正细胞正色素性贫血，全血细胞减少，血小板和网织红细胞也减少。

（2）骨髓检查：造血功能衰退，有核细胞增生减低，粒细胞系统、红细胞系统和巨核细胞系统均减少，淋巴系统相对增高。

（二）治疗

1. 再障妇女应不宜妊娠，一旦妊娠应于早孕时给予人工流产。中、晚期妊娠发现再障者，可在严密监护下给予继续妊娠。

（1）注意营养，给予高蛋白和多种维生素等食品。

（2）有严重出血者可给予肾上腺皮质激素或雄激素等治疗。

2. 孕期处理：

（1）积极纠正贫血，少量多次输新鲜血、血小板。

（2）注意营养，给予高蛋白和多种维生素等。

（3）有严重出血者可给予肾上腺皮质激素或雄激素等。

3. 分娩处理：

（1）争取阴道分娩者，重症再障或有产科指征行剖宫产术。

（2）严密观察产程，缩短第二产程，防止发生心衰和颅内出血。

（3）仔细检查产道，严密止血，避免发生血肿。

（4）产后加强子宫收缩，防止产后出血。

（5）注意无菌操作，应用广谱抗生素，预防感染。

第七节 妊娠合并糖尿病

妊娠合并糖尿病是指在原有糖尿病的基础上合并妊娠者或妊娠前为隐性糖尿病，妊娠后发展为临床糖尿病者。

一、诊断

1. 糖尿病的病史特点：有糖尿病家族史；异常分娩史；久治不愈的霉菌性阴道炎、外阴炎或外阴瘙痒症；进行性的肥胖；有糖尿病的典型症状如多食、多饮、多尿。

2. 实验室检查：依据尿糖、血糖测定做出诊断。尿糖阳性者应除外孕期生理性糖尿，可作空腹血糖及糖耐量试验以明确诊断。空腹血糖≥ 7.2 mmol/L.（130 mg/dl），而餐后2 h 血糖≥ 11.1 mmol/L（200 mg/dl）；糖耐量试验时，空腹、服糖后半小时或 1 h、2 h、3 h 4 项数值中，有 3 项超过正常上限者，可诊断为糖尿病。

3. 全身体检：除一般检查外，须作眼底检查，了解有无视网膜病变；X 线检查了解有无心血管病变；心电图检查等。

4. 产科检查：了解胎儿发育情况，是否巨大儿或胎儿发育迟缓；有无羊水过多；有无妊娠高血压综合征的症状。

二、治疗

1. 若已有严重的心血管病史、肾功能减退或眼底有增生性视网膜炎者，不宜妊娠，若已妊娠应及早人工终止。

2. 器质性病变较轻或控制较好者，可以继续妊娠。孕期应严密监护，积极控制血糖，使空腹血糖控制在 6.1 mmol/L（110 mg/dl）。

（1）饮食控制：每日能量以 150 kJ/kg（36 kcal/kg）计算，并给予维生素、钙及铁剂，适当限制食盐摄入量。若控制饮食能达到上述血糖水平而孕妇又无饥饿感为理想，否则需药物治疗。

（2）药物治疗：应邀请专科医生协助制订治疗方案。一般应用正规胰岛素治疗，剂量根据血糖水平和餐前尿糖反应调节，餐前半小时皮下注射。

3. 晚期妊娠时为预防胎死宫内，应定期监测胎动次数；每周测定尿雌三醇或血雌三醇（E3），血清胎盘泌乳素（HPL）；每周进行一次无应激试验（NST）；每周 B 型超声测定胎儿双顶径及股骨长度；临产时应作宫缩激惹试验（CST）。根据监测结果进行综合判定，以选择终止妊娠时间。

4. 终止妊娠的指征：① 重度妊高征；② 酮症酸中毒；③ 严重肝、肾损害；④ 恶性、进行性、增生性的视网膜病变；⑤ 动脉硬化性心脏病；⑥ 胎儿宫内发育迟缓；⑦ 严重感染；⑧ 孕妇营养不良；⑨ 胎儿畸形和羊水过多。

5. 分娩时间及分娩方式的选择：

（1）分娩时间的选择：糖尿病孕妇应在妊娠 35 周住院严密监护，根据胎儿大小、胎龄、肺成熟度、胎盘功能等综合考虑终止妊娠时间。一般以妊娠 36～38 周为宜（妊娠 36 周以后胎儿宫内死亡的发生率增加）。在待产过程中，若有胎盘功能不良或胎儿宫内窘迫的信号，应立即终止妊娠。

（2）分娩方式的选择：巨大儿、胎盘功能不良、糖尿病病情严重、胎位异常或有其他产科指征者，应行剖宫产终止妊娠；若经阴道分娩，产程中应严密监测胎心率，若有胎儿宫内窘迫或产程进展缓慢，也应行刮宫产，术前 3 h 需停用胰岛素。

6. 终止妊娠过程中的注意事项：

（1）在引产或剖宫产前，应静脉给予地塞米松 10～20 mg，每日一次，共 3 日，减少新生儿呼吸窘迫综合征的发生。

（2）血糖应控制在接近正常水平，代谢紊乱应基本纠正，尿酮体阴性，无低血钾，无脱水现象。

（3）在分娩或刮宫产过程中，可按每 4 g 糖加 1 U 胰岛素比例给予补液。并且应定时检测尿糖、尿酮体、血糖，以防发生低血糖。

（4）麻醉选用连续硬膜外阻滞。

（5）产后 24 h 内的胰岛素用量应减至原用量的一半，第 2 日后约为原用量的 2/3。

分娩后应用抗生素，注意电解质平衡和预防产后出血，拆线时间可适当延长。

7. 对于新生儿，均应按早产儿处理：新生儿娩出后 30 min 开始定时滴服 25% 葡萄糖液，必要时给予 25% 葡萄糖液 40～60 mL 静脉滴注，以防发生反应性低血糖。

第八节 妊娠期糖尿病

妊娠期糖尿病是指妊娠期发生或发现的糖尿病。多数孕妇在产后耐糖量试验可恢复正常。

一、诊断

妊娠期糖尿病患者常常无自觉症状，而且多数空腹血糖也在正常范围内，因此常规空腹血糖检查容易造成妊娠糖尿病的漏诊。对于所有非糖尿病孕妇应接受 50 g 葡萄糖筛查试验，异常者再进一步行其他检查，以确定有无妊娠期糖尿病的存在。

1. 50 g 葡萄糖筛查试验：筛查时间一般在孕 24～28 周。但对于高度怀疑有糖尿病的孕妇，应在首诊时接受糖筛查。其方法：所有非糖尿病孕妇随机口服 50 g 葡萄糖（将 50 g 葡萄糖溶于 200 mL 水中，5 min 内服完），服糖后 1 h 取静脉血查血糖。血糖≥ 7.8 mmol/L 为糖筛查异常，应进一步行 75 g 葡萄糖耐量试验（OGTI）。

2. OGTT 试验：禁食 12 h 后查空腹血糖，然后服 75 g 葡萄糖（将 75 g 葡萄糖溶于 200 mL 水中，5 min 内服下），自开始服糖水时计时，1、2、3 h 分别取静脉血查血糖。正常值为 5.6，10.5，9.2，8.0 mmol/L。

3. 妊娠期糖尿病的诊断标准：两次空腹血糖≥ 5.8 mmol/L，或者 OGTT 两项或两项以上超过正常值。

二、治疗

1. 饮食控制：妊娠期糖尿病时饮食控制十分重要，与非孕期糖尿病饮食控制不同。孕妇饮食控制不必太严格，最理想的饮食方案为既不引起饥饿性酮症发生，又能严格限制碳水化合物摄入以致不造成餐后高血糖。

2. 胰岛素治疗：胰岛素应个体化，血糖调整到正常后应每周监测一次血糖以便及时调整胰岛素用量。

3. 孕期监测：除了一般产前监测外，需动态检查血糖、尿酮体；糖化血红蛋白测定可评价血糖控制的情况；病情严重者测定肝肾功能、血脂和眼底检查，加强胎儿方面和胎盘功能监测。羊膜腔穿刺应在计划终止妊娠前 48 h 进行，了解胎肺成熟情况，同时羊膜腔内注射地塞米松 10 mg，以促进胎肺成熟。

4. 分娩时机及方式：一般应等待至接近预产期再终止妊娠。如果糖尿病孕妇血糖控制不理想，合并高血压或妊高征，或胎儿宫内窘迫等应及时终止妊娠。妊娠期糖尿病不是剖宫产的指征。如果妊娠期糖尿病孕妇孕期血糖控制不理想，导致胎儿过大，为避免产伤，则可适当放宽刮宫产指征。

第九节 妊娠合并急性阑尾炎

一、诊断

1. 妊娠期急性阑尾炎的固有症状：合并急性阑尾炎不仅恶心、呕吐，往往伴有腹痛，并先从剑突下开始，延及脐周，最终转移至右侧下腹部，右下腹转移的部位虽受妊娠期的影响而有所变化，但这一转移性腹痛的规律性，仍是妊娠期急性阑尾炎的固有症状和诊断的重要线索。

2. 妊娠期阑尾炎的压痛点：虽然妊娠阑尾炎的压痛点可随子宫的增大而不断上移，压痛部位可因子宫的掩盖而模糊不清，这时采用以下检查方法有助于诊断：

（1）Bryan 试验：嘱病人采取右侧卧位，妊娠子宫移到右侧而引起疼痛，提示疼痛并非子宫的疾病所致，可作为区别妊娠期阑尾炎与子宫疾病的可靠体征。

（2）Alder 试验：检查者将手指放在阑尾区最明显的压痛点上，嘱病人取左侧卧位，使子宫倾向左侧，如压痛减轻或消失，说明疼痛来自子宫；如压痛较仰卧位更明显，揭示疼痛来自子宫以外疾病，即阑尾本身的病变可能性大。

3. 辅助检查：

（1）血常规：在妊娠早、中期白细胞呈生理性增加，一般为$(6 \sim 16) \times 10^9/L$，妊娠晚期至分娩时可升至$(20 \sim 30) \times 10^9/L$，因此白细胞计数增多无助于妊娠阑尾炎的诊断，但分类计数中性粒细胞超过 0.80 有临床意义，同时也可表明炎症发展的进程。然而白细胞持续性低于 $10 \times 10^9/L$，可排除急性阑尾炎。

（2）B 超：急性阑尾炎时由于阑尾壁水肿、充血、渗出，使阑尾呈低回声管状结构，僵硬而压之不变形，横切面成同心圆似的靶样图像，直径≥ 7 mm 是阑尾炎的超声诊断标准。

二、治疗

1. 妊娠早期急性阑尾炎的治疗原则与非妊娠病人基本一致。

2. 妊娠中期阑尾炎的处理：妊娠中期胎盘形成，子宫相对不敏感，流产率低，子宫又不太大，手术显露困难不大，尽早切除病灶，对胎儿发育利大于弊，因此妊娠 4～6 月是手术的最好时机。

3. 妊娠晚期阑尾炎的处理：对妊娠晚期尤以孕 32 周以后的急性阑尾炎，因其临床症状极不典型，即使已经穿孔继发腹膜炎，腹部体征也可能很轻，极易误诊、误治。而怀疑为急性阑尾炎者应及时剖腹探查，切莫犹豫不决，以免错失手术良机。

4. 临产期急性阑尾炎的处理：可采用非手术治疗，待分娩后视病情而定，如症状未缓解或有复发可能者可择期切除阑尾。如为化脓、坏疽型阑尾炎应及时行阑尾切除，以便术后自然分娩，亦可先行腹膜外刮宫产术，随之在右侧腹膜开一小口并切除阑尾。

第十节　产科特异性感染

产科特异性感染系指孕妇在妊娠期所罹患的感染性疾病（TORCH 感染），其病原体通过垂直传播，不同程度地损害孕妇及胚胎或胎儿，在孕早期可致多器官畸形而流产，在孕中、晚期可致 IUGR、早产、死胎、死产，已经成为围生期的致危因素。

1. 病毒：巨细胞病毒，单纯疱疹病毒，人类免疫缺陷病毒，柯萨奇病毒，乙、丙肝病毒等。

2. 衣原体：沙眼衣原体等。

3. 支原体：人型支原体等。

4. 原虫：弓形体等。

5. 螺旋体：梅毒螺旋体等。

6. 细菌：淋病奈瑟菌等。

7. 其他：疥螨、阴虱等。

TORCH 感染系指一组妊娠期间感染以病毒为主的病原体，故也称 TORCH 感染综合征。T- 弓形体（toxopkasma，TOXO）；O- 指其他（other 如梅毒螺旋体等）；R- 风疹病毒（rubella virus，RV）；C- 巨细胞病毒（cytomegalovirus，CMV）；H- 单纯疱疹病毒（herpesimplexvlros，HSV）。

一、诊断

1. 孕妇可有关节痛、出皮疹、发热或淋巴结肿大史。接触血和体液的医务人员及保育员等感染 CMV 的可能性大。有进食生肉习惯或饲养猫、狗等宠物者，易罹患 TOXO。性生活紊乱则是 HSV 感染的高危因素。

2. 既往有 TORCH 感染史、习惯性流产史、死胎、死产史和无法解释的先天缺陷或新生儿死亡史。

3. 小儿可有低体重、黄疸延长，皮肤有水疱、紫癜或斑丘疹。还可有贫血、血小板减少、肝脾肿大、小头畸形、脑积水、脑钙化、耳聋智力低下等。

4. 病原体分离培养较为复杂，有条件者可将咽拭子、血、尿、粪便、疱疹液及脑积液进行病毒分离。目前诊断筛选主要靠免疫抗体的测定。提示近期活动性感染的血清免疫学证据有：① 出现病原体特异性 IgM 抗体；② 间隔 3 周复查 IgG 抗体滴度上升较第一次超过 4 倍以上。

5. 胎血或羊水中检出病原体或特异性抗原、抗体或基因，只能说明胎儿有宫内感染，并不能提示会发生何种严重后遗症。

6. 超声检查和胎盘的非特异性指标分析，可初步评估被感染胎儿的预后。如脑室扩大、IUGR、羊水过少、颅内钙化、脑积水等，提示胎儿器官受累重，一般是终止妊娠的指征。

7. 胎血非特异性指标异常者，如总 lgM 升高、血小板减少、嗜酸细胞血症、肝酶升高等，胎儿预后多数较差。

二、治疗

1. 婚检或孕前常规进行 TORCH 检测，做到无病早防，有病早治。对妊娠早期或中期确诊有近期感染的孕妇（血清中该病原体特异性 IgM 阳性）均应终止妊娠。妊娠晚期感染，可给予药物治疗。

2. 孕早期母血 CMV—IgM（＋），一般认为孕龄越小，胎儿受损越重，最好人流为宜，若不能人流者，必要时等中孕后再给予治疗。

3. CMV—IgM（十）孕妇，须专用便盆，对新生儿尿布做消毒处理。CMV 活动性感染的产妇，不宜给新生儿哺乳。

4. CMV 感染至今尚无特效的药物。可试用干扰素、转移因子、阿昔洛韦或更昔洛韦及中医中药治疗。

5. TOXO 感染可选用螺旋霉素，4 g/d，分 4 次服用，2 周为 1 个疗程。间隔 2 周可再重复。也可选用磺胺嘧啶进行治疗。

6. HSV 感染的孕妇可用抗病毒的药物，如病毒唑、干扰素、阿昔洛韦或更昔洛韦等。

7. 对重症患者使用支持疗法，给予大剂量丙种球蛋白，注意营养及水、电解质平衡。

（董秋玲、王玮玮、戴培芬、臧丽）

第六章

异常分娩

第一节 产力异常

一、子宫收缩乏力

（一）诊断

1. 协调性子宫收缩乏力（低张性子宫收缩乏力）：子宫收缩仍具有节律性、对称性和极性，但宫腔压力低，小于 2.0 kPa（15 mmHg），持续时间短，间歇时间长，宫缩 < 2 次/10 min，在宫缩最强时指压宫底部肌壁仍有凹陷，由于宫腔内张力不高，故对胎儿的影响较小。临床表现为：

（1）潜伏期延长：从临产规律宫缩开始至宫颈口扩张 3 cm 超过 16 h。

（2）活跃期延长：从宫口开大 3 cm 到宫口开全超过 8 h。

（3）活跃期停滞：进入活跃期后，宫口不再扩张达 2 h 以上。

（4）第二产程延长：第二产程产妇超过 2 h，经产妇超过 1 h 尚未分娩。

（5）第二产程停滞：第二产程达 1 h 胎头下降无进展。

（6）胎头下降延缓：活跃期宫口开大 9～10 cm，胎头下降每小时少于 1 cm。

（7）胎头下降停滞：活跃期晚期胎头停滞在原处不下降达 1 h 以上。

（8）上述 7 种临床表现可单独存在，也可合并存在，当总产程超过 24 h 称为滞产。

（9）胎儿窘迫发生较晚。

2. 不协调性子宫收缩乏力（高张性子宫收缩乏力）：子宫收缩失去极性、对称性、节律性。子宫中段或下段收缩强，两底部收缩弱。宫缩间歇时子宫不能完全放松，由于宫腔内张力较高，故对胎儿影响较大。

（1）可出现以上各种产程异常。

（2）胎儿窘迫发生多且出现早。

（3）产妇烦躁不安，腹部拒按，电解质紊乱，肠胀气，尿潴留。

（二）治疗

1. 协调性宫缩乏力：

（1）消除产妇紧张，多休息，鼓励进食，不能进食者补液，纠正水和电解质紊乱。

（2）潜伏期内可用地西泮 10 mL 静脉推注或哌替啶 100 mg 肌肉注射。待休息后再加强宫缩。

（3）加强子宫收缩：

① 人工破膜：宫口扩张 3 cm 或以上者，无头盆不称，胎头已衔接行人工破膜。

② 催产素静脉滴注。

③ 经上述处理产程无进展或出现胎儿窘迫应及时剖宫产。

④ 第二产程中胎头已达坐骨棘 +2 以下时可等待自然分娩或胎吸引、产钳助产。

⑤ 第三产程时注意预防产后出血。

2. 不协调性宫缩乏力：

（1）严禁使用催产素。

（2）哌替啶 100 mg 或吗啡 10～15 mg 肌肉注射。

（3）经处理不能改善或出现胎儿窘迫者应及时剖宫产。

二、子宫收缩过强

（一）诊断

1. 协调性子宫收缩过强：子宫收缩的节律性、极性及对称性均正常，仅子宫收缩强、频度大。分娩常在 3 h 内结束，称为急产。

2. 不协调性子宫收缩过强：

（1）产妇烦躁不安，腹部拒按，胎位触不清，胎心音听不清。

（2）可出现病理缩复环、血尿等是先兆子宫破裂征象。

（3）可出现痉挛性狭窄环，多在子宫体和下段交界处，或在胎体狭窄部。

（二）治疗

1. 有急产史者应提前住院待产，临产后不宜灌肠，严密观察产程进展。急产发生者产后应仔细检查，产道有无损伤。若未消毒分娩时，产后应用抗生素预防感染。新生儿出生后肌注维生素 K1，预防颅内出血，并尽早肌注精制破伤风抗毒素 1 500 U。

2. 对不协调性子宫收缩过强的处理：

（1）停止导致痉挛性狭窄环的一切刺激，如阴道内操作、用催产素等。

（2）使用镇静剂，如 25% 硫酸镁 20 mL 加入 5% 葡萄糖 20 mL 静脉缓推注。

（3）胎儿窘迫，宫口未开全或胎先露高，立即行剖宫产。

（4）若胎儿死亡，可行全身麻醉，经阴道分娩。

第二节　产道异常

产道异常包括骨产道及软产道异常，临床上以骨产道异常为多见。

一、骨盆入口狭窄

（一）诊断

1. 初产妇在预产期前2周，经产妇在临产后，胎头未入盆，跨耻征阳性。

2. 骨盆外测量骶耻外径 < 18 cm。骨盆内测量入口前后径 < 10 cm，对角径 < 11.5 cm。

3. 可能导致胎位异常如臀位、横位和胎头方位异常如前不均倾位。

（二）治疗

1. 明显狭窄即骶耻外径 ≤ 16 cm，入口前后径 ≤ 8.0 cm，足月妊娠活胎应在预产期或临产后行剖宫产。

2. 轻度狭窄即骶耻外径 16.5～17.5 cm，入口前后径 8.5～9.5 cm，足月胎儿 < 3 000 g时，可在监护下试产。

3. 前不均倾位发生时一般需剖宫产。

二、中骨盆及出口平面狭窄

（一）诊断

1. 常发生活跃期产程异常，导致持续性枕横位和持续性枕后位。

2. 表示中骨盆狭窄的径线：坐骨棘间径 < 10 cm，坐骨切迹宽度 < 2横指。表示出口狭窄的径线：坐骨结节间径 < 8 cm。尾骨翘，骶骨关节活动差。

3. 中骨盆狭窄与出口狭窄往往同时存在，常有耻骨弓角度 < 90°，骨盆侧壁内聚。

（二）治疗

1. 在分娩中，胎儿在中骨盆平面出现了持续性枕横位和枕后位，可在加强宫缩、帮助内旋转后观察产程，若能待宫口开全，胎儿双顶径达坐骨棘水平时可经阴道分娩。否则应剖宫产。

2. 骨盆出口横径与矢状径之和 < 15cm 则足月胎儿不能从阴道分娩，应行剖宫产。

三、均小骨盆

（一）诊断

1. 孕妇一般身高小于 145 cm。

2. 骨盆的各条径线较正常值小 2 cm。

3. 骨盆形态具有女性骨盆特征。

（二）治疗

1. 头盆相称可试产。

2. 胎儿较大则行剖宫产术。

四、软产道异常

（一）诊断

经妊娠早期的常规妇检和产时阴道检查常可明确。

（二）治疗

1. 阴道横隔：分娩前发现者应予切开。临产后在胎儿娩出前应切开，分娩后切除剩余隔，缝合残端。横隔坚厚，位置高且阻碍胎儿先露下降者应剖宫产。

2. 阴道纵隔：合并双宫颈、双子宫时不需处理。单宫颈时，当纵隔较薄，胎儿娩出无阻碍，自行断裂，产后修补残端。纵隔较厚，分娩受阻可剪断纵隔，产后修补。

3. 各种原因导致阴道严重狭窄，弹性差者应剖宫产。

4. 严重的尖锐湿疣宜剖宫产结束分娩。

5. 宫颈水肿可于宫颈局部用阿托品或地西泮注射，热盐水局部敷，经上述处理无效需剖宫产。

6. 宫颈坚韧、宫颈瘢痕、宫颈癌应剖宫产。

7. 宫颈肌瘤阻碍先露下降需剖宫产。

第三节　胎位异常

一、持续性枕后位、枕横位

胎头枕骨在分娩后期仍位于骨盆后方或侧方称为持续性枕后位或持续性枕横位。

（一）诊断

1. 产妇常在分娩早期出现尿潴留，过早用腹压，出现宫缩乏力。

2. 腹部检查可触及较多的胎儿肢体，胎背位于腹部侧方，胎心在脐下偏外侧最响亮。

3. 肛门检查感骨盆后方空虚，宫颈厚，弹性差。

4. 阴道检查：胎头矢状缝位于骨盆斜径上，前囟在骨盆前方，后囟在骨盆后方为枕后位。胎头矢状缝在骨盆横位上，大小囟门左右各一为枕横位。阴道检查时常发现产瘤较大，骨缝重叠，宫颈水肿。

5. B 超检查可协助诊断。

（二）治疗

1. 第一产程中发现枕横位、枕后位，应保证产妇休息及营养，保持宫缩正常。让产妇向胎背对侧方侧卧。出现胎儿窘迫，尽快剖宫产结束分娩。

2. 第二产程时，可先旋转胎头，加强宫缩，若能纠正，可自然分娩。初产妇第二产程近 2 h，经产妇近 1 h，可使用产钳或胎吸助产。胎头双顶径位于坐骨棘水平以下，骨缝严重重叠，产瘤很大，疑有头盆不称则需剖宫产。

3. 第三产程主要预防产后出血。

二、胎头高直位

（一）诊断

胎头以不屈不仰姿势衔接于骨盆入口，矢状缝与骨盆前后径一致，称为胎头高直位。

1. 胎头难以入盆，下降缓慢，产程延长。

2. 胎儿背位于腹前壁时为高直前位。高直后位时胎儿肢体全部位于腹前壁，有时可在孕妇耻骨联合上方触及胎儿下颏。

3. 阴道检查：

(1) 高直前位：胎头位置高前后径一致，大囟在骨盆后方，小囟在骨盆前方。

(2) 高直后位：胎头位置高，矢状缝与骨盆前后径一致，大囟在骨盆前方，小囟在骨盆后方。

（二）治疗

1. 高直前位，加强宫缩使胎头俯屈，可阴道分娩，试产失败行刮宫产。

2. 高直后位，难以阴道分娩，一经确诊应行剖宫产。

三、前不均倾位

枕横位的胎头，若以前顶骨先入盆称前不均倾位。

（一）诊断

1. 胎头迟迟不入盆，产程延长宫颈前唇水肿。易出现胎膜早破。

2. 常可在耻骨联合上方触及胎儿肩部，由于前顶骨先入盆，常有耻骨联合上方触不到胎头的现象。

3. 阴道检查胎儿头矢状缝位于骨盆横径上，但矢状缝后移靠近骶岬。骨盆后方空虚。

4. 新生儿产瘤位于胎头一侧，产瘤不越过矢状缝。

（二）治疗

正常足月胎儿，前不均倾位时难以自阴道分娩，一经确诊均应剖宫产。

四、臀先露

臀先露是最常见的异常胎位，可分为单臀先露、完全臀先露及不全臀先露。以单臀先露最多见，不全臀先露对胎儿危害最大。

（一）诊断

1. 子宫底部触及圆而硬的胎头，耻骨联合上方触及不规则、软而宽的臀部。胎心在脐上方闻及。

2. 肛门检查及阴道检查触及软而不规则的臀或胎足、胎膝。检查时应与胎儿手及胎儿颜面部相鉴别。

3. B 超检查可确诊，同时了解臀位的类型以及胎儿大小、胎头姿势。

（二）治疗

1. 妊娠期臀位的纠正：

(1) 妊娠 30 周以后纠正臀位。

(2) 胸膝卧位，每日 2 次，每次 15 min。

(3) 艾灸至阴穴或激光照射，每日 1 次，每次 15～20 min，5 日为 1 个疗程。可与胸膝卧位配合运用。

(4) 孕 32～34 周时仍为臀先露者行外倒转术。

2. 分娩期的处理：

(1) 臀位孕妇应在预产期前 1～2 周入院待产，以了解骨盆情况、臀位类型、胎儿大小，决定分娩方式。

（2）有下列情况时可考虑剖宫产：胎儿体重 > 3 500 g；不全臀位；胎头仰伸；合并有产科其他并发症，如骨盆狭窄、软产道异常、胎儿窘迫、高龄初产、有难产史。

（3）阴道分娩时不宜灌肠，少做肛查，破膜时需听胎心，有胎心变化时，需检查有无脐带脱垂。使用“堵”法，使阴道和会阴充分扩张。

（4）胎儿娩出前要排空膀胱，做会阴切开，按分娩机制娩出胎儿。

（5）预防产后出血，仔细检查软产道有无损伤。

五、肩先露

胎儿纵轴与母体纵轴垂直，肩为指示点，称肩先露，是对母儿最不利的胎位。

（一）诊断

1. 易出现胎膜早破，宫缩乏力，脐带脱垂。

2. 当胎膜破裂后胎肩及胸部挤入盆腔，上肢脱于阴道口外，胎儿折叠形成忽略性横位。往往伴先兆子宫破裂征象。

3. 腹部检查时子宫呈横椭圆形，胎头在腹部一侧，胎心在脐周两侧最清。

4. 肛门检查及阴道检查，根据胎儿腋窝指向及肩胛骨位于母体前方或后方确定胎方位。

5. B 超检查可辅助诊断。

（二）治疗

1. 妊娠期发现横位可按臀位纠正方法及时矫正。纠正失败者，应提前住院待产。

2. 未临产足月横位活胎，并伴有产科指征，应予临产前行择期剖宫产。

3. 分娩期：

（1）足月活胎，初产妇应行剖宫产。

（2）足月活胎，经产妇可行剖宫产。若宫口开大 5 cm 以上，破膜不久，可在全身麻醉下行内倒转术，待宫口开全后臀位助产娩出。

（3）有先兆子宫破裂征象，无论胎儿死活，均应立即剖宫产。

（4）无先兆子宫破裂，胎儿已死，宫颈口近开全，可在全麻下行毁胎术。

阴道分娩后要探查宫腔及软产道有损伤应及时作相应处理。预防产后出血用抗生素预防感染。

（董秋玲、王玮玮、戴培芬、臧丽）

第七章

分娩期及产褥期并发症

第一节 子宫破裂

一、诊断

1. 先兆子宫破裂：

（1）产妇烦躁不安，腹痛难忍。排尿困难或血尿。

（2）子宫收缩频繁而强烈，胎先露下降受阻，产程延长。

（3）子宫下段逐渐变薄而子宫体增厚变短，两者间形成明显的环状凹陷，出现病理性缩复环。此时，下段膨隆，压痛明显。双侧子宫圆韧带紧张。

（4）胎动频繁，胎心音改变或听不见。

2. 子宫破裂：

（1）突感撕裂状剧烈腹痛，随之子宫阵缩消失，疼痛缓解。但随着血液、羊水和胎儿进入腹腔，很快又感到腹痛，且为持续性。产妇出现休克及失血症状。

（2）胎动消失，胎心音不清。

（3）如为完全性子宫破裂，腹部触诊时全腹压痛及反跳痛，胎体明显，子宫缩小位于胎儿侧方。阴道检查宫颈口缩小，先露部回缩，阴道流血。有时摸到子宫下段破裂口。

（4）如为不完全性子宫破裂，腹部检查时在子宫不完全破裂处有压痛。如果破裂发生在阔韧带两叶间，可发生阔韧带血肿，即在宫体一侧可触及逐渐增大且有压痛的包块。

二、治疗

1. 先兆子宫破裂阶段，应立即抑制子宫收缩，如予以乙醚全麻、肌注哌替啶等，同时尽快行剖宫产术。

2. 一旦确诊子宫破裂，无论胎儿是否存活，均应迅速在抗休克、抗感染的同时进行手术治疗。术中根据患者一般情况，子宫破裂程度，破裂时间，感染程度以及是否有子女等考虑手术方式。如子宫裂口较整齐、感染不严重、破裂时间短，可作裂口修补缝合术，有子女者结扎输卵管，无子女者保留其生育功能。否则应行子宫全切除或次全切除。子宫下段破裂者，术中应注意检查膀胱、输尿管、宫颈及阴道，如有损伤应及时修补。

第二节 产后出血

一、诊断

胎儿娩出后 24 h 内出血量达 500 mL 或以上者，称为产后出血。

二、治疗

治疗原则是迅速止血、纠正失血性休克及控制感染。产后出血往往发生较急，处理时必须沉着、迅速、分秒必争。应边处理边查原因，以达迅速止血的目的。任何原因的产后出血，均应使用宫缩剂加强子宫收缩，同时检查出血原因。如果胎盘未娩出，应立即人工剥离胎盘，并清除宫腔积血；胎盘已经娩出者，则应仔细检查胎盘、胎膜是否完整，软产道有无损伤。然后根据不同原因进行处理。

1. 宫缩乏力：加强子宫收缩是治疗宫缩乏力最迅速有效的止血方法。

（1）按摩子宫：术者迅速用一手置于子宫底部，拇指在前壁，其余 4 指在后壁，均匀有节奏地按摩宫底；亦可一手握拳置于阴道前穹隆，顶住子宫前壁，另一手自腹壁按压子宫后壁，使子宫体前屈两手相对紧压子宫并按摩。按压时间以子宫恢复正常收缩，并能保持收缩状态为止。

（2）应用宫缩剂：在按摩的同时，可肌注或静脉缓慢推注催产素 10 U（加入 10%～25%葡萄糖液 20 mL 内），继以肌注或宫体直接注射麦角新碱 0.2 mg（有心脏病、高血压患者慎用），然后将催产素 10～30 U 加于 10%葡萄糖 500 mL 内静脉滴注，以维持子宫处于良好的收缩状态。

（3）子宫腔内堵塞纱布条法：将无菌宽纱条（长 450 cm，宽 10c m）置入宫腔，纱条必须白宫底开始，自内而外堵塞且应塞紧，勿留空隙。24 h 后缓慢抽除纱布条，抽出前应先用宫缩剂。

（4）压迫腹主动脉法：于宫体上方，用拳经腹壁垂直向腰椎前方压迫腹主动脉，减少子宫的血液供应，使出血暂时减少，争取时间采取其他措施。

（5）结扎子宫动脉：按摩失败或按摩半小时仍不能使子宫收缩恢复时，可实行经阴道双侧子宫动脉上行支结扎法。其方法为消毒后用两把长鼠齿钳钳夹宫颈前后唇，轻轻向下牵引，在阴道部宫颈两侧上端用 2 号羊肠线缝扎双侧壁，深入组织约 0.5 cm 处。若无效，则应迅速开腹，结扎子宫动脉上行支，即在宫颈内口水平，距宫颈两侧壁 1 cm 处，触诊无输尿管后，进针缝扎宫颈侧壁，进入宫颈组织约 1 cm。若见子宫收缩即有效。

（6）结扎髂内动脉：若上述处理无效，可分离出两侧髂内动脉起始点，以 7 号丝线结扎，结扎后一般可见子宫收缩良好。此措施可保留子宫，在剖宫产时易于实行。

（7）子宫切除：经用各种止血措施均无效时，应立即行子宫次全切除术，不可犹豫不决而贻误抢救时机。

2. 软产道裂伤：当子宫收缩良好，而阴道出血仍不止时，应及时检查产道，确定损伤部位，准确地进行修补手术。

3. 胎盘因素：胎盘剥离不全、停滞及粘连均可徒手剥离取出。部分残留用手不能取出者，可用大号刮匙清除残留物。

4. 凝血功能障碍：产后大出血，血液不凝固，应引起重视，结合病史、体征及实验室检查诊断。首先仍宜应用宫缩剂，加强宫缩，减少出血；出血稍多时，及早输新鲜血；使用药物改善凝血机制；应考虑是否存在弥散性血管内凝血。

第三节　胎膜早破

一、诊断

在临产前胎膜破裂，称为胎膜早破。

1. 孕妇突感有液体自阴道流出，继而少量间断性排出。腹压增加时羊水即流出。
2. 肛诊时触不到前羊膜囊，将胎先露部上推时见到流液量增多。
3. 阴道液偏碱性，pH 值 $\geqslant$ 7.0。
4. 阴道液干燥片检查可见羊齿状结晶。
5. 羊膜镜检查，可以直视胎儿先露部，看不到前羊膜囊。

二、治疗

1. 胎膜早破孕妇住院待产，密切注意胎心音变化。胎先露部未衔接者应绝对卧床休息，以侧卧为宜，防止脐带脱垂。如并发脐带脱垂并经回纳未能成功，而胎儿已能成活者可考虑剖宫产。

2. 若未临产，又无感染征象，胎儿已达妊娠足月，可观察 12 h。若产程仍未发动，应给抗生素预防感染；破膜 24 h 仍未临产，则给予引产。

3. 若胎龄未达 37 周，无产兆，无感染征象，应保持外阴清洁，争取适当延长孕龄。应用子宫收缩抑制剂和胎肺成熟药物。

4. 距预产期尚远，应检查胎儿成熟度。若未成熟且要求保胎者，应安静休息，侧卧，保持外阴清洁，给抗生素和子宫收缩抑制剂，在严密观察下继续妊娠。孕龄小于 30 周者，最好经阴道分娩。

5. 若有羊膜炎，应设法及早结束分娩，不考虑胎龄。妊娠近足月或感染明显，可考虑剖宫产。

6. 新生儿应注意呼吸变化及给予抗生素。

第四节　产褥感染

一、诊断

指在分娩及产褥期生殖道感染所引起的疾病，称产褥感染。产褥病率是指分娩 24 h

以后的10日内，用口表每日测量体温4次，有2次达到或超过38 ℃。造成产褥病率的原因以产褥感染为主，也包括产后生殖道以外的其他感染与发热。

1. 详细询问有关病史，如产前性生活史，盆浴史，胎膜早破，产时是否无消毒分娩，是否难产或手术产，有无产后出血史等。

2. 检查子宫底的高度与子宫复旧情况，宫底有无压痛，恶露量多少、颜色及有无臭味。

3. 作血、尿常规检查和胸透。

4. 作宫腔分泌物培养，确定病原体。必要时做血培养。

5. 必要时作B型超声、彩色超声多普勒、CT、磁共振等检查，对产褥感染形成的炎性包块、脓肿以及静脉血栓做出定位和定性诊断。

二、治疗

1. 支持疗法，纠正贫血与电解质紊乱，增强抵抗力，

2. 应用宫缩剂，促进子宫收缩。

3. 应用抗生素，最好根据细菌培养及药敏来选用。

4. 对血栓性静脉炎者，在应用大剂量抗生素的同时，加用肝素48～72 h，即肝素50 mg加入5%葡萄糖溶液中静脉滴注，6～8 h一次，体温下降后改为每日2次，维持4～7日，并口服潘生丁等。若化脓性血栓不断扩散，可考虑结扎卵巢静脉、髂内静脉等，或切开病变静脉直接取栓。

5. 外阴创口感染如已化脓则应引流；如盆腔脓肿形成，可由后穹隆切开排脓。

6. 严重者可引起中毒性休克、肾功能衰竭，应积极抢救，治疗应争分夺秒，否则可致死亡。

第五节　羊水栓塞

羊水栓塞是指分娩过程中羊水进入母体血循环引起肺栓塞、休克和发生弥散性血管内凝血等一系列严重症状的综合征。

一、诊断

1. 临床表现：

（1）发病突然，病症凶险。常出现于临产时，尤其第一产程末，胎膜破裂后子宫收缩较强时或使用催产素引产的产妇。严重者于数分钟或数小时内死亡。

（2）患者破膜后突然发生烦躁不安、呛咳、寒颤、呕吐、呼吸困难等。

（3）发绀、肺部有湿罗音。心率快而弱、血压下降、休克，抽搐、昏迷，甚至呼吸、心跳停止。

（4）不在短期内死亡者，可出现不能控制的产后出血，血不凝固，齿龈、会阴切门、注射部位、消化道、泌尿系统出血，少尿或无尿。

2. 辅助检查：

（1）腔静脉血沉淀检查：经染色后镜下可见羊水内的鳞状上皮细胞、黏液、毳毛等。

（2）产妇痰液涂片用尼罗蓝硫酸盐染色可查到羊水内容物（鳞状上皮细胞）。

3. 肺部X线摄片可见双肺野弥漫性点片状浸润影，沿肺门周围分布，伴右心扩大及轻

度肺不张。

4. 心电图提示右侧房室扩大，常见心肌受损。

5. 凝血功能试验：包括血小板计数、凝血酶原时间、纤维蛋白原、凝血时间、血鱼精蛋白副凝试验（3P 试验），对诊断有一定帮助。

6. 尸检证实在肺小动脉或毛细血管内有羊水成分的栓塞。

二、治疗

采取紧急措施，积极组织抢救，解决主要矛盾。

1. 给氧，必要时气管切开行辅助呼吸，当心衰、肺水肿时氧气可经 95%酒精过滤吸入。

2. 抗休克：

（1）抗过敏：应及早使用大量抗过敏药物，如氢化可的松、地塞米松等。

（2）补充血容量：根据中心静脉压决定补液和补血量。

（3）升压药物的应用：经补足血容量后如仍有低血压，宜采用升压药物如多巴胺 20～60 mg，稀释于低分子右旋糖酐或 10%葡萄糖液 250 mL，静脉滴注；也可用异丙肾上腺素 0.25～0.5 mg，稀释于 5%葡萄糖液 250～500 mL 中，静脉滴注，因此药能增快心率，故心率在 120 次 /min 以上者不宜应用。

（4）纠正酸中毒：常用 5%碳酸氢钠 250～500 mL，静脉滴注。

3. 解除肺动脉高压：

（1）罂粟碱：30～60 mg 稀释于 10%～25%葡萄糖液 20 mL 中，静脉缓注，以后按需要重复静脉或肌肉注射，每日量不超过 300 mg。

（2）氨茶碱：250 mg 稀释于 25%葡萄糖液 20 mL 中静脉缓注，每 4～6 h 可重复一次。

（3）阿托品：心率慢时应用，1 mg，每 10～20 min 静注一次，直至患者面色潮红，微循环改善。

4. 防治心衰：如有心率增快、肺水肿可用西地兰 0.4 mg 加入 25%葡萄糖 20 mL，静脉注射，1～2 h 后根据病情可再推注 0.2～0.4 mg，洋地黄化剂量为 1.2～1.6 mg。同时应用速尿 20～40 mg 静脉缓注。

5. 凝血功能障碍的防治：肝素有抗凝作用，在羊水栓塞发病后应尽早应用，以阻断 D1C 的发展。

6. 抗生素：应结合患者肾功能情况，选用大剂量抗生素，以防感染。

7. 肾衰竭的防治：如血压已回升而出现尿少，可选用速尿 20～40 mg，如无效则 2 h 后加倍剂量注射。如尿量仍未增加，表示有肾功能不全，则按肾衰竭处理。

8. 产科处理：原则上应先改善母体的呼吸和循环功能，纠正凝血功能障碍，待病情有好转后再处理分娩。如在第一产程中发病，胎儿不能立即娩出，则考虑剖宫产结束分娩，以解除病因。第二产程中发病，应行助产术。如子宫出血无法控制者，在治疗休克的同时，应考虑切除子宫以抢救产妇的生命。产程中正在滴注催产素时发病，应立即停止使用催产素；中期妊娠钳刮时发病者，应终止手术，进行抢救。

（董秋玲、王玮玮、戴培芬、臧丽）

第八章

常见妇科非肿瘤性疾病

第一节 宫颈炎

宫颈炎是育龄妇女的常见病和多发病，约有50%以上的已婚妇女患有此病，值得引起大家的关注。宫颈炎分急性和慢性两种，临床上以慢性宫颈炎为多见，主要表现为：白带增多，呈黏稠的黏液或脓性黏液，有时可伴有血丝或夹杂血丝。长期慢性机械性刺激是导致宫颈炎的主要诱因，如性生活过频或流产，分娩及人流术等可损伤宫颈，导致细菌侵袭而形成炎症，或是由于化脓菌直接感染、或是高浓度的酸性或碱性溶液冲洗阴道、或是阴道内放置或遗留异物感染所致。

一、症状

1. 急性宫颈炎：白带增多呈脓性、腰骶部坠胀、膀胱刺激，常有尿意。

2. 慢性宫颈炎：是一种泛称，包括宫颈糜烂、宫颈肥大、腺体囊肿、息肉、宫颈管炎等，以宫颈糜烂最为常见，拌有白带多（呈乳白色）、黏液状或夹杂有血丝、性交出血、外阴瘙痒、腰骶部疼痛，经期上述症状加重。

二、宫颈炎的危害

1. 导致痛经及月经不调。

2. 易引起不孕症状（黏稠的脓性白带阻止精子穿过，宫颈糜烂引起宫颈肥大、子宫口缩小）。

3. 诱发宫颈癌：宫颈炎引起的宫颈癌比正常人高7～10倍，宫颈癌占妇科恶性肿瘤的70%左右。

4. 影响夫妻生活质量。

5. 生命质量下降：易感染淋球菌、衣原体等各种性病，还易合并某些病毒感染。

三、宫颈炎的预防

1. 做好计划生育，避免计划外怀孕，少做或不做人工流产。

2. 注意流产后及产褥期的卫生，预防感染。

3. 通过饮食、运动提高人体的抗病能力。

4. 定期妇检，做到早发现、早诊断、早治疗。

5. 加强自我保健意识，发现白带异常，接触性出血等及时到医院治疗。

第二节　盆腔炎

盆腔炎是一种常见的妇科疾病的总称，是指盆腔生殖系统的器官周围及盆腔腹膜与子宫周围结缔组织的炎症。包括子宫内膜炎、子宫肌炎、输卵管炎、卵巢炎及脓肿、盆腔结缔组织炎、盆腔腹膜炎等，也可以局部或几个部位同时发生炎症。

一、症状

1. 产后、流产后、妇科手术后出现下腹坠胀、腰骶部疼痛，同时伴有肛门坠胀。

2. 畏寒、发热、头疼、易疲劳，体温为 38 ℃ ～ 40 ℃。

3. 腰疼、性交后疼痛加剧。月经过频，经期过长，经量过多。

4. 阴道分泌物增多，急性期白带增多，呈脓性，有臭味。

5. 发生腹膜炎后有恶心、呕吐、腹胀、腹痛。

6. 脓肿形成后，局部有压迫感。

二、发病原因

1. 致病菌感染。

2. 有些盆腔炎是由阴道炎、宫颈炎向上发展而形成的。

3. 慢性炎症者如果体质虚弱可急性发作，且病情顽固，极易复发。

三、预防及治疗

1. 注意经期、孕期及产褥期卫生，保持外阴清洁，忌经期性交，改变盆浴习惯。

（1）锻炼身体，均衡饮食，不过食含糖量高的食品。

（2）夫妇双方都要养成良好的卫生习惯，特别要注意性器官的清洁。最好每天用干净的盆子和温水冲外阴。

（3）养成良好的卫生习惯：不使用公共场所衣盆、浴池、浴巾等卫生洁具，上厕所前也应该洗手；不滥用不洁卫生纸；排便后擦拭外阴时宜从前向后擦；换洗内裤并放于通风处晾干；自己的盆具、毛巾自己专用；内裤与袜子不同盆清洗。洗澡宜用淋浴。

（4）人流和生育次数过多也是诱发妇科病的原因之一。因此，应避免过多的人流刮宫和生育次数。

2. 积极治疗急性盆腔炎，防止转为慢性。

3. 注意休息，加强营养，锻炼身体，提高肌体免疫力。

4. 中西医结合治疗，效果更好。

5. 要定期进行妇科病普查。一般情况下，40 岁以下已婚妇女每两年检查一次，40 岁以上妇女每年检查一次。

6. 月经期、流产后 30 天禁止同房，容易引起盆腔感染及血倒流引起子宫内膜异位症，甚至引起不孕等。

第三节 痛 经

凡在经期前后 1～2 d 或在经期中发生腹部疼痛、腰骶疼痛、下腹坠胀或其他不适，影响工作、学习及生活，需要医治者，称为痛经。如果痛经发生在月经开始后约三年之内，这种痛经叫做原发性痛经；如在月经来潮三年之后发生痛经，则称之为继发性痛经。

一、病因

原发性痛经一般认为精神因素占主要原因，包括精神紧张、恐惧，经期中剧烈活动，不注意风寒湿冷等，体质虚弱时疼痛敏感，传统医学认为寒凝血滞是引起痛经的原因，寒则血行不畅，不通则痛，故痛经发作。

精神因素：对月经缺乏正确认识，在月经来潮前精神十分紧张、恐惧、焦虑、思想负担过重，这种精神因素会加重月经期间的疼痛。

体质因素：有些少女平时无痛经，一旦健康情况不佳，体质下降时，便出现痛经，如长期患有慢性病、贫血等病症者。

不注意经期卫生，月经期受寒、受潮、剧烈运动、心情忧郁等，也可诱发痛经。

其他因素：子宫发育不良或子宫位置异常、遗传或内分泌改变因素等，亦可引起痛经

二、诊断要点

多数妇女在月经前或月经期有程度不同的不适感，不属痛经范畴。原发性痛经是功能性的，经临床妇科检查，内生殖器未见器质性病变，多发生在月经初潮。未婚、未产妇女，经血来潮前数小时或半天，经痛加重，下腹部阵发性绞痛、腹胀，向骶臀区放射，也可放射至大腿前面，病人面色苍白，出冷汗，手脚发凉，恶心呕吐甚至晕厥、虚脱。在剧烈腹疼后转为阵发性中度疼痛，持续 12～24 h 渐渐消失，有时需卧床休息 2～3 d。继发性痛经，是指由于生殖器有病而引起的痛经。原发性痛经常见于月经初潮后 6～12 月内，而继发性痛经常发生在月经初潮后三年，常伴有一些妇科疾病。

三、防治

消除紧张、恐惧情绪。原发性痛经一般卵巢功能正常、而且第一次分娩后绝大多数疼痛症状消失。

月经期避免剧烈运动、过度劳累，避免生冷寒湿，如果有贫血或便秘等，应予以治疗纠正。

四、治疗

调经止痛胶囊，每次 4 粒，每日 3 次，5 d 为一疗程，连服 2～3 个月经周期。

第四节　更年期综合征

更年期、是指妇女从生育能力与性活动旺盛时期逐渐过渡到老年期的逐渐变化的过程。此期卵巢功能逐渐衰退，生育功能消失，月经出现不规律，直至月经停止。更年期的年龄与种族、家庭、月经初期、婚否、孕次、曾患疾病、个人所处的环境和生活经历有关。随着生活水平提高、寿命延长，目前更年期的年龄大约在45～55岁之间。

更年期妇女生殖器官没有器质性改变，卵巢逐渐萎缩、功能衰退引起体内内分泌失调，部分妇女对此变化不适应，而出现了一系列的临床症状。尤其平素情绪不稳定的妇女，症状更为明显。更年期持续的时间和临床表现，个体差异很大。

一、诊断要点

1. 月经：

月经不规律到停止；月经周期延长，血量减少，间歇停经直至绝经；月经周期不规则，经期延长，血量增多，大出血或淋漓不止；突然绝经。

2. 植物性神经失调：

一阵潮热涌向头颈部以至遍及全身，发热后出汗，有时头晕，眼前发黑，心跳加快，胸闷。情绪不稳定，忧虑，记忆力减退，注意力不集中，易怒，失眠，有时喜怒无常。

3. 新陈代谢障碍：

身体渐渐发胖，脂肪常常堆积在腹部、臀部、由于血管弹性减退，易出现血管硬化或梗塞，有时出现轻度或隐性糖尿病自己不觉察；皮肤和皮脂腺萎缩，皮肤干燥，有时瘙痒。80%的妇女出现骨质疏松，腰背酸疼。

二、治疗

延寿宝颗粒，开水冲服，一次3g，一日3次，1个月为一疗程。

禁忌证：感冒患者及高血压患者忌服。

第五节　子宫脱垂

一、概述

子宫从正常位置沿阴道下降，子宫颈外口达坐骨棘水平以下，甚至子宫全部脱出于阴道口外，称为子宫脱垂。常伴发阴道前、后壁膨出。

患者取膀胱截石位，根据屏气时宫颈、宫体的位置对子宫脱垂进行分度。

1. Ⅰ度轻：子宫颈外口达坐骨棘水平以下，但未达到处女膜缘。

2. Ⅰ度重：子宫颈已达处女膜缘，但未超过该缘，检查时在阴道口见到子宫颈。

3. Ⅱ度轻：子宫颈已脱出于阴道口外，但宫体仍在阴道内。

4. Ⅱ度重：子宫颈及部分宫体已脱出于阴道口外。

5. Ⅲ度：子宫颈及子宫体全部脱出于阴道口外。

二、临床表现

1. 腰骶部疼痛或下坠感，走路、负重、久蹲后症状加重，休息后可减轻。

2. 肿块自阴道脱出，初起于腹压增加时脱出，卧床休息后能自动回缩。

3. 脱出的组织淤血、水肿、肥大，甚至无法还纳，长期暴露于阴道口外，糜烂、溃疡、感染，渗出脓性分泌物。

4. 小便困难，尿潴留，经常有残余尿，并有反复发作的尿路感染或张力性尿失禁。

5. 妇科检查：

（1）嘱患者向下屏气，增加腹压即见子宫体或子宫颈位置下降，如子宫颈口达坐骨棘水平以下或露于阴道口，诊断即可确立。

（2）检查时除注意子宫脱垂的分度外，还应确定是否伴有膀胱膨出、直肠膨出及肠疝。

（3）观察肿块表面有无水肿、糜烂及溃疡等。

（4）观察会阴有无陈旧性裂伤。

（5）令患者屏气或咳嗽。检查有无尿液自尿道口流出，如有尿液流出再用食、中两指压迫尿道两侧后重复上述检查，压迫后咳嗽无尿液溢出则表示有张力性尿失禁存在。

三、诊断要点

1. 病史同阴道膨出，外阴部有块物脱出，可伴有尿频、尿急等病史。

2. 临床表现见上述。

四、治疗方案及原则

1. 保守治疗适用于Ⅰ度、Ⅱ度轻的子宫脱垂或Ⅲ度脱垂因年老体弱及其他疾病不能耐受手术者，可给予保守治疗。

（1）支持疗法：增强体质，加强营养，注意适当休息，保持大便通畅，避免重体力劳动及其他增加腹压的因素。治疗慢性咳嗽、腹泻、便秘等。

（2）子宫托：目前我国常用的子宫托为塑料制的喇叭花形、环形、球形等。子宫托的大小必须适宜，放置或取出方便，放入阴道后不易脱落，放置时间为每日早晨放入，晚上临睡前取出，清洗后备用。

2. 手术治疗：经保守治疗无效，或Ⅱ度重、Ⅲ度子宫脱垂合并阴道壁膨出、有张力性尿失禁者宜用手术治疗。可根据全身健康情况、年龄选择适宜的手术方式。

（1）曼氏手术：宫颈部分切除术加主韧带缩短、阴道前、后壁修补术，适用于年龄较轻、宫颈较长希望保留生育功能者。

（2）阴式全子宫切除术及阴道前、后壁修补术：适用于子宫脱垂Ⅱ、Ⅲ度合并阴道前、后壁膨出，年龄较大无生育要求且无手术禁忌者。

（3）阴道闭合术：适用于Ⅲ度子宫脱垂年老体弱的患者或因其他疾病不能耐受较复杂手术，并已排除生殖道恶性病变者，可将阴道部分割闭，于阴道两侧各留一小通道以便阴道分泌物排出，术后失去性生活功能。

（4）腹部子宫悬吊术：为悬吊圆韧带及宫骶韧带缩短术，适用于轻度子宫脱垂、年轻而需保留生育功能的妇女，或有其他疾病需开腹治疗时，顺便同做。

第六节　子宫畸形

一、概述

两条副中肾管在发育、融合或中隔吸收演变过程中，任何时期出现停滞可导致子宫发育异常而出现子宫畸形。

二、临床表现

约25%的患者无症状，亦无生殖障碍。如果从无月经来潮，提示始基子宫、无子宫内膜或无子宫。可表现为月经稀少、痛经，逐渐加重，有月经血潴留、不孕、反复流产、胎位异常、早产和死胎等。妇科检查：子宫小，为始基子宫或幼稚子宫；若子宫偏向一侧可能为残角子宫或单角子宫；子宫底部较宽提示有中隔子宫或鞍状子宫；子宫底部有凹陷可能为双角子宫或鞍状子宫；子宫呈分叉状为双角子宫或双子宫。

三、诊断要点

有上述临床表现。超声显像子宫轮廓较清楚，可清楚地显示子宫腔积血。显示为单子宫或双子宫，以及子宫的大小。子宫梭形且偏向一侧可能为单角子宫。一侧圆钝形实质性肿块提示可能为残角子宫；显示子宫体较宽且子宫腔内有纵隔者可能为中隔子宫或双角子宫、鞍状子宫。盆腔充气和子宫输卵管碘油双重造影检查，同时了解盆腔内有无子宫、子宫外形和子宫腔形态，可诊断单角子宫、鞍状子宫、双角子宫、中隔子宫（完全型或不完全型）和双子宫。双子宫时必须两个宫腔均注入造影剂，方可显示两个宫腔影。若一个子宫显影，在其一侧有实质性肿块应考虑伴有残角子宫的可能。子宫腔探查用探针探到两个宫腔或中隔可协助诊断。当影像诊断有困难时，可由腹腔镜直接观察子宫的轮廓。用宫腔镜直接观察子宫腔内的情况，如有无中隔、半中隔、双角或鞍状子宫。

静脉肾盂造影了解是否合并泌尿道畸形。

四、治疗方案及原则

始基子宫、实体子宫或残角子宫可不予处理，若痛经严重、有积血则行子宫切除。幼稚子宫有痛经者可对症治疗。双子宫、双角子宫和鞍状子宫一般不予处理。中隔子宫影响生育时可切除中隔。子宫畸形者妊娠后应预防流产、早产。根据胎儿大小、胎位及产道情况决定分娩方式。如超声检查于残角子宫内见到胎芽、胎心，应及时手术切除残角子宫，以免一旦破裂造成严重的内出血。

第七节　不孕症

一、概述

夫妇结婚后同居1～2年，性生活正常，且未避孕而未受孕者为原发性不孕；若曾有妊娠史，而后未避孕连续1～2年未孕者为继发性不孕。

二、诊断要点

1. 女方排卵障碍约占 20% ～ 40%。持续无排卵的原因可位于卵巢轴的任一水平，如下丘脑、垂体、卵巢；或其他内分泌腺及代谢异常（详见闭经节）。未破裂卵泡黄素化综合征（LUFS）是一种罕见的情况，需要在增生期行系列 B 超检查，发现 LH 峰后优势卵泡不破，反而继续增大，直到下次月经来潮。黄体功能不足根据子宫内膜活检、BBT 测定、血孕酮水平可以诊断。

2. 女方输卵管及腹腔因素：约占 20% ～ 30%。由于结核、性传播性疾病、非特异性感染，可引起输卵管管腔堵塞、粘连或功能不良。腹腔镜检查是诊断输卵管通畅度的金标准。输卵管通液术假阳性和假阴性均较多。临床判断较模糊，但方法简单、经济、安全，可做筛查。输卵管子宫造影可较客观地了解颈管、宫腔形态以及输卵管通畅度，但也有假阳性。有时要进行特殊感染的检测，如淋菌、结核、支原体和巨细胞病毒等。腹腔因素有子宫内膜异位症，也须行腹腔镜检查诊断。

3. 男方因素：约占 40%。男方禁欲 3 ～ 5 d 后取精液检查，了解液化时间、密度、活力、精子形态等。无精症是指精液中未见精子，应到男科检查鉴别梗阻性无精与非梗阻性无精，必要时进行染色体核型分析。少精症是指精子密度≤ 2 000 万 /mL，严重少精者的精子密度≤ 500 万 /mL。弱精症是指快速前向与慢速前向的活动精子≤ 50%。畸精症是指正常形态的精子≤ 30%。

4. 免疫因素约占 10%。可行性交后试验或女方血清抗精子抗体检测诊断。性交后试验：禁欲 3 ～ 5 d，在预计排卵期性交后 2 ～ 6 h 检查阴道穹隆及宫颈管分泌物，宫颈黏液中每高倍镜视野下多于 10 个活动精子为正常。免疫抗体检测的意义存在争议。

5. 原因未明 约占 10% ～ 20%。指经过上述各项检查（包括腹腔镜检查、宫腔镜检查）都未发现异常的不孕患者。

三、治疗方案及原则

1. 精神治疗心理安慰，解说受孕知识和易孕期，必要时指导性生活。

2. 妇科疾病的治疗：

（1）生殖道感染，包括特异性感染和性病等，应予相应的治疗。

（2）生殖道畸形影响生殖功能者，应做手术矫正。

（3）子宫肌瘤瘤体较大、位于黏膜下或输卵管开口处，应先行开腹肌瘤剔除术，术后避孕 6 ～ 12 个月后争取妊娠。

（4）轻度子宫内膜异位症患者可短期观察自然妊娠，若未孕，经手术及药物治疗后积极助孕。严重子宫内膜异位症患者应先行手术清除病灶、适当药物治疗后，积极助孕。

3. 促排卵：

（1）枸橼酸氯米芬：指征：无排卵或稀发排卵导致不育，要求怀孕，血 PRL 水平正常，男方正常及女方输卵管正常，最好是孕激素试验阳性者。禁忌证：妊娠、肝脏疾患、不明原因的异常子宫出血、卵巢增大或囊肿。用法：常规首次剂量为 50 mg/d，在周期第 5 天或孕激素撤药性出血第 5 天起共用 5 d，排卵多发生在停药 7 ～ 10 d 时，应嘱患者及时性交争取妊娠。必须测量 BBT 以观察效果。若 BBT 无双相，可用黄体酮撤退，出血第 5 天起再递加至 100～150 mg/d，共 5 d，以观察疗效。可按原量连服 3 个周期。若用 3 个周期仍无排卵，可作为耐药论，应改用其他药物。若用药后卵泡达成熟标准，但未发生排卵则加用 HCG 500 U，一次肌注，诱发排卵。若雄激素过高，枸橼酸氯米芬的治疗效果较差，可先给抗雄激素或口服避孕药治疗，再给枸橼酸氯米芬，疗效较好。如有排卵，维持最低有效剂量共 4～6 个周期。如仍未妊娠，应进一步检查。当用一般剂量枸橼酸氯米芬时副作用很少，主要为卵巢增大、潮热、腹部不适等。副反应的发生和严重性与个体敏感性的高低有关，不一定与剂量相关，过度刺激综合征非常罕见。多胎妊娠约为 8%～10%。

（2）溴隐亭：适用于高泌乳素血症所致的无排卵不孕症。

用法：根据血 PRL 水平决定所需剂量。初次 1～25 mg/d，进餐时口服。如无反应，每 1～3 d 增加 1.25 mg，直到足量，一般为 5～7.5 mg/d。必要时可与克罗米酚或 HMG 合用诱发排卵。常见的副反应有恶心、头痛、头晕、腹痛、呕吐、鼻充血、便秘、腹泻等。

（3）FSH 或 HMG，HCG：

① 适应证：适用于除卵巢早衰以外的不排卵、耐枸橼酸氯米芬者，或有排卵妇女超排卵准备助孕术。

② 禁忌证：卵巢早衰、无检测卵泡发育条件的单位。

③ 用法：不同个体对促性腺激素的敏感性不同，因此应在医生的指导下，根据患者的年龄、诊断决定用药方案。在月经周期第 3 天起用 1～2 支肌内注射，5 d 后开始 B 超监测卵泡发育情况。测血雌二醇水平，调整用量和时间，当最大的卵泡直径达 17～18 mm 时，肌注 HCG 5 000～10 000 U。24～36 h 内性交争取妊娠。如卵泡发育过多、雌二醇水平过高、已出现 LH 峰，则应取消该周期。如在继续用药时卵泡不发育，也应取消该周期。

④ 并发症：卵巢过度刺激综合征：是不少见、较严重的并发症。重度卵巢过度刺激可危及患者的生命，应尽量避免。其他如多胎妊娠、流产。

（4）黄体功能不足：于排卵后第 3 日开始肌注 HCG 500～1 000 U，每周 2 次，共 3～4 次。或肌注黄体酮 20 mg，每日 1 次，共 7～10 日。也可用枸橼酸氯米芬，50 mg，每日 1 次，口服，共 5 日，于月经第 5 日开始，以促进卵泡发育及随后的黄体功能。

（5）未破裂卵泡黄体综合征（LUFS）：在肯定卵泡成熟后用 HCG 10 000 U 肌注，以促进卵泡破裂。

① 输卵管性不孕：由于输卵管复通术的成功率低，现多选择体外受精胚胎移植。

② 男性不育：可选择丈夫精液人工授精（AIH）、供者精液人工授精（AID）、体外受精胚胎移植（IVF—ET）、卵浆内精子注入（ICSI）等。

③ 免疫性不育：可用避孕套 6～12 个月或 AIH。

④ 原因不明性不育：可选择宫腔内人工授精（IUI）、TVF-FT 等。

第八节　子宫内膜异位症

一、概述

子宫内膜异位症（简称内异症）是指具有功能的子宫内膜组织在子宫腔外的部位生

长，引起的病变。内异症在组织学上是良性的，但在临床表现上却有增生、浸润、转移及复发等恶性行为，使之成为难治之症。

二、诊断要点

1. 病史：

(1) 发病于中青年妇女。

(2) 月经史初潮早，经期延长，周期缩短，伴原发性痛经，是内膜异位症的危险因素。

(3) 妊娠与不孕：不孕是危险因素，妊娠有保护作用。

(4) 手术史：可有刮宫、剖宫取胎、剖宫产、肌瘤剥出术、会阴侧切手术史。

(5) 遗传因素：有家族性发病倾向。与遗传基因有关。

2. 临床表现：

(1) 20%～30%的患者无症状。

(2) 痛经为主要症状，多为继发性痛经，进行性加剧，发生在经前、经时及经后1～2日，呈周期性。但亦有表现为非周期的慢性盆腔痛。

(3) 原发或继发不孕：不孕可能由于粘连等机械因素、卵巢功能障碍、合并黄素化未破裂卵泡综合征(LUFS)以及自身免疫因素等所致。

(4) 月经失调：主要表现为周期缩短，经期延长，经前2～3 d点滴出血。亦可为经量增多，少数为经量减少。

(5) 性交疼痛。

(6) 肠道症状：便秘或腹泻、里急后重、便血等。

(7) 泌尿道症状：尿频、尿急、尿痛或血尿等。

(8) 妇科检查；子宫位置正常或呈后位，活动或固定，大小正常或稍增大，病变累及卵巢者可在一侧或两侧扪及囊性肿块，壁稍厚，张力高，与子宫、阔韧带、盆腔、后腹膜粘连而固定。典型体征是在后陷凹或宫骶韧带部位扪及一个或多个大小不等质硬的结节，伴或不伴触痛，月经期结节增大，压痛更明显。

3. 辅助检查：

(1) B型超声显像检查：主要观察子宫后方或两侧有否肿块，其特征为囊性肿块，边界欠清，内有稀疏光点，囊液稠厚，有时局部可见团块或实质部分，表现为混合性肿块。若肿块位于子宫后侧，可见囊肿图像与子宫图像有不同程度的重叠。

(2) 子宫输卵管碘油造影：子宫后位，固定而形成蘑菇状，输卵管伞部周围碘油残留，输卵管常通畅或通而不畅，24 h X线复查见盆腔内碘油呈小团块状，粗细不等，点状雪花分布。

(3) 腹腔镜检查：可直接见到病灶，了解病变的范围与程度，并进行临床分期。病灶颜色可呈红、青、黑、棕、白及灰色等，有时还可见腹膜凹陷或疤痕形成，形状可表现为点状、结节状、小泡样、息肉样等。亦可见盆腔内粘连及增大的卵巢内膜样囊肿。

(4) 免疫学检测：测定抗子宫内膜抗体及抗磷脂抗体，内膜异位症患者的血液、宫颈黏液、阴道分泌物、子宫内膜抗子宫内膜抗体及抗磷脂抗体均可升高。

(5) CA125检测：内膜异位症患者的CA125呈中等程度表达，腹腔液高于血清。

三、治疗方案及原则

1. 药物治疗：

（1）假孕疗法：炔诺酮 2.5 mg，每日 1 次，口服，以后逐周增加，至第 4 周为每日 10 mg，连续服用 6 个月；同时每日口服炔雌醇 0.06 mg。禁忌证为较大的子宫肌瘤、乳癌、肝功能异常、血栓性静脉炎。

（2）高效孕激素治疗：每日口服醋酸甲羟孕酮 20～30 mg，连续服用 3～6 个月。或每 2 周肌注己酸羟孕酮 250 mg，每周 1～2 次。

（3）假绝经治疗：

① 达那唑胶囊：每日 200～800 mg，从月经第 2 日开始，连续口服 6 个月，停药后 4～6 周可恢复排卵。副反应为潮热、出汗、体重增加、水肿、痤疮、肝功能损害。如合并子宫肌瘤亦可促使其萎缩。肝、肾功能不良及心血管疾病者不宜应用。

② 内美通胶囊：2.5 mg，每周 2 次，从月经第 1 日开始，连续口服 6 个月。副反应与达那唑相仿。其优点为用药量少，使用方便。

③ 促性腺激素释放激素激动剂（GnRH-a）：3.75 mg，每 4 周肌注一次，连续 3～6 个月，停药 3 个月左右恢复月经。副反应为潮热、阴道干燥、头痛、少量阴道流血等。

2. 手术治疗可行腹腔镜下手术或剖腹手术。

（1）保留生育功能手术：适用于年轻、尚未生育的妇女，手术范围包括单侧附件切除术、卵巢内膜异位病灶切除术、输卵管周围粘连松解术、盆腔病灶电灼术及子宫悬吊术、骶前神经切除术。

（2）保留卵巢功能手术：适用于生育年龄无生育要求的妇女，手术范围包括全子宫和双侧输卵管切除及盆腔病灶切除，但需保留一侧或双侧部分卵巢组织，术后仍需进行假绝经药物治疗 3～6 个月。

（3）根治性手术；适用于近绝经期或虽年轻但病变严重的妇女，包括全子宫切除术、双侧附件切除术及所见病灶切除术。

第九节　子宫腺肌症

一、概述

系子宫内膜存在于子宫肌层内引起的病变。子宫腺肌病常同时合并子宫内膜异位症、子宫肌瘤。子宫内病灶多为弥漫型，亦可局限于肌层形成团块，称为子宫腺肌瘤。

二、诊断要点

1. 临床表现：

（1）痛经：继发性痛经，进行性加剧，常为痉挛性，致使患者难以耐受。多见于 30～50 岁妇女。

（2）月经失调：表现为月经量增多及经期延长，少数可有月经前、后点滴出血。由于子宫内膜浸润与纤维肌束增生，干扰子宫肌层正常收缩所致。

（3）妇科检查：子宫增大呈球形，质地较硬，有压痛，有的表现为子宫表面不规则，呈结节样突起。月经期子宫可增大，质地变软，压痛明显。

2. 辅助检查：B 型超声显像检查发现子宫肌层光点不均匀。

三、治疗方案及原则

1. 症状严重、年龄偏大、不需再生育者原则上行全子宫切除术，尽量保留卵巢。要求生育者可酌情行局部病灶切除术，术后易复发。

2. 药物治疗可试用内膜异位症的相关药物如 GnRH-a，可减轻症状，缩小病变体积，但难以根治。

（臧丽、宋立梅、鹿淑茹）

第九章

外阴及阴道肿瘤性病变

第一节　外阴上皮内瘤变

一、概述

外阴上皮内瘤变（VIN）是外阴癌的癌前病变，包括外阴上皮不典型增生及原位癌。外阴上皮内瘤变分为三级：① Ⅰ级为轻度外阴上皮不典型增生（异型上皮局限在外阴上皮下1/3）；② Ⅱ级为中度外阴上皮不典型增生（异型上皮局限在外阴上皮下2/3），③ Ⅲ级为重度外阴上皮不典型增生（异型上皮占外阴上皮下2/3以上，但未达全层）及原位癌（癌灶局限在上皮层内，未突破表皮基底膜）。

二、临床表现

1. 曾有外阴瘙痒、皮肤破损、溃疡等反复发作病史。

2. 外阴瘙痒、皮肤破损、溃疡形成等。

3. 妇科检查

（1）外阴上皮不典型增生：常见灰白色丘疹、斑点，单个或多个，分散或融合。有时见苔藓样或角化不全的斑块。黏膜病灶常为粉红色或红色斑点，有时见深棕色或赤褐色略高出表面的色素沉着。

（2）外阴原位癌：常为单一病灶，呈暗红色、斑片状，边界清晰但不规则，有时可见斑块中间结痂，其下面有颗粒状渗血面，向周围缓慢扩散，中间不愈合。

三、诊断要点

VIN在临床上无法用肉眼诊断，根据临床表现怀疑本病时，应在外阴可疑部位多点取活组织送病理检查确诊。可在甲苯胺蓝染色阳性部位取材，以提高活检阳性率。甲苯胺蓝局部染色法：外阴表面涂以1%甲苯胺蓝液，3 min后用1%醋酸洗去外阴上被染的蓝色，若在外阴表面无溃疡部位仍保持蓝色，可能为角化不全或不典型增生，称为甲苯胺蓝染色阳性。

四、治疗方案及原则

1. 药物治疗：1%氟尿嘧啶（5-Fu）溶液局部湿敷，每日3次。

2. 物理治疗：电灼、激光、冷冻治疗均可选用，效果肯定，但是治疗后局部皮肤的坏死溃疡愈合较慢。

3. 手术治疗：手术原则是既要尽量切除病灶，但又要尽量少毁损外阴，以免影响性功能。

（1）手术切除病灶：凡是甲苯胺蓝染色阳性部位均应切除，根据病灶范围行广泛局部切除术（即在病灶外1cm处切除外阴皮肤），或同时行外阴修复术。

（2）阴蒂病灶的处理：年轻患者应尽量保留阴蒂。可用刀片刮净病灶或用CO_2激光气化。如行手术，应仅切除阴蒂皮肤，保留皮下脂肪。

（3）外阴切除术：老年患者宜行外阴切除术。

第二节　外阴鳞状细胞癌

一、概述

外阴鳞状细胞癌简称外阴鳞癌或外阴癌，占外阴恶性肿瘤的85%～95%。常见于绝经后妇女。

二、临床表现

1. 病史有外阴瘙痒、外阴白色病变、性病、外阴溃疡经久不愈等病史。

2. 症状：

（1）外阴瘙痒、灼热感。

（2）初起时外阴局部小结节、溃疡形成，排液增多，呈血、脓性排液。

（3）病灶进一步发展则呈菜花样或较明显的溃疡，基底部坚硬，并有疼痛或压痛。

（4）妇科检查：

① 外阴任何部位如大、小阴唇、阴蒂、会阴体等处见乳头状赘生物，或为溃疡型、浸润型病灶。

② 若伴继发感染，局部可有味臭、脓血样分泌物。

③ 晚期患者有腹股沟淋巴结肿大，单侧或双侧，单个或多个，固定或活动，有时有破溃等。

④ 癌灶也可波及肛门、直肠、尿道、膀胱等。

三、诊断要点

外阴癌于体表，根据上述病史、症状和体征可初步诊断，可结合辅助检查进一步确诊。辅助检查包括；

1. 细胞学涂片检查　在癌灶处刮取细胞做涂片，巴氏染色后检查找癌细胞。

2. 阴道镜检查观察外阴皮肤及病灶处，有助于做定位活检。

3. 氯激光固有荧光诊断仪检查　用其检查外阴局部，病灶呈紫红色。有助于做定位活检。

4. 影像学检查：行 B 超或 X 射线电子计算机断层扫描（CT）或磁共振成像（MRI）等检查，以了解盆、腹腔腹膜后淋巴结、病灶与周围器官、组织的关系等，以便为制订治疗方案提供依据。

5. 外阴病灶做多点活检，活组织送病理检查，即可明确诊断。

6. 必要时做直肠镜和膀胱镜检查。

四、治疗方案及原则

1. 手术治疗　外阴癌以手术治疗为主。手术范围趋向个体化，根据病灶大小、浸润深度、有无转移灶等决定。

（1）Ⅰ期微小浸润癌（浸润深度小于 5 mm）：行外阴病灶广泛切除术，手术切缘应距病灶边缘 1cm 以上。切除标本应即刻进行快速冰冻切片检查，以明确病灶基底的浸润深度。

（2）Ⅰ期、Ⅱ期病例：应行外阴根治术及腹股沟淋巴结清扫术。外阴的切缘应距病灶边缘 2～3 cm。一般先行双侧腹股沟浅淋巴结清扫术。继之行外阴根治术。切除的腹股沟淋巴结进行快速冰冻切片检查，如淋巴结已有转移，目前多不主张同时行盆腔淋巴结清扫术，或建议术后加用放射治疗。

2. 放射治疗　晚期病例无法手术，或年老体弱，或合并严重内科疾病不能耐受手术者，可行放射治疗。

3. 化学药物治疗　晚期或复发病例，根据病情可加用或单用化学药物治疗。

（1）动脉化疗常见方案：

① PAB 方案：顺铂、多柔比星、平阳霉素组成。

② MF 方案：由氮芥、氟尿嘧啶组成。

（2）静脉化疗：CAP 方案：由环磷酰胺（CTX）、多柔比星、顺铂组成。

第三节　外阴湿疹样癌

一、概述

外阴湿疹样癌又称外阴帕杰病（Paget’s disease），是一种少见的具有特征的发展缓慢的外阴恶性肿瘤，为上皮内癌，可见典型的、有空泡形成的 Paget’s 细胞。

二、临床表现

1. 外阴瘙痒、烧灼感、慢性溃疡或外阴部肿块。

2. 病程长、发展慢，如合并腺癌，病情较重，易发生淋巴结及远处转移。

3. 妇科检查病灶表面充血，结节状隆起，皮肤增厚或局部硬结，中心形成溃疡，底部发红，边界清晰，边缘卷曲，呈侵蚀样。有时表面有脱屑，皮肤色素减退；一般病灶浸润比较表浅。病灶最多见于大阴唇，也见于小阴唇和阴蒂。

三、诊断要点

确诊及与其他外阴病变的鉴别，需依靠活组织病理检查。

1. 局部活组织病理检查活检时取材应有足够的深度和宽度，如果组织取得太少，易造成漏诊和误诊。

2. 病理检查其特征是在上皮内有Paget's细胞浸润。为大圆细胞，胞浆黑灰色，透亮或颗粒状，细胞核呈囊泡状，分裂象少。细胞内含黏多糖，用过碘酸雪夫（PAS）、黏蛋白卡红、品红醛试剂等染色均为阳性，可与外阴上皮内癌的大细胞相鉴别。

四、治疗方案及原则

1. 手术治疗　手术应根据病灶范围以及是否合并腺癌而决定其范围。

（1）真性上皮内癌不伴腺癌者应行较广泛的局部切除，切除标本的边缘应进行快速冰冻切片检查，以明确手术范围是否足够。

（2）局部复发病灶较局限者可再行局部切除。

（3）合并腺癌者应行外阴根治术及腹股沟淋巴结清扫术，如淋巴结阴性，则预后较好。

2. 化学药物治疗　1% 5-Fu溶液或霜剂局部涂敷。

3. 物理治疗　CO_2激光治疗局灶型病例有效。

第四节　外阴恶性黑色素瘤

一、概述

外阴恶性黑色素瘤较少见，约占外阴恶性肿瘤的2%～3%，多数由色素痣恶变所致，是一种恶性度极高、转移倾向较早而广泛的肿瘤。其转移途径除直接蔓延或淋巴系统转移外，也可经血行扩散达全身各部位，发展迅速，预后不佳。

二、临床表现

发病年龄多在50岁以上，多有色素痣史。好发于阴唇，尤以小阴唇及阴蒂多见。病灶常有色素沉着、稍隆起、结节或表面有溃疡，外阴瘙痒、出血、色素部位增大。

三、诊断要点

病理检查可确诊。因本病受激惹后易有迅速而广泛的扩散倾向，对病变组织切忌在病灶局部取活组织检查。疑为本病时，只能先做一较大范围的局部病灶切除，切缘距病灶应在2～3cm以上。待病理检查确诊后再进一步行手术及其他治疗。

四、治疗方案及原则

1. 外阴广泛切除及腹股沟淋巴结清扫术。

2. 免疫治疗。

3. 放射治疗、化疗及姑息治疗。

第五节　阴道良性肿瘤

一、概述

阴道组织主要由鳞状上皮、结缔组织和平滑肌所组成。阴道良性肿瘤很少见，常见的有乳头状瘤、平滑肌瘤、纤维瘤、神经纤维瘤等。

二、临床表现

1. 肿瘤小者无症状。

2. 肿瘤较大者出现阴道下坠、性交不适或性交困难。

3. 合并感染时有阴道分泌物增多或阴道流血。

4. 妇科检查阴道壁上见小的、大小不一、带或不带蒂、单个或多个肿瘤。

三、诊断要点

根据病理组织学检查可明确诊断。

1. 乳头状瘤肿瘤表面为鳞状上皮，乳头向外生长。中心由结缔组织构成。

2. 纤维瘤肿瘤切面呈白色或淡红色，主要成分为成纤维细胞和胶原纤维组织。

3. 平滑肌瘤肿瘤为实性球形结节，表面光滑，与周围肌组织有明显界限。肌瘤由皱纹状排列的平滑肌纤维相互交叉而组成，呈漩涡状，掺有不等量纤维结缔组织。细胞大小均匀，呈卵圆形或杆状，核染色较深。

4. 神经纤维瘤 肿瘤切面呈白色，半透明，镜检主要成分为神经鞘细胞和胶原纤维。

四、治疗方案及原则

1. 随访观察　肿瘤较小、无症状时可以随访观察。

2. 手术切除

(1) 肿瘤较大、症状明显者，可予手术切除。

(2) 肿瘤合并感染有破溃者，应先控制感染再手术切除。

(3) 阴道神经纤维瘤易复发。手术切除后应定期随访。

第六节　阴道上皮内瘤变

一、概述

阴道上皮内瘤变(VAIN)是阴道癌的癌前病变，包括阴道鳞状上皮不典型增生和阴道鳞状上皮原位癌。

根据阴道鳞状上皮异常细胞侵犯上皮的程度，VAIN 可分为三级：① Ⅰ级为阴道上皮轻度不典型增生，即细胞异形性局限于上皮下 1/3；② Ⅱ级为阴道上皮中度不典型增生，即细胞异形性侵犯上皮下 2/3；③ Ⅲ级为阴道上皮重度不典型增生及原位癌，异常变化的细胞可达上皮全层，仅表面细胞成熟，上皮表面有一层扁平的细胞。阴道原位癌是指异常细胞已侵犯上皮全层。

二、临床表现

1. 常无症状。

2. 白带增多，偶尔性交后见血性白带或极少量阴道流血。

3. 妇科检查 阴道壁未见异常或有炎症表现。

三、诊断要点

可疑本病时做以下辅助检查以进一步确诊。

1. 阴道脱落细胞涂片可疑阳性或阳性。

2. 阴道镜检查能识别孤立病灶，表现为白色上皮，镶嵌、点状、轻微粒状结构。阴道镜检查阳性部位应做定位活组织检查。

3. 碘试验阳性部位应做活组织检查。

4. 活组织标本应送病理检查以明确诊断。

四、治疗方案及原则

1. 局部治疗：

（1）电凝及 CO_2 激光治疗：治疗时需注意局部组织破坏的深度。

（2）局部应用 5-Fu 软膏：将 5% 5-Fu 软膏放在阴道内，2 周后做阴道镜复查，观察阴道病灶愈合情况。

2. 手术切除：根据病灶的部位、范围、子宫存在与否可以采取不同的手术范围，如局部病灶切除、部分阴道切除及全阴道切除术，年轻患者需行阴道重建术。

3. 综合治疗：CO_2 激光气化及手术切除的综合治疗常用于 VAIN 合并 CIN 的病例，当病灶位于颈管内时，可用 CO_2 激光气化阴道及宫颈阴道部的病灶，然后行宫颈锥形切除或全子宫切除治疗颈管内的病灶。

第七节　原发性阴道癌

一、概述

原发性阴道癌少见，仅占女性生殖道恶性肿瘤的 1% ～ 2%。多见于 60 岁以上的老年妇女。

二、临床表现

1. 早期可无症状。

2. 不规则阴道流血，特别是绝经后阴道流血，流血时间长短不一，量或多或少，多为接触性出血。

3. 阴道排液：当肿瘤表面，坏死组织感染时阴道排液增多，排液可为水样、米汤样或混有血液。

4. 晚期时可出现压迫症状，当肿瘤压迫或侵犯膀胱及尿道时，可引起尿频、尿急及血尿，压迫直肠可引起排便困难、里急后重、便血等。

5. 晚期癌由于长期出血、全身耗损可表现为消瘦、恶病质、严重贫血等。

6. 妇科检查：在阴道内看到或扪及肿瘤，外生型肿瘤向阴道内生长，呈菜花状或形成溃疡，触之易出血。结节型则向内生长，阴道黏膜仍光滑，看不见赘生物。此时需应用触诊，仔细扪摸才可发现。

三、诊断要点

确诊本病可行以下辅助检查：

1. 病灶局部做细胞学检查，可找到癌细胞。

2. 阴道镜检查，在可疑部位行活组织检查，可提高早期病变的诊断率，最后确诊需根据病理检查。

3. 临床上继发性阴道癌多于原发性。要诊断原发性阴道癌必须符合下列标准：

（1）癌灶在阴道内；

（2）子宫颈完整，活检证实无癌灶存在；

（3）其他全身各部位无原发性癌的依据。

4. 临床分期采用国际妇产科联盟（FIGO1992）分期法

四、治疗方案及原则

1. 放射治疗腔内加体外照射，腔内照射主要针对阴道原发肿瘤区进行照射，剂量约 60 Gy。体外照射主要针对阴道旁组织、盆壁及其所属淋巴区进行照射，采用四野垂直照射，组织剂量可达 40 Gy。除阴道早期癌外均应配合体外照射。

2. 手术治疗

（1）阴道上段早期癌行子宫根治术和阴道部分切除（阴道的切缘距癌灶边缘至少 3 cm）及盆腔淋巴结清除术。

（2）阴道下段早期癌行外阴阴道癌根治术及腹股沟淋巴结和盆腔淋巴结清扫术。

3. 化疗作为综合治疗的方法之一。按肿瘤类型选择用药，一般采用顺铂、多柔比星、5-FU 等行介入化疗。如对阴道内较大癌灶可先行介入化疗，待肿瘤缩小后再行手术配合放疗。

（宋立梅、王玮玮、戴培芬、臧丽）

第十章

子宫颈肿瘤性病变

第一节　宫颈良性肿瘤

一、概述

包括发生于子宫颈的良性赘生性疾病。主要有以下类型：

1. 鳞状上皮乳头状瘤：子宫颈阴道部分鳞状上皮局限性增生，外观呈乳头状。

2. 宫颈平滑肌瘤：源于子宫颈部平滑肌组织或血管壁平滑肌组织的平滑肌瘤。

3. 腺肌瘤：由纤维结缔组织、平滑肌组织和异位的子宫内膜腺体混合组成的瘤状赘生物。

4. 血管瘤：有毛细血管型和海绵状血管型。

5. 其他：如乳头状纤维腺瘤和绒毛状腺瘤，较为少见。

二、临床表现

1. 多发生于生育年龄的妇女，少数发生在绝经期或老年妇女。

2. 可有白带增多、颜色发黄等异常，少数患者月经量增多。

3. 接触性阴道出血或不规则阴道流血。

4. 平滑肌瘤较大时可压迫膀胱或直肠，出现尿频、不能憋尿或小便困难、盆腔痛、里急后重或大便变细、大便困难。

5. 腺肌瘤患者可出现伴随月经周期的腹痛。

6. 盆腔检查

（1）子宫颈局部占位性病变：宫颈上见实性肿块，宫颈表面光滑，病变位于宫颈一侧者可致宫颈变形，形态不对称。宫颈管和外口歪曲失去正常轮廓，宫颈管展平等。宫颈管内肌瘤可自宫颈口脱出至阴道或体外。

（2）腺肌瘤：宫颈局部可呈蓝色，有触痛。

（3）注意宫颈局部有无接触性出血。

三、诊断要点

1. 主要根据病史和临床表现。

2. B 型超声检查有助于宫颈肌瘤和腺肌瘤的诊断与鉴别诊断。

3. 确诊依赖组织病理学检查。

4. 鉴别诊断

（1）鳞状上皮乳头状瘤需与尖锐湿疣、鳞状细胞疣状癌相鉴别。

（2）乳头状纤维腺瘤、平滑肌瘤需与宫颈息肉、宫颈内膜息肉相鉴别。

（3）绒毛状腺瘤需与绒毛状腺癌相鉴别。

（4）腺肌瘤需与恶性中胚叶混合瘤、巨大宫颈息肉相鉴别。

四、治疗方案及原则

1. 宫颈良性肿瘤以手术治疗为主，如肿瘤局部切除、子宫颈锥形切除甚至全子宫切除，手术切除即可治愈。局限性小病灶可使用激光、冷冻等物理方法进行治疗。

2. 宫颈良性病变有多中心发病现象，可于原发病部位或其他部位再次出现同样类型的肿瘤，这种情况多为肿瘤再发，而非肿瘤复发。

第二节　宫颈上皮内瘤变

一、概述

宫颈上皮内瘤变（CIN）是子宫颈癌的癌前病变，包括子宫颈轻度、中度、重度不典型增生及原位癌。

二、临床表现

1. 多数病例无自觉症状。

2. 白带增多、接触性出血及不规则阴道出血。

3. 妇科检查子宫颈表面可呈糜烂状、结节状。病变如果位于子宫颈管以内，则容易遗漏。

三、诊断要点

1. 病史及临床表现。

2. 辅助检查：

（1）子宫颈刮片细胞学检查：定期做子宫颈刮片细胞学检查，是发现子宫颈上皮内瘤变经济、快捷且简便的诊断方法。涂片细胞学检查怀疑宫颈上皮内瘤变者，均应做进一步检查及处理。有条件可行计算机辅助细胞检测（CCT）、膜式液基薄层细胞检测（TCT）等检查。

（2）碘试验：将卢戈液涂在宫颈上，正常宫颈鳞状上皮被染成深棕色，若出现不染色区域则为阳性，说明该区域鳞状上皮不含或缺乏糖原，为可疑病变区域。

（3）醋酸白试验：将 3%～5%的醋酸溶液涂于宫颈表面，约 3 min 后观察宫颈，呈现珍珠白色的上皮为可疑病变部位。

（4）阴道镜检查：

① 宫颈刮片细胞学检查：巴氏5级分级法为Ⅲ级或Ⅲ级以上者，或巴氏涂片Ⅱ级，但经炎症治疗后未见好转者。

② Bethesda 报告系统（TBS）分类为可疑上皮内瘤变者。镜下观察宫颈表面上皮及毛细血管有无异常，并选择病变部位进行活检，以便提高诊断的正确率。

（5）宫颈活检：选择宫颈鳞-柱状上皮交接部的3、6、9、12点处取4点组织活检。可在碘试验及阴道镜指导下，于可疑病变部位取活组织做病理检查。所取组织既要有上皮组织，又要有间质组织。活组织检查是确诊宫颈上皮内瘤变最可靠和不可或缺的方法。

（6）宫颈管搔刮：用宫颈刮匙刮取宫颈管内组织，做组织学检查，有助于子宫颈管内病变的检出。

四、治疗方案及原则

1. CIN Ⅰ：暂按炎症处理，每3～6个月随访一次，做宫颈细胞刮片，必要时再次活检，病变持续不变者可继续治疗和观察。

2. CIN Ⅱ：可行宫颈锥形切除术或LEEP治疗，亦可选用冷冻、激光、微波、电烙等物理治疗。术后每3～6个月随访一次。老年患者宫颈萎缩、颈管有粘连者。不宜行物理治疗，可行子宫切除术。

3. CIN Ⅲ：应行手术治疗。

（1）治疗性宫颈锥形切除术适用于年轻、希望保留生育功能者。

（2）全子宫切除术适用于老年及已经完成生育任务的妇女。

4. 随访：CIN Ⅰ ～ Ⅱ经治疗后，应每间隔3～6月做一次宫颈细胞涂片及阴道镜检查，随访稳定1年后，每年检查一次。

CIN Ⅲ经治疗后，第1～2年应每间隔3个月做一次宫颈细胞涂片及阴道镜检查；第3～4年每6个月检查一次；此后每年检查一次。

第三节　宫颈癌

一、流行因素

宫颈癌是严重威胁妇女健康的一种疾病，也是最多见的恶性肿瘤之一，居我国女性生殖道恶性肿瘤的首位。从文献报道中可以看出由于卫生知识的普及和防癌普查的开展，宫颈癌的发病率逐年下降。

宫颈癌发病率分布有地区的差异，农村高于城市，山区高于平原，发展中国家高于发达国家。在大多数妇女中宫颈浸润癌在20岁前很低，20～50岁增长较快，其后上升幅度变缓。患病的高峰年龄为50岁左右，近年来大量研究表明，患病年龄有年轻化趋势。其流行因素与初次发生性行为的年龄、性行为紊乱、多产、吸烟、丈夫婚外性行为、阴茎癌等因素有关，近年来大量研究表明，生殖道HPV（人乳头瘤病毒）感染在宫颈癌病因中具有重要作用。

目前认为宫颈癌的发生由子宫颈上皮不典型增生(轻→中→重度)→原位癌→早期浸润癌的连续发展过程。

二、临床表现及诊断

宫颈癌的正确诊断,源于详细了解病史,熟悉临床表现以及必要而细致地检查和周密地分析。

(一)症状

早期宫颈癌大多无任何症状,或仅有类似宫颈炎的表现,易被忽略。一旦出现症状,癌往往已发展到相当明显的程度。宫颈癌无特异症状,最多见的是阴道出血和白带增多,其他表现则随癌侵犯部位及程度不同而异。

1. 阴道出血:这是宫颈癌最常见的症状。在宫颈癌患者中81.4%有阴道出血,尤其是经绝期后出血便应注意。开始常为性交、排便、活动或检查后出血。初期多为少量出血,并经常自行停止,而后又出现不规则阴道出血。在血管丰富的菜花型肿瘤或晚期肿瘤侵袭大血管可引起多量出血,并导致继发性贫血。阴道出血不是宫颈癌特有的症状,普查统计的资料表明,阴道出血由宫颈癌而引起者不足1%。

2. 白带增多:宫颈癌最常见的症状之一。宫颈癌患者中82.3%有各种不同情况和不同程度的白带增多。起初可为浆液性或黏液性白带,随病程的进展白带可呈米汤样,或混有血液。由于肿瘤的坏死、感染,阴道排出物就具有特殊的臭味。

3. 压迫症状:疼痛是最常见的压迫症状之一。癌压迫或侵犯输尿管引起肾盂积水,可有腰部钝痛。宫颈癌向盆壁蔓延,压迫血管或淋巴管造成循环障碍,可引起患侧下肢或外阴水肿。宫颈癌向前扩展可压迫或侵犯膀胱,引起尿频、尿血,严重者可产生排尿困难、尿闭或尿瘘,甚至发生尿毒症,但少见。肿瘤向后蔓延可压迫直肠,出现里急后重、黏液便等症状,肿瘤侵犯直肠而发生阴道直肠瘘者极少。

4. 全身症状:早期一般无明显的全身症状。但至晚期,除继发的全身症状外,还可以出现体温增高或恶液质。

5. 转移症状:宫颈癌的转移,一般是病变越晚转移的几率越高,但在较早病变即发现转移者,亦非罕见。由于转移的部位不同,其症状亦各异。盆腔以外的淋巴转移以腹主动脉旁及锁骨上淋巴结为常见,表现为该淋巴部位出现结节或肿块。肺转移可出现胸痛、咳嗽、咳血等症状。骨转移可出现相应部位的持续性疼痛。其他部位的转移则会出现相应的症状。

(二)检查

1. 一般检查:除一般的系统查体外,尤应注意检查淋巴结系统。淋巴结是宫颈癌远处转移的常见部位。

2. 妇科检查:

(1) 视诊:应在充足照明条件下进行,包括直接观察外阴和通过阴道窥器观察阴道及宫颈。除一般观察外应注意癌浸润范围,宫颈肿瘤的位置、范围、形状、体积及与周围组织的关系。放置窥器时应注意避免碰伤肿瘤引起出血。

（2）触诊：肿瘤的质地、浸润范围及其与周围的关系等，必须通过触诊来确定。有些黏膜下及颈管内浸润，触诊比视诊更准确。双合诊检查之后做三合诊检查，这是诊断妇科肿瘤不可缺少的一个步骤，了解阴道旁、宫颈旁及子宫旁有无浸润，肿瘤与盆壁关系，子宫骶骨韧带、子宫直肠窝、直肠本身及周围情况等，都靠三合诊检查来判断。

（3）宫颈/阴道细胞学涂片检查：它是目前发现早期宫颈癌主要手段，防癌普查中已广泛应用。特别是对临床不易发现的早期宫颈癌的诊断，阴道细胞学涂片检查起着极其重要的作用。目前临床使用得有常规巴氏图片、液基薄片（ThinPrep/Autocyte）等。

（4）组织学检查：宫颈癌的诊断均有活体组织学检查证实。一般通过咬取法获得活体组织标本，如病变部位不显示，可用碘试验或在阴道镜下提示咬取部位。对于多次咬取活检仍不能确诊，需进一步采取较深部组织时可用切取法。当宫颈表面活检阴性、阴道细胞学涂片检查阳性或临床不能排除宫颈管癌时，可做宫颈管内膜刮取活检。阴道细胞学检查多次异常，而上述检查方法均未得到证实，而临床仍不能排除癌，或发现癌但不能确定有无浸润和浸润深度而临床上需要确诊者，可行宫颈锥形切除。

（5）腔镜检查：

① 阴道镜：对早期宫颈癌的发现、确定病变部位有重要作用，从而可提高活检的阳性率。

② 膀胱镜：临床可疑膀胱受侵者应行膀胱镜检查。

③ 直肠镜：临床可疑直肠受侵者应行直肠镜检查。

（6）影像检查：

① 胸部透视：是治疗前常规检查项目。有胸部症状者尤应注意，必要时摄片检查。

② B超检查：可经腹部、阴道或直肠途径进行检查，显示腹腔及盆腔情况。

③ 静脉肾盂造影：主要检查输尿管及肾盂有无积水，同时可以了解肾脏排泄功能，可以帮助临床分期。晚期宫颈癌可以选择进行。

④ 淋巴造影及血管造影：对盆腔及腹主动脉旁淋巴结转移的诊断可有帮助。

⑤ X线计算机断层扫描（CT）、核磁共振（MRI）及正电子发射断层扫描（PET）可以测出肿块的从属性、结构、部位及大小。鉴定肿瘤向宫旁及盆腔播散情况，可以显示增大的淋巴结。由于淋巴结转移直接影响预后，现在有不少学者建议增加宫颈癌影像学分期。

（7）放射性同位素肾图：可以检查输尿管梗阻及肾脏排泄功能。

（8）肿瘤标志物：鳞状细胞癌（SCC）、癌胚抗原（CEA）的检测可用于宫颈癌治疗后的监测。

三、鉴别诊断

宫颈癌的诊断一般并不困难，应与下列疾病相鉴别：宫颈糜烂、宫颈肥大、宫颈息肉、宫颈结核、宫颈肌瘤及子宫黏膜下肌瘤、宫颈乳头状瘤等。宫颈癌的最后诊断取决于宫颈组织病理结果。

四、临床分期

目前广泛采用的是国家妇科联盟提出的宫颈癌国家临床分期标准。其具体内容如下：

TMN　FIGO 分期：

Tx		原发肿瘤无法评估
T_0		无原发肿瘤的证据
Tis	0 期	原位癌
T_1	Ⅰ期	肿瘤局限于宫颈(不论宫体是否受侵)
T_{1a}	Ⅰ$_a$	镜下浸润癌，上皮基地膜下间质浸润深度≤ 5 mm，水平扩散≤ 7 mm，(脉管内浸润不影响分期)
T_{1a1}	Ⅰ$_{a1}$	间质浸润深度≤ 3 mm，水平扩散≤ 7 mm
T_{1a2}	Ⅰ$_{a2}$	间质浸润深度 > 3 mm，但≤ 5 mm，水平扩散≤ 7 mm
T_{1b}	Ⅰ$_b$	不论临床或非临床所见、病变范围超过Ⅰ$_{a2}$期，但病灶局限于宫颈
T_{1b1}	Ⅰ$_{b1}$	临床病灶最大直径≤ 4 cm
T_{1b2}	Ⅰ$_{b2}$	临床病灶最大直径 > 4 cm
T_2	Ⅱ期	肿瘤浸润超过子宫、但未达盆壁或阴道侵犯，未达下 1/3
T_{2a}	Ⅱ$_a$	无明显宫旁浸润
T_{2b}	Ⅱ$_b$	有明显宫旁浸润
T_3	Ⅲ期	肿瘤扩展到盆壁或侵犯阴道达下 1/3(包括因肿瘤压迫所致肾盂积水或肾无功能者)
T_{3a}	Ⅲ$_a$	未扩展到盆壁但侵犯阴道 1/3
T_{3b}	Ⅲ$_b$	扩展到盆壁或肾盂积水或肾无功能等
T_4	Ⅳ期	肿瘤扩展超出真骨盆，或侵犯膀胱或直肠黏膜(黏膜泡状水肿不归此期)
	Ⅳ$_a$	肿瘤扩散至邻近器官
M_1	Ⅳ$_b$	肿瘤扩散至远处器官
N		区域淋巴结
Nx		区域淋巴结无法评估
N_0		无区域淋巴结转移
N_1		有区域淋巴结转移
M		远处转移
Mx		远处转移无法评估
M_0		无远处转移的证据
M_1		有远处转移

TNM 分期

0 期	T_{1s}	N_0	M_0
Ⅰ期	T_1	N_0	M_0
Ⅰ$_A$期	T_{1a}	N_0	M_0
Ⅰ$_{A1}$期	T_{1a1}	N_0	M_0
Ⅰ$_{A2}$期	T_{1a2}	N_0	M_0
Ⅰ$_B$期	T_{1b}	N_0	M_0

Ⅰ$_{B1}$期	T_{1b1}	N_0	M_0
Ⅰ$_{B2}$期	T_{1b2}	N_0	M_0
Ⅱ期	T_2	N_0	M_0
Ⅱ$_A$期	T_{2a}	N_0	M_0
Ⅱ$_B$期	T_{2b}	N_0	M_0
Ⅲ期	T_3	Mx	M_0
Ⅲ$_A$期	T_{3a}	N_0	M_0
Ⅲ$_B$期	T_{3b}	N_0	M_0
	T_1	N_1	M_0
	T_2	N_1	M_0
Ⅳ$_A$期	T_{3a}	N_1	M_0
Ⅵ$_B$期	T_{3b}	任何N	M_0
	T_4	任何N	M_0
	任何T	任何N	M_1

五、病理

（一）大体分型

宫颈癌除极早期肉眼不能识别者外，肉眼观察可分为四型：糜烂型、菜花型、结节型、溃疡型。

（二）宫颈的组织学分类

宫颈癌的组织学分类，主要以肿瘤的组织来源、细胞分化程度及细胞形状等进行分类。宫颈癌可分为鳞状细胞癌（包括疣状鳞癌、乳头状鳞癌、淋巴上皮样癌、梭形细胞癌、囊性基底细胞癌）、腺癌（包括乳头状腺癌、内膜样腺癌、透明细胞癌、黏液细胞癌、浆液性乳头状腺癌）及混合癌（腺鳞癌）等。鳞状细胞癌占绝大多数，占90%以上；腺癌约占宫颈癌的5%左右；混合癌及其他罕见癌（包括小细胞未分化癌等）占5%以下。有少数宫颈癌由于细胞分化太差，无法辨认其细胞来源，不能归入上述几类者一般称为未分化癌。

六、治疗

宫颈癌的治疗手段包括手术、放疗、化疗和多种方式联合的综合治疗。众多研究表明早期宫颈癌患者（Ⅰ－Ⅱ$_A$）单纯根治性手术与单纯根治性放疗两者治疗效果相当，5年生存率、死亡率、并发症几率是相似的。但其中一些具有不良预后因素的患者预后仍较差，5年生存率可下降至50%，甚或更低。影响早期宫颈癌术后预后因素是宫颈局部肿瘤体积大、淋巴结转移、切缘阳性、脉管瘤栓、宫旁浸润以及肌层浸润深度等。临床研究表明，手术、放疗和／或化疗三者的合理应用，能有效地改善早期癌的疗效。

对于Ⅱ$_B$以上中晚期宫颈癌，在过去传统治疗中公认的首选方法是放射治疗。近年来，随着国内外大量的有关宫颈癌同步放化疗与单纯放疗的随机分组临床研究的开展，结果表明以顺铂为基础的同步放化疗较单纯放疗提高了生存率、降低了死亡风险，同步放化疗已成为中晚期宫颈癌治疗的新模式。

（一）手术治疗

原位癌主要采用锥切术或全宫切除；$Ⅰ_{a1}$ 可采用筋膜外扩大子宫切除术；$Ⅰ_{a2}$-$Ⅱ_{a}$ 期行广泛子宫切除加盆腔淋巴清扫。

（二）放疗

适用于各期宫颈癌，但主要应用于 $Ⅱ_{b}$ 以上中晚期患者及早期但不能耐受手术治疗者。放疗包括体外照射和腔内治疗。手术患者如存在手术切缘不净、有淋巴转移等，术后需辅助放疗。是宫颈的主要治疗手段，适应范围广，各期均可应用，疗效好。宫颈癌的放射治疗——腔内照射配合体外照射的应用方法最普遍。

1. 放射治疗原则：

恶性肿瘤的放射治疗原则与其他治疗手段一样，要最大限度地杀灭癌细胞，尽最大可能保护正常组织和重要器官，即尽量提高治疗效果，降低并发症。因此，适当的治疗工具、适宜的照射范围、足够的照射剂量、均匀的剂量分布、合理的照射体积、个别对待是放射治疗的基本要求。

对于决定采用单纯放射治疗者，必须决定是根性治疗还是姑息性治疗。放射治疗后可望获得长期生存者采用根治性放射治疗。行根治性放射治疗时，对肿瘤区域给以根治剂量照射，由于照射范围较大，照射剂量也高。因此，对肿瘤附近的正常组织和器官，特别是一些对放射线敏感的组织和器官的防护，就成为治疗中的一个重要问题。如果放射治疗方案设计不当就容易引起严重的后遗症。姑息性放射治疗的目的是为了减轻病人痛苦，延长病人的生存时间。根治性治疗与姑息性治疗是相对的，在治疗过程中可根据肿瘤及病人情况而互相转换。

若放射治疗作为与手术配合的综合治疗时，要根据肿瘤情况及病人条件决定是术前放射治疗还是术后放射治疗。术前放射治疗是计划性的，其目的是通过术前放射治疗，降低癌细胞活力或减少种植和扩散的几率；缩小肿瘤范围，提高手术切除率；杀伤亚临床病灶，降低局部复发率。术后放射治疗是根据手术情况决定的，具有影响预后因素：如宫颈局部肿瘤体积大、淋巴结转移、切缘阳性、脉管瘤栓、宫旁浸润以及肌层浸润深度等，可行术后放射治疗，以提高疗效。

2. 近距离照射：

将密封的放射源直接放入人体的天然管腔内（如子宫腔、阴道等）为腔内照射。放射源直接放入肿瘤组织间进行照射为组织间照射，二者统称为近距离照射。宫颈癌的腔内放疗有其自然的有利条件，宫颈、宫体及阴道对放射线耐量高、放射源距肿瘤最近、以小的放射体积量可取得最大的放疗效果。

（1）体内照射的放射源（见表 10-1）。

表 10-1 体内照射的放射源

放射源	镭 ^{226}	钴 ^{60}	铯 ^{137}	铱 ^{192}
放射比度（Ci/cm^3）	2.1 最高 3.8	1 900	27.5	9 000
半衰期（年）	1590	5.3	33	0.2（74 d）

（2）传统的腔内照射法：斯德哥尔摩方法、巴黎方法、曼彻斯特方法都具两个特点：阴道照射的剂量不低于宫腔照射量，因而都能形成宫颈癌需要的理想的扁梨形放射曲线。

（3）后装腔内放射治疗：

后装腔内放射治疗是先将空载的放射容器置于体腔内病变部位，然后在有防护屏蔽的条件下远距离地将放射源通过管道传输到容器内进行治疗。后装腔内治疗机根据其对“A”点放射剂量率的高低可分为三类：低剂量率后装腔内治疗机（0.667～3.33 cGy/min）、中剂量率后装腔内治疗机（3.33～20 cGy/min）、高剂量率后装腔内治疗机（在 20 cGy/min 以上）。

后装腔内治疗技术的发展历史较短，至今还没有像传统的腔内放疗那样形成了斯德哥尔摩，巴黎法等为人们所公认的宫颈癌腔内治疗方法。后装腔内治疗的方法很多，综合如下：一般每周一次，个别的每周 2～3 次或每两周一次，每次“A”点剂量在 300～1 000 cGy 之间，“A”点每周剂量一般均在 1 000 cGy 之内。整个疗程腔内照射的“A”点总量因体外照射方法和剂量的不同而异，一般体外照射与腔内照射给“A”点剂量的总和为 7 000 cGy 左右。

（4）腔内放疗剂量的计算：传统的腔内放疗的剂量是以 mg· h表示，毫克是重量单位，h 是时间单位，两者都不是放射剂量单位，所以 mg· h 只是经验剂量，它不能确切反映肿瘤剂量。后装腔内放疗剂量是以“A”点为参考点计算的。由于每次治疗时放射源的位置不可能完全相同，肿瘤体积亦经常在变化。理论上的“A”点剂量与实际剂量相差甚远，肿瘤是立体的。只用一点的剂量来表示也同样不能反映出肿瘤的真正受量，三维后装腔内治疗机的计划系统可以设计出较理想的、立体的放射治疗剂量曲线，这比“A”点参考剂量更有意义。“A”点作为参考点只用于宫颈癌的腔内放疗，对宫体癌及阴道癌则不适用。

3. 体外照射：

（1）体外照射剂量参考点 多年来一般均以“B”点为宫颈癌体外照射量的计算点。F1etcher 1980 年提出了淋巴区梯形定位法：从耻骨联合上缘中点至骶骨 1～2 之间连线，在此线中点与第 4 腰椎前连成一线，在此线中点平行向两侧延伸 6 cm，此点为髂外淋巴区域。在第 4 腰椎中点平行向两侧延伸 2 cm，此点为腹主动脉旁淋巴区域。髂外区与腹主动脉旁区联线的中点为髂总淋巴区。Chassagne 等提出：以髋臼上缘最高点作一平行线与髋臼外缘的垂直线交叉为盆壁参考点，代表宫旁组织盆壁端及闭孔淋巴结的区域。

（2）常规放疗：

靶区：一般应当包括子宫、宫颈、宫旁和上 1/2 阴道，盆腔淋巴引流区如髂内、闭孔、髂外、髂总淋巴结。Ⅲa 期病人包括全部阴道。必要时包括腹股沟区。

采用四野箱式照射或等中心前后对穿照射。应用高能 X 射线或 6MVX 射线。

界限：上界：L5 上缘水平；下界：闭孔下缘（Ⅲa 期病人除外）；外界：在真骨盆外 1～1.5 cm；前界：耻骨联合前缘（据不同病人而定）；后界：全部骶骨在照射野内。

应用 MLC 或不规则当铅屏蔽保护正常组织。

剂量：采用常规分割照射，1.8～2.0 Gy/ 次，5 次 / 周。Ⅰ～Ⅱ期：45～50 Gy/1.8～2 Gy/4.5～5 周，Ⅲ～Ⅳ期：45～60 Gy/1.8～2 Gy/5～6 周。

（3）三维适形放疗：

CTV：以影像学（CT、MRI、PET 等）及术中情况为参考，应包括子宫（未行手术者）、宫颈、上 1/2 阴道、宫旁、闭孔、髂内、髂外、髂总淋巴结。

PTV：CTV 外放 1～1.5 cm 边界。

正常组织器官需要勾画：直肠，乙状结肠，膀胱，小肠，髂骨，骶尾骨，耻骨，股骨头，股骨颈等。

放疗剂量：50 Gy/1.8～2 Gy/5～6 周，靶区内剂量均匀性在 ±5%范围内。

（4）调强放疗：

CTV：以影像学（CT、MRI、PET 等）及术中情况为参考，包括子宫（未行手术者）、宫颈、上段阴道、宫旁、闭孔、髂内、髂外、髂总淋巴结。

PTV：CTV 上下左右方向外放 1cm 边界。

CTV 前后方向外放 0.5 cm 边界。

正常组织器官需要勾画：直肠，乙状结肠，膀胱，小肠，髂骨，骶尾骨，耻骨，股骨头，股骨颈等。

放疗剂量：45 Gy～50 Gy/1.8 Gy/5 周，95%～98% PTV 接受处方剂量。计划中剂量热点不能落在膀胱及直肠壁上。在 PTV 内不能有剂量冷点。

正常组织受量：直肠 V_{40} < 40%，膀胱 V_{40} < 40%，小肠 V_{32} < 40%。

4. 腔内照射与体外照射的组合：

除少数早期宫颈癌只行腔内照射外，均需腔内及体外联合照射，在宫颈癌的靶区内组成剂量分布较均匀的有效治疗。

5. 放射治疗并发症：

由于放射源种类、放射方法、照射面积、照射部位、单位剂量、总剂量、总的分割次数及总治疗时间等因素的不同，以及病人对放射线敏感性的差异，放射治疗并发症的发生几率及严重程度也各不相同。放射治疗工作者一方面要了解放射治疗并发症，另一方面要熟悉腹、盆腔器官对放射线的耐受剂量，以减少放射治疗的并发症。

（1）早期并发症：包括治疗中及治疗后不久发生的并发症，如感染、阴道炎、外阴炎、胃肠反应、直肠反应、机械损伤等。

（2）晚期并发症：晚期并发症一旦出现，一般不易治愈，常见的有：放射性直肠炎、放射性膀胱炎、皮肤及皮下组织的改变、生殖器官的改变、放射性小肠炎等。

6. 影响预后的因素：除临床分期对疗效有明显的影响以外，还有一些因素也不同程度地影响预后。如贫血、宫腔积脓、盆腔感染、输尿管梗阻、病理组织类别、剂量和疗程等。

（三）化疗

化疗在宫颈癌治疗中的作用越来越引起重视，除了应用于晚期远处转移、复发患者外，近年来较常应用于放疗病人的化疗增敏，手术前新辅助化疗等。治疗宫颈癌的有效药有顺铂、5-氟尿嘧啶、异环磷酰胺、紫素、健择等。

（四）综合治疗

1999 年美国先后报道了由 GOG（the Gynecologic Oncology Group）、RTOG（the

Radiation Therapy Oncology Group)、SWOG(the South West Oncology Group)进行的5个以顺铂为基础的同步放化疗大样本前瞻性随机对照临床研究结果，尽管各研究组内临床期别、放射剂量、放射方法及含顺铂的化疗方案不尽相同，但结果都证明同步放化疗能明显改善生存率，使死亡危险下降30%～50%，因而奠定了同步放化疗在宫颈癌综合治疗中的地位，被NCI(the National Cancer Institute)推荐为宫颈癌治疗的新标准(见表10-2, 10-3, 10-4)。

表10-2　美国5组宫颈癌同步放化疗前瞻性随机研究

研究组	分　期	病人例数	药　物	生存率		P值
				CT + RT	RT	
放化疗与放疗						
RTOG 9001	$*\mathrm{I}_{B2}-\mathrm{IV}_{A}$	388	CF	73	58	0.004
GOG 123	$*\mathrm{I}_{B2}$	369	C	83	74	0.008
SWOG 8797	$*\mathrm{I}_{A2}-\mathrm{II}_{A}$	243	CF	80	63	0.01
化疗方案比较						
GOG 85	$\mathrm{II}_{B}-\mathrm{IV}_{A}$	368	CF versus H	55 CF	43 H	0.018
GOG 120	$\mathrm{II}_{B}-\mathrm{IV}_{A}$	526	C versus H	66.4 C	49.7 H	0.004
GOG 120			CFH versus H	67.0 CFH	49 .7H	0.002

C: Cisplatin; F: 5-FU; H: Hydroxyurea。

表10-3　具有高危因素以顺铂为基础的同步放化疗方案

研究组	方　案	药　物	剂　量	用　法
SWOG8797	CF	DDP	70 mg/m^2	放疗第1、29、50和71天
		5-FU	4 g	96 h持续静脉滴入，放疗第1、29、50和71天
GOG 85	CF	DDP	50 mg/m^2	放疗第1和29天
		5-FU	4 g	96 h持续静脉滴入，放疗第1和29天
RTOG 9001	CF	DDP	75 mg/m^2	放疗第1和29天
		5-FU	4 g	96 h持续静脉滴入，放疗第1和29天
GOG 120	C或CFH	DDP	40 mg/m^2	放疗第1、8、15、22、29和35天
		DDP	50 mg/m^2	放疗第1和29天
		5-FU	4 g	96 h持续静脉滴入，放疗第1和29天
		Hydroxyurea	2 g/m^2	口服，每周两次，共六周
GOG 123	C	DDP	40 mg/m^2	放疗第1、8、15、22、29和35天
NCIC	C	DDP	40 mg/m^2	放疗第1、8、15、22和29天

表 10-4　宫颈癌新辅助化疗随机研究

作　者	例　数	方　案	化疗反应率	生存率		
				CT/RT（%）	RT（%）	P 值
Napolitano V	192	BOP	81	78.6	73.2	无统计学意义
Symonds RP	204	MtxP	49	47	40	无统计学意义
Tattersall MH	260	EpP	72	47	70	0.02
Sundfor K	94	PF	53	38	40	无统计学意义
Kumar L	177	BIP	70	38	43	无统计学意义
Tabata	61	BOMP	72	43	52	无统计学意义
Souhami L	107	BOMP	47	23	39	0.02
Chiara S	58	P	78	72	83	无统计学意义
Leborgne F	130	BOP	68	38	49	无统计学意义

B: Bleomycin; P: Cisplatin; Mtx: Methotrexate; Ep: Epirubicin; F: 5-FU; I: Ifosfamide; O: Vincristine; M: Mitomycin C;

七、预后

宫颈癌 5 年存活率 60%左右。临床分期、肿瘤分级、病理类型和淋巴结转移是影响宫颈癌预后的重要因素，另外，肿瘤体积大小、宫颈间质浸润深度、淋巴血管间隙受浸及手术标本切缘不净、年龄等也与预后有关。

（宋立梅、鹿淑茹、戴培芬、臧丽）

第十一章
子宫内膜肿瘤性病变

第一节　子宫内膜上皮内瘤变

一、概述

子宫内膜上皮内瘤变(EIN)为子宫内膜癌的癌前病变,包括子宫内膜腺瘤型增生过长伴细胞不典型及子宫内膜原位癌。分为三级:

1. EIN Ⅰ级腺瘤型增生过长伴轻度细胞不典型。
2. EIN Ⅱ级腺瘤型增生过长伴中度细胞不典型。
3. EIN Ⅲ级腺瘤型增生过长伴重度细胞不典型及子宫内膜原位癌。

二、临床表现

1. 病史:

(1) 年轻妇女可有多囊卵巢史、长期无排卵、不孕史。

(2) 月经失调史。

(3) 可有功能性卵巢肿瘤史。

2. 可以无症状,只是因其他疾病行诊断性刮宫时偶然发现。

3. 有症状者主要表现为月经异常,如周期延长或不规则,经期延长甚至呈不规则阴道流血,经量或多或少。

4. 老年妇女可表现为绝经后阴道流血。

5. 妇科检查子宫无明显异常。

三、诊断要点

1. 病史及临床表现。
2. B超检查有时显示子宫内膜增厚或宫腔内变质性占位。
3. 基础体温呈单相型。

4. 诊断性刮宫做病理组织学检查，是诊断本病的依据。

四、治疗方案及原则

1. 孕激素治疗适用于年轻未婚或已婚未生育、希望保留生育功能者。各种人工合成的孕激素制剂均可使用。常用药物有：

（1）17a-己酸孕酮：500 mg，肌注，每周 2～3 次，连用 3 个月为一疗程。

（2）醋酸甲羟孕酮：2 530 mg，口服，每日 1 次，连用 3 个月为一疗程。

（3）甲羟孕酮；40 mg，口服，每日 1 次，连服 3 个月为一疗程。

（4）醋酸甲地孕酮：40 mg，口服，每日 1 次，连服 3 个月为一疗程。

以上药物可选择使用。疗程结束后，待其撤药性出血后即行诊断性刮宫，内膜送病理检查，如已转为正常子宫内膜，应密切随访观察。

2. 手术治疗时无须生育以及药物治疗无效者，可行全子宫切除术。

第二节 子宫内膜癌

一、概述

子宫内膜癌原发于子宫内膜、又名宫体癌，与子宫颈癌、卵巢癌并列为妇科最常见的 3 种恶性肿瘤。在女性恶性肿瘤中，位于乳腺癌、肺癌和大肠癌之后，位居第四位。

在过去 20 年里，子宫内膜癌的发病率呈上升趋势，子宫内膜癌的发病随地区、种族而不同，存在较大差异。1982 年国际癌症研究所资料显示：北美、北欧发病率高，美国和加拿大约 20/10 万，中美、亚洲发病率较低，日本和印度少于 5/10 万。据美国 1996 年的癌瘤注册统计，每年有 34 000 个新病例，6 000 个病人死于该病。目前国内尚无该癌比较详尽的流行病学调查。

一般来讲，国内子宫内膜癌的好发年龄是 55～60 岁，绝经前妇女占 25%～35%，40 岁以下者约占 5%～10%。国外资料发病年龄平均为 60 岁，超过 60 岁者占 75%左右。

二、解剖学知识

子宫为一空腔器官，位于骨盆中央，呈倒置的梨形，前面扁平，后面凸出，子宫上部较宽称子宫体，其上端隆突部分称子宫底，子宫底双侧为宫角与输卵管相通。子宫下部较窄呈圆柱状，称子宫颈。子宫体壁由三层组织构成，外层为浆膜层，中间层为肌层，内层为黏膜层即子宫内膜。

三、病因

关于子宫内膜癌的病因尚不完全清楚。但一般认为内分泌因素是发生子宫内膜癌重要而直接原因，引起内分泌失调的危险因素有：

1. 肥胖：脂肪过多将增加雌激素的储存，增加血浆中雄烯二酮转化为雌酮，体重超过正常的 15%，患子宫内膜癌的危险性增加 3 倍。

2. 糖尿病、高血压：肥胖、高血压和糖尿病是子宫内膜癌常有的“三联症”。由于脑垂体前叶分泌过多致糖尿病——生长激素，引起血糖增高和肥胖，在此基础上产生高血压。同时垂体促性腺功能失调，卵巢失去排卵功能，不能分泌黄体酮，子宫内膜长期受雌激素影响，最终导致癌。糖尿病患者比正常人高 2.8 倍患子宫内膜癌的危险，高血压者 1.5 倍于正常人。

3. 不育：未生育特别是卵巢不排卵所致不育，缺乏孕激素的对抗，雌激素持续刺激，引起子宫内膜增生、癌变

4. 初潮早、绝经晚：初潮早、11 岁以前，绝经晚、52 岁以后的妇女患子宫内膜癌的危险性增加。月经前期乳房发胀，月经量多均与雌激素有关。

5. 多囊卵巢综合征：表现为闭经、月经不规则、不育、多毛和男性化。多囊卵巢患者不排卵，高水平、长时间雌激素作用，缺乏孕激素的调节和周期性的宫内膜剥脱，易发生增生、癌变。

6. 卵巢肿瘤：卵巢颗粒细胞瘤、卵泡膜细胞瘤等肿瘤有分泌雌激素的功能，可引起月经不调、绝经后阴道出血、子宫内膜增生过长、宫内膜息肉、癌变。卵巢肿瘤合并子宫内膜癌的机会为 4%。

7. 外源性雌激素：不适当的激素“替代”治疗，乳腺癌患者长期服用三苯氧胺，三苯氧胺有弱类雌激素作用，长期应用可致子宫内膜增生、癌变。

四、诊断

1. 症状体征：

（1）阴道异常出血：为最主要的现象，80%～90%患者有阴道异常出血，可表现为绝经后阴道不规则流血，量时多时少或月经紊乱。

（2）阴道分泌物增多：分泌物增多是瘤体渗血和继发感染所致，表现为血性或脓性液体。分泌物增多常在阴道出血之前，随后两者伴存。

（3）疼痛：少数患者有轻度下腹疼痛，因病变大突向宫腔，刺激子宫收缩，或病变位于子宫下段、阻塞、引流不畅形成宫腔积血、积脓有关。肿瘤压迫神经丛，可引起下腹、腰骶或腿持续性疼痛，往往是肿瘤晚期表现。

（4）下腹肿块，子宫内膜癌患者下腹肿块少见，一般为合并子宫肌瘤或卵巢肿瘤。但年老患者因宫颈闭锁，子宫内膜癌组织出血，坏死物无法流出，积于宫体使宫体明显增大，呈球形、囊性感。

2. 诊断方法：

（1）子宫内膜检查：宫内膜组织学检查是子宫内膜癌的主要诊断手段，是最后诊断依据。凡有月经紊乱，绝经后阴道不规则流血者，需行分段取宫内膜活检，此方法简单、创伤小、阳性率较高，无需特殊准备。无发烧、体温正常、血象正常，常规消毒宫颈、铺巾，先取宫颈管内膜一周，不进宫颈内口，后探宫腔深度，再取宫腔各壁及双宫角内膜组织，按部位分装送病理检查。若内膜活检阴性，临床又不能排除癌症者再行诊断性刮宫，或直接行子宫切除。子宫增大、宫颈闭锁无法取内膜者应直接行子宫切除。

（2）细胞学检查：宫内膜细胞除月经期外不易脱落，一旦脱落又往往发生退化、溶解，细胞学诊断阳性率低约 50%左右，一般只能起辅助诊断的作用。

（3）宫腔镜：宫腔镜检查可直视下观察宫内膜情况，对可疑部位活检，准确性高，避免了分段取内膜误漏问题。

（4）影像学诊断。

B超：阴道B超对子宫内膜的厚度、形象可显示清楚，绝经后宫内膜厚≥6 mm者有10%～20%患癌的危险，有助于子宫内膜癌的诊断。腹部B超能了解肝、脾、腹、盆腔内有无转移肿瘤及淋巴结的情况。

CT扫描及核磁共振（MRI）：特别是MRI可观察宫腔、宫颈内病变，肌层浸润的深度及淋巴结转移情况，有助于术前了解肿瘤侵犯的范围，决定手术方式。

淋巴造影：用以术前发现淋巴结转移情况。虽然子宫内膜癌淋巴结转移越来越引起重视，但淋巴造影手段不够简便、阳性率不高、实际应用不多。

3. 肿瘤标志物

子宫内膜癌无特异敏感之标示物。但近年发现子宫内膜癌患者血清CA125水平可升高，升高的幅度明显低于卵巢上皮细胞癌。不同子宫内膜癌各类型间肿瘤的分级不同，CA125的水平存在差异。子宫浆液乳头状癌，低分化者CA125阳性率较高。

五、治疗与用药

（一）分期、组织学类型及分级

1971年国际妇产科联盟（FIGO）颁布的子宫内膜癌分期系统是临床分期，依据临床检查及辅助检查的结果所定。见表11-1。

表11-1　子宫内膜癌临床分期

期别	肿瘤范围
Ⅰ期	病变局限于宫体
Ⅰa	子宫腔长度≤8 cm
Ⅰb	子宫腔长度＞8 cm
Ⅱ期	病变累及子宫颈
Ⅲ期	病变播散于子宫体以外，盆腔内（阴道、宫旁组织可能受累，但未累及膀胱、直肠）
Ⅳ期	癌瘤累及膀胱或直肠，或有盆腔以外的播散
Ⅳa	癌瘤累及邻近器官
Ⅳb	癌瘤累及远处器官

1988年FIGO推荐使用子宫内膜癌的手术-病理分期系统见表11-2。

表11-2　子宫内膜癌手术-病理分期

期　别	肿瘤范围
Ⅰ期	
Ⅰa（G1，2，3）	病变局限于子宫内膜
Ⅰb（G1，2，3）	病变浸润＜1/2
Ⅰc（G1，2，3）	病变浸润＞1/2

续表

期　别	肿瘤范围
Ⅱ期	
Ⅱa(G1,2,3)	病变浸润到宫颈腺体
Ⅱb(G1,2,3)	病变侵及宫颈间质
Ⅲ期	
Ⅲa(G1,2,3)	病变侵犯子宫浆膜和/或附件和/或腹腔细胞学阳性
Ⅲb(G1,2,3)	阴道转移
Ⅲc(G1,2,3)	转移至盆腔和/或腹主动脉旁淋巴结
Ⅳ期	
Ⅳa(G1,2,3)	病变累及膀胱和/或肠黏膜
Ⅳb(G1,2,3)	远处转移包括腹腔外和/或腹股沟淋巴结

目前临床分期和手术-病理分期同时并存使用。对于不适合手术或需行术前放疗的患者采用临床分期原则分期，手术患者按手术-病理分期原则分期，并需注明。手术-病理分期能全面准确地表达癌瘤的状况，临床分期有相当的误判率。两种分期不符者占40.3%，临床Ⅰ期中25%的期别提高；Ⅱ期约26.8%期别上升，37.8%期别下降。其原因是分段取内膜来估价宫颈管是否受累来判断分期非常不准确，加之临床分期对腹盆腔及淋巴结的情况无法判断，导致分期准确性低。

（二）子宫内膜癌的病理类型

1988年，国际妇科病理协会依据肿瘤的组织学类型提出了子宫内膜癌新的分类见表11-3。

表11-3　子宫内膜癌的分类

子宫内膜癌的分类
子宫内膜样腺癌
亚型
伴鳞状上皮分化
腺癌伴鳞状上皮化生
腺鳞癌
分泌型
纤毛细胞型
浆液性腺癌
透明细胞腺癌
黏液性腺癌
鳞状细胞癌
未分化癌
混合癌

子宫内膜样腺癌最常见占80%，这类肿瘤分化好、肌层受侵浅、不易侵犯淋巴管间隙，多有孕激素受体的表达，对激素和化疗敏感，多局限于子宫、预后好。子宫内膜样癌的特殊类型包括：子宫乳头状浆液性腺癌、子宫内膜透明细胞癌、黏液性腺癌、鳞状细胞癌、未分化癌，这类肿瘤与肥胖、糖尿病、高血压关系不密切、分化多较差、极易发生肌层浸润、淋巴血管间隙受累，较早腹盆腔及淋巴转移，缺乏孕激素受体，对激素治疗不敏感，预后差。

（三）病理分级

子宫内膜癌的病理分级能进一步了解其恶性程度，以利于临床预后的判断及选择合理的治疗方案。

1970年国际妇产科联盟（FIGO）提出的三级分法：G_1，高分化腺癌；G_2，中分化腺癌，有部分实质区域的腺癌；G_3，大部分或全部为未分化癌。

1988年对传统的分级方法进行了改进，明确提出依据肿瘤的结构和细胞核异型性的程度进行病理分级。

G_1　非鳞状或非桑葚状实性生长类型≤5%，

G_2　非鳞状或非桑葚状实性生长类型为6%～50%，

G_3　非鳞状或非桑葚状实性生长类型＞50%。

（四）治疗原则

1. 手术治疗：子宫内膜癌的手术治疗是最主要治疗手段。目的在于全面手术-病理分期，切除子宫及已转移病灶，根据手术及病理结果指导术后辅助治疗。

2. 手术方式的选择：

Ⅰ期子宫内膜癌患者可行全宫双附件切除或次广泛子宫双附件切除。I_a期G_1患者极少淋巴结转移，无需行淋巴结切除。其余I_a期G_2、G_3和I_b、I_c期需行淋巴结取样。

Ⅱ期子宫内膜癌的治疗，过去多采用术前腔内放疗1/2量，2～3周后行全宫双附件切除。目前对Ⅱ期宫内膜癌的治疗，提倡广泛性子宫、双附件切除加盆腔淋巴结切除术。

Ⅲ期以上患者，根据病变范围具体分析，采用综合治疗。手术切除全宫、双附件、大网膜及转移瘤切除。术后辅助化疗、放疗、激素治疗。

3. 放疗：

单纯放疗：适用于手术禁忌的病人或老年病人。体外、配合腔内放疗的治疗方案。腔内剂量A点40～50Gy，F点45～55Gy。体外盆腔四野DT 45Gy。

术后放疗：手术病理分期后存在高危因素的患者行术后放疗。术后腔内放疗适用于Ⅱ期宫颈受累或阴道切缘有癌组织者。体外放疗用于任何期别伴肿瘤侵犯子宫肌层＞1/2，肿瘤分化G_2，G_3，脉管瘤栓；有盆腔及腹主动脉旁淋巴结转移。

4. 化疗：

绝大多数子宫内膜癌患者无需化疗。一般认为子宫内膜样腺癌I_b、I_c、Ⅱ期、低分化、有脉管瘤栓，所有Ⅲ、Ⅳ期患者，在手术和/或放疗后接受化疗；手术放疗后患者，一旦复发应立即接受化疗；子宫浆液性乳头状囊腺癌任何期别术后即接受化疗。

几种化疗方案：

PA方案：PDD 75 mg/m^2　iv冲　ADM 50 mg/m^2　iv冲　第1天

CAP 方案：CTX 500～600 mg/m^2　iv 冲

ADM 40～50 mg/m^2　iv　第 1 天

PDD 50 mg/m^2　iv 冲

Taxol + PDD 方案：Taxol 135～175 mg + 5% GS 500 mL　iv　第 1 天

PDD 75 mg/m^2 + NS 30 mL　iv 冲　分为第 2，3 天用

注明：① PDD 用量 > 60 mg/d，用药前一天，当天及后一天均需水化。

② 用 Taxol 前需抗过敏治疗。

③ 所有方案均为四周重复。

化疗疗程数需根据患者病情，全身状况和是否合并放疗而定，一般 4～6 程。

5. 激素治疗：

主要为孕激素类药物治疗子宫内膜癌，有效率 15%～20%。激素治疗用法不一，即有术前应用，也有术后应用，多数为术后根据病理结果应用于雌激素和/或孕激素受体阳性，高分化的Ⅰ、Ⅱ期，和晚期、治疗后复发、远处转移者。孕激素治疗原则大剂量、长时间应用。所用药物有甲孕酮、甲地孕酮口服、黄体酮肌注等。服药时间半年至 1 年。抗雌激素药物治疗：他莫昔芬（三苯氧胺）可与雌二醇竞争雌激素受体占据受体而起抗雌激素的作用。服用三苯氧胺后肿瘤内孕激素受体上升，有利于孕激素的治疗。每日口服 20 mg，Tid，与孕激素联合应用或同期序贯应用。

六、预后

子宫内膜癌多生长缓慢、转移晚、预后好，5 年总生存率 60%～87%。影响预后的因素主要是期别，期别越晚、预后越差。Ⅰ期 5 年生存率 87%～99.5%，Ⅱ期 79%，Ⅲ期 45.6%，Ⅳ期 0；细胞分化越差，子宫内膜癌的生存率随之递减；肌层浸润深度 < 1/2 生存率 93%～95%，而 > 1/2 为 77.8%。子宫内膜腺癌预后好，Ⅰ期 5 年生存率达 90% 以上。子宫浆液性乳头状囊腺癌预后差，Ⅰ期 5 年生存率为 50% 左右。淋巴血管间隙受累，子宫腔大者预后差。Ⅰb 以上期别的患者手术 + 放疗和激素治疗、化疗等综合治疗能减少复发率，提高生存率。

七、预防

1. 随年龄增加应注意锻炼身体、进食高蛋白、维生素丰富、少脂肪类食物，适当控制淀粉类食物的摄入。保持体重尽量不超出标准体重范围。

2. 绝经后妇女替代治疗应在医师指导下进行。

3. 40 岁以上妇女 1～2 年应常规普查，以便早期发现、早期诊断。

4. 月经不调、绝经后妇女出现阴道分泌物增多，阴道流血及早就诊。

5. 对月经不规律，绝经后阴道分泌物增多、阴道不规则流血、特别是有患子宫内膜癌高危因素患者，在排除宫颈、阴道病变后，应尽早行分段取内膜，测定雌激素水平。

6. 子宫内膜轻度不典型增生者可服孕激素治疗，子宫内膜中-重度不典型增生应手术切除子宫。

（戴培芬、臧丽）

第十二章

子宫体肿瘤性病变

第一节　子宫平滑肌瘤

一、概述

子宫肌瘤是女性生殖器中最常见的一种良性肿瘤，多见于30～50岁妇女。以宫体部肌瘤多见，少数为宫颈肌瘤。

二、临床表现

1. 多数患者无症状，仅于妇科检查或B超检查时偶被发现。

2. 阴道流血：多数病例表现为月经量增多、经期延长或周期缩短，少数病例表现为不规则阴道流血，主要取决于肌瘤生长的部位。

3. 腹部包块：下腹可扪及实质性肿块，不规则，特别是在膀胱充盈时腹部包块更为明显。

4. 白带增多：肌壁间肌瘤可有白带增多，黏膜下肌瘤更为明显，当其感染坏死时可产生多量脓血性排液，伴有臭味。

5. 压迫症状：肌瘤增大时常可压迫周围邻近器官产生压迫症状，尤多见于子宫体下段及宫颈部肌瘤。压迫膀胱则产生尿频、尿急，甚至尿潴留；压迫直肠产生排便困难。

6. 腰酸、下腹坠胀、腹痛：一般患者无腹痛，常诉有下腹坠胀、腰背酸痛。浆膜下肌瘤蒂扭转时可出现急腹痛。肌瘤红色变性时，腹痛剧烈且伴发热。

7. 其他症状：患者可伴不孕、继发性贫血等。

8. 妇科检查：子宫不规则增大，质硬，表面呈多个球形或结节状隆起。若为黏膜下肌瘤，有时可见宫颈口或颈管内有球形实性包块突出，表面暗红色。有时有溃疡、坏死。

三、诊断要点

1. 病史及临床表现。

2. 辅助检查：

（1）超声检查：B型超声显像显示子宫增大，失去正常形态，肌瘤区出现圆形低回声区或近似漩涡状结构的不规则较强回声。B超能较准确地显示肌瘤的数目、大小及部位。

（2）诊断性刮宫：探测宫腔大小、宫腔形态及不规则突起。并将刮取所得的子宫内膜送病理检查，以除外并存的子宫内膜病变。

（3）宫腔镜检查：直接窥视宫腔形态，可见突出在宫腔内的肌瘤，明确诊断并指导治疗方案。

四、治疗方案及原则

子宫肌瘤的处理，根据患者年龄、症状、肌瘤大小、有无变性、生育要求及全身情况全面考虑。

1. 随访观察：如肌瘤小于妊娠10周子宫大小、无明显症状或近绝经期患者，可3～6个月复查一次。

2. 手术治疗：

（1）手术指征：

① 肌瘤大于妊娠10周子宫；

② 月经过多，继发贫血；

③ 有压迫症状；

④ 宫颈肌瘤；

⑤ 生长迅速，可疑恶性。

（2）手术方式：

① 肌瘤切除术：年轻未婚或未生育、希望保留生育功能的患者，可经腹行肌瘤切除。有条件者可在腹腔镜下手术切除肌瘤。

黏膜下肌瘤可在宫腔镜下行肌瘤切除术，黏膜下肌瘤突出宫颈口或阴道内者，可经阴道切除肌瘤。

② 子宫切除术：凡肌瘤较大、症状明显、经药物治疗无效、不需保留生育功能，或疑有恶变者，可行子宫次全切除或子宫全切术。若决定行次全子宫切除术，术前应详细检查宫颈除外宫颈癌或癌前病变，术后仍需按常规定期随访。双侧卵巢正常者应考虑保留。若患者已绝经，在征得患者同意后可同时行双侧附件切除，如患者不愿切除，也可保留。

3. 药物治疗：凡肌瘤小于2个半月妊娠子宫大小、症状较轻、近绝经年龄及全身情况不能手术者，可选择下列药物治疗：

（1）雄激素：丙酸睾酮25 mg，肌注，5～7日一次，共4次，经期每日注射一次，连用3日，每月总量不宜超过300 mg。或甲基睾酮5～10 mg，口服，每日2次，每月用药10～15日。

（2）促性腺激素释放激素类似物（GnRH-a）：按说明给药，连续使用3～6个月。用药期间肌瘤明显缩小，症状改善，但停药后肌瘤又可逐渐增大。GnRH-a长期持续使用可致雌激素缺乏，导致骨质疏松症。GnRH-a更适用于拟行肌瘤切除的术前准备，使手术时易于剥离肌瘤，并减少术中出血。

（3）米非司酮：米非司酮12.5～25 mg，口服，每日1次，连服3～6个月。不宜长期大量服用米非司酮，以防抗糖皮质激素的副作用。

（4）孕三烯酮：孕三烯酮 2.5 mg，口服，每周 2 次，连服 3～6 个月，用药期间需随访肝功能。

（5）子宫收缩剂：主要用于减少月经量，常用益母草冲剂口服，缩宫素 10～20 U肌注，或麦角新碱 0.2 mg 肌注等。

4. 有条件者也可行子宫肌瘤介入治疗，但要严格掌握适应证。

5. 妊娠合并子宫肌瘤的处理

（1）孕期无症状者，定期产前检查，严密观察，不需特殊处理。

（2）妊娠 36 周后，根据肌瘤生长部位是否会发生产道梗阻及产妇和胎儿的具体情况决定分娩方式。若肌瘤位于子宫下段、易发生产道阻塞、胎头高浮不能入盆者，应行选择性剖宫产。

（3）剖宫产时除基底部较小的浆膜下肌瘤之外，子宫肌壁间肌瘤及多发或肌瘤较大者应慎行肌瘤切除术。

第二节 子宫肉瘤

一、概述

子宫肉瘤是起源于子宫肌层或子宫肌层内结缔组织或子宫内膜结缔组织的一种恶性程度极高的肿瘤，包括平滑肌肉瘤、内膜间质肉瘤、恶性米勒管混合瘤。好发于中年妇女。

二、临床表现

1. 早期症状不明显，随肿瘤发展而出现症状。

2. 异常阴道流血：表现为绝经后阴道流血或月经异常，流血量或多或少。

3. 腹痛：常主诉小腹胀痛、隐痛。

4. 阴道分泌物增多，呈浆液状，带血性，若合并感染则阴道分泌物混浊、脓性，伴臭味。

5. 腹部包块：子宫肌瘤恶变者常在腹部扪及包块或包块在短期内迅速增大。

6. 压迫症状：肿块增大压迫邻近器官可产生尿频、尿急、尿潴留、排尿困难、下肢浮肿等压迫症状。

7. 晚期病例出现贫血、发热、消瘦及转移灶症状，如咳嗽、咯血、下肢瘫痪等。

8. 妇科检查：子宫增大，外形不规则，呈结节状，质地偏软。若肉瘤脱出于子宫颈口外，则检查时可见宫颈口紫红色肿块、质脆、易出血，可伴感染、坏死。

三、诊断要点

1. 病史及临床表现。

2. B 超检查显示子宫不规则增大，肌层或宫腔内回声紊乱或宫腔内占位性病变。彩色多普勒检查显示肌层内血供丰富。

3. 诊断性刮宫是有效的辅助诊断方法，对内膜间质肉瘤和恶性米勒管混合瘤的诊刮阳性率较高，而平滑肌肉瘤诊刮可能取不到病变组织，多为阴性结果。

4. 宫颈或宫颈管赘生物切除送病理检查，有助于诊断。

5. 肺部X线检查以早期发现肺转移。

6. 临床分期采用国际抗癌协会（UICC）分期标准。

子宫肉瘤的临床分期：

Ⅰ期　癌肿局限于宫体。

Ⅱ期　癌肿已累及宫颈。

Ⅲ期　癌肿已超出子宫，侵犯盆腔其他脏器及组织，但仍限于盆腔。

Ⅳ期　癌肿超出盆腔范围，侵犯上腹腔或已有远处转移。

四、治疗方案及原则

1. 手术治疗：

（1）行全子宫或子宫次全广泛切除及双侧附件切除术，一般主张同时行盆腔淋巴结及腹主动脉旁淋巴结清扫术。

（2）年轻、肿瘤局限、恶性程度低，可考虑保留卵巢，但若为子宫内膜间质肉瘤、恶性米勒管混合瘤则不宜保留卵巢。

2. 放射治疗：

（1）肿瘤较大者术前加用放射治疗，使肿瘤缩小，提高手术切除率。术后加用放射治疗，可减少术后复发率。

（2）不宜手术者可单行放射治疗，腔内放疗总量25 Gy，体外照射总量65～70 Gy。

3. 化学治疗：化学治疗作为综合治疗的一部分，常用的化疗方案如下：

（1）VAC方案：

① 长春新碱：1.5 mg/m^2，静注，第1日，每周1次，连用12次。

② 放线菌素D：300 $\mu g/m^2$，静滴，第1～5日。

③ 环磷酰胺：250 mg/m^2，静滴，第1～5日。

（2）IAP方案：

① 异环磷酰胺（IFO）：1.5 g/m^2，静滴，第1～3天。

② 盐酸表柔比星（EPI-A）：60～80 mg/m^2，静滴，第1天。

③ 顺铂（DDP）：70 mg/m^2，第1天。

4. 随访：子宫肉瘤的恶性程度高，易血行转移，预后较差，临床过程常较短，治疗后应密切随访。

（臧丽、戴培芬）

第十三章

卵巢病变

第一节 卵巢瘤样病变

一、概述

这是一类卵巢非肿瘤性囊肿或增生性病变，可为生理性，亦可为病理性。可发生于任何年龄，以育龄妇女多见。

1. 卵巢非赘生性囊肿：

（1）卵泡来源的囊性变：囊状卵泡、卵泡囊肿、卵泡血肿。

（2）黄体的囊性变：囊状黄体、黄体囊肿。

（3）白体的囊性变：囊状白体、白体囊肿。

（4）黄素囊肿。

（5）生发上皮包涵囊肿。

（6）妊娠黄体瘤。

2. 卵巢增生性病变：

（1）卵巢多囊卵巢综合征。

（2）卵泡膜细胞增殖症。

（3）卵巢皮质间质增生。

（4）卵巢重度水肿。

二、诊断要点

1. 临床表现：

（1）多囊卵巢综合征患者常有月经失调、不排卵、不孕、毛发增多等。

（2）多数患者常无临床症状，仅在妇科检查或B超检查时才发现。较大囊肿可出现下腹坠胀或不适感，甚至腰骶部酸痛、性交痛。

（3）妇科检查：可发现子宫一侧或双侧肿块，囊性为主，表面光滑，直径通常不超过6cm。

2. 辅助检查：

（1）B超检查提示一侧或双侧卵巢囊性增大。

（2）实验室内分泌测定有助于诊断。

（3）腹腔镜检查有助于诊断，必要时做活组织检查以明确诊断。

三、治疗方案及原则

1. 一般需观察2～3个月后复查，多数可自行消失。当发生扭转、破裂引起急腹症时，需及时诊断，及时处理。多数卵巢非赘生性囊肿破裂不需手术，但腹腔内出血多者应立即剖腹探查，行修补缝合术。

2. 有以下情况者应行剖腹探查：

（1）囊肿直径超过6 cm。

（2）出现急腹症症状。

（3）观察3～6个月，囊肿持续存在。

（4）绝经后妇女。

（5）不能排除阑尾炎、异位妊娠、真性卵巢肿瘤。

第二节　卵巢非特异性间质肿瘤

一、概述

卵巢非特异性间质肿瘤是指卵巢间质区非特殊支持组织所产生的一类肿瘤，较少见，可为良性或恶性。其分类为：

1. 良性肿瘤：包括纤维瘤、类脂细胞瘤、血管瘤、良性中胚叶混合瘤、黏液瘤、神经纤维瘤、淋巴管瘤、骨细胞瘤。

2. 恶性肿瘤：包括各种卵巢肉瘤（如纤维肉瘤、平滑肌肉瘤、横纹肌肉瘤、血管肉瘤、恶性中胚叶混合瘤、神经纤维肉瘤等）、原发性恶性淋巴肉瘤。

二、诊断要点

1. 临床表现：

（1）早期无特殊症状，常在B超检查或剖腹探查时发现。而恶性者则因恶性程度较高，可较早出现广泛转移。

（2）腹痛：肿瘤刺激腹膜及瘤蒂扭转可引起腹痛。

（3）压迫症状：肿瘤嵌顿于盆腔内压迫膀胱、直肠，引起排尿不畅、大便困难及下腹部隐痛等。

（4）腹部包块：肿块较大的患者常可自己扪及腹部包块，恶性者生长迅速。

（5）麦格综合征：出现胸水、腹水。

（6）类脂细胞瘤常有男性化表现。

（7）恶性者常有腹水、压迫症状、转移灶症状等。

（8）腹部检查可扪及肿块，腹水征可呈阳性；妇科检查可扪及子宫一侧肿块，良性者多可活动，恶性者常浸润周围组织而固定。

2. 辅助检查：

（1）B超检查可显示肿块来源、大小及性质、腹水。

（2）病理组织学检查可明确诊断。

三、治疗方案及原则

良性肿瘤行患侧附件切除术。恶性者行全子宫及双侧附件切除术及肿瘤细胞减灭术，术后辅以化疗及放疗，因恶性程度高，患者常很快广泛转移或复发，预后极差。

第三节 卵巢性索间质肿瘤

一、概述

卵巢性索间质肿瘤来源于原始性腺中的性索组织及特殊性间叶组织。其特征是：① 多数有内分泌功能，产生类固醇类激素；② 肿瘤多为中等大小、实质性，组织形态多样化；③ 为良性或低度恶性。

二、诊断要点

1. 临床表现：

（1）下腹部肿块，实质性。

（2）内分泌紊乱：根据肿瘤产生的激素不同而表现不一。支持间质细胞瘤患者常表现为去女性化：月经稀少，闭经，乳房和子宫萎缩，此后发生男性化，表现为毛发增生、出现胡须、阴蒂肥大、声音低沉。颗粒-卵泡膜细胞瘤因产生雌激素而为女性化表现。青春期表现为性早熟，乳房增大，阴毛及腋毛出现，内、外生殖器发育，无排卵月经；生育期妇女表现为不规则阴道流血，或短期闭经后有大量阴道流血；绝经后妇女则出现绝经后阴道流血。

（3）腹胀、腹痛：巨大肿瘤可使腹部膨胀，腹部包块或腹水可引起腹胀。较大肿瘤可引起下腹隐痛或产生压迫症状。肿瘤包膜破裂、蒂扭转则出现急腹痛。

（4）其他症状：有的患者可伴麦格综合征，有胸水、腹水。伴环状小管的性索瘤常合并口唇黏膜黑色素沉着、胃肠道息肉综合征。

（5）妇科检查：发现子宫一侧肿块。实性或囊实性，大小不一，多为中等大。

2. 辅助检查：

（1）B超检查显示肿块的来源、大小、性质。

（2）激素测定有助于诊断，颗粒-卵泡膜细胞瘤患者血、尿雌激素水平升高，支持间质细胞瘤患者血睾酮（T）、尿17-酮类固醇升高。

（3）阴道涂片：颗粒卵泡膜细胞瘤患者阴道涂片显示雌激素的影响，成熟指数右移。

（4）诊断性刮宫：了解雌激素对于宫内膜的影响，并可除外子宫内膜增生及子宫内膜癌。

（5）病理组织学检查可明确诊断。

3. 临床分期：见卵巢癌的临床分期。

三、治疗方案及原则

1. 手术治疗：手术是基本的治疗方法，手术范围则按肿瘤性质、患者年龄及对生育的要求考虑。

（1）颗粒细胞瘤：治疗原则是手术为主，放疗及化疗为辅。基本手术方式为全子宫及双侧附件切除术。复发或转移者可行肿瘤细胞减灭术。要求保留生育功能的年轻患者，无卵巢外扩散、包膜完整的Ⅰa期，可行患侧附件切除术，术中仔细检查对侧卵巢并做活检行快速冰冻切片检查。

（2）卵泡膜细胞瘤：基本手术方式为患侧附件切除，但有5%～10%可发生恶变，故近绝经期或绝经后患者、恶变者，应行全子宫及双侧附件切除术。

（3）支持间质细胞瘤：基本属良性，但有22%～34%显示恶性行为，故年轻、肿瘤局限于一侧卵巢可行患侧附件切除术。近更年期患者或恶变者可行全子宫及双侧附件切除术。

（4）两性母细胞瘤：切除患侧附件或兼全子宫切除。

（5）伴环状小管的性索瘤：以切除患侧附件为主。

2. 化学治疗：凡为恶性肿瘤，术后均需化疗。常用化疗方案如下：

（1）VAC方案、PvB方案和BEP方案。

（2）可酌情选用上述方案，疗程间隔4周。

3. 随访：定期随访，恶性者的随访同上皮性卵巢癌。颗粒细胞瘤有远期复发倾向，需长期随访。

第四节　卵巢生殖细胞肿瘤

一、概述

卵巢生殖细胞瘤性肿瘤来源于原始性腺中的生殖细胞，包括无性细胞瘤、畸胎瘤、内胚窦瘤、胚胎癌和卵巢原发绒癌。其特征是：① 好发于年轻妇女；② 除成熟性畸胎瘤外均为恶性，且恶性程度较高；③ 肿瘤常混合存在；④ 对化疗敏感。

二、诊断要点

1. 临床表现：

（1）因肿瘤性质而异，成熟性畸胎瘤常无症状，仅在妇科检查或B超检查时发现。

（2）腹胀、腹块：随肿瘤生长出现腹胀、腹块，肿块生长迅速，短期内增大，可伴腹水。

（3）内分泌紊乱：可有月经紊乱、性早熟、闭经、不育、多毛等。

（4）腹痛：畸胎瘤发生蒂扭转时可产生剧烈腹痛。肿瘤穿破包膜时可引起腹痛。

（5）压迫症状：肿瘤增大压迫邻近器官可引起尿潴留、排便困难等。

（6）胸、腹水：患者常伴有胸、腹水，严重者可出现腹胀和呼吸困难。

（7）恶病质：晚期恶性肿瘤患者出现消瘦、贫血、发热及转移灶症状。病情发展快。

（8）腹部检查：可扪及肿块，大小不一，多为中等大小，多呈实性。腹水征可为阳性。

（9）妇科检查：子宫一侧可扪及肿块，偶为双侧性，中等大小，实性或呈不均质。

2. 辅助检查：

（1）影像学检查：盆、腹腔平片可显示畸胎瘤内有骨骼及牙齿阴影，CT 和 MRI 均可发现盆、腹腔包块。

（2）B 超检查：提示肿瘤的部位、大小、性质、腹水。若为畸胎瘤，可显示囊内骨骼、牙齿、实质性光团等特有图像。

（3）腹水细胞学检查：查找癌细胞。

（4）血、尿 HCG 测定：胚胎性癌、绒毛膜癌、混合性生殖细胞瘤的 HCG 常呈阳性。

（5）血清甲胎蛋白（AFP）测定：胚胎性癌、未成熟性畸胎瘤、内胚窦瘤的 AFP 常呈阳性。

（6）病理组织学检查是诊断的依据。

三、治疗方案及原则

治疗原则：手术加化疗，辅以放射治疗。

1. 手术治疗：

（1）手术目的：

① 切除肿瘤；

② 明确分期。

（2）手术时首先详细探查，包括腹腔冲洗液找肿瘤细胞；盆、腹腔脏器及腹膜淋巴结探查，横膈、腹膜及大网膜多点活检，以准确地作出分期。

（3）基本术式为患侧附件切除术加大网膜切除和腹膜后淋巴结清扫术。无论期别如何，只要对侧卵巢和子宫没有受累，均应考虑保留生育功能。

2. 化学治疗：卵巢生殖细胞恶性肿瘤对化疗很敏感。通过化疗可取得令人满意的治疗效果。常用化疗方案如下：

（1）BEP 方案：依托泊苷（VP 16）：100 mg/m^2，静滴，第1～5日；博来霉素或平阳霉素：15 mg/m^2，静滴，第 1～2 日；顺铂：30 mg/m^2，静滴，第 1～5 日。

（2）BVP 方案：顺铂 30 mg/m^2，静滴，第 1～5 日；长春新碱 1～1.5 mg/m^2，静注，第 1～2 日；博来霉素或平阳霉素 15 mg/m^2，静注，第 1～2 日。

（3）VAC 方案：长春新碱 1.5 mg/m^2，静注，第 1 日；放线菌素 D 5～7 μg/kg，静滴，第 1～5 日 + 环磷酰胺 5～7 mg/kg，静滴，第 1～5 日。

以上方案酌情选用，疗程间隔 3 周。化疗的疗程数应根据患者的具体情况决定，原则上在患者的肿瘤标志物下降至正常后，再巩固化疗 2 个疗程。总疗程一般为 6 个疗程。博来霉素及平阳霉素可引起肺纤维化，成人终生剂量为 360 mg，当其用量达总剂量后，BEP 和 BVP 方案可改用 EP 方案（依托泊苷、顺铂）和 PV 方案（顺铂、长春新碱）。用法同 BEP 和 BVP 方案。

3. 放射治疗：对晚期、复发或有远处转移的无性细胞瘤，除手术和化疗外，还可加用放射治疗。腹部 25 Gy/3 周，盆腔加腹主动脉旁淋巴结 16 Gy。

4. 随访：

（1）定期随访，尤其是最初 2 年。

（2）HCG、AFP 和乳酸脱氢酶测定，有助于预测肿瘤复发。

第五节　卵巢上皮性肿瘤

一、概述

卵巢上皮性肿瘤是最常见的一组卵巢肿瘤，来源于卵巢的生发上皮。有向中肾管方向分化的特性。肿瘤体积往往较大，多呈囊性，单房或多房。其组织学分类为：

1. 卵巢浆液性肿瘤；
2. 卵巢黏液性肿瘤；
3. 卵巢内膜样肿瘤；
4. 卵巢纤维上皮瘤或勃勒纳瘤；
5. 混合性上皮性肿瘤；
6. 不能分类的上皮性肿瘤；
7. 未分化癌。

各类肿瘤又有良性、交界性和恶性之分。

二、临床表现

1. 症状：

（1）良性肿瘤和早期癌常无症状。

（2）胃肠道症状：肿瘤较大或晚期癌可有消化不良、便秘、恶心、腹泻及腹部不适，渐渐出现腹胀。

（3）下腹包块：以囊肿为主，中等大小，也有较大者，单侧或双侧。良性者表面常较光滑，恶性者表面高低不平，固定。

（4）压迫症状：较大肿瘤压迫可引起下肢浮肿、尿潴留、排尿困难，并发腹水时可产生相应的压迫症状，如呼吸困难、心悸、上腹饱胀。

（5）腹痛：当肿瘤内出血、坏死、破裂、感染时可致腹痛。发生扭转时可产生急腹痛。恶性肿瘤侵犯盆壁、累及神经时，可出现疼痛并向下肢放射。

（6）月经异常：部分患者可有月经异常，表现为月经紊乱、不规则阴道流血、闭经、绝经后阴道流血等。

（7）胸、腹水：常见于卵巢上皮性恶性肿瘤，表现为腹胀或呼吸困难。

（8）恶病质：晚期恶性肿瘤患者有贫血、消瘦等恶病质表现，甚至出现肠梗阻。

2. 体征：

（1）腹部可扪及肿块，囊性或实性，表面光滑或高低不平。有腹水者腹部移动性浊音阳性。

（2）妇科检查：子宫一侧或双侧肿块，囊性或实性，表面光滑或高低不平。若肿块实性，双侧性，表面不规则，则常为恶性。

三、诊断要点

1. 临床表现见上。

2. B超检查：了解肿块的来源、性质、大小，肿瘤壁是否光滑。囊肿内有无乳头或实质性部分，有无腹水。

3. 细胞学检查：胸腔、腹腔穿刺抽取胸水、腹水找肿瘤细胞，有助于诊断。

4. 细针穿刺：固定于盆底的实质性肿块，可经阴道细针穿刺抽吸组织，进行涂片或病理切片检查。也可在B超指引下，经腹或经阴道用细针直接穿刺肿瘤，取活体组织检查。

5. 腹腔镜检查：用于肿块的鉴别，在直视下行盆、腹腔包块活体组织检查，以明确诊断；还可正确估计病变范围，明确期别。

6. 影像学检查：钡灌肠检查、胃肠道钡餐造影、静脉肾盂造影，可了解肿瘤与胃肠道、泌尿道的关系。CT和MRI检查有助于诊断。淋巴造影可用来观察有无淋巴结转移。正电子发射计算机断层显像(PET)检查可发现早期复发。

7，肿瘤标记检测：CA125、CEA、CA190、胎盘碱性磷酸酶、半乳糖转移酶测定有助于诊断，但为非特异性。

8. 病理组织学检查：手术标本的病理检查可明确诊断。

9. 临床分期：卵巢恶性肿瘤应采用FIGO制定的手术病理分期。

四、治疗方案及原则

原则上卵巢肿物一经确诊或直径5 cm以上，疑为卵巢肿瘤者，均需手术治疗。其剖腹探查指征为：① 绝经后妇女发现盆腔肿块；② 附件肿块直径为5 cm以下，观察2个月仍持续存在者；③ 附件实性肿块；④ 附件肿块直径5 cm以上者；⑤ 盆腔肿块诊断不明者。

1. 良性肿瘤：采取手术治疗，手术范围根据患者年龄而定。

(1) 年轻患者可行肿瘤剥出术或患侧附件切除术。

(2) 45岁以上患者可行患侧附件切除术或同时切除子宫。

(3) 50岁以上或绝经后患者行全子宫及双侧附件切除术。

(4) 切除的肿瘤标本需即刻剖视，有疑问者或有条件者即行快速冰冻切片病理检查。

(5) 手术注意点：

① 尽量完整取下肿瘤，以防囊内容物流出，污染腹腔；

② 巨大卵巢囊肿可行穿刺抽吸液体使肿瘤体积缩小后取出，但须保护周围组织以防囊液污染种植；

③ 抽吸液体的速度宜缓慢，以免腹压骤降影响心脏负荷而致休克。

2. 交界性肿瘤：若快速冰冻切片病理报告为交界性肿瘤，手术范围也应根据患者的年龄、对生育的要求及病变的临床期别而定。

(1) 原则上行全子宫及双侧附件切除术。

(2) 年轻未生育要求保留生育功能者，在除外对侧卵巢病变及其他部位转移情况后，可行患侧附件切除术。但术后必须定期随访。

(3) 若肿瘤破裂，术毕应冲洗腹腔(若为黏液性肿瘤，可用5%葡萄糖溶液或高分子右旋糖酐冲洗）。术后是否化疗应根据患者的具体情况决定。

3. 恶性肿瘤 以手术为主，辅以化疗等综合治疗。

（1）手术治疗：

① 一经怀疑为卵巢恶性肿瘤应尽早行剖腹探查术，术时取腹水或腹腔冲洗液做细胞学检查，然后行全腹、盆腔探查及可疑病灶活检，初步分期，并评价手术的可能性。

② 根据分期、患者的全身情况决定手术范围：a. 早期病例应行全面分期探查术，包括全子宫及双侧附件切除加大网膜切除、阑尾切除，同时行腹膜后淋巴结清扫及腹主动脉旁淋巴结清扫术；b. Ⅱ期以上晚期病例行肿瘤细胞减灭术，使肿瘤残留病灶直径缩小到1.5～2 cm以下，包括全子宫及双侧附件切除、大网膜及阑尾切除、盆腔及腹主动脉旁淋巴结清扫、转移灶切除，以及膀胱、肠及肝脏转移灶的切除。

③ 保留生育功能的保守性手术：仅用于符合下列条件者：a. 临床Ⅰa期；b. 分化好的浆液性、黏液性、内膜样肿瘤；c. 对侧卵巢楔形切除，快速冰冻切片检查未发现异常；d. 大网膜活检未发现异常；e. 年轻要求生育者；f. 有条件随访者，在完成生育后再切除子宫及对侧卵巢。

（2）化疗：

卵巢癌的化疗包括术前及术后化疗，术前化疗适用于晚期卵巢癌、大量腹水、估计手术切除有困难者，先行1～2个疗程的治疗。而卵巢癌术后不论期别均需辅助化疗，包括腹腔和静脉化疗。化疗疗程视病情而定，一般需6～12个疗程。常用化疗方案如下：

① TC案：紫杉醇135～175 mg/m^2，卡铂（C）AUC 4～7，静滴或腹腔注射，均为1日，间隔3周。

② CAP方案：顺铂75 mg/m^2，静滴或腹腔注射，1日；多柔比星（盐酸表柔比星或吡柔比星）50 mg/m^2，静注，1日；环磷酰胺750 mg/m^2，静滴，1日，或仅用顺铂和环磷酰胺（PC方案），用法同上。间隔3周。

③ 注意事项：a. 顺铂有肾毒性，化疗前需水化，补液3 000 mL左右，保证尿量≥2 500 mL；b. 平阳霉素可引起肺纤维化，终生剂量为360 mg，化疗期间注意肺功能；c. 紫杉醇可引起过敏反应，化疗前应用抗过敏药，化疗期间行心电监护。

（戴培芬、鹿淑茹）

第十四章

妊娠滋养细胞疾病

妊娠滋养细胞疾病是一组来源于胎盘滋养细胞的疾病，可分为葡萄胎、侵蚀性葡萄胎、绒毛膜癌（简称绒癌）、上皮样绒毛膜癌及胎盘部位滋养细胞肿瘤。这几种疾病之间存在一定的联系，葡萄胎为胚外组织变性、滋养层发育异常所致，属于良性绒毛病变，但部分患者可以持续存在并发生子宫局部侵犯和（或）子宫外转移，即发展为侵蚀性葡萄胎。侵蚀性葡萄胎仅发生在葡萄胎以后，但绒癌、上皮样绒毛膜癌和胎盘部位滋养细胞肿瘤可发生在葡萄胎、足月妊娠、流产或异位妊娠以后。目前认为子宫葡萄胎属于良性疾病，而侵蚀性葡萄胎、绒癌、上皮样绒毛膜癌和胎盘部位滋养细胞肿瘤又统称为恶性妊娠滋养细胞肿瘤。

第一节 葡萄胎

一、概述

葡萄胎因妊娠后胎盘绒毛滋养细胞增生、间质水肿，而形成大小不一的水泡，水泡间借蒂相连成串，形如葡萄而名之，也称水泡状胎块。葡萄胎可分为完全性葡萄胎和部分性葡萄胎两类，其中大多数为完全性葡萄胎。但有恶变的可能，其恶变率各国报道不一，为5%～20%，国内报道为14.5%。

二、临床表现

1. 异常阴道流血：为最常见的症状，一般在停经8～12周后出现阴道流血，出血量多数开始为少量，以后逐渐增多；亦可突然大量阴道流血。有时血块中可见水泡样组织。

2. 子宫异常增大：约半数患者的子宫大于相应停经月份的正常妊娠子宫。与停经月份相符及小于停经月份者约各占1/4。部分性葡萄胎大多数子宫与停经月份相符或小于停经月份。

3. 腹痛和腹部包块：当葡萄胎迅速增大、子宫急速膨大时可引起下腹胀痛，而卵巢黄素化囊肿急性扭转时可出现急腹痛。异常增大的子宫或卵巢黄素化囊肿可表现为腹部包块。

4. 妊娠呕吐：多发生于子宫异常增大和 HCG 水平异常升高者，出现时间一般较正常妊娠早，症状严重，且持续时间长。

5. 卵巢黄素化囊肿：大多数为双侧性，也可为单侧性。

6. 其他症状：合并甲状腺功能亢进时，可出现心动过速、皮肤潮湿和震颤等症状。部分患者亦可出现水肿、高血压、蛋白尿等妊娠高血压综合征的症状。部分性葡萄胎可有完全性葡萄胎的大多数症状，但一般程度较轻。

三、诊断要点

1. 临床症状及体征：凡有停经后不规则阴道流血，腹痛，妊娠呕吐严重且出现时间较早，体格检查时有子宫大于停经月份，子宫孕 5 个月大小时尚不能触及胎体、不能听到胎心、无胎动，应怀疑葡萄胎的可能。较早出现妊高征征象，尤其在孕 28 周前出现先兆子痫、双侧卵巢囊肿及甲亢征象，均支持诊断。如在阴道排出物中见到葡萄样水泡组织，则诊断基本成立。

2. 辅助检查：

（1）绒毛膜促性腺激素（HCG）测定：为常规检查方法，一般表现为血或尿 HCG 值较正常妊娠明显升高，但也有少数葡萄胎，尤其是部分性葡萄胎，因绒毛退行性变，HCG 升高不明显。

（2）超声检查：B 型超声检查是诊断葡萄胎的可靠方法，典型声像图表现为宫腔内充满雪花状回声，或呈蜂窝状图像，测不到胚胎及胎盘；部分性葡萄胎表现为妊娠囊直径扩大和胎盘组织局灶囊性变。一般于妊娠 8～10 周即能确诊。

（3）多普勒胎心测定：葡萄胎时仅能听到子宫血流杂音。无胎心音。

3. 完全性葡萄胎和部分性葡萄胎的鉴别　鉴别主要依靠组织学，有时需要遗传学检查才能确定。

四、治疗方案及原则

1. 清宫：葡萄胎确诊后，首先应仔细做全身检查，进行治疗前评估。在病人情况稳定后，应及时清宫。一般选用吸刮术。关于葡萄胎的清宫次数尚未定论，一般情况下，子宫小于妊娠 12 周可以一次刮净，子宫大于妊娠 12 周或术中感到一次刮净有困难时，可于 1 周后行再次刮宫。葡萄胎每次刮宫的刮出物必须送组织学检查，应将子宫壁和子宫腔刮出物分别送病检。

2. 子宫切除术不作为常规处理。对于年龄大于 40 岁、有高危因素、无生育要求者可行全子宫切除术，应保留卵巢。有化疗条件者宜于术前化疗 1～2 d，术后继续完成此疗程。

3. 卵巢黄素化囊肿的处理 一般不需处理。发生急性扭转时，可在 B 型超声或腹腔镜下行穿刺吸液，如扭转时间较长而发生坏死，需行患侧附件切除术。

4. 预防性化疗：预防性化疗应在葡萄胎清宫同时或清宫后立即实施，其意义尚未确定，不作常规应用。一般认为若有以下高危因素者可行预防性化疗：

（1）年龄＞40岁。

（2）子宫明显大于停经月份，葡萄胎排除前HCG值异常升高。

（3）滋养细胞高度增生或伴有不典型增生。

（4）葡萄胎清除后HCG曲线不呈进行性下降，降至一定水平后即不再继续下降或始终处于高值，排除葡萄胎残留。

（5）有咯血史，出现可疑转移灶，可给予选择性治疗。化疗方案采用单一药物，一般为单疗程。可供选择的药物有：① MTX；② 放线菌素D（KSM）；③ 5-Fu。如1个疗程后HCG未恢复正常，则按期重复化疗，直至HCG正常，不必巩固化疗。

第二节 侵蚀性葡萄胎和绒毛膜癌

一、概述

侵蚀性葡萄胎是指葡萄胎组织侵入子宫肌层引起组织破坏，或并发子宫外转移者。侵蚀性葡萄胎继发于葡萄胎之后，具有恶性肿瘤行为，但恶性程度一般不高，大多数仅造成局部侵犯，并发远处转移者不罕见，预后较绒癌好。妊娠性绒毛膜癌是一种继发于正常或异常妊娠之后的滋养细胞肿瘤。其中50%发生于葡萄胎之后，25%发生于流产后，22.5%发生于足月妊娠之后，2.5%发生于异位妊娠之后。绒癌多数发生于生育期年龄，但也有少数发生于绝经之后。绒癌的恶性程度极高，在化疗药物问世以前，其死亡率高达90%以上。以后由于诊断技术的进展及化学治疗的发展，绒癌患者的预后已得到极大的改善。

二、临床表现

1. 阴道流血：在葡萄胎排空、流产或足月产后，有持续不规则阴道流血，量多少不定。也可表现为一段时间正常月经后再停经，然后再出现阴道流血。

2. 假孕症状：表现为乳房增大，乳头及乳晕着色，甚至有初乳样分泌，外阴、阴道、宫颈着色，生殖道质地变软。

3. 腹痛：一般并无腹痛，但当子宫病灶穿破浆膜层造成子宫穿孔，或子宫病灶坏死感染等可出现急性腹痛。黄素化囊肿发生扭转或破裂时，也可出现急腹痛。

4. 子宫复旧不全或不均匀性增大：常常在葡萄胎排空后、流产或产后4～6周子宫未恢复到正常大小，质地偏软。也可因肌层内病灶部位和大小的影响，表现为子宫不均匀性增大。

5. 卵巢黄素化囊肿：葡萄胎排空后，两侧或一侧卵巢黄素化囊肿持续存在。

6. 转移性症状：主要经血行播散，最常见的转移部位是肺，其次是阴道，以及盆腔、肝和脑等。各转移部位症状的共同特点是局部出血。

（1）肺转移：通常表现为胸痛、咳嗽、咯血及呼吸困难。在少数情况下，可因肺动脉滋养细胞瘤栓形成造成急性肺梗死，出现肺动脉高压和急性肺功能衰竭。但当肺转移灶较小时也可无任何症状。

（2）阴道转移：转移灶常位于阴道前壁，呈紫蓝色结节，破溃时引起不规则阴道流血甚至大出血。

(3) 肝转移：多同时伴有肺转移，表现为上腹部或肝区疼痛，若病灶穿破肝包膜可出现腹腔内出血。

(4) 脑转移：是绒癌主要的致死原因。一般同时伴有肺转移和(或)阴道转移。常见的症状主要有头痛、呕吐、不同程度的昏迷以及神经占位症状，如偏瘫、视觉障碍、失语等。

(5) 其他转移：绒癌的其他转移部位尚有脾、肾、膀胱、消化道、骨等，如发生出血，则出现相应的症状。

三、诊断要点

1. 临床诊断：根据葡萄胎排空后或流产、足月分娩、异位妊娠后出现阴道流血和(或)转移灶及其相应症状和体征，结合肿瘤标志物 HCG 异常，可考虑诊断为妊娠滋养细胞肿瘤。大多数侵蚀性葡萄胎发生在葡萄胎排空后 12 个月内，而绒癌则在葡萄胎排空 12 个月后发生；流产、足月分娩、异位妊娠后出现上述情况临床可诊断为绒癌。可供选择的主要辅助诊断手段有：

(1) HCG 值测定：在葡萄胎排空后 9 周以上或流产、足月产、异位妊娠后 4 周以上，HCG 值持续阳性，或曾经一度下降后又上升，已排除妊娠物残留和再次妊娠的可能，结合临床表现可诊断为侵蚀性葡萄胎或绒癌。

(2) 超声检查：可辅助诊断子宫肌层内滋养细胞肿瘤病灶。选用普通黑白和彩色多普勒超声。

(3) X 线胸片：是诊断肺转移的重要检查方法，形态多样，典型表现为棉球状或团块状阴影。转移灶以右侧肺及中下部较为多见。

(4) CT 和磁共振(MRI)检查：CT 对发现肺部较小病灶和肝、脑等部位转移灶有较高的诊断价值。磁共振主要用于盆腔病灶的诊断。

(5) 其他检查：包括动脉造影、腹腔镜等。

2. 组织学诊断：大多数侵蚀性葡萄胎和绒癌仅有临床诊断，少数经过手术的病例可获得组织标本。在子宫肌层内或于宫外转移灶中见到绒毛或退化的绒毛影，即可诊断为侵蚀性葡萄胎。仅见成片滋养细胞浸润及坏死出血、未见绒毛结构者，可诊断为绒癌。如果原发灶和转移灶的诊断不一致，只要在任一标本中见有绒毛结构，均可诊断为侵蚀性葡萄胎。

3. 临床分期及预后评分：完整的妊娠滋养细胞肿瘤的诊断最好包括分类、临床分期和预后评分。我国普遍应用的是北京协和医院分期，预后评分主要采用为 FIGO 接受的改良 WHO 预后评分系统。

四、治疗方案及原则

治疗原则以化疗为主，辅以手术和放疗等其他治疗手段。治疗的选择根据类型、临床分期、预后评分(包括 HCG 水平、疾病持续时间、转移部位等)、以前的治疗、对生育的要求和经济情况综合考虑。原则上低危或早期病例选择单一治疗，高危或晚期、复发病例选择综合治疗。

1. 化疗：化疗是妊娠滋养细胞肿瘤的主要治疗手段，对部分早期、低危病例可单独应用化疗治愈。选择化疗方案的原则一般是低危早期病例选择单一药物化疗，高危晚期病例选择联合化疗。耐药和复发病例根据先前的治疗情况决定，如对单药治疗耐药的病例可选择单药治疗失败的补救方案，而对几种单药治疗失败和复发病例选择联合化疗。可供选择的化疗方案有：

（1）单一药物化疗：目前常用的药物有 5-Fu、KSM、MTX、MTX + 四氢叶酸（FA）、VP16 等。

（2）单一药物治疗失败后补救化疗方案：三联方案（MTX + FA + ACTD + CTX），EA 方案（VP16 + KSM）。

（3）联合化疗方案：两药联合化疗方案主要有 5-Fu + KSM、VP16 + KSM、EMA-CO 方案（EMA 包括 KSM + MTX + VP16，CO 包括 CTX + VCR），是目前应用较为广泛、疗效较为肯定的联合化疗方案，在一些情况下（EMA-CO 无效）可改为 EMA-EP（VPl6 + DDP）。其他可供选择的联合化疗方案包括 ACM 三联序贯（ACTD + CTX + MTX）、5-Fu（或 FUDR）+ KSM、5-Fu（或 FUDR）+ KSM + VP16、CMV 方案（卡铂 CP + MTX + VCR）、PEA 方案（DDP + VP16 + ACTD）。

（4）疗效评判：在每一疗程结束后，应每周测定血 β-HCG 一次，结合妇科检查、超声、胸片、CT 等检查。在每一疗程化疗结束至 18 日内，血 β-HCG 下降至少 1 个对数称为有效。

（5）停药指征：一般认为化疗应持续到症状、体征消失，原发和转移灶消失，每周测定一次 HCG，连续 3 次正常，再巩固数个疗程方可停药，无转移和低转移危险的病例，巩固疗程宜少。

2. 手术作为辅助治疗，在一些特定的情况下应用。

（1）子宫切除：对于大病灶、耐药病灶或病灶大出血（又无动脉栓塞条件或栓塞失败者）时，应在化疗的基础上或在治疗的同时给予手术。一般行子宫切除术，手术范围为全子宫或改良子宫广泛切除（次广泛子宫切除），生育期年龄妇女可考虑保留一侧或双侧卵巢。对于有生育要求的年轻妇女，若血 HCG 水平不高，子宫外转移灶控制或耐药病灶为单个，可考虑行病灶剜出术。对无生育要求、无子宫外转移的低危侵蚀性葡萄胎和绒癌，可考虑在子宫切除的同时辅以单一药物化疗。

（2）肺切除术：对于多次化疗未能吸收的孤立耐药肺内病灶，可考虑做肺叶切除。

（3）其他特殊部位转移病灶的手术切除：对多次联合化疗未能控制的孤立耐药病灶，在排除有其他转移病灶的情况下可行手术切除。急诊情况为抢救生命，有时需急诊手术。

3. 放射治疗应用较少，主要用于脑和肺等部位耐药病灶的治疗。

4. 其他治疗：

（1）血管介入治疗：适用于局部大出血和耐药病灶。

（2）生物治疗：辅助化疗和手术治疗等主要治疗手段，以改善疗效和生活质量。

5. 主要转移部位的治疗：

（1）阴道转移：多数阴道转移可经全身化疗治愈，少数阴道转移可破溃引起大出血，在全身化疗的同时需局部压迫止血，局部手术包括切除或缝合止血或局部化疗或血管栓塞或放疗。

（2）肺转移：全身化疗是基础，对联合化疗耐药，排除其他部位同时存在转移，可行局部肺切除，手术后需继续化疗。

（3）脑转移：在联合化疗的基础上，结合选择全颅放疗（日前已不常用）。在应急情况下如出现颅内高压和为预防脑疝的形成，可行急症开颅手术。局部化疗可采用鞘内注射MTX或颈内动脉化疗。

（宋立梅、臧丽）

第三篇
护理常规

第一章 产科护理常规

第一节　产科一般护理常规

一、产前护理常规

1. 入院接待孕妇流程要求：

（1）热情接待，阅读门诊病历（及孕产妇保健册），了解此次妊娠经过，立即听胎心，安排床位，通知经管医生。对危重患者交接后积极抢救处理。

（2）完成护理入院评估并记录。对经产妇、急产史等特殊情况者须做好交接。

（3）告知孕妇及家属住院须知和环境，并进行入院安全教育。

（4）做好相关的教育、心理护理及母乳喂养知识的介绍。

（5）核对并执行医嘱。

2. 病情观察：

（1）按级别护理要求进行护理。

（2）评估孕妇生命体征以及进食、睡眠、活动和排泄等一般状况，测体温、脉搏、呼吸1次/d，新病人及体温异常者按《病历书写规范》测特别体温。

（3）监测胎心情况，一般孕妇6～8 h听1次胎心，医嘱“注意胎心”者3～4 h听1次，特殊情况遵医嘱听胎心。发现异常医嘱孕妇左侧卧位、吸氧、报告医生，必要时动态监测胎心变化。

（4）评估胎动情况，每日记录1次，发现异常及时听胎心并报告医生。

（5）孕妇入院时测体重1次，以后每周测1次，不能测体重时用“平车”或“卧床”表示。

（6）评估孕妇宫缩、破膜及阴道流血等情况，临产后参考产时护理常规，破膜后参考胎膜早破常规。有异常及时处理、汇报并记录。

3. 健康教育：

（1）做好产科相关知识教育，嘱左侧卧位，指导自数胎动的方法，如出现宫缩、阴道流血流液及胎动异常或其他异常情况及时通知医护人员，发放相关的书面资料。

（2）做好孕妇饮食、卫生、活动、休息等方面的指导。病情允许情况下，鼓励多活动。指导摄入高蛋白、高维生素易消化食物，少量多餐。

4. 心理护理：

评估孕妇的认知情况、心理状况及社会支持系统，有无不良的情绪反应，介绍有关分娩的知识，消除孕妇的紧张情绪。

5. 母乳喂养：

评估孕妇及家属对母乳喂养的认知情况，给予针对性的指导（母乳喂养的好处、早吸吮、勤吸吮、按需哺乳、正确的喂哺技巧、促进母乳分泌的措施等等）。

二、产时护理常规

1. 入室接待流程要求：

（1）热情接待，阅读门诊病历（及孕产妇保健册），了解孕产史及此次妊娠过程，安排床位，通知经管医生，对危重者交接后积极抢救处理。

（2）听取胎心或做胎心监护，查胎位，做好记录。

（3）完成护理入院评估并记录。对经产妇、急产史等特殊情况者须做好交接。

（4）做好相关健康教育、心理护理及母乳喂养知识的介绍，并进行入院安全教育。

（5）遵医嘱合理安排饮食，关心进食情况，尤其是治疗饮食的落实，并做好饮食指导。

（6）核对并执行医嘱。

2. 产程观察和护理：

（1）第一产程护理：从间歇 5～6 min 的规律宫缩开始，到子宫颈口开全称为第一产程，又称宫颈扩展期。初产妇约需 11～12 h，经产妇需 6～8 h。

① 观察宫缩：正规宫缩开始时间、宫缩间歇和持续时间、强度及规律性，注意子宫形状、有无压痛，发现异常及时报告医生。

② 观察胎心音：潜伏期 1～2 h 听胎心 1 次，活跃期 30～60 min 听 1 次。发现胎心音异常应增加监测次数，并及时吸氧，嘱左侧卧位，客观记录，同时报告医生，遵医嘱处理。

③ 阴道检查：了解宫颈软硬度、宫口扩张程度及胎先露下降、是否破膜等情况，潜伏期每 2～4 h 查 1 次，活跃期每 1～2 h 查 1 次，经产妇或宫缩频者间隔时间应缩短。及时描绘产程图，发现产程进展异常及时报告医生。

④ 一旦破膜立即听胎心音，注意羊水性状及宫缩情况，阴道检查了解产程进展及脐带有无脱垂并记录。先露未固定者给予臀高位。

⑤ 临产后 4～6 h 测血压一次，特殊者按医嘱测量。有高血压者注意自觉症状，及时报告医生并做必要处理。

⑥ 观察产妇一般情况，如产妇睡眠、休息、饮食，鼓励进食、饮水，若宫缩不强且未破膜，鼓励下床活动；注意膀胱有无充盈，督促产妇及时排尿，必要时予导尿。

⑦ 评估产妇对疼痛的感受，帮助其采取有效措施来减轻疼痛，如指导深呼吸、按摩、导乐陪伴等，必要时遵医嘱配合应用镇静剂或分娩镇痛。

⑧ 评估产妇心理状况及情绪变化，及时给予安慰鼓励，提供支持性环境，增加产妇对

自然分娩的信心。

⑨ 一般初产妇宫口扩张 7～8 cm，经产妇扩张 3 cm，送分娩室做好接生准备，并做好交接班。

（2）第二产程护理：从宫口开全至胎儿娩出称为第二产程，又称胎儿娩出期。初产妇约需 1～2 h，经产妇需数分钟至 1 h 不等。

① 协助产妇置合适体位于产床，并注意保暖。

② 观察产程进展，密切监测胎心，每 5～10 min 听 1 次，必要时使用胎儿监护仪监测；注意观察宫缩节律、强度、腹部形状、有无子宫压痛等，发现异常及时报告医生。

③ 指导产妇正确使用腹压，若初产妇 1 h 未分娩者、经产妇 30 min 未分娩者，及时通知医生。

④ 向产妇提供产程进展信息，给予支持和鼓励，同时协助进食、饮水、擦汗等生活护理。

⑤ 正确评估产妇及胎儿情况，适时地按常规外阴消毒、铺巾，准备接生物品。

⑥ 接生者应正确掌握分娩机转，严格无菌操作，按接生操作规范助产。

⑦ 接生前做好新生儿复苏准备。

（3）第三产程护理：从胎儿娩出至胎盘娩出称为第三产程，又称胎盘娩出期。约需 5～15 min，不超过 30 min。

① 胎儿娩出后遵医嘱给予宫缩剂（心脏病患者慎用），并测血压、脉搏。

② 如无出血等胎盘剥离征象，不要过早压迫子宫底和牵拉脐带，以免胎盘剥离不全或残留。

③ 若胎盘未完全剥离而阴道出血多时，须在严密消毒下行胎盘人工剥离术；若胎儿娩出超过 30 min 无胎盘剥离征象，应根据原因及时处理。

④ 胎盘娩出后检查胎盘胎膜是否完整，如有缺损或残留及时报告医生，按医嘱处理。

⑤ 检查软产道有无裂伤，有裂伤者立即缝合，会阴切开者按常规缝合。

（4）产后两小时护理：

① 产后在分娩室观察 2 h。重点监测生命体征，观察子宫收缩、子宫底高度、膀胱充盈否、阴道流血量、会阴及阴道有无渗血、有无血肿等，发现异常情况汇报医生，及时处理。

② 关注产妇的需求，提供舒适安静的环境，注意保暖，做好生活护理，关注产后进食，一般产后 1 h 可鼓励产妇进食流食或清淡饮食。

③ 更换衣裤，护送母婴回母婴室。

3. 新生儿护理：

（1）出生后快速评估，立即清理口腔、鼻腔及咽喉部黏液及羊水，正确执行新生儿复苏流程，做好 Apgar 评分。

（2）规范结扎脐带，全身检查，注意有无畸形。测体重、身长。

（3）让产妇确认性别，将填好母亲姓名及新生儿性别的脚圈，与产妇核实后系新生儿左脚踝上，印母亲手指印、新生儿脚印于新生儿病历上。

（4）协助做好早吸吮。

（5）填写新生儿记录。

4. 健康教育：

（1）结合孕产妇的情况，做好相关知识宣教。

（2）指导自我监护的方法：如自数胎动、左侧卧位；告知如出现阴道流血、流液及胎动异常或其他异常情况及时通知医护人员。

（3）临产后阶段性地介绍分娩的三个产程，及时告知产程进展信息，给予鼓励和支持。

（4）饮食指导：少量多次进食高热量、易消化食物，补充足够水分。

（5）舒适指导：鼓励产妇及时排尿；产程中指导产妇放松，有效应用呼吸技巧以缓解疼痛。

（6）产后宣教：饮食、活动及排尿指导；保持会阴部清洁，预防感染；注意阴道流血，若流血多、肛门有坠胀感或切口疼痛剧烈，应及时告诉医护人员。

5. 心理护理：

评估孕产妇的认知情况、心理状况及社会支持系统，助产士尽可能陪伴在旁，及时提供产程进展信息，给予安慰、支持和鼓励，缓解其紧张和恐惧心理，同时协助其进食、饮水、排尿等生活护理，使其以积极的心态渡过分娩期。

6. 母乳喂养：

评估孕产妇对母乳喂养的认知情况，讲解母乳喂养的好处，协助做好早吸吮工作。

三、产后护理常规

（一）产后一般护理常规

1. 产后入室接待流程要求：

（1）热情接待，安全搬移产妇至病床，安置合适卧位。详细交接分娩情况及特殊医嘱（床旁交接产妇和新生儿）。

（2）仔细阅读病历，了解分娩经过。

（3）评估产妇生命体征、宫底高度及质地、恶露、会阴伤口、膀胱充盈及乳房等情况并记录，有异常及时通知医生。

（4）新生儿入室评估见母婴同室新生儿护理常规。

2. 病情观察：

（1）按级别护理要求进行护理。

（2）注意子宫复旧、恶露排出量、颜色、气味、性状等，观察会阴伤口有无红肿、出血、硬结和渗出物，若有异常阴道排出物要保留，发现异常情况随时报告医生。尤其是产后24 h内，特别注意产妇有无上述异常情况，产妇有无便意感，如有异常应立即报告医生并做相应处理。

（3）了解产妇排尿、排便情况，注意有无排尿困难及便秘的发生。

（4）评估产妇乳头条件、乳房充盈、母乳喂养、进食与活动情况，有异常及时处理并做好记录。

（5）测体温、脉搏、呼吸 1 次/d，体温异常者按《病历书写规范》测特别体温。

3. 健康教育：

（1）入室时向产妇介绍入室须知，宣教分娩后注意事项和母乳喂养知识，重点强调产妇和新生儿的安全教育，如起床安全、呼叫器的使用方法、婴儿监护等。

（2）鼓励多饮开水。产后 4h 内应排尿，如排尿困难、排尿不畅、阴道出血异常、有便意感及时告知护士。

（3）保持会阴清洁，经常更换会阴垫，会阴侧切者宜取健侧卧位，禁盆浴。指导或协助产妇每日梳头、刷牙，勤换内衣裤。

（4）鼓励早下床活动，正常情况下产妇阴道分娩后 6～12 h 可起床作轻微活动，24 h 后可以在室内随意活动，特殊情况适当延迟活动或遵医嘱。避免负重劳动或蹲位活动，以预防阴道壁膨出及子宫脱垂。

4. 心理护理：评估产妇及家属的认知和情绪反应，介绍和解释有关产褥期和新生儿的知识，消除产妇的紧张情绪。

5. 饮食管理：评估产妇进食情况及进食后反应，做好饮食宣教。产后食物应富有营养，鼓励膳食均衡，少量多餐，保证足够热量和水分，同时适当补充维生素和铁剂。

6. 会阴护理：保持会阴清洁，产后 3 天内或会阴拆线前，会阴护理 2 次/d。发现异常及时汇报医生，遵医嘱处理。

7. 休息与活动：产后应保证充分的休息，合理安排休息与活动，学会与婴儿同步休息。注意观察产妇第一次下床活动后有无不良反应。

8. 产后常见症状护理：

（1）尿潴留：尿液排出障碍，储留于膀胱内，称为尿潴留。排尿后做 B 超检测，膀胱内残留尿液 > 10 mL，即可诊断为部分性尿潴留。产后 2～3 d 内产妇往往多尿，并且容易发生排尿困难，经各种诱导措施后仍不能自行排尿者，遵医嘱处理，必要时留置尿管。

（2）产后便秘：根据产妇个体状况，鼓励适当活动，逐步增加活动量，特殊情况暂缓；多饮水，多吃蔬菜、水果，防止便秘，如有便秘应采取合适的措施或遵医嘱处理。

（3）会阴水肿：评估患者有无便意感，会阴部有无肿胀疼痛，如发现异常及时汇报医生，做好会阴血肿挖出术的术前准备。

（4）产后出血：按产后出血护理常规。

9. 母乳喂养按母婴同室母乳喂养常规。

10. 出院指导：

（1）子宫复旧与恶露：讲解子宫复旧、恶露的知识，告知恶露增多或淋漓不尽、有恶臭或下腹痛及时就诊。

（2）伤口护理：讲解伤口愈合的知识，保持伤口清洁干燥，有会阴伤口多以取健侧卧位为佳，避免恶露污染。伤口有红肿热痛、渗血渗液及时就诊。

（3）饮食与活动：产妇宜进高蛋白、高维生素、营养丰富、易消化、少刺激性的食物，少量多餐；产褥期间应注意活动肢体，避免平卧，注意休息，劳逸结合。

（4）个人卫生：加强个人卫生，保持会阴清洁，可淋浴，禁盆浴，浴后保持切口干燥。

（5）婴儿护理：讲解婴儿日常护理知识，如沐浴、脐部护理、臀部护理，婴儿黄疸的识别与预防，婴儿预防接种及体检的相关事项等。

（6）母乳喂养：评价母乳喂养知识和技能的掌握情况，宣教坚持纯母乳喂养6个月的意义和特殊情况下母乳喂养的措施。告知乳房护理知识，避免乳头皲裂、乳腺炎的发生，出现异常及时就诊。

（7）避孕与复查：产后42 d内禁止性生活，告知各种避孕措施，指导产妇选择适当的避孕方法。嘱出院后3 d内将相关资料交给所在社区卫生院，产后42 d左右携婴去医院复查。

（二）母婴同室新生儿护理常规

1. 入室接待流程要求：

（1）新生儿入室时仔细听取交班，与母亲核对姓名、性别、脚圈；做好入室评估并登记；测体温，注意保暖；发现异常及时报告医生并做好相应护理。

（2）正确填写婴儿胸牌，并由另一人核对。

2. 观察与护理：

（1）观察新生儿面色、反应、呼吸、肌张力，检查脐部有无渗血及皮肤完整性，评估母乳喂养，大小便情况，如出生24 h未排便，48 h未排尿应及时报告医生。

（2）每日监测新生儿体重，定期沐浴，并做详细全身检查，2次/d做好脐部护理，发现异常及时报告医生。

（3）出生24 h内测体温q4 h，24 h后体温正常改为2次/d，体温异常者按《病历书写规范》测特别体温并采取相应措施，必要时告知医生。

（4）病情观察每班记录1次，出生48 h后，每日记录1次，有异常随时记录。

（5）新生儿除书面、口头交班外，还应做好床头交接班。

（6）规范接种乙肝疫苗，完成新生儿疾病筛查相关登记。

3. 健康教育：

（1）婴儿安全：婴儿床固定放置，新生儿应单独睡婴儿床，宜取侧卧位，适当抬高头肩部，保持呼吸道通畅，防止窒息；体温偏低时不能使用热水袋之类的物品给新生儿取暖，以防烫伤等。指导家属或产妇，当新生儿发生面色苍白或青紫、面部出汗、有呻吟声、呕吐等异常情况及时呼叫医护人员。

（2）母乳喂养：向孕妇及家属讲解母乳喂养的好处、早吸吮、勤吸吮、按需哺乳、正确的喂哺技巧、促进母乳分泌的措施等。

（3）育儿常识：向产妇及家属讲解新生儿常见生理现象，指导婴儿护理方法，介绍新生儿疫苗接种及新生儿疾病筛查的相关内容，告知接触新生儿前先洗手，以防交叉感染。

4. 出院处置：再次评估婴儿一般情况，核对婴儿脚圈及胸牌上的床号、姓名、性别，确认无误后，取下脚圈，更衣，向产妇交代婴儿情况及注意事项。

（三）母乳喂养常规

1. 母婴同室母乳喂养常规

（1）实行24 h母婴同室。

（2）加奶须有医学指征并有儿科医师医嘱，对需加奶婴儿应教会产妇正确的奶杯或乳旁加奶方法。

(3) 产妇入室当天和第一天：

① 认真评估产妇母乳喂养知识及技巧的掌握程度，根据评估结果，对产妇进行相应的指导。对乳头条件较差的产妇，给予更多帮助并指导纠正方法。

② 剖宫产术后产妇与婴儿同时入母婴室，在入室半小时内由责任护士帮助早吸吮，给予剖宫产母亲更多帮助、支持；指导产妇正确的卧式哺乳姿势、含接姿势及乳房护理；勤吸吮，24 h 内吸吮次数不少于 12 次。

③ 教会母婴分离的母亲在产后 6 h 内开始挤奶(每日 6～8 次以上)，挤奶持续时间 20～30 min。

④ 向产妇或家属发放书面孕产妇相关知识教育资料，内容涵盖母乳喂养知识。

⑤ 指导母亲如何判断婴儿是否有效吸吮，如何做好与婴儿同步休息。

⑥ 必要时向产妇或家属进行以下母乳喂养知识宣教：a. 母婴同室母乳喂养的好处；b. 介绍母婴同室制度，不能自行给新生儿加任何饮料或奶粉，不带橡皮奶头、奶粉及奶瓶入室；c. 喂奶及含接姿势；d. 如何保证母亲有足够的乳汁；e. 纯母乳喂养的重要性；f. 告诉产妇，只要是足月健康出生的婴儿在出生头几天，体内有能量储存，初乳尽管量少，但通过自身的调节，能满足婴儿的需要；g. 早吸吮、勤吸吮、有效吸吮的重要性。

(4) 产妇入室第二天：

① 教会产妇正确的用手挤奶方法，避免因手法不当引起乳房疼痛与损伤。

② 继续鼓励协助做好勤吸吮。

③ 指导阴道分娩产妇坐式哺乳。

④ 指导产妇正确判断母乳是否满足婴儿所需。

(5) 产妇入室第三天：

① 评估挤奶方法是否正确，根据评估结果作相应指导，指导产妇环抱式哺乳。

② 评估产妇母乳喂养知识及技巧，巩固母乳喂养知识及技能，指导纠正产妇欠缺或错误的母乳喂养知识和技能。

③ 教会产妇异常情况时乳头护理(乳房血管充盈、乳头皲裂、乳腺炎等)。

④ 教会产妇如何按需喂养。

(6) 产妇入室第四天：

① 对产妇进行母乳喂养知识及技能的评估，针对评估结果再次给予相应的指导。

② 结合孕产妇健康教育进行母乳喂养知识的出院教育。

③ 告知产妇或家属出院后有关喂养咨询电话。

2. 高危新生儿室母乳喂养常规：

(1) 除母乳外，禁止给婴儿吃任何食物和饮料，除非有医学指征。

(2) 忌用橡皮奶头，按婴儿不同胎龄、病情等情况选用直接母乳喂哺、小杯或小匙、滴管、鼻饲管等喂养方式。

(3) 建立哺乳室，母亲可以随时喂哺自己的婴儿，增加母婴间接触机会。

(4) 早产儿母乳喂养。

① 鼓励和帮助母亲尽早、主动、积极地进行母乳喂养，并给予更多地喂养指导。

② 早产儿母乳喂养的指征：a. 孕满 32 w；b. 早产儿已经具备协调的吸吮和吞咽动作，全身一般情况稳定。

③ 针对早产儿哺乳特点，指导和帮助母亲掌握哺乳技巧；a. 母亲用手托起乳房，避免早产儿颈部过度伸展而影响吞咽。b. 减慢乳汁流速，防止呛咳。c. 哺乳时观察婴儿是否屏气、青紫、有否过度疲劳等表现。d. 哺乳后竖抱，促使胃内空气排出，避免吐奶。e. 由于早产儿吸吮力弱，胃容量较小，要做到勤喂哺。

④ 不能直接吸吮母乳的婴儿，应指导母亲按时挤出奶（至少每三小时挤一次）然后用小匙或小杯等喂养。一旦有可能直接吸吮母乳时应尽早试喂。

⑤ 母亲因素不宜喂母奶或母奶量不足的高危儿，由奶库供应配方乳。

（四）乳房护理常规

母婴同室产妇入室时即由护理人员进行乳房护理，内容包括检查是否有初乳、乳头哺乳条件及乳房护理指导。

1. 哺乳前切忌用肥皂或酒精之类物品清洁乳头，以免引起局部皮肤干燥、皲裂，用清洁水清洁乳房乳头即可。如乳房充盈、乳胀时，在哺乳前可以挤奶或柔和地按摩乳房。

2. 哺乳中应注意婴儿是否将大部分乳晕含接，如婴儿吸吮姿势不正确或母亲感到乳头疼痛，应予以纠正，重新含接。

3.哺乳结束时，不要强行用力拉出乳头，应让婴儿自己张口将乳头自然地从口中吐出，如果中途需要中断哺乳，应按压下颏，使婴儿张口，因在口腔负压情况下拉出乳头，会引起局部疼痛或皮损。

4. 每次哺乳时应先吸空一侧乳房后再吸另一侧乳房，两侧乳房交替进行。

5. 乳头有皲裂者，哺乳后，挤出乳汁涂于乳头上，待其自然干燥，以起保护乳头作用。

6. 指导每位母亲手工挤奶法或恰当使用奶泵，避免因手法与吸力不当引起乳房疼痛和损伤。

7. 哺乳期间母亲应戴上合适的棉制胸罩，以起支托乳房和改善乳房血液循环的作用。

8. 对有乳房问题者给予特别指导和帮助。

四、剖宫产术前护理常规

1. 病情观察：评估患者生命体征和心、肺、肝、肾等重要脏器的状况，评估宫缩、胎心、手术指征等情况，及时记录病情变化。纠正水、电解质和酸碱平衡失调，改善全身营养状况。

2. 健康教育：根据患者情况，结合病情进行多种形式的术前教育。指导患者学会有效呼吸、有效咳嗽；练习床上大小便；说明术后早期活动的重要性；与患者沟通术后疼痛评估方法及疼痛的应对措施；告知术后体位、引流管等情况；简单介绍手术流程。

3. 心理护理：评估孕妇对手术的认知和情绪反应，给予针对性地心理疏导，消除孕妇的紧张情绪。

4. 胃肠道准备：术前 8 h 禁食，4 h 开始禁饮；急诊剖宫产者自决定手术开始禁食、禁饮。

5. 术前一日：

（1）做好手术相关的健康教育工作及解释工作，取得孕妇配合。

（2）做好药物过敏试验，抽送血交叉，做好配血准备。

（3）腹部皮肤准备、修剪指甲，并嘱咐或协助做好个人卫生。

（4）夜间测体温、脉搏、呼吸 1 次，发现有与疾病无关的体温升高、血压升高、血糖不正常、胎心胎动异常等情况及时与医生取得联系。

6. 转送前检查手术野皮肤准备情况；更衣去除内衣裤；核实肠道准备情况；晨测体温、脉搏、呼吸、血压，观察有无病情变化，发现异常及时通知医生；按医嘱给术前用药；取下假牙、手表、眼镜、首饰、贵重物品等，再次测血压、听胎心；确认药物过敏试验、备血，备好病历等特殊用物，按医嘱携带术中用药；送患者至手术室，与手术室护士交接并填写交接单。

7. 病室准备按手术、麻醉方式备好术后用物。如：麻醉床、婴儿床、氧气、心电监护仪。

五、剖宫产术后护理常规

1. 术后入室接待产妇流程要求：

（1）安全搬移患者至病床，安置合适卧位。

（2）评估患者的生命体征、产科体征、感知觉恢复情况和四肢活动度。

（3）按医嘱吸氧。

（4）检查切口部位及敷料包扎情况，包腹带，妥善固定引流管并观察引流量、性质，按要求做好标识。

（5）检查输液通路并调节滴数。

（6）与麻醉师或复苏室护士交接班。

（7）告知患者及家属注意事项。

（8）核对并执行术后医嘱。

（9）记录术后护理单。

2. 监测生命体征、产科体征及意识情况：q1h 测血压、脉搏、呼吸、SpO_2，连续 6 次；q2h 测生命体征，连续 3 次；以后 q4h 监测至 24h。若有异常则加强观察，增加测量次数，并立即报告医生。检查子宫收缩、阴道流血情况。

3. 体液管理：及时评估患者血压、脉搏，观察末梢循环，必要时监测中心静脉压，评估水电解质酸碱是否平衡，按医嘱记录 24 h 尿量和／或出入量，合理安排补液速度和顺序、合理使用抗生素。

4. 呼吸道管理：评估呼吸、氧饱和度情况，正确使用氧疗；鼓励深呼吸和有效咳嗽，按医嘱给雾化吸入、叩背；保证病室合适的温度和湿度。

5. 疼痛管理：见常用护理措施之“疼痛管理”。

6. 导管护理：妥善固定防止滑脱，保持清洁，标识清晰；保持引流通畅、防止逆流；遵守无菌操作；观察记录引流量及性质；了解拔管指征；加强安全教育。

7. 卧位管理：病情稳定后，根据麻醉方式、患者全身情况、术式、疾病性质和医嘱选择合适的卧位。

8. 活动与安全：根据患者的病情循序渐进增加活动量，鼓励患者早期活动。产后体质虚弱、休克、心力衰竭、严重感染、出血等情况的患者不宜早期活动。

9. 饮食管理：术后饮食、恢复麻醉方式和患者具体情况按医嘱执行，做好饮食宣教，评估进食后反应。

10. 母乳喂养管理：见母乳喂养护理常规。

11. 皮肤黏膜护理：危重及手术后长期卧床患者，做好皮肤护理，预防压疮发生；禁食期间口腔护理每日2次，长期禁食或使用抗生素的患者重视观察口腔黏膜的变化；留置导尿患者会阴护理每日2次。

12. 心理护理：评估产妇的认知和情绪反应，给予针对性地心理疏导，消除产妇的紧张情绪。

13. 术后不适护理：

（1）发热：评估体温及手术后天数，安抚患者，解释原因，按医嘱选择物理降温或药物降温，能进食患者鼓励多饮水，及时擦干汗液，保持皮肤清洁干燥。

（2）恶心、呕吐、腹胀：评估恶心、呕吐、腹胀原因及伴随症状体征，记录并汇报医生，配合辅助检查，按医嘱对症处理。

（3）尿潴留：评估尿潴留原因、症状，稳定患者情绪，诱导排尿如下腹部热敷，轻柔按摩膀胱区，如无禁忌协助患者床上或下床排尿，必要时按医嘱导尿。

14. 并发症护理：

（1）产后出血：评估生命体征；子宫底高度、质地；阴道流血量、性质、出血的速度；伤口敷料渗血情况，严密观察意识、尿量、腹膜刺激症状等内出血征象，必要时监测中心静脉压，护理内容参考产后出血护理常规。

（2）感染：以细菌感染最为常见，常见感染部位有切口、呼吸道、乳腺、生殖道、泌尿道、做好相应观察及护理。

六、分娩镇痛护理常规

1. 参照产时护理常规。

2. 由产妇提出申请，助产士初步评估，无分娩镇痛禁忌证者。

3. 宫口扩张2～3 cm时，先行胎儿监护仪监测胎心20～30 min，经产科医生检查排除异常情况，通知麻醉科医生。

4. 向患者作好解释工作，麻醉前排空膀胱，开放静脉通路，送产妇到分娩室。

5. 连接各种监护仪（心电监护、胎儿监护）进行持续监护。给予吸氧。

6. 协助麻醉师实施麻醉操作，摆好体位，与麻醉师一起核对镇痛药物。

7. 实施麻醉过程中，麻醉师严密监测生命体征，助产士及时配合处理。置管完成后，麻醉师需观察30 min。

8. 麻醉完毕后，持续胎儿监护，严密观察产程进展及胎心变化，有异常情况通知产科医生。

9. 严密监测生命体征及血氧饱和度，定时进行疼痛（VAS）评分和运动功能缺失（下肢）评分，有异常及时通知麻醉师。

10. 填写分娩镇痛记录表。

11. 第三产程结束后通知麻醉医师拔除麻醉导管。

七、导乐陪伴分娩护理常规

1. 产妇提出申请，自宫口扩张 2～3 cm 始，通知导乐师。由导乐师或经管医生与产妇签订导乐陪伴分娩协议书，同时向家属做自我介绍。

2. 在导乐陪伴过程中，向家属及产妇提供相关的信息，做好交流和沟通。

3. 为产妇提供温馨、舒适、清洁、安全的分娩环境。

4. 导乐师始终陪伴在产妇身边，提供生理、心理、体力、精神全方位的支持，缓解其紧张和恐惧心理，鼓励产妇建立自然分娩信心，使其以积极的心态度过分娩期。

5. 在不同的产程阶段，提供有效的方法和措施缓解疼痛。

6. 协助产妇做好进食、饮水、擦汗、排尿等生活护理。

7. 关注产程进展和产妇状况，发现异常及时通知经管医生或护士。平产由导乐师负责接生。

8. 产后 2 h 内关注产妇和新生儿一般情况，协助做好早吸吮。

9. 护送母婴回母婴室。

10. 若病情需要，需剖宫产手术，导乐师陪伴整个手术过程，直至护送回病房。

附一：硫酸镁使用护理常规

1. 用药前及用药过程，均应评估以下内容

（1）膝反射必须存在；

（2）呼吸每分钟不少于 16 次；

（3）尿量 24 h 不少于 600 mL 或每小时不少于 25 mL，尿少提示排泄功能受抑制，镁离子易蓄积而发生中毒。

2. 硫酸镁静脉滴注常用浓度为 25% 硫酸镁 30～40 mL+5% GS 500 mL，滴速为 1～2 g/h，根据有无副反应调整其速度。

3. 注意硫酸镁毒性反应，遵医嘱及时留取血标本以监测血镁浓度，正常孕妇血清镁离子浓度为 0.75～1 mmoL/L，治疗有效浓度为 1.7～3 mmoL/L，若血清镁离子浓度超过 3 mmoL/L 即可发生镁中毒。镁中毒首先表现为膝反射减弱或消失，继之出现全身肌张力减弱、呼吸困难、复视、语言不清，严重者可出现呼吸机麻痹，甚至呼吸、心跳停止，危及生命。当出现镁中毒反应时，必须立即停用，并通知医师。

4. 用药时必须备用 10% 葡萄糖酸钙注射液，以便出现硫酸镁毒性反应时及时给以解毒。10% 葡萄糖酸钙 10 mL 在静脉注射时宜大于 3 min 以上推完。

附二：催产素引产护理常规

1. 引产前须了解催产素引产目的。

2. 催产素引产前应测孕妇的血压，听胎心，查宫颈、宫口、先露等情况。

3. 操作方案：遵医嘱用 5% 葡萄糖液或生理盐水静脉滴注，调整滴速后加入催产素混匀。

4. 催产素引产宜从低浓度、慢速度开始，常用浓度为0.5%（2.5 U催产素加入5%葡萄糖500 mL或生理盐水500 mL作静脉滴注），滴速开始一般为8滴/min，根据子宫收缩情况，每30～60 min调节1次滴速，一般每次增加4～6滴/min，最快滴速不超过40滴/min，最大浓度不超过1%。

5. 引产时应告诉孕妇不可自行调节滴速，若擅自加快速度可造成过强宫缩、胎儿窘迫甚至子宫破裂等严重后果。

6. 引产期间每30～60 min观察宫缩的频率、强度与持续时间和胎心情况等，并记录。如发现10 min内宫缩超过5次、宫缩持续1 min以上或子宫呈强直性收缩，以及出现血压升高，胎心异常等情况，应立即停止引产并报告医生，以防发生宫内窘迫或子宫破裂。

7. 催产素引产，一般在白天进行，一次引产用液不超过1 000 mL葡萄糖液为宜，不成功时第二天可重复或改用其他方法。

附三：前列腺素E2（PGE2）应用护理常规

1. 用药方法：采用阴道给药，由医生根据适应证将栓剂置于后穹窿，将栓剂旋转90°，使其横置于阴道后穹窿深处并记录。置药后孕妇需卧床休息2 h，直至药物充分吸水膨胀，2 h后可下地活动，指导孕妇避免长时间站立、坐等姿势。

2. 注意事项：

（1）严格掌握前列腺素E2使用禁忌证、适应证。

① 适应证：具有阴道分娩条件；有临床引产指征；宫颈Bishop评分≤6分；无PGE2使用禁忌证（哮喘、青光眼、严重肝肾功能不全等）

② 禁忌证：疤痕子宫，如剖宫产史、子宫肌瘤剔除术后、子宫体部手术史、子宫颈手术史、宫颈裂伤史；难产或创伤性生产史；明显头盆不称；胎位异常；胎儿宫内窘迫；急性盆腔炎、阴道炎或有盆腔炎史；三次以上足月产；多胎妊娠；已开始临产；正在静脉点滴缩宫素；已知对前列腺素过敏。

（2）前列腺素E2放置后向孕妇交代注意事项，自数胎动，注意宫缩，出现宫缩后及时通知医务人员。

（3）用药后，注意观察宫缩的频率、持续时间、强度，警惕过强宫缩，每1 h听胎心1次，如宫缩紧，胎心率有变化或经产妇，应适当增加监测频率。临产后护理同产科护理常规。

（4）关注产妇自觉症状，若出现腹痛、见红增多或排便感，应及时做阴道检查。

（5）注意普贝生产程特点：

① 宫缩启动时间长短不一，难以预料。

② 潜伏期、活跃期迅速，难以置信。宫口开1.5 cm后进入高度活跃产程。常见自由行走、谈笑自如的人，突然在十几分钟内分娩。

③ 规律宫缩频，难以控制。大部分宫缩在30 s/1～2 min，4～5次/10 min，但宫缩压力低，能耐受。

④“普贝生产程”宫口开1.5～2 cm即进入“活跃期”。宫口一发生变化，预示着产程将快速进入活跃期。

⑤ 及时做阴道检查，注意产程进展：宫缩启动时，适时查；规律宫缩时，及时查；有便

意，包含小便，应立即查。交接班时，首先查。

⑥ 初产妇宫口开 2～3 cm，经产妇规律宫缩，宫颈进行性消退送入产房必要时平车运送。

（6）出现下列情况时，栓剂应及时取出并记录：

① 临产（不管宫颈情况如何，出现每 3 min 1 次规律宫缩）；或临产，初产妇宫口 2～3 cm，经产妇规律宫缩，宫颈进行性消退。

② 自然破膜或人工破膜；

③ 出现有任何子宫过度刺激或子宫强直性收缩迹象；

④ 胎儿宫内窘迫；宫缩过强。宫颈评分 8 分以上。

⑤ 孕妇对前列腺素 E2 发生系统性不良反应，如：恶心、呕吐、低血压和心率过速；

⑥ 用药 24 h；

⑦ 催产素引产前 30 min。

备注

1. 过强宫缩的定义为连续两个十分钟内，有宫缩持续时间超过 120 s。

2. 子宫过度刺激的定义为连续两个十分钟内，都有 6 次或以上的宫缩，或者宫缩持续时间超过 120 s，并且有胎心减速 / 异常。

3. 若撤药 15 min 内不能自行恢复可使用宫缩抑制剂：硫酸镁 4 g，5～10 min 内静推；或安宝 50 mg 加入 250 mL 液中，20～30 滴 /min。

4. 前列腺素 E2 使用的产程特点：使用前列腺素 E2 后，可以有效缩短产程启动时间及产程；由于活跃期进展较快，应提前做好接生准备。

5. 包装与贮藏：包装规格为 1 枚 / 盒。本品应密封在原铝箔包装中，存放在 −10 ℃至 −20 ℃冷冻室中。

（王芝秀、王玮玮、刘霞、董秋玲）

第二节　高危妊娠护理常规

一、多胎妊娠护理常规

（一）概述

一次妊娠同时有两个或两个以上胎儿时称为多胎妊娠。多胎妊娠孕妇并发症多，易引起妊娠高血压疾病、妊娠肝内胆汁淤积症、贫血、胎膜早破及早产、胎儿发育异常等，属高危妊娠。

（二）治疗原则

1. 妊娠期：及早诊断，增加产前检查次数。注意休息，加强营养，注意预防贫血、妊娠高血压疾病的发生，防止早产、羊水过多、产前出血等。

2. 分娩期：多数双胎可经阴道分娩，注意观察产程和胎心变化，如发现宫缩乏力或产程延长，应及时处理。第一个胎儿娩出后应立即断脐并做好标记，同时行阴道检查了解第二个胎儿的先露情况，听胎心，由助手扶正第二个胎儿的胎位，使保持纵产式，等待15～20 min后，第二个胎儿自然娩出。如等待15 min仍无宫缩，则可人工破膜或静脉滴注催产素促进宫缩。如发现有脐带脱垂或怀疑胎盘早剥时，即手术助产。

3. 产褥期：第二个胎儿娩出后立即肌注或静滴催产素，腹部放置砂袋，防止腹压骤降引起休克，同时预防产后出血。

（三）护理

1. 同普通产科常规护理。

2. 与本病相关的主要护理：

（1）评估要点：

① 病史及相关因素：

a. 孕产史。

b. 健康史、家族史，有无并发症及全身性疾病。

② 症状体征：

a. 生命体征：体温、脉搏、呼吸及血压等情况。

b. 产科体征：胎位、胎心、胎动、宫底高度、有无子宫收缩及阴道流血、流液。

c. 皮肤黏膜：有无水肿、瘙痒等。

d. 活动：有无活动不便、行走、翻身困难。

③ 辅助检查：了解B超，胎儿宫内监护，血常规、血生化、血清胆酸等实验室检查结果。

④ 心理和社会支持状况。

（2）主要护理措施：

① 饮食管理：指导孕妇进食高热量、高蛋白、高维生素饮食，注意补充铁剂、叶酸以防贫血。

② 休息与活动：孕晚期避免过度疲劳。孕30周后须多卧床休息，以防早产及胎膜早破。

③ 胎儿宫内监护：指导孕妇正确数胎动方法，疑有双胎输血综合征可能者，更应加强胎心、胎动的观察。临产后应严密观察产程和胎心的变化。

④ 注意辨别是否多个胎儿的胎心音：在不同部位听到两个频率不同的胎心，同时计数1 min，胎心率相差10次以上，或两胎心音之间隔有无音区。

⑤ 早期发现并发症：观察病情变化，及时发现妊娠期高血压疾病、贫血、羊水过多、胎膜早破等多种并发症，如有异常，做好抢救准备。

⑥ 产时护理：分娩时第一个胎儿娩出后应立即断脐，在最后一个胎儿前肩娩出后使用宫缩剂，同时腹部放置砂袋。

⑦ 预防宫缩乏力性产后出血：产后按摩子宫，注意子宫质地及宫底高度，以及阴道流血量及性状，必要时臀部垫贮血器。

⑧ 预防感染：保持会阴清洁，防止受凉。每日测量体温，遵医嘱监测血象，注意子宫有无压痛及阴道分泌物性状，及时发现感染征象。

⑨ 母乳喂养：指导产妇给两个婴儿哺乳的方法。

⑩ 心理护理：向孕妇及家属讲解多胎妊娠的相关知识，减轻紧张情绪，以树立信心，取得配合。

（3）并发症护理：

① 妊娠期高血压疾病：参照妊娠期高血压护理。

② 妊娠肝内胆汁淤积症：参照妊娠肝内胆汁淤积症护理。

③ 胎膜早破及早产：参照胎膜早破及早产护理。

④ 产后出血：参照产后出血护理。

（四）出院指导

1. 产前：定期产前检查；注意休息，左侧卧位，自数胎动；加强营养，补充足够的蛋白质、维生素及铁、钙等微量元素；有早产迹象及时就诊。

2. 产后：参照普通产后护理常规。

二、死胎护理常规

（一）概述

妊娠 20 周后胎儿在子宫内死亡者称为死胎。胎儿在分娩过程中死亡，称为死产，亦是死胎的一种。

（二）治疗原则

1. 死胎确诊后，应立即引产。

2. 引产前常规检查：白带，血常规，血生化及 DIC 全套。

3. 胎儿死亡超过 3 周，且纤维蛋白原 < 1.5 g/L，血小板 $< 100 \times 10^9$/L 时，应给予肝素治疗，待纤维蛋白原和血小板恢复有效水平，试管凝血时间监护正常，再行引产，引产期间须备新鲜血或纤维蛋白原，以防 DIC 发生。

4. 引产方法：① 羊膜腔内注射药物引产，常用药物为利凡诺 100 mg 羊膜腔内注射；② 催产素引产；③ 米非司酮配伍前列腺素引产。

（三）护理

1. 同普通产科常规护理。

2. 与本病相关的主要护理：

（1）评估要点：

① 病史及相关因素：

a. 孕产史。

b. 健康史、家族史，有无并发症及全身性疾病。

② 症状体征：

a. 生命体征：体温、脉搏、呼吸及血压等情况。

b. 产科体征：胎方位、有无子宫收缩、阴道流血、流液及性状，腹部张力及有无压痛。

c. 皮肤黏膜：有无水肿、瘀斑、出血点、牙龈出血等。

③ 辅助检查：了解 B 超、血常规、肝功能及 DIC 等检查结果。

④ 心理和社会支持状况。

（2）主要护理措施：

① 教导患者危险征象的自我监护：大量阴道流血或阴道流血突然增多及阴道分泌物有异味等及时报告。

② 引产前准备：及时采集血、尿标本，了解肝、肾功能及凝血功能。胎儿死于宫内已超过 3 周者，应密切观察有无出血倾向。

③ 引产后护理：严密观察宫缩情况，注意产程进展；第三产程仔细检查胎盘、脐带及胎儿，尽可能寻找死胎发生的原因。产后根据医嘱回奶。

④ 注意产后出血、DIC 征象：密切观察阴道出血量及性状，注意皮肤黏膜有无瘀斑、瘀点，观察尿量及尿色。

⑤ 预防感染：保持会阴清洁，每日监测体温，注意子宫有无压痛及阴道分泌物性状。

⑥ 心理支持：根据孕妇的具体情况，安排适宜的病室。做好心理疏导，劝慰孕妇及家属，告知疾病相关知识。

（3）并发症护理：弥漫性血管内凝血（DIC），参照外科护理常规。

（四）出院指导

注意个人卫生，预防感染，产后常规复查。避孕半年，计划妊娠前作孕前咨询。

三、宫颈环扎术护理常规

（一）概述

宫颈机能不全伴习惯性流产史，经检查确诊为宫颈内口松弛的孕妇可行宫颈环扎术以达到保胎、防止流产的目的。

（二）治疗原则

1. 手术时期最好选择在妊娠 14～18 周，过早手术刺激易致流产，过晚则宫颈缩短或胎膜膨出增加手术困难，影响手术效果。

2. 手术禁忌证：胎膜已破，规律宫缩，阴道流血，宫颈扩张 > 4 cm，宫内感染及胎儿畸形。

3. 手术前后使用硫酸镁、安宝等抑制宫缩，使用抗生素预防感染等治疗。选择最佳时机及时拆线，终止妊娠。

（三）护理

1. 同普通产科常规护理。

2. 与本病相关的主要护理：

（1）评估要点：

① 病史及相关因素：

a. 孕产史。

b. 健康史、家族史，有无并发症及全身性疾病。

② 症状体征：

a. 生命体征：体温、脉搏、呼吸及血压等情况。

b. 产科体征：胎方位、胎心、有无子宫收缩及阴道流血、流液。

c. 皮肤黏膜：是否完整及有无水肿、瘙痒等。

③ 辅助检查：了解B超，血常规、肝功能及DIC等检查结果。

④ 心理和社会支持状况。

（2）主要护理措施：

① 术前护理：

a. 保胎护理：遵医嘱静滴硫酸镁或安宝抑制宫缩治疗，注意药物疗效和毒副反应。

b. 休息与活动：卧床休息，必要时臀高位（尤其对羊膜囊突出宫颈管者）以消除妊娠重量对薄弱的宫颈内口的压力。

c. 心理支持：向孕妇讲解手术相关知识，减轻紧张焦虑情绪，以树立信心，取得配合。

d. 术前准备：配合医生完善各项常规检查。外阴部备皮、做药物过敏试验，术前测体温、脉搏、血压，听取胎心。送手术室前会阴冲洗、消毒，更换清洁衣裤。禁止阴道冲洗。

② 术后准备

a. 根据麻醉方式做好麻醉后护理。

b. 休息与活动：绝对卧床休息3～5 d，必要时臀高位（尤其对羊膜囊突出宫颈管者），根据病情决定下床活动时间。

c. 预防感染：保持会阴清洁，每日会阴护理2次，垫消毒会阴垫；测体温每日3次，共7天，体温正常无感染迹象改每日1次；观察阴道分泌物有无异味，及早发现感染征象并汇报医生，感染出现及时拆线。

d. 保胎护理：因手术可刺激宫缩，注意腹痛及阴道流血、流液情况，有宫缩及时报告医生，遵医嘱常规使用子宫抑制剂3～5 d。

e. 拆线时机：术后若出现难免流产、早产或临产征象时及时拆线，以免造成子宫破裂或宫颈穿孔、环脱。

（3）并发症护理：

① 出血：术前阴道充分准备，术中注意缝扎部位及深度，有出血点压迫止血。

② 感染：每日测体温，遵医嘱监测血象，注意子宫有无压痛及阴道分泌物性状，及时发现感染征象并汇报医生，出现感染及时拆线。

③ 胎膜早破、早产：臀高位，避免缝针刺破胎膜，术后应用抗生素预防胎膜炎。操作轻柔，手术前后应用宫缩抑制剂，预防早产。

④ 宫颈裂伤：出现难免流产、早产或临产征象时及时拆线。

（四）出院指导

1. 用药指导：根据医嘱继续服用保胎药物。

2. 休息与活动：注意休息，避免各种增加腹压的动作如负重、大笑、剧烈咳嗽等，禁性生活。

3. 饮食：多吃蔬菜、水果，保持大便通畅，避免使用腹压。

4. 自我监护：注意胎动，若出现胎位异常、腹痛、阴道流血、流液应随时就诊，并向接诊医生说明病史。

5. 随访：按时产前检查，预产期前 2～3 周入院观察。

（王芝秀、徐有为、李岩、李彦、陆梅）

第三节　妊娠期并发症护理常规

一、流产

（一）概述

妊娠不足 28 周、胎儿体重不足 1 000 g 而终止者称为流产。孕 12 周前终止者称为早期流产，孕 12 至不足 28 周终止者称为晚期流产。流产分自然流产和人工流产两大类，本节讲自然流产。

（二）类型及处理原则

停经、腹痛及阴道流血是流产的主要临床症状，按流产发展的临床过程，分为以下类型，但这个过程有时并不典型也并非恒定不变。

1. 先兆流产：保胎治疗。
2. 难免流产：一旦确诊，立即促使宫腔内容物排出，防止大出血及感染的发生。
3. 不全流产：一经确诊，立即清除宫腔内残留组织。
4. 完全流产：一般不需特殊处理。
5. 稽留流产：一经确诊，应尽早排空子宫腔，防止凝血功能障碍。
6. 习惯性流产：针对病因，预防为主。
7. 流产合并感染：控制感染后必要时再行刮宫术。

（三）护理

1. 同一般妇科常规护理。
2. 与本病相关的主要护理：

（1）健康史及相关因素：

① 停经史、早孕反应。

② 本次妊娠的治疗经过。

③ 既往的生育史、健康状况。

（2）症状体征：

① 生命体征。

② 有无阴道流液、流血时间、量、气味，有无组织物排出。

③ 有无腹痛，注意部位、性质、程度。

④ 观察子宫大小、宫口情况。

（3）辅助检查：B 超、血 HCG、凝血功能、血常规、TORCH、STD。

（4）心理及社会支持。

3. 护理措施：

（1）先兆流产孕妇的护理：

① 针对可能引起孕妇流产的因素，向孕妇做好解释工作，消除思想顾虑，使其积极配合治疗，避免情绪紧张影响保胎效果。

② 避免劳累，卧床休息。

③ 禁性生活和盆浴。

④ 保持外阴清洁，勤换卫生垫。

⑤ 注意腹痛、阴道流血量及阴道排出物情况。

⑥ 遵医嘱给予药物，如保胎药、镇静剂等。

⑦ 定期复查绒毛膜促性腺激素（HCG）及 B 超监测以了解胚胎、胎儿的发育情况。

（2）妊娠不能再继续者的护理：

① 做好心理护理，使病人正确面对流产，改善因妊娠的期望得不到满足而带来的低落情绪。

② 做好病情的观察，如腹痛程度、阴道流血量、生命体征、面色、末梢循环、有无凝血功能异常，防止休克。

③ 积极做好终止妊娠的准备，根据病情做好输液、输血准备。（详见刮宫术护理常规及中期妊娠引产护理）。

（3）预防感染：

① 监测体温、血象的变化。

② 注意阴道流血、分泌物的性状、颜色、气味，腹痛的性质、程度等。

③ 保持外阴清洁，勤换卫生垫，养成正确而良好的卫生习惯。

④ 做好基础护理、专科护理。

⑤ 遵医嘱使用抗生素。

⑥ 发现感染征象及时报告医生。

（4）协助病人顺利度过悲伤期：

① 由于失去或怕失去胎儿，病人及家属会出现恐惧、悲伤等情绪反应。护士应给予同情和理解，帮助病人及家属接受现实，顺利度过悲伤期。

② 根据不同病情，讲解疾病知识和终止妊娠的知识，消除不必要的思想顾虑，以免影响疾病的康复。

③ 与病人及家属共同讨论此次流产的原因，让他们明白身心的恢复是最重要的，帮助他们为再次妊娠做好准备。

（5）健康指导：

① 继续妊娠者做好产前检查。

② 刮宫或引产后详见刮宫术护理常规及中期妊娠引产护理。

③ 习惯性流产者做好孕前检查及相关的治疗。

④ 做好避孕半年。

⑤ 保持情绪稳定。

二、异位妊娠

（一）定义

受精卵在子宫体腔以外着床称为异位妊娠，习称宫外孕。根据受精卵种植部位不同，异位妊娠分为：输卵管妊娠、宫颈妊娠、卵巢妊娠、腹腔妊娠、阔韧带妊娠等，其中以输卵管妊娠最常见。

（二）治疗原则

根据病情缓急，采取相应处理，手术治疗，药物治疗。

（三）护理

1. 同妇科一般护理常规。

2. 术前护理：

（1）根据手术方式选择相应的术前护理常规。

（2）与本病相关的主要护理：

① 评估要点：

a. 健康史及相关因素：a）婚育史、月经史、性生活史；b）既往史、健康史，有无并发症及全身性疾病。

b. 症状体征：a）停经；b）阴道流血；c）腹痛；d）晕厥与休克；e）腹部包块。

c. 相关检查：a）了解血常规、肝肾功能、血沉、血凝、血内分泌、血肿瘤标志物、妊娠试验及B型超声检查、心电图等检查的阳性结果；b）妇科检查；c）腹部检查；d）经阴道后穹窿穿刺和经腹壁穿刺。

d. 心理和社会支持系统。

② 主要护理措施：

a. 心理护理：评估患者对疾病的认识和心理承受能力，向患者及家属介绍疾病知识，消除患者的紧张情绪。

b. 休息与活动：以卧床休息为主，减少活动量，保持大便通畅，避免使用增加腹压的动作。

c. 病情观察：严密观察腹痛及阴道流血的量和性状，有无阴道成形物排出，必要时保留会阴纸垫。腹痛加剧时，密切观察生命体征变化，减少搬动并配合完成各项辅助检查。

d. 术前准备：建立静脉通道，抽血交叉配血备用，做好腹部皮肤准备，并准备好抢救物品。

3. 术后护理：

（1）根据手术方式选择相应的术后护理常规。

（2）与本病相关的主要护理措施：

① 评估要点：评估有无腹痛、异常阴道流血及感染的发生。

② 主要护理措施：

a. 病情观察：严密观察腹痛及阴道流血的情况，密切观察生命体征变化。

b. 动态监测：遵医嘱留取血标本监测血 β-HCG、血常规、血生化的变化。

c. 健康教育：异位妊娠保守性手术患者，若术中使用甲氨蝶呤，需做好药物副反应观察及护理，同时做好心理护理。

4. 保守治疗的护理：

（1）护理评估同术前护理评估要点。

（2）主要护理措施：

① 心理护理：评估患者对疾病的认识，向患者及家属详细介绍有关疾病的知识，取得患者的理解和配合。

② 休息与活动：以卧床休息为主，减少活动量，保持大便通畅，避免使用增加腹压的动作。

③ 病情观察：严密监测生命体征，若出现阴道流血增多、腹痛加剧、明显的肛门坠胀感或有阴道成形物排出时，留纸垫观察并立即联系医护人员。

④ 用药指导：遵医嘱正确使用杀胚胎药物，做好药物毒副反应观察及护理，了解用药后疗效。

⑤ 动态监测：遵医嘱留取血标本，监测血 β-HCG、血常规、血生化的变化。

（四）出院指导

1. 指导进高蛋白、高维生素、易消化饮食；适当活动，保证充足睡眠，改善机体免疫功能；保持会阴清洁，手术后禁止性生活和盆浴 1 个月。

2. 随访指导：讲解术后随访的重要性，术后复测血 β-HCG，每周一次直至正常，发现血 β-HCG 值无下降趋势或已下降至正常范围又上升者随时就诊。

三、妊娠剧吐

（一）概述

妊娠剧吐是在妊娠早期发生，以恶心、呕吐频繁为重要症状的一组征候群。恶心呕吐者可因酸中毒、电解质紊乱、肝肾功能衰竭而死亡。

（二）治疗原则

静脉补液支持，补充维生素治疗，纠正水、电解质、酸碱平衡，严重者予以禁食，必要时终止妊娠。

（三）护理

1. 同妇科一般护理常规。

2. 与本病相关的主要护理：

（1）评估要点：

① 健康史及相关因素：a. 孕产史；b. 既往史、健康史，有无并发症及全身性疾病。

② 症状体征：a. 生命体征：体温、脉搏、呼吸、血压及体重等情况；b. 皮肤：皮肤黏膜是否完整及有无黄疸，皮肤弹性及有无脱水等；c. 中枢神经系统症状：意识状态，有无记忆障碍及昏睡等；d. 其他：有无视网膜出血等。

③ 辅助检查：血常规、尿常规、血黏度、血生化、血电解质、心电图、眼底检查以及 B 型超声检查等阳性结果。

④ 心理和社会支持状况。

(2) 主要护理措施:

① 饮食管理:先予禁食,待症状缓解后予流食,呕吐停止后给予高蛋白、高维生素、易消化食物为主,鼓励少食多餐,多进新鲜蔬菜和水果,避免辛辣刺激食物。

② 病情观察:及时准确采集检验标本,了解各项检查检验结果,密切了解病情变化。严密观察有无宫缩,及时汇报医生,配合处理。

③ 皮肤护理:评估皮肤弹性及脱水程度,做好皮肤护理,避免继发感染。

④ 支持治疗:按医嘱使用静脉注射补充营养、维生素和电解质等药物,了解用药后疗效。

⑤ 心理护理:向病人及家属说明本病的相关疾病知识,使病人及家属积极配合治疗护理。

⑥ 健康教育:向患者宣教出现宫缩或腹痛、腰酸,阴道流液或流血等征象及时联系医护人员。

(四)出院指导

1. 指导用药:根据医嘱正确用药,告知患者注意用药后反应。

2. 休息与活动:保证休息,每日睡眠 8h ~ 10h,以舒适卧位为宜。

3. 饮食指导:宜高蛋白、高维生素、易消化食物,少食多餐,多进新鲜蔬菜和水果,避免辛辣刺激食物。

4. 定期随诊:适当增加产前检查次数,定期复查尿常规、血内分泌、血肝功能等实验室检查,以了解疾病变化情况。

四、妊娠期高血压疾病护理常规

【子痫前期护理常规】

(一)概述

妊娠期高血压疾病是妊娠期特有的疾病,包括妊娠期高血压、子痫前期、子痫、慢性高血压并发子痫前期及慢性高血压。本病特点是妊娠 20 周后出现高血压、蛋白尿、水肿等症状,严重者可出现抽搐、昏迷,甚至母婴死亡,严重影响母婴健康。子痫前期是指在妊娠期高血压疾病基础上,血压进一步升高,或有明显的蛋白尿或肾、脑、肝和心血管系统等受累引起的上腹部不适、头痛或视觉障碍等临床症状。根据病情轻重可分为轻度子痫前期、重度子痫前期。

(二)治疗原则

妊娠高血压疾病治疗的基本原则是休息、镇静、解痉、降压、合理扩容和必要时利尿,密切监测母儿状态,适时终止妊娠。病情程度不同,治疗原则略有不同:① 妊娠期高血压一般采用休息、镇静、对症等处理后,病情可得到控制,若血压升高,可以降压治疗;② 子痫前期,除了一般处理,还要进行解痉,降压等治疗,必要时终止妊娠;③ 妊娠合并慢性高血压以降血压为主。

（三）护理

1. 同普通产科常规护理。

2. 与本病相关的主要护理：

（1）评估要点：

① 健康史及相关因素：

a. 孕产史。

b. 既往史、家族史，有无并发症及全身性疾病。

② 症状体征：

a. 生命体征：体温、脉搏、呼吸、血压及基础血压、血氧饱和度情况，以及有无上腹部不适、头痛、视觉障碍等自觉症状。

b. 产科体征：胎方位、胎心、胎动、子宫张力，有无子宫收缩及阴道流血、流液。

c. 皮肤黏膜：是否完整及有无水肿、瘙痒等。

d. 其他：意识、食欲、睡眠、二便、体重等情况。

③ 辅助检查：尿常规、尿蛋白定量、血生化、血常规、血凝、血黏度等实验室检查，眼底检查，B 超，胎心监护、心电图、胎儿心电图检查等生物物理指标。

④ 心理和社会支持状况。

（2）主要护理措施：

① 休息：卧床休息，以左侧卧位为佳，尽可能采取集中式的治疗和护理，操作轻柔，保证充足睡眠。

② 病室准备：安排安静、光线柔和病室，床旁应放置压舌板、舌钳、开口器、氧气，吸引器、抢救车处于备用状态。

③ 饮食管理：给予富含蛋白质、维生素、微量元素的食物，不限盐和液体，但对于全身水肿者适当限制盐的摄入。

④ 病情观察：对重度子痫前期患者应取下假牙，记特别护理，记录进出量。测血压、脉搏每 4 h 一次或遵医嘱，必要时使用血压监护仪动态监测血压变化。随时注意是否出现头痛、视力改变、上腹不适等症状。病情允许每日测量体重。遵医嘱及时正确留取各种检验标本，并及时了解结果。

⑤ 产程监测：严密观察子宫张力及临产征兆，有产兆及时报告医生。

⑥ 胎儿监护：每班监测胎心及胎动情况，有胎动、胎心变化异常及时报告医生，视需要或遵医嘱给予吸氧。

⑦ 健康教育：向孕妇及家属进行疾病相关知识教育。指导孕妇左侧卧位、数胎动及饮食报告。告知患者如出现头痛、视物不清、阴道流液、胎动异常、腹痛等征象及时报告。

⑧ 心理护理：给予心理支持，及时向孕妇及家属提供疾病相关知识，鼓励孕妇表达不适感，保持情绪稳定，取得孕妇及家属的支持与配合。

⑨ 用药护理：遵医嘱及时正确给药，注意药物疗效及毒副反应。

a. 应用硫酸镁时应严格执行硫酸镁应用护理常规。

b. 应用静脉降压药时，密切监测血压的变化，避免血压急剧下降或下降过低，血压有异常变化及时报告医生。

c. 应用冬眠药物时必须卧床休息，专人护理，防止体位性低血压而发生晕厥。

d. 应用利尿剂时，及时监测血电解质，注意患者有无倦怠、腹胀等低血钾症状，注意尿量，观察有无脉搏增快等血液浓缩、血容量不足的临床表现。

（3）并发症护理：

① 左心衰竭、急性肺水肿：注意患者有无休息时心率 > 110 次/min，呼吸 > 20 次/min，夜间阵发性呼吸困难等心衰早期症状，心衰护理参照内科护理常规。

② 胎盘早剥：评估孕妇有无腹部持续性疼痛、阴道流血，子宫张力增大，宫底升高，有无压痛等早剥征象，护理参照胎盘早剥护理常规。

③ 弥漫性血管内凝血（DIC）：评估有无皮肤黏膜及注射部位出血，子宫出血血不凝或凝血块较软，以及有无血尿、咯血、呕血等 DIC 征象。DIC 护理措施参照外科护理常规。

④ 视网膜剥离：评估患者有无视力模糊，警惕有无视网膜剥离发生。

⑤ 肾功能衰竭：注意观察尿量、尿色。对留置导尿管者，应每小时计尿量一次。每小时尿量少于 25 mL 或 24 h 少于 600 mL 应及时报告医生，遵医嘱予以相应处理。

（四）出院指导

1. 产前：

（1）用药指导：根据医嘱正确用药，告知孕妇注意用药后反应。

（2）休息与活动：保证休息，每日睡眠 8～10 h，以左侧卧位为宜，避免平卧。

（3）饮食指导：补充足够的蛋白质、维生素及铁、钙等微量元素，避免摄入过量脂肪与盐。

（4）定期随访：适当增加产前检查次数，每日自数胎动，每周监测体重，及时发现异常；保持心情舒畅，如有头晕眼花、胸闷气促等不适及时就诊。

2. 产后：

（1）参照产后护理常规。

（2）用药指导、休息与活动、饮食同产前。

（3）自我监测：产褥期血压高者仍需监测血压；如有头晕、眼花、胸闷、气促等不适及时就诊。

【子痫护理常规】

（一）概述

子痫前期孕妇发生抽搐不能用其他原因解释即为子痫。典型子痫发作表现：眼球固定，瞳孔放大，瞬即头歪向一侧，牙关紧闭，继而口角及面部肌肉颤动，数秒后全身及四肢肌肉强直，双手紧握，双臂伸直。抽搐时呼吸暂停，面色紫青。持续 1 min 左右，抽搐强度减弱，全身肌肉松弛，随即深长吸气，发生鼾声而恢复呼吸。抽搐发作前及抽搐发作期间，患者神志丧失。抽搐过程中易发生唇舌咬伤、摔伤甚至骨折等多种创伤，昏迷时呕吐可造成窒息或吸入性肺炎。

（二）治疗原则

控制抽搐，血压过高时给予降压药；纠正缺氧和酸中毒；抽搐控制后 2 h 可考虑终止妊娠。

（三）护理

1. 同普通产科常规护理。

2. 与本病相关的主要护理：

（1）评估要点：

① 健康史及相关因素：抽搐发作前后的活动，抽搐发作准确时间、持续时间、状态、频率、间隔时间。

② 症状体征：

a. 生命体征：意识、自觉症状、体温、脉搏、呼吸、血压及基础血压、血氧饱和度。

b. 产科体征：胎心、宫缩，有无产兆及胎盘早剥征象。

c. 皮肤黏膜：是否完整，有无瘀斑、水肿及程度。

d. 受伤情况：有无唇舌咬伤、摔伤、骨折等。

③ 辅助检查：DIC、血气分析、肝肾功能测定、B 超、眼底检查、尿常规、尿蛋白定量等。

④ 心理和社会支持状况。

（2）主要护理措施：

① 按子痫前期护理常规。

② 抽搐时处理：立即去枕平卧，头侧向一边，松开紧身衣物，用开口器或于上、下磨牙间放置缠绕纱布的压舌板，保持呼吸道通畅（必要时抽吸口鼻分泌物），给氧。

③ 安全防护：使用床栏，必要时约束肢体，非必要不宜移动患者。

④ 病情观察：专人护理，记特别护理。严密监护血压、脉搏、呼吸，监测瞳孔大小、对光反射及意识程度，观察并记录抽搐形式、持续与间歇时间及其他伴随症状。留置导尿管，观察尿量及尿色，正确评估并记录出入量。

⑤ 用药护理：维持静脉输液通畅，正确给予抗痉挛、降压、镇静药物，并监测用药反应。

⑥ 皮肤黏膜护理：抽搐期间或昏迷者暂禁食，做好口腔护理，保持口腔清洁，保持会阴清洁，保持床单位的清洁、舒适、干燥、平整。

⑦ 产程及胎儿监测：观察产程进展及胎心变化，必要时协助医生结束分娩，并做好新生儿抢救准备。

⑧ 产后护理：绝对卧床休息，产后严密观察子宫收缩、阴道出血量及性状，注意血压及其他生命体征的变化。暂停母乳喂养。

⑨ 心理护理：当患者清醒时应再予环境介绍及心理支持，并安抚家属，以取得配合。

（3）并发症护理：

① 参照子痫前期护理常规的并发症。

② 外伤：参照外科护理常规。

（四）出院指导

同子痫前期护理常规，有外伤并发症者转专科医院继续治疗。

五、前置胎盘护理常规

（一）概述

正常胎盘附着于子宫体部的后壁、前臂或侧壁。妊娠 28 周后，胎盘附着于子宫下端，甚至胎盘下缘达到或覆盖宫颈内口，位置低于胎先露部，称前置胎盘。前置胎盘是妊娠晚期的严重并发症，严重危害母儿健康，是妊娠晚期出血最常见的原因之一。根据胎盘下缘与宫颈内口的关系，将前置胎盘分为 3 类：完全性前置胎盘、部分性前置胎盘、边缘性前置胎盘。

（二）治疗原则

制止出血，纠正贫血和预防感染。根据孕妇的一般情况、孕期、胎儿成熟度、出血量及产道条件等综合分析，制定具体方案。

1. 期待疗法：适用于妊娠不足 36 周或估计胎儿体重小于 2 300 g，阴道流血量不多，孕妇全身情况良好，胎儿存活着。

2. 终止妊娠：适用于入院时出血性休克，或期待疗法中发生大出血或出血量虽少，但妊娠已近足月或已临产者，应采取积极措施选择最佳方式终止妊娠。剖宫产术能迅速结束分娩，既能提高胎儿存活率又能迅速减少或制止出血，是处置前置胎盘的主要手段。阴道分娩适用于边缘性前置胎盘，胎先露为头位，临产后产程进展顺利并估计能在短时间内结束分娩者。

（三）护理

1. 同普通产科常规护理。

2. 与本病相关的主要护理：

（1）评估要点：

① 病史及相关因素：

a. 孕产史。

b. 健康史、家族史，有无并发症或全身性疾病。

② 症状体征：

a. 生命体征：体温、脉搏、呼吸及血压等情况。

b. 产科体征：胎位、胎心、胎动、宫底高度、腹部张力，有无子宫收缩及阴道流血、流液。

c. 皮肤黏膜：有无水肿、瘙痒等。

③ 辅助检查：了解 B 超、胎儿宫内监护、血常规、血凝及血生化等实验室检查结果。

④ 心理和社会支持状况。

（2）主要护理措施：

① 对期待疗法者：

a. 保证休息，减少刺激：卧床休息，并告知其重要性，以取得配合。腹部检查时注意动作轻柔，禁做阴道检查及肛检，以避免各种刺激，减少出血机会，若确有需要应在输液或输血的准备下才能进行。

b. 饮食管理：指导孕妇合理饮食，摄入足够蛋白质、含铁丰富食物及新鲜蔬果，保障营养需要，保持大便通畅。

c. 宫缩及阴道流血观察：出现腰酸、下腹坠胀等症状及时通知医生；密切观察阴道流血情况，正确评估阴道流血量及性状并及时处理。

d. 预防感染：严密观察与感染有关的体征，有阴道流血者 2 次 /d 或遵医嘱给予会阴护理，及时更换会阴垫，保持会阴清洁。

e. 心理支持：向孕妇及家属进行疾病相关知识教育。鼓励孕妇表达不适感，保持情绪稳定。

f. B 超检查前准备：协助安排并做好检查前准备工作（如保持膀胱充盈等）。

② 对大出血者：

a. 绝对卧床、吸氧、保暖。

b. 正确评估阴道流血量（贮血器）并观察性状，监测血压、脉搏、呼吸及其他休克征象，建立特护记录。

c. 立即开通静脉通道，做好输血准备。

d. 遵医嘱迅速留送各种检验标本，并及时了解结果。

e. 安抚患者，做好心理护理。

f. 在抢救同时做好剖宫产术前准备，及时通知手术室做好母婴抢救准备。

③ 产后护理：

a. 预防产后出血：严密监测生命体征及阴道流血的量及性状，必要时用贮血器。如发现阴道流出血液不凝固时应及时报告医生。

b. 预防感染：严密观察与感染有关的征象，遵医嘱及时应用抗生素，指导产妇进食高蛋白、高维生素、高热量食物，增加机体抵抗力。

（3）并发症护理：

① 出血性休克及 DIC：参照外科护理常规。

② 产后出血：参照产后出血护理。

（四）出院指导

1. 产前：定期产前检查；注意卧床休息，左侧卧位，自数胎动；加强营养，补充足够的蛋白质、维生素及铁、钙等微量元素，防止便秘；有阴道流血或早产迹象及时就诊。

2. 产后：参照产后护理常规。

六、胎盘早剥护理常规

（一）概述

妊娠 20 周后或分娩期，正常位置的胎盘在胎儿娩出前，部分或全部从子宫壁剥离称胎盘剥离。胎盘剥离是妊娠晚期严重并发症，具有起病急、发展快特点，若处理不及时可危及母儿生命。

（二）治疗原则

1. 纠正休克：输新鲜血（补充凝血因子），抗休克治疗。

2. 及时终止妊娠：一旦确诊，及时终止，终止妊娠方法：

（1）阴道分娩：经产妇，一般情况好，显性出血为主，估计短时间内能分娩者可试行阴道分娩。

（2）剖宫产：适用于：① 重型胎盘早剥；② 估计短期内难以结束分娩；③ 轻型胎盘早剥，伴胎儿窘迫；④ 破膜引产，产程无进展。

3. 防止产后出血：使用宫缩剂，按摩子宫或子宫切除。

4. 预防或处理凝血功能障碍：输新鲜血、血小板、纤维蛋白原，使用肝素、抗纤溶剂。

5. 预防肾衰：尿量 < 30 mL/h，及时补充血容量；尿量 < 17 mL/h，用速尿、甘露醇。

（三）护理

1. 同普通产科常规护理。

2. 与本病相关的主要护理：

（1）评估要点：

① 病史及相关因素：a. 孕产史；b. 本次妊娠史；c. 健康史，有无并发症或仰卧位低血压综合征史及外伤史等。

② 症状和体征：

a. 生命体征：体温、脉搏、呼吸及血压等情况。

b. 产科体征：胎位、胎心、胎动、宫底高度、子宫收缩强度和频率及阴道流血、流液。

c. 腹部触诊：有无压痛、反跳痛或板样强直状腹壁。

d. 皮肤黏膜：颜色，有无瘀斑、出血点、牙龈出血等情况。

③ 辅助检查：了解 B 超，胎儿宫内监护、血常规、DIC、肝肾功能等实验室检查结果。

④ 心理和社会支持状况。

（2）主要护理措施：

① 病情观察：疑有胎盘早剥者：

a. 密切观察腹痛、阴道流血、子宫张力、压痛、宫底高度、胎心、胎动并记录。

b. 监测患者血压、脉搏、呼吸；注意患者面色、全身出血倾向、阴道流血量及性状、尿量及尿色。

c. 及时完成各项辅助检查，如 B 超、监护、血液检查等。

② 术前准备：对已诊断为胎盘早剥者：

a. 迅速开放静脉通道、吸氧、配血、术前准备、留置尿管。

b. 遵医嘱迅速留送各种急诊检验标本，并了解结果。

c. 在迅速行剖宫产术前准备的同时立即通知手术室，以便做好抢救准备。

③ 预防产后出血：

a. 分娩后及时给予宫缩剂，用贮血器观察血量及性状。

b. 加强生命体征的观察，并继续注意阴道流血的量及性状。如发现阴道流血不凝固时应及时报告医生。

④ 心理护理：向患者及家属做好解释工作，减轻患者及家属恐惧心理，获得理解，能积极配合。

⑤ 母乳喂养：根据产妇身体状况给予母乳喂养指导。

(3) 并发症护理：产后出血、DIC：参照产后出血护理常规。

(四) 出院指导

参照产后护理常规。

七、妊娠期肝内胆汁淤积症护理常规

(一) 概述

妊娠期肝内胆汁淤积症(ICP)是妊娠中、晚期特发性疾病。临床上以皮肤瘙痒、黄疸和病理上胆汁淤积为特征，主要危及胎儿，使围生儿发病率和死亡率增高。

(二) 治疗原则

积极对症处理，缓解瘙痒症状，恢复肝功能，降低血胆酸水平，改善妊娠结局。重点是胎儿宫内安危监护，及时发现胎儿宫内缺氧并采取措施。

(三) 护理

1. 同普通产科常规护理。

2. 与本病相关的主要护理：

(1) 评估要点：

① 健康史及相关因素：

a. 孕产史，尤其关注有无不良孕产史。

b. 健康史、家族史，有无并发症及全身性疾病。

② 症状体征：

a. 生命体征：体温、脉搏、呼吸及血压等情况。

b. 产科体征：胎方位、胎心、胎动，有无宫缩、阴道流液等分娩先兆。

c. 皮肤黏膜：是否完整及有无水肿，评估瘙痒发生的时间、程度、有无抓痕、黄疸。

d. 其他：食欲、睡眠、排泄情况，评估有无瘙痒引起的失眠。

③ 辅助检查：血常规、血凝、血清胆酸、肝功能，以及胎儿 B 超、胎心监护结果。

④ 心理和社会支持状况：评估孕妇有无焦虑感以及孕妇、家属对疾病的认知程度。

(2) 主要护理措施：

① 饮食管理：给予高蛋白、高维生素、低脂肪易消化食物为主，鼓励少食多餐，多进新鲜蔬菜及水果，避免辛辣刺激食物。

② 病情观察：特别注意胎心、胎动的变化，严密观察有无宫缩，及时汇报医生，配合处理。及时准确采集检验标本，了解各项检验结果，密切观察病情变化。

③ 皮肤护理：评估皮肤颜色、瘙痒程度，做好皮肤护理，避免继发感染。

④ 护肝降胆酸：按医嘱使用护肝、降胆酸药物，慎用对肝脏有损害的药物，了解用药后疗效。

⑤ 心理护理：向患者及家属说明本病的特殊性及有关疾病知识，使患者及家属积极配合治疗护理。

⑥ 健康教育：特别向孕妇强调有关危险征象的自我监护意义，出现胎动异常、宫缩或腹痛、腰酸、阴道流液或流血、皮肤发黄或尿量减少等征象及时汇报医生。

（3）并发症护理：产后出血：参照产后出血护理常规。

（四）出院指导

1. 产前：

（1）指导用药：根据医嘱正确用药，告知孕妇注意用药后反应。

（2）休息与活动：保证休息，每日睡眠 8～10 h，以左侧卧位为宜。

（3）饮食指导：宜高蛋白、高维生素、低脂肪、易消化食物为主，少食多餐，多进新鲜蔬菜水果，避免辛辣刺激食物。

（4）定期随诊：适当增加产前检查次数，每日自数胎动，定期进行血清胆酸、肝功能等实验室检查，以了解疾病变化情况。

2. 产后：

（1）参照产后护理常规。

（2）用药、休息与活动、饮食同产前。

（3）复查：定期进行血清胆酸、肝功能等实验室检查，以了解疾病恢复情况。

（刘霞、杜娟、陈嵩淞、安美华、徐艳、陈佳、刘炳荣）

第四节　妊娠合并症护理常规

一、妊娠合并心脏病护理常规

（一）概述

妊娠合并心脏病（包括孕前已有心脏病及妊娠后发现或发生心脏病）是孕产妇死亡的重要原因。在我国孕产妇死亡因顺位中高居第 2 位，占非直接产科死因首位。在妊娠合并心脏病的患者中，先天性心脏病占 35%～50%，位居第一。合并心脏病的孕产妇在妊娠 32～34 周、分娩期及产后 3 日内心脏负担加重，极易诱发心力衰竭，临床上应给予高度重视。

（二）治疗原则

患心脏病孕产妇的主要死亡原因是心力衰竭和感染。

1. 非孕期：根据孕妇所患心脏病的类型、病情程度及心功能状态，确定患者是否可以妊娠。对不宜妊娠者，应指导其采取正确的避孕措施。

2. 妊娠期：

（1）终止妊娠：凡不宜妊娠者，应在妊娠 12 周以前行人工流产术。妊娠超过 12 周者应密切监护，积极预防心力衰竭至妊娠末期。对于顽固性心力衰竭的孕妇应与心内科医师联系，在严密监护下行剖宫产终止妊娠。

（2）严密监护：应由心内科医师及产科医师密切联系合作。定期产前检查，正确评估母体和胎儿情况，积极预防和治疗各种引起心力衰竭的诱因，动态观察心脏功能，减轻心脏负荷，适时终止妊娠。

3. 分娩期：

（1）心功能Ⅰ～Ⅱ级，胎儿不大，胎位正常，宫颈条件良好者，在严密监护下可经阴道分娩，第二产程时需给予阴道助产，防止心力衰竭和产后出血发生。

（2）心功能Ⅲ～Ⅳ级，胎儿偏大，宫颈条件不佳，合并有其他并发症者，因剖宫产可减少孕妇长时间子宫收缩而引起的血液动力学改变，减轻心脏负担，可选择剖宫产终止妊娠。

4. 产褥期产后3日内，尤其是产后24 h内，仍是心力衰竭的危险期，产妇应充分休息且需严密监护。按医嘱及时准确使用抗生素预防感染。心功能Ⅲ级或以上者不宜哺乳。

（三）护理

1. 同普通产科常规护理。

2. 与本病相关的主要护理：

（1）评估要点：

① 病史及相关因素：

a. 孕产史。

b. 本次妊娠史。

c. 健康史，家族史。

d. 有无并发症及全身性疾病。

e. 既往史、心脏病史及心脏病有关的疾病史、相关检查、心功能状态及诊疗经过。

f. 本次妊娠经过、病情控制及目前用药情况。

g. 判断有无潜在的诱发因素及孕产妇对妊娠、分娩的适应状态。

② 症状和体征：

a. 生命体征：呼吸、心率、脉搏、血压、体温及血氧饱和度；有无胸闷、气急等，判断心功能状态；有无心衰早期症状。

b. 产科体征：胎位、胎心、胎动、有无子宫收缩及阴道流血、流液。

c. 皮肤黏膜：是否完整及有无发绀、浮肿等。

③ 辅助检查：心电图检查、X线检查、超声心动图，B超及实验室检查。

④ 心理和社会支持状况。

（2）主要护理措施：

① 产前护理：

a. 参照内科心脏病护理常规。

b. 休息与活动：避免过劳及情绪激动，保证充分休息，每日至少睡眠10 h。

c. 饮食管理：给予高蛋白、高维生素、低盐低脂饮食，少量多餐，多吃水果和蔬菜，防止便秘。

d. 病情观察：监测生命体征，注意有无心衰早期症状，出现气急、咳嗽，特别夜间胸闷等症状及时报告医生。记24 h进出量，记特别护理。

e. 预防及治疗引起心衰的诱因：预防感染，尤其上呼吸道感染；纠正贫血；治疗心律失常；防治妊娠期高血压疾病和其他合并症与并发症。

f. 用药护理：口服地高辛者服药前测脉搏 1 min，如脉搏在 60 次 /min 以下，应报告医生并停药。用药期间注意有无恶心、呕吐、黄视等中毒症状。

g. 胎儿监护：每班常规或遵医嘱监测胎心或胎动，有异常及时报告医生，视需要或遵医嘱给予吸氧。

h. 健康教育：向孕妇及家属进行疾病相关知识教育，给予饮食和休息指导，提供心理支持，减轻孕妇及家属的焦虑心理。

② 产时护理：心功能Ⅰ～Ⅱ级者可考虑在严密监护下经阴道分娩，分娩过程中做到：

a. 参照产时护理常规。

b. 病情观察：a）密切监测生命体征，第一产程，每 15 min 测血压、脉搏、呼吸、心率各一次，每 30 min 测胎心率 1 次。第二产程每 10 min 测 1 次上述指标，或使用监护仪持续监护；b）随时评估孕产妇的心功能状态，注意心悸、气急、心率增快等心衰早期症状；c）吸氧，宜左侧卧位或半卧位，防止仰卧位低血压综合征发生。

c. 产程观察：a）第一产程：密切观察子宫收缩、宫口扩张程度、胎儿下降及胎儿宫内情况；b）第二产程：避免屏气增加腹压，缩短第二产程，减少产妇体力消耗；c）胎儿娩出后，立即腹部沙袋加压 24 h，以防腹压骤降诱发心衰。

d. 预防产后出血：可静脉或肌肉注射缩宫素 10～20 IU，禁用麦角新碱，以防静脉压增高。

e. 预防感染：严格无菌操作，遵医嘱给予抗生素治疗。

f. 心理护理：给予生理和情感支持，降低焦虑心理。

③ 产后护理：

a. 参照产后护理常规。

b. 病情观察：产后 72 h 严密监测生命体征，正确识别早期心衰症状。

c. 休息与活动：保证充足的休息，产妇应取半卧位或左侧卧位为宜。

d. 饮食管理：注意饮食清淡，不宜过饱，多吃水果和蔬菜，防止便秘。

e. 预防感染：注意保暖，防止上呼吸道感染，保持会阴清洁，减少探视。

f. 母乳喂养：心功能Ⅰ～Ⅱ级的产妇可以母乳喂养，但应避免过劳；心功能Ⅲ级或以上者勿哺乳，应及时回奶，指导家属人工喂养的方法。

④ 并发症护理：心衰，参照内科护理常规。

（四）出院指导

1. 产前：

（1）用药指导：根据医嘱正确用药，告知孕妇注意用药后反应。

（2）休息与活动：充分休息，避免过劳，每日至少睡眠 10 h。

（3）饮食指导：少量多餐，给高蛋白、高维生素及低盐低脂饮食，多吃水果和蔬菜，防止便秘。

（4）定期随诊：加强孕期保健，定期产前检查。加强自我监护：指导左侧卧位及自数胎动，如有异常或不适及时就诊。

（5）心理护理：保持乐观、稳定的心理状态，避免精神紧张、情绪激动。

2. 产后：

（1）参照产后护理常规。

（2）用药指导、休息与活动、饮食同产前。

（3）自我监测：注意心功能状态，如有胸闷、气急，尤其出现夜间呼吸困难等不适应及时就诊。

二、妊娠合并糖尿病护理常规

（一）概述

糖尿病是一种常见的内分泌代谢疾病，其基本病理生理为绝对或相对胰岛素不足引起的代谢紊乱，特征为高血糖、糖尿、葡萄糖耐量减低及胰岛素释放试验异常。妊娠合并糖尿病包括两种情况：一种妊娠前已有糖尿病的患者妊娠，称为妊娠合并糖尿病；另一种为妊娠后首次发现或发病的糖尿病，又称妊娠期糖尿病（GDM）。妊娠合并糖尿病对母儿影响程度取决于糖尿病病情及血糖控制水平。孕妇发生高血糖症、感染、妊娠高血压疾病和羊水过多以及流产、胎儿畸形、新生儿并发症的危险性增高。

（二）治疗原则

控制饮食，适度运动，合理用药，做好血糖监测，加强健康教育，防治低血糖及并发症的发生，加强胎儿监护，适时终止妊娠。

（三）护理

1. 同普通产科常规护理。

2. 与本病相关的主要护理：

（1）评估要点：

① 病史及相关因素：糖尿病病史及家族史，既往不良孕产史；本次妊娠经过、病情控制及目前饮食及用药情况；有无潜在高危因素及合并症情况。

② 症状和体征：

a. 生命体征：意识、自觉症状、体温、脉搏、呼吸、血压。

b. 产科体征：胎方位、胎心、胎动、宫底高度，子宫收缩强度和频率及阴道流血、流液。

c. 皮肤黏膜：瘙痒、水肿情况。

d. 糖尿病的严重程度及预后：有无糖代谢紊乱征候群，即三多一少症状（多饮、多食、多尿，体重下降），有无低血糖及酮症酸中毒症状。

③ 辅助检查：糖筛查、口服糖耐量实验、血糖测定、尿糖测定、肝肾功能检查、眼底检查等。

④ 心理和社会支持状况。

（2）主要护理措施：

① 饮食管理：

a. 评估孕妇的饮食习惯，观察进食、进水情况及尿量的变化。

b. 按医嘱给予糖尿病饮食，告知孕妇控制饮食的重要性，限制含糖较多的薯类、水果，鼓励多吃蔬菜及豆制品，补充维生素、钙及铁等，使血糖在正常水平而孕妇又不感到饥饿最佳。

② 健康教育：

a. 保证足够的睡眠与休息，提倡适当运动。

b. 预防感染，加强皮肤护理，注意口腔卫生及会阴部清洁。

c. 自备糖果、饼干等食物以备低血糖时食用。

③ 血糖监测及管理：

a. 根据医嘱监测血糖，注意观察病情变化。

b. 熟悉糖尿病酮症酸中毒、低血糖昏迷、高渗性非酮症昏迷的临床鉴别。如发现患者四肢无力、头痛、头晕、轻度口渴、恶心、呕吐、尿量增加、意识障碍、脱水、呼吸深大而快等提示为酮症酸中毒，应及时通知医生，并备好抢救物品。

c. 阴道分娩过程中。应及时监测血糖、尿糖、尿酮体，使血糖不低于 5.6 mmol/L。

d. 鼓励产妇进食，确保血糖在正常范围内，必要时经静脉补充热量和液体。

④ 胰岛素注射注意事项：

根据医嘱正确使用胰岛素，经常更换注射部位，注射胰岛素后 30 min 内必须进食，注意观察有无低血糖症状，如出现饥饿、乏力、面色苍白、出冷汗等低血糖症状应立即给患者进食或口服、静脉注射葡萄糖，同时通知医生。产后遵医嘱重新调整胰岛素用量。

⑤ 产后护理：

a. 注意产妇的体温变化，观察腹部及会阴部伤口愈合情况、子宫复旧及恶露的量及性状，保持会阴清洁，预防感染。

b. 做好乳房护理，防止发生乳腺炎。重症糖尿病不宜哺乳，应及时回奶。

c. 母亲患有 GDM 的新生儿因易发生低血糖、红细胞增多症、高胆红素血症及呼吸窘迫综合征，应按早产儿常规护理。

⑥ 心理护理：向患者及家属说明本病的特殊性及有关疾病知识，使患者及家属积极配合治疗护理。

（3）并发症护理：

① 糖尿病酮症酸中毒（DKA）：

a. 孕早期出现妊娠反应时应保证一定的进食量，调整胰岛素的用量，避免饥饿性酮症酸中毒。

b. 产程中密切监测宫缩、胎心变化，避免产程延长，应在 12 h 内结束分娩，产程 > 16 h 易发生酮症酸中毒。如出现食欲减退、恶心、呕吐，“三多”加重，疲乏无力，头痛、腹痛等症状及时处理。护理参照内科护理常规。

② 低血糖：低血糖反应多因活动过度、饮食太少或未及时进食、胰岛素剂量过大等原因引起。应告知患者避免上述情况发生，注意有无饥饿、头晕、乏力、虚弱、出汗、心悸症状，以便及时发现并处理。

（四）出院指导

1. 产前：定期产前检查；左侧卧位、自数胎动；保持心情舒畅、合理饮食控制、做好血糖监测、维持血糖在正常范围；适度活动、注意休息；如有不适及时就诊。

2. 产后：

（1）参照产后护理常规。

（2）保持心情舒畅，合理饮食控制，做好血糖监测，维持血糖在正常范围。

三、妊娠合并贫血护理常规

（一）概述

贫血是由多种原因引起，通过不同的病理过程，使人体外周血红细胞容量减少，低于正常范围下限的一种常见的临床症状，常以血红蛋白浓度作为诊断标准。妊娠期贫血为血红蛋白 < 100 g/L，红细胞计数 $< 3.5 \times 10^{12}$/L，血细胞比容 < 0.30，50%以上的孕妇合并贫血，而缺铁性贫血最为常见，占妊娠期贫血的95%。临床表现：轻者无明显症状；重者可有乏力、头晕、心悸、气短、食欲不振、腹胀、腹泻，皮肤黏膜苍白、皮肤毛发干燥、指甲脆薄，以及口腔炎、舌炎等。

（二）治疗原则

解除病因，治疗并发症，补充铁剂。如血红蛋白 < 60 g/L，接近预产期或短期内剖腹产者，宜少量多次输血，以浓缩红细胞为最好，输血时避免因加重心脏负担诱发急性左心衰竭。同时积极预防产后出血和产褥感染。

（三）护理

1. 同普通产科常规护理。

2. 与本病相关的主要护理：

（1）评估要点：

① 病史及相关因素：既往有无月经过多等慢性失血性病史，有无营养不良病史；本次妊娠经过、病情控制及目前用药情况；有无潜在高危因素及合并症情况。

② 症状及体征：

a. 生命体征：体温、脉搏、呼吸、血压等情况。

b. 产科体征：胎方位、胎心、胎动、宫底高度，有无子宫收缩及阴道流血、流液。

c. 皮肤黏膜：皮肤黏膜、眼睑、指（趾）甲、口腔、舌等色泽。

d. 其他：意识，有无头晕、乏力胸闷等自觉症状，有无脾肿大等。

③ 辅助检查：血象、血清铁测定等。

④ 心理和社会支持状况。

（2）主要护理措施：

① 鼓励卧床休息，减少体力消耗，重度贫血者绝对卧床休息。

② 病情允许活动者，须指导活动时注意安全，避免因头晕、乏力晕倒而发生意外。

③ 给予高蛋白、高热量、高维生素易消化饮食，鼓励孕妇多食含铁丰富的食物，如瘦肉、家禽、动物肝脏、蛋类。有出血倾向的患者应给予少渣半流食。

④ 病情观察：

a. 注意有无头晕、头痛、乏力、心悸等不适。

b. 观察患者面色、胃纳情况。

c. 教导患者如有不适及时汇报医护人员，以便及时发现病情的变化。

⑤ 铁剂使用注意事项：

a. 指导服用铁剂的正确方法，告知服药后可出现黑便，属正常现象，服药期间避免饮用浓茶及食用含鞣酸过多的食物。

b. 注射铁剂时为避免局部的刺激，需作深部肌肉注射。

⑥ 胎儿监测：

a. 严密监测胎儿宫内情况，及时发现胎儿宫内窘迫的征象。

b. 教会患者自数胎动，间歇吸氧。

c. 及时完成超声和胎儿电子监护等检查。

⑦ 预防感染：

a. 进食后漱口，保持口腔清洁。

b. 保持会阴及皮肤清洁，勤更换内衣及被服。

c. 绝对卧床患者及时更换体位，预防压疮。

⑧ 心理护理：向患者及家属说明本病的特殊性及有关疾病知识，使患者及家属积极配合治疗护理。

（3）并发症护理：

① 贫血性心脏病：中、重度贫血患者遵医嘱予少量多次输血，严格控制输血速度，以避免加重心脏负担诱发急性左心衰竭。贫血性心脏病参照心脏病护理常规。

② 产后出血：中、重度贫血患者临产前遵医嘱予维生素 K_1、维生素 C 等药物治疗；产前、术中配血备用；胎肩娩出后，常规使用缩宫素以预防产后出血。产后出血参照产后出血护理常规。

（四）出院指导

1. 产前：定期产前检查；左侧卧位，自数胎动；保持心情舒畅，加强营养，摄取高铁、高蛋白、高维生素食物；正确服用铁剂，适度活动。注意休息，如有不适及时就诊。

2. 产后：

（1）参照产后护理常规。

（2）加强营养，摄取高铁、高蛋白、高维生素食物；正确服用铁剂，适度活动，注意休息，避免疲劳，如有不适及时就诊。

四、妊娠合并血小板减少症护理常规

（一）概述

妊娠合并血小板减少症是指由于各种原因导致外周血小板减少合并妊娠者。主要包括孕妇在妊娠期发生血小板减少，或特发性血小板减少性紫癜（AITP）患者合并妊娠。AITP 孕妇抗血小板抗体 IgG 可以通过胎盘引起胎儿血小板减少，导致胎儿或新生儿出血。妊娠合并血小板减少症孕妇出血的风险与血小板减少严重程度有关，血小板 $< 20 \times 10^9/L$ 的孕妇在产前和分娩时都存在自发性出血的危险，严重者可出现消化道、生殖器及视网膜出血，甚至颅内出血而死亡。

（二）治疗原则

1. 妊娠期治疗：

（1）定期监测血小板计数、血小板下降率以及预计分娩的时间。

（2）对有出血倾向的孕妇实施治疗，包括肾上皮质激素、丙种球蛋白、输注血小板，必要时行脾切除术。

2. 分娩期处理：原则上以阴道分娩为主。下列情况考虑实施剖宫产：血小板 $< 50 \times 10^9/L$；有出血倾向；胎儿头皮血或胎儿脐血证实胎儿血小板 $< 50 \times 10^9/L$。

3. 产后处理：应用抗生素预防感染，孕期应用肾上腺皮质激素治疗者产后继续应用。

（三）护理

1. 同普通产科常规护理。

2. 与本病相关的主要护理：

（1）评估要点：

① 健康史及相关因素：

a. 孕产史。

b. 健康史、家族史，有无并发症。

② 症状体征：

a. 生命体征：体温、脉搏、呼吸、血压等情况。

b. 产科体征：胎方位、胎心、胎动、宫底高度，有无子宫收缩及阴道流血、流液。

c. 皮肤黏膜：面色，有无瘀斑、出血点、牙龈出血等情况。

d. 其他：意识，有无头晕、乏力胸闷等自觉症状，有无脾肿大等。

③ 辅助检查：了解 B 超、胎儿宫内监护、血常规、DIC、肝肾功能及等实验室检查结果。

④ 心理和社会支持状况。

（2）主要护理措施：

① 饮食管理：给予营养丰富、少渣饮食，如有消化道出血，应进流食。

② 避免出血诱因：

a. 用软毛牙刷刷牙，防止齿龈出血。

b. 保持大便通畅，避免用力排便，必要时口服缓泻剂。

c. 避免各种引起腹压和颅内压增加的诱因(大笑、咳嗽、便秘等)。

③ 自身防护：活动时需有人陪伴，防止跌倒和外伤。血小板 $< 50 \times 10^9/L$，适当减少活动量，宜卧床休息；血小板 $< 20 \times 10^9/L$ 要绝对卧床休息。

④ 观察出血倾向：

a. 注意皮肤黏膜有无新鲜出血情况及大小便情况，及时发现有无内脏出血。

b. 密切观察有无头痛、恶心、呕吐、意识障碍等颅内出血表现，发现异常及时通知医生处理。

c. 产后严密观察子宫收缩情况，注意阴道流血量及性状，预防产后出血。

⑤ 健康教育：教导孕妇有关危险征象的自我监护，出现头痛、恶心、呕吐、皮肤黏膜有新鲜出血及黑便、血尿等及时汇报医生。

⑥ 用药护理：

a. 及时准确给药，对长期应用肾上腺皮质激素者，须注意电解质平衡。

b. 因使用肾上腺皮质激素或产后出血等原因使机体抵抗力下降，应积极预防感染。

⑦ 心理护理：加强心理护理，使患者树立战胜疾病的信心，配合治疗。

⑧ 母乳喂养：根据病情及用药情况与产妇、新生儿科医生共同商讨喂养方式。

（3）并发症护理：

① 产后出血：参照产后出血护理常规。

② 消化道出血、颅内出血等脏器出血：参照外科护理常规。

（四）出院指导

1. 参照产后护理常规。

2. 指导用药：孕期应用肾上腺皮质激素治疗者，产后继续应用。

3. 休息与活动：注意活动安全，防止外伤。

4. 定期复诊：建议特发性血小板减少症产妇继续转血液科随访治疗。

五、妊娠合并病毒性肝炎护理常规

（一）概述

病毒性肝炎是由各种肝炎病毒引起的以肝脏炎症和坏死病变为主的一组传染病，临床表现为孕妇出现不能用妊娠反应和其他原因解释的消化系统症状，如食欲减退、恶心、呕吐、腹胀、肝区痛、乏力、畏寒、发热等，部分出现皮肤巩膜黄染、尿色深黄，重症肝炎可出现深度黄疸、出血倾向、肝昏迷和肝肾综合征。病毒性肝炎是妊娠妇女肝病和黄疸最常见的原因。目前已证实有甲、乙、丙、丁、戊五种，妊娠期以乙型肝炎病毒感染最常见。

（二）治疗原则

肝炎患者原则上不宜妊娠。

1. 妊娠轻型肝炎：处理同非孕期肝炎患者，增加休息，加强营养，给予高维生素、高蛋白质、足量碳水化合物、低脂肪饮食。避免应用可能损害肝脏的药物并预防感染，有黄疸者按重症肝炎处理。

2. 妊娠期重症肝炎：保护肝脏，积极预防及治疗肝性脑病。限制蛋白质的摄入，保持大便通畅。预防 DIC 及肾功能衰竭。

3. 分娩期及产褥期：备新鲜血液，缩短第二产程，并注意防止母婴传播和产后出血。应用对肝脏损害较小的药物并预防产褥感染。

（三）护理

1. 同普通产科常规护理。

2. 与本病相关的主要护理：

（1）评估要点：

① 健康史及相关因素：

a. 孕产史。

b. 健康史、有无肝炎病家族史及当地流行史。

c. 重症肝炎应评估其诱发因素。

d. 有无并发症及全身性疾病。

② 症状体征：

a. 生命体征及意识：体温、脉搏、呼吸及血压、神志状态等情况。

b. 消化道症状：着重评估孕妇有无恶心、呕吐、腹胀、厌油腻、乏力等症状；有无畏寒发热，频繁呕吐，腹胀腹水，甚至出现急性肾功能衰竭及不同程度的肝性脑病症状。

c. 产科体征：胎方位、胎心、胎动、有无宫缩及阴道流血、流液等征象。

d. 皮肤黏膜：是否完整及有无水肿、黄染、出血点、瘀斑等。

e. 其他：食欲、睡眠、排泄、体重等情况，有无消瘦、失眠等。

③ 辅助检查：血常规、血凝、血清肝肾功能及病原学监测结果，以及胎儿B超、胎心监护结果。

④ 心理和社会支持状况：评估孕妇有无焦虑感以及孕妇、家属对疾病的认知程度。

（2）主要护理措施：

① 分类安置：按传染病护理常规分室收治孕产妇，按传播途径不同进行隔离，防止交叉感染。

② 饮食管理：给予清淡、易消化、低脂高蛋白饮食，保证营养。疑有肝昏迷者，则应限制蛋白质摄入；有水肿腹水者给予低盐饮食，避免刺激性食物。

③ 休息与活动：注意休息，急性期或重症肝炎应绝对卧床休息，慢性肝炎以静养为主，根据病情适当活动。

④ 病情观察：严密观察病情，预防并发症发生。特别注意胎心、胎动的变化，严密观察有无宫缩，及时汇报医生，配合处理。及时准确采集检验标本，了解各项检查检验结果，密切观察病情变化。

⑤ 用药护理：按医嘱正确给药，如抗病毒药物、降黄疸、护肝、利尿等药物，应密切注意药物疗效及不良反应。

⑥ 母婴阻断：乙肝携带者分娩后做好新生儿免疫接种。

⑦ 母乳喂养：根据具体病情决定是否哺乳，不宜哺乳者及早回奶。回奶不能用对肝脏有损害的药物如雌激素等。

⑧ 健康教育：介绍消毒隔离、休息方式、饮食结构、重症肝炎的诱因（如疲劳、药物、酗酒、出血、感染等因素）、康复指导等。教导孕妇出现食欲下降、呕吐、乏力、面黄、尿少等征象及时汇报医生。

⑨ 心理护理：向孕妇及家属讲解肝炎对母婴的影响，使患者树立战胜疾病的信心，接触开导焦虑、紧张、抑郁情绪，配合治疗，早日康复。

（3）并发症护理：

① 肝昏迷：密切观察精神神经症状，了解有无智力障碍和注意力降低，有无定向障碍、头昏、性格改变、扑翼震颤、嗜睡症状。保持排便通畅，减少血氨吸收，防止肝性脑病发生。护理参考内科护理常规。

② 产后护理：注意观察牙龈出血，皮肤瘀斑等早期征象，产后注意子宫收缩和阴道流

血情况，对凝血酶原时间延长或有出血倾向者，遵医嘱及时给予止血药物、新鲜血浆或全血，预防产后出血。护理参考产后出血常规。

③ 肾功能衰竭：注意观察尿量，准确记录出入量，观察患者有无水肿、腹水。应用利尿剂后，观察利尿效果和有无电解质紊乱。护理参考内科护理常规。

④ 感染：急性期和重症肝炎实行保护性护理，保持室内清洁，定时通风，重症肝炎患者做好病房物体表面和空气的定期消毒。产后注意保持会阴清洁，做好基础护理。

（四）出院指导

1. 产前：

（1）指导用药：根据医嘱正确用药，告知孕妇注意用药后反应。

（2）休息与活动：避免劳累和过度活动，保证休息，每日睡眠 8～10 h，以左侧卧位为宜。

（3）饮食：宜清淡、易消化、低脂高蛋白饮食，保证营养，避免辛辣刺激食物。

（4）定期随诊：适当增加产前检查次数，每日自数胎动，定期进行肝、肾功能等实验室检查，以了解疾病变化情况。

2. 产后：

（1）参照产后护理常规。

（2）用药、休息与活动、饮食同产前。

（3）复查：定期进行肝功能等实验室检查，以了解疾病恢复情况。

（王芝秀、孙梅、宋倩倩、刘云、辛月红、王占宇、单际翠）

第五节　分娩期并发症护理常规

一、胎膜早破护理常规

（一）概述

胎膜早破是指在临产前胎膜自然破裂，是常见的分娩期并发症。其发生率在妊娠期满 37 周为 10%，妊娠不满 37 周的胎膜早破发生率为 2.0%～3.5%。胎膜早破的妊娠结局与破膜时孕周有关，孕周越小，围产儿预后越差，常引起早产及母婴感染。

（二）治疗原则

预防发生感染和脐带脱垂。

（三）护理

1. 同普通产科常规护理。

2. 与本病相关的主要护理：

（1）评估要点：

① 病史及相关因素：

a. 孕产史。

b. 健康史、家族史，有无并发症及全身性疾病。

c. 有无潜在高危因素及感染征象。

② 症状体征：

a. 生命体征：体温、脉搏、呼吸、血压等情况。

b. 产科体征：胎位、胎心、胎动、有无子宫收缩及阴道流血情况，注意羊水性状、颜色、气味等。

c. 皮肤黏膜：是否完整、清洁、干燥等。

③ 辅助检查：阴道窥器检查、阴道液 pH 值测定、羊膜镜检查、实验室检查、B 超及胎儿监护。

④ 心理和社会支持状况。

（2）主要护理措施：

① 预防脐带脱垂：胎先露高浮者绝对卧床，予臀高位及侧卧位，必要时阴道检查，注意宫口、先露及有无脐带先露或脱垂。如有脐带先露或脐带脱垂时应积极处理，通知医生，尽快结束分娩。

② 胎儿监护：破膜后立即听胎心，观察羊水性状，并记录，发现异常及时吸氧等处理。监测胎心、胎动及胎儿宫内安危。定时观察羊水性状、颜色、气味等。

③ 预防感染：

a. 保持会阴清洁，每日会阴护理 2 次，并垫以消毒卫生垫。

b. 注意观察阴道流出液的性状、颜色、气味及子宫下段有无压痛，测体温、脉搏 2 次 /d，以便及早发现感染征象并报告医生。

c. 遵医嘱一般于破膜 12h 用抗生素。

④ 健康教育：向孕妇及家属进行疾病相关知识教育，指导孕妇有关危险征象的自我监测方法。出现羊水颜色异常、有异味或阴道内有异物排出等及时通知医护人员。

⑤ 休息与活动：长期卧床患者指导适当的床上活动，加强生活护理。

（3）并发症护理：

① 感染。

② 脐带脱垂。

二、产后出血护理常规

（一）概述

产后出血是指胎儿娩出后 24 h 内阴道流血量超过 500 mL。产后出血是分娩期严重并发症。是产妇四大死亡原因之首。产后出血的发病率占分娩总数的 2%～3%，其中 80% 以上发生在产后 2 h 内。因此特别重视产后出血的防治与护理，以降低产后出血的发生率及孕产妇死亡率。

（二）治疗原则

针对原因，迅速止血，补充血容量，纠正休克及防治感染。

（三）护理

1. 同普通产科常规护理。

2. 本病相关的主要护理：

（1）评估要点：

① 病史及相关因素：

a. 孕产史。

b. 健康史、家族史，有无并发症及全身性疾病。

c. 此次分娩史。

d. 有无潜在高危因素及感染征象。

② 症状体征：

a. 生命体征：体温、脉搏、呼吸、血压、血氧饱和度及意识状态等。

b. 产科体征：子宫收缩情况、子宫底高度、软产道有无裂伤、胎盘的完整性、凝血功能检查等。

c. 皮肤黏膜：是否完整、皮肤弹性、有无瘀点、瘀斑，有无渗血、渗液等。

③ 辅助检查：产后出血量，B 超及实验室检查。

④ 心理和社会支持状况。

（2）主要护理措施：

① 平卧、吸氧、保暖，镇定产妇情绪。

② 立即开放静脉通道，根据医嘱抽送血交叉，输液、输血、给药，预防休克。

③ 针对原因止血。

a. 子宫收缩乏力：按摩子宫、遵医嘱应用宫缩剂、填塞宫腔等。

b. 胎盘因素：人工剥离胎盘、刮宫术。胎盘植入者，应及时做好子宫切除的准备。

c. 软产道裂伤：应及时准确修复缝合。

d. 凝血功能障碍：明确诊断后，配合医生全力抢救，积极输血、纤维蛋白原或凝血酶原复合物等。

④ 病情观察：

a. 严密监测生命体征，做好护理记录。

b. 观察患者面色、神志、尿量等，及时发现休克早期症状，如头晕、口渴、打哈欠、烦躁、呕吐、面色苍白、出冷汗、血压下降等，必要时记特别护理记录单。

c. 正确估计出血量，采用贮血器或称重法，观察血液颜色及是否凝固，警惕弥散性血管内凝血发生。发现阴道流血量与临床表现不符时，要警惕隐形出血，注意检查宫底是否上升，子宫体积是否增大，按压子宫时有无血液流出。

d. 注意观察膀胱充盈程度，必要时留置导尿。

⑤ 预防感染：严格无菌操作，保持外阴清洁，遵医嘱给予抗生素。严密观察感染征象，如体温、血常规、宫底按压、恶露性状等。

⑥ 饮食管理：加强饮食营养，给予高蛋白、富含铁质的饮食，增加抵抗力。

（3）并发症护理：

① 失血性休克：参照外科护理常规。

② 弥散性血管内凝血（DIC）：参照外科护理常规。

三、羊水栓塞护理常规

（一）概述

羊水栓塞是指分娩过程中羊水进入母体血循环引起肺栓塞、休克和发生弥散性血管内凝血、肾功能衰竭等一系列病理改变，是极严重的分娩并发症。羊水栓塞也可发生在妊娠早、中期的流产、引产或钳刮术中，但情况较缓和。发生在足月分娩者，其死亡率高达80%以上。因此，羊水栓塞是孕产妇死亡重要原因之一。

（二）治疗原则

羊水栓塞一旦确诊，应立即抢救产妇。原则：改善低氧血症；抗过敏和抗休克；防治DIC和肾功能衰竭；预防感染。

（三）护理

1. 同普通产科常规护理。

2. 与本病相关的主要护理：

（1）评估要点：

① 病史及相关因素：

a. 孕产史。

b. 健康史、家族史，有无并发症及全身性疾病。

c. 此次分娩史或手术史。

d. 有无潜在诱发因素。

② 症状体征：

a. 生命体征：体温、脉搏、呼吸、血压、血氧饱和度等。

b. 一般情况：意识状态及面色，有无烦躁、惊叫、呛咳、哈欠、呼吸困难等先兆症状。

c. 产科体征：子宫收缩情况、子宫底高度、阴道流血的量及性状。

d. 皮肤黏膜：面色、四肢温度，有无出血点及瘀斑、有无切口渗血等。

③ 辅助检查：病史、症状与体征、实验室检查、心电图、X线射片。

④ 心理和社会支持状况。

（2）主要护理措施：

① 及早识别：仔细观察病情，重视分娩期间产妇的主诉，如有胸闷、气促、呼吸困难、呛咳、寒战、紫绀、哈欠、烦躁不安等先兆症状，及早识别，争分夺秒抢救，医护紧密配合。

② 纠正缺氧：保持呼吸道通畅，立即取半卧位或抬高头肩部，正压给氧，必要时气管插管或气管切开，注意保暖。

③ 建立静脉通道：迅速开放二路以上静脉通道，采用套管留置针，同时留取血标本。

④ 病情观察：

a. 专人护理，密切观察血氧饱和度、血压、脉搏、呼吸及意识等病情变化，建立特护记录，准确记录 24 h 进出量。

b. 正确估计出血量，采用贮血器，观察流出血液是否凝固。

⑤ 合理用药：

a. 解除肺动脉高压：a）首选罂粟碱，一般 30～90 mg 加入 25% 或 50% 的葡萄糖液 20～40 mL 中缓慢静脉推注；b）阿托品：心率慢时应用 1 mg 加入 5% 葡萄糖液 10 mL 中，每隔 15～30 min 静脉注射一次，但心率 > 120 次 /min 者应慎用；c）氨茶碱：250 mg 加入 25% 葡萄糖液 10 mL 中缓慢推注，必要时可重复使用。

b. 抗过敏：遵医嘱可选用甲强龙、氢化可的松或地塞米松。

c. 抗休克：a）补充血容量：应尽快输新鲜血和血浆；b）降压药：一般选用多巴胺。

d. 防治 DIC：遵医嘱补充凝血因子、应用肝素及抗纤溶药物。

⑥ 预防肾衰：留置导尿，严密观察尿量及颜色，定时记录尿量，发现异常及时报告医生，以便及早发现肾功能衰竭。遵医嘱使用利尿剂。

⑦ 预防感染：抢救过程中严格无菌操作，遵医嘱使用抗生素。

⑧ 慎用子宫收缩剂，如在滴注催产素过程中发病则必须立即停滴。

⑨ 抢救期间严格执行抢救制度。

⑩ 提供心理支持。

（3）并发症护理：

① 弥散性血管内凝血（DIC）：参照外科护理常规。

② 肾功能衰竭：参照内科护理常规。

（刘霞、刘秀英、李宁宁、唐清娥、尉海云、姜霞、纪颜颜）

第二章
儿科护理常规

第一节 儿内科护理常规

一、儿内科一般护理常规

1. 热情接待病人，测生命体征、体重，安排床位。根据病情作适当卫生处置，向家长介绍住院须知。

2. 立即通知医生，对重危者认真听取护送医护人员的交班，并积极配合抢救处理。

3. 准备病历 1 份，填写有关项目，做床头牌及病人小卡。

4. 及时处理各类医嘱，完成各种治疗及化验标本收集。

5. 加强饮食管理，特殊饮食由护士核对后发给病人，指导家长正确喂养，病危无陪护者护士亲自喂食，以了解进食情况。

6. 保证病儿有足够的休息、睡眠时间，重危者绝对卧床休息，轻症病人可在室内活动。

7. 协助督促家长做好每日晨晚间护理，保持病人皮肤、头发、衣服洁净。

8. 新病人入院后每日测体温 2 次，测 P、R 各 1 次。凡体温低于 36 ℃、高于 37.5 ℃（腋温）者每 4 h 测体温 1 次。病危者每 4 h 测 1 次 P、R，按医嘱测 BP。

9. 每日统计大便次数，记于体温单底栏。

10. 每周测体重 1 次，记于体温单底栏。

11. 密切观察病情，定时巡视病房，发现情况及时汇报、抢救。

12. 病人出院做好床单位终末消毒，向家长进行出院指导。

二、高热指导

体温超过 39 ℃（口表）或 39.5 ℃（肛表）称高热，超过 40 ℃称超高热。

（一）临床表现

体温升高超过 39 ℃，面颊潮红或苍白，口唇、口腔黏膜干燥，脉搏、呼吸增快，烦躁或嗜睡，有些病儿伴四肢冰冷、寒战、惊跳，甚至出现惊厥。

（二）护理要点

1. 积极降温：① 及时松解病人衣被，降低环境温度，但避免直接吹风。② 根据病情给予物理或药物降温，如头额部冷湿敷、头枕冰袋、温水擦浴、酒精擦浴（小婴儿禁用），药物降温剂量准确。

2. 高热病人降温处理后0.5 h测体温，并观察神志及出汗情况，防虚脱。酌情更换衣裤。

3. 对有高热惊厥史或出现惊跳的病儿遵医嘱提前给予镇静剂。

4. 给清淡饮食，鼓励饮水，必要时静脉补液。

5. 密切观察体温变化及其他伴随症状。

三、惊厥护理

惊厥指突然发生的全身或局部肌群强直性或阵挛性抽动，常伴有不同程度的意识改变。

（一）临床表现

突然发作的全身或局部肌群抽动，伴呼吸暂停、不规则，面色苍白、发绀，有时口吐泡沫、双眼凝视、眼球震颤，持续几秒钟或几分钟，抽搐停止后多数入睡。

惊厥持续状态：惊厥发作连续30 min以上或间断反复发作在间歇期意识不恢复者。

（二）护理要点

1. 去枕仰卧位，头侧向一边，松解衣扣，清除口、鼻、咽分泌物，保持气道通畅。

2. 给氧。有窒息者及时清除分泌物，必要时人工呼吸。

3. 保持安静，防止意外，护理操作集中进行。抽搐、牙关紧闭时用纱布包裹压舌板（或开口器）放于上下臼齿间，四肢适当约束。

4. 按医嘱正确对症治疗，如止痉、降温、降颅内压、辅助呼吸等，注意观察疗效。

5. 严密观察生命体征、神志、面色变化，观察抽搐发作次数、类型、持续时间及伴随症状，认真记录。

6. 给予高热量流质或半流质饮食，不能经口喂食者鼻饲或静脉补液。

7. 对颅内压增高，反复惊厥不止者，遵医嘱给予脱水剂，并观察瞳孔、呼吸变化，预防脑疝的发生。

8. 口腔护理，每日2～3次。

9. 加强基础护理，保持全身皮肤清洁干燥、平整，防止皮肤完整性受损。

10. 惊厥持续状态护理：① 密切观察病儿呼吸、心率、血压、体温变化，必要时心电监护。② 有条件入单间病室，减少人员走动和强光、声音刺激或双眼戴上黑色眼罩。③ 持续氧气吸入、保持气道通畅，有节制地使用吸引器。④ 床边备各种急救用物，随时做好人工呼吸、气管切开准备，建立良好静脉通路。⑤ 正确使用止痉药物，注意疗效及副作用。

四、休克护理

休克是由各种原因引起的全身微循环障碍，使有效循环血量减少，组织灌注不足，细胞缺氧代谢紊乱而导致重要脏器功能衰竭。

（一）临床表现

休克早期，病人神志清或烦躁不安，萎靡、面色苍白、呼吸急促、四肢冷、出冷汗、脉搏细速，血压正常或偏低、脉压差变小、毛细血管充盈时间大于 3 s，尿量减少。如不及时处理很快就进入嗜睡、昏迷、呼吸窘迫、脉搏细弱、心音低钝、心动过速、皮肤湿冷可见花纹，血压下降甚至难以测到，少尿或无尿。

（二）护理要点

1. 平卧或中凹位，不宜搬动，就地抢救，注意保暖。（卧位：仰卧位，上身抬高 20°～30°，下肢适当抬高 10°～20°，有利于呼吸和下肢静脉回流。）

2. 迅速建立 1～2 条较粗静脉通路，保证扩容有效进行。

3. 严密观察重要脏器功能（心、肺、脑、肾），监测生命体征变化，尤其是心率、血压、尿量的变化，注意面色、四肢皮肤温度、色泽改变，注意神志、意识、瞳孔变化，防止并发症。

4. 按医嘱迅速扩容、纠酸、抗过敏、抗心律失常、降温、止痉等，并观察药物疗效及副作用。

5. 根据病情予鼻导管或头罩给氧，保证呼吸道通畅。

五、昏迷护理

昏迷是一种严重的意识障碍，病儿仅保留维持生命的呼吸、循环活动。一切感觉、运动深浅反射功能失常。

（一）临床表现

按昏迷程度可分

1. 嗜睡：持续睡眠状态，易被唤醒，醒后言语及运动正常，神志清楚，但很快进入嗜睡状态，可有间歇性谵妄及不自主运动等。

2. 昏睡：对疼痛、触摸、强光、强声有反应，但多为肢体内收、回缩动作。反复强刺激唤醒后能回答简单问题、服从简单指令。偶有大小便失禁，可有抽搐。

3. 浅昏迷：对疼痛有回避动作，不能对答、言语含糊，对声、光、语言刺激失去反应，神经反射存在，呼吸、心率、血压无明显改变，大小便失禁或潴留。

4. 深昏迷：全身肌肉松弛，对各种刺激无任何反应、深浅反射均消失，呼吸不规则，脉搏增快，血压低，大小便失禁或潴留。

（二）护理要点

1. 密切观察生命体征、对外界反应、肌张力、大小便情况。

2. 侧卧或平卧位，肩下垫软枕，使呼吸道通畅，及时清除口、鼻腔分泌物，定时翻身、拍背。

3. 保证足够的营养和水分，除静脉补液外还可给鼻饲流质，抽搐频繁、呕吐时暂禁食。

4. 做好各项基础护理，保持病儿五官、皮肤、头发、衣服清洁、干燥，预防各种并发症。

5. 加强安全护理，抽搐频繁时用人工气道，加固床栏，适当约束。

6. 定时按摩受压肢体，并置功能位，避免关节变形、肢体挛缩、足下垂，骨突处衬以软枕。

7. 保持大小便通畅，3d 无大便时应灌肠，尿潴留时设法帮助排尿。

8. 注意保暖及降温，维持体温正常恒定。

六、急性喉、气管、支气管炎护理

本病是一种上下呼吸道弥漫性炎症，病原体多为病毒，很易发生细菌感染。

护理要点：

1. 按儿内科一般护理常规。

2. 密切观察生命体征，注意呼吸频率、节律的变化，咳嗽、咳痰情况，有无缺氧。重症肺炎还需观察精神、意识、食欲、大小便变化等，及早发现全身重要脏器的严重症状如心衰、呼衰、中毒性脑病等。

3. 病室空气清新、流通，温湿度适宜。平卧时肩颈部抬高，让病人安静休息，减少哭吵，多怀抱、拍背。

4. 给高热量、易消化、富含维生素饮食，少量多餐。吃奶时抱起，耐心喂养，遇咳嗽、气急、发绀应暂停。若病情严重不能哺喂时，可按医嘱用滴管或经静脉补充热量、水分、电解质，保证足够液体量。

5. 治疗护理：① 按时正确应用抗炎、止咳、化痰药物，重症肺炎静脉输液时速度控制在 5 mL/kg 以内。② 及时进行呼吸道护理，使气道通畅，遇痰液黏稠者可给雾化吸入。根据缺氧程度采用氧气吸入（鼻导管吸 O_2 流量 0.5～1.5 L/min，面罩 2～4 L/min 或头罩 4～6 L/min）。③ 做好各种对症护理，如物理降温、肛管排气等。

6. 密切观察各种并发症，如对长期高热不退的金黄色葡萄球菌性肺炎要警惕脓胸、脓气胸的发生，备好胸穿包、负压引流瓶等，并积极配合抢救。若合并有心衰、呼衰时按常规处理。

七、呼吸衰竭护理

呼吸衰竭指由于严重呼吸功能（通气和换气）障碍，导致低氧血症或高碳酸血症，并由此引起一系列生理功能和代谢紊乱。

（一）临床表现

1. 轻度：呼吸加快、节律不整、三凹征、口唇发绀、烦躁或精神萎靡。

2. 中度：呼吸困难加重、明显三凹征、呼吸浅促、口唇发绀加重、反应迟钝。

3. 重度：呼吸变慢、节律紊乱，出现双呼吸、呼吸暂停，听诊呼吸音减低或消失，口唇、甲床、四肢末梢发绀、发凉，病人昏睡、昏迷或惊厥。动脉血气分析示 $PaO_2\downarrow$，$SaO_2\downarrow$ 或 $PaCO_2\uparrow$。

（二）护理要点

1. 密切观察呼吸频率、节律、形态和呼吸困难程度，注意脉搏、心率、血压、意识的改变，注意 SpO_2 的变化，注意其他系统的变化。

2. 取平卧位，颈肩部适当抬高，抱坐时头略后仰，使气道通畅。室内温湿度适宜。

3. 气促、呼吸困难明显者，暂禁食或每次少量喂养。

4. 氧气疗法：根据病情采用鼻导管、面罩或头罩吸氧，皮囊加压呼吸甚至人工呼吸机辅助呼吸。FiO_2 选择应根据 ABG 指标，$PaCO_2$ ↑者适当低浓度。

5. 加强胸部物理疗法，定时翻身、拍背、吸痰，吸痰时注意负压正确，动作轻快。

6. 维持水、电解质、酸碱平衡，按医嘱补液、纠酸、纠正贫血，液体量匀速输入。

7. 维持体温恒定，减少耗氧。

八、先天性心脏病护理

先天性心脏病是由于胎儿期心脏发育障碍而造成心脏、血管的畸形，临床可分为三大类。

（一）临床表现

1. 一般症状：病儿多数生长发育迟缓、活动无耐力，病儿易反复呼吸道感染。严重时出现紫绀（左→右分流型）或全身青紫、杵状指趾、喜蹲踞，有时会出现嗜睡、烦躁及一过性昏厥等脑缺氧发作（右→左分流型）。

2. 心力衰竭症状：病儿面色青灰、呼吸急促 60～100 次/min、烦躁、出汗，小婴儿哭声低哑、喂养困难。心率增快达 160～180 次/min 或以上、心音低钝、奔马律，肝脏增大至肋下 3 cm 或以上，颜面、下肢浮肿，尿量减少。

3. 体检：心脏听诊胸骨左缘第 2，3，4 肋间处收缩期杂音。法洛四联症（TOF）病人还可出现肺动脉第二心音减弱；动脉导管未闭（PDA）病儿可见差异性紫绀、脉压增宽及外周血管体征。

（二）护理要点

1. 按儿内科一般护理常规。

2. 密切观察病儿生命体征变化；观察有无青紫及其程度；观察有无哭声低哑、烦躁不安、喂养困难、尿量减少。肝脏动态变化等心衰症状；观察青紫型病儿有无哭吵后、吃奶后、剧烈活动或清晨起床后的缺氧发作情况。

3. 视病情轻重，予卧床休息或轻度活动，避免劳累、哭吵、情绪激动。

4. 饮食富营养、易消化，少量多餐，浮肿时适当忌盐。青紫型病儿应保证水分供应，尤其在夏天、高温环境或发热时。不能口服者可静脉补充，注意速度不能太快，量不能过多。注意病室通风，有感染者按医嘱用药。

5. 治疗护理：① 预防各种感染，避免接触传染性疾病，注意个人卫生及饮食卫生。② 测量脉搏、听诊心率必须 1 min。③ 保持大便通畅，避免用力大便。遇 3 d 未解大便者可用开塞露通便。④ 青紫型病儿缺氧发作时，立即置病儿膝胸卧位、吸氧，并告知医生，按医嘱及时正确用药。⑤ 有心力衰竭者按心衰护理。

6. 严密观察并发症：① 肺炎：呼吸困难，气急加重，咳嗽、发热等。② 感染性心内膜炎：持续发热 1 周以上，皮肤出现瘀点，病儿精神软弱。③ 脑血栓形成：可出现肢体活动障碍、瘫痪或抽搐。④ 脑脓肿：青紫型病儿合并上感、中耳炎、皮肤感染，有头痛、呕吐、偏瘫等神经系统症状时应高度怀疑。

九、心肌炎护理

心肌炎是指由于各种感染因素使心肌间质炎性水肿，小儿时期较常见的有病毒性心肌炎、中毒性心肌炎、细菌性心肌炎（链球菌、伤寒杆菌感染后）。

（一）临床表现

以病毒性心肌炎为例，症状轻重差异很大。

1. 轻症可无症状，偶在心脏听诊时发现。典型病例在心脏症状出现前曾有呼吸道或肠道感染，可有中度发热、咽痛、腹泻、皮疹，继之出现疲乏无力、食欲不振、恶心、呕吐、面色苍白、气促，年长儿诉胸闷、心悸、头晕、腹痛。

2. 重症可暴发心源性休克，病儿极度烦躁、面色苍白、末梢发绀、皮肤出现花纹，大汗、脉搏细弱、心音呈奔马律，血压下降甚至测不到，若抢救不及时，可很快死亡。

（二）护理要点

1. 按儿内科一般护理常规。

2. 严密观察病儿有无呕吐、乏力、头晕、胸闷、腹痛、烦躁、意识改变等，定时检查脉搏、心率、血压，查看四肢温度、皮肤颜色。重症病儿需持续心电监护，及早发现严重心律失常、心源性休克和心力衰竭，备好急救物品，以便抢救。

3. 重症病儿绝对安静卧床休息，待心力衰竭、心律失常控制后可逐渐增加活动量。保持情绪稳定，避免各种精神刺激。

4. 饮食合理：易消化，少量多餐，多吃水果、蔬菜等高维生素食物。

5. 治疗护理：① 保护和营养心肌细胞，常用维生素 C，FDP 静脉点滴。② 气促、烦躁不安者及时供氧，必要时按医嘱适当镇静。③ 正确及时按医嘱给予血管活性药物以减轻心脏前后负荷及各种抗心律失常治疗。

6. 有心力衰竭者按心衰护理。

十、心力衰竭护理

心力衰竭指由于各种原因使心脏功能受损，虽经代偿，仍不能泵出足够的血量，以满足全身组织代谢需要。

（一）临床表现

心力衰竭的症状、体征因年龄、病因及血液动力学的改变不同。在不同年龄组有一定的差别，婴幼儿时期常突然呼吸困难、吸气三凹、呼吸增快 60 次 /min，并出现呕吐、烦躁、多汗、面色苍白或青紫、四肢发凉、脉搏细速无力，心动过速、奔马律、肺部干湿罗音、肝脏在短时间内增大。原有心脏疾病的婴幼儿表现为喂养困难、吸吮无力、拒食、易疲劳、出汗、喜竖抱（端坐呼吸的表现），哭声低哑、消瘦、体重不增，年长儿除急性肾炎、严重循环充血所致心力衰竭、肺水肿起病较急外，其余都较缓慢，表现为左、右心衰症状，严重时全心衰竭。

（二）护理要点

1. 严密观察生命体征变化，尤其是呼吸、心率的变化，注意精神、食欲、肢端温度、浮肿、尿量等情况及肝脏动态等变化。

2. 卧床休息，呼吸困难时半卧位，小婴儿抬高肩颈部，避免哭吵、情绪激动，必要时遵医嘱使用镇静剂。治疗护理操作尽量集中。

3. 给清淡、易消化饮食，少量多餐。水肿明显者按医嘱给低盐饮食。小婴儿耐心喂哺。

4. 避免过多饮水，控制液速在每小时 5 mL/kg 以内。

5. 鼻导管或头罩吸氧。咳粉红色泡沫痰时吸入 30%酒精 15 min 左右。

6. 急性心衰每 4 h 测呼吸、心率，注意节律变化。

7. 保持大便通畅，3 d 未解大便者给开塞露通便。

8. 浮肿明显、少尿者按医嘱详细记录 24 h 出入量或 24 h 尿量。

9. 每周测体重，了解水肿情况。

10. 按医嘱正确使用洋地黄、利尿剂、血管活性药物，并观察药物疗效及副作用。

11. 洋地黄药物使用时注意点：① 用药前两人核对姓名、剂量、用法。② 用药前测脉搏、心率。婴幼儿脉搏 < 100 次 /min 或心律紊乱者停用并报告医生。③ 用药期间忌用钙剂，必须用时间隔 4～6 h。④ 严密观察毒性反应，如恶心、呕吐、嗜睡、头昏等。

十一、口炎护理

口炎即口腔黏膜的炎症。大多数由病毒、细菌、真菌或螺旋体引起，本病在小儿时期较为常见，尤其是婴幼儿期更常见。

护理措施：

1. 做好口腔护理：保持口腔黏膜湿润和清洁，减少口腔细菌繁殖，鼓励多饮水，进食后漱口，对流涎者，及时清除流出物，保持皮肤干燥、清洁，避免引起皮肤湿疹及糜烂。正确涂药，涂药后应嘱患儿闭口 10 min，不可立即漱口、饮水或进食。

2. 饮食护理：以高热量、高蛋白，含丰富维生素的温凉流质或半流质为宜，对由于口腔黏膜糜烂、溃疡引起的疼痛影响进食者，于进食前局部涂 2%利多卡因，同时避免摄入刺激性食物。对不能进食者，应给予肠道外营养，以确保热量与水分供给。

3. 食具专用：患儿使用的食具应煮沸消毒或高压无菌消毒。

4. 监测体温：体温超过 38.5 ℃，给予松解衣服，温水擦洗，头枕冰袋、冰袋降温等物理降温，必要时给予药物降温。同时做好皮肤护理。

5. 向家长讲解纠正患儿吮指、不刷牙等不良习惯，年长儿进食后漱口，避免偏食、挑食，培养良好的饮食习惯。

十二、腹泻护理

腹泻是由于多种原因和因素引起的以大便次数增多，水、电解质紊乱及酸碱失衡的疾病。

（一）临床表现

轻型大便次数增多，10 次 / 日左右，性状改变，黄绿色水样、糊状、蛋花样便，有少量黏液、皂块、酸臭味，偶有呕吐。重型除上述症状加重外，还出现发热、面色发灰、精神萎靡、烦躁不安等全身中毒症状及水、电解质紊乱、酸碱失衡。病程不超过2周。若腹泻迁延不愈，可呈营养紊乱表现，病程连续 2 周至 2 个月，称延性腹泻。连续 2 个月以上称慢性腹泻。

（二）护理要点

1. 按儿内科一般护理常规。

2. 观察大便次数、性状变化，有无呕吐及量，观察精神、面色、生命体征、意识状态，观察皮肤弹性，黏膜是否干燥，眼窝、前囟凹陷程度及四肢末梢循环、尿量以判断脱水程度及性质，观察有无低钾、低钠、低钙、代谢性酸中毒的表现。

3. 对感染性腹泻者做好床边隔离，工作人员注意洗手，防止交叉感染。

4. 加强饮食管理，给易消化、清淡饮食，少量多餐，耐心喂养。遇频繁呕吐、严重腹泻者可暂禁食，但不禁水。

5. 治疗护理：① 迅速建立静脉通路，保证输液通畅，掌握补液原则，以纠正脱水、电解质紊乱和酸碱失衡。补液过程中需密切观察病儿变化，评价补液效果，有无不良反应。② 加强口腔、皮肤护理，预防鹅口疮、红臀发生。

十三、营养性贫血护理

营养性贫血指由于体内造血物质不足（铁、维生素 B_{12}、叶酸）而引起的贫血。如缺铁性贫血、大细胞性贫血，又称巨幼红细胞性贫血（缺维生素 B_{12}、叶酸）。

（一）临床表现

1. 缺铁性贫血：表现为皮肤、黏膜逐渐苍白，小儿反应迟钝，精神不愉快、多哭、少动、食欲减退，甚至异食癖。严重贫血者心率加快、出现杂音、心脏扩大、心功能不全，婴幼儿有骨髓外造血征象出现（肝、脾、淋巴结轻度增大）。红细胞、血红蛋白低于正常。

2. 巨幼红细胞贫血：表现为面色苍黄、头发干枯、浮肿呈虚胖，少哭、少动、表情呆滞、嗜睡、反应差、智力和运动功能倒退，手足、头部无意识震颤，舌下溃疡（舌唇震颤摩擦所致），红细胞数减少比血红蛋白更明显，红细胞大小不等。

（二）护理要点

1. 按儿内科一般护理常规。

2. 注意观察病儿皮肤、黏膜苍白程度，精神状态，进食情况，活动耐力。对中度贫血者要注意心率、呼吸变化，有无出血征象。对巨幼红细胞贫血病儿还需观察肢体、躯干、头部的震颤情况，铁剂治疗中注意消化道反应。

3. 严重贫血者应卧床休息，减少机体耗氧、耗能。

4. 鼓励多吃含铁质、蛋白质、维生素、叶酸丰富的食物，如瘦肉、蛋黄、动物肝、血、新鲜蔬菜水果。根据病儿年龄、消化功能、饮食习惯调整饮食，耐心喂养。震颤严重影响吸吮、吞咽者，可暂行鼻饲或汤匙喂奶，以保证营养摄入。

5. 治疗护理：① 应用铁剂口服时必须安排在两餐间，与维生素 C、稀盐酸同服，不宜与牛奶、钙片、茶、咖啡同服。若使用针剂，必须深部肌肉注射。② 严重贫血者需吸氧，少量多次输血，速度宜慢。③ 加强皮肤、口腔护理，注意保护性隔离，减少交叉感染机会。

6. 注意并发症的观察：① 继发感染，如肺炎、腹泻、皮肤感染、泌尿道感染。② 少数病人可出现心力衰竭，脑缺氧，甚至昏厥。

十四、原发性血小板减少性紫癜护理

原发性血小板减少性紫癜是指原因不明的自发性出血、血小板减少性疾病。

（一）临床表现

皮肤、黏膜广泛出血，多为散在的针尖大小的皮内或皮下出血点，四肢较多，也可见全身性血斑和血肿。有的病人以鼻出血、齿龈出血为主，伴呕血、便血，极少数病人可发生颅内出血而致死，血检可见血小板减少、出血时间延长。

（二）护理要点

1. 按儿内科一般护理常规。

2. 仔细观察皮肤、黏膜出血情况，有无内脏出血征象，如脉搏加快、血压不稳定、面色苍白、烦躁、出汗、头痛、恶心、呕吐或突然神志不清。有大出血时记录出血量、持续时间。

3. 明显出血者应卧床休息，防止外伤，血小板低于 2 万者应绝对静卧，减少搬动，保持安静。密切观察有无自发性出血现象。

4. 给营养丰富、富含维生素、易消化温凉软食，口腔黏膜、消化道出血者可视病情给流质或暂禁食。

5. 治疗护理：① 激素治疗。危重病儿用静脉点滴，症状好转改口服，以后渐减量。② 难治病例可加用免疫抑制剂，在治疗过程中要注意药物的毒性反应。③ 对危及生命的出血需输新鲜血或血小板，应避免血液过度振荡。输血过程中密切观察反应。④ 做好皮肤护理，阻止皮肤抓痒、挖鼻、挖耳、剔牙等习惯。当有鼻出血时，使病儿坐起，头向前倾，头部或鼻部冷敷，或用 1% 麻黄素、0.1% 肾上腺素棉球压迫止血。⑤ 各种治疗集中进行，避免反复穿刺引起出血不止，尽量减少肌肉注射，以免引起深部血肿。⑥ 保持大便通畅，以免排便用力诱发颅内出血。

十五、过敏性紫癜护理

过敏性紫癜是一种全身毛细血管炎为主要病变的变态反应性疾病。

（一）临床表现

1. 皮肤紫癜为首发症状，好发于双下肢伸侧及臀部，为对称性分布，紫癜高出皮面，压之不褪色、发痒。

2. 关节肿胀、疼痛，暂时性活动受限。

3. 阵发性剧烈腹痛、恶心、呕吐及便血，少数合并肠套叠。

4. 有些病例在紫癜后出现血尿、蛋白尿、水肿、高血压等肾脏损害。

5. 实验室检查：血沉增快，血清 IgA 增高。

（二）护理要点

1. 按儿内科一般护理常规。

2. 病情观察：① 观察皮肤紫癜的分布、数量及色泽的变化，有无增加或皮肤感染。② 观察关节有无肿痛、活动受限。③ 观察腹痛部位、性质、程度、腹肌紧张度，有无包块、压痛，警惕肠穿孔、肠套叠及肠出血。④ 观察便血情况。⑤ 观察有无肾脏受累症状。

3. 应卧床休息，轻症可轻度室内活动。

4. 应禁食动物蛋白和辛辣刺激性食物及海鲜，腹痛、便血给无渣半流质或流质，出血量多时暂禁食。

5. 治疗护理：① 积极寻找致敏原，去除病因。② 按医嘱应用激素、脱敏药或奴佛卡因静滴。③ 做好皮肤护理，防止抓破皮肤，保持皮肤清洁。腹痛者禁止腹部热敷。④ 衣着应柔软、暖和，保护受损关节。⑤ 若并发肾炎，按肾炎常规护理。⑥ 对病情反复者，给予安慰、关心。

十六、化脓性脑膜炎护理

本病是由各种化脓性细菌引起的软脑膜和蛛网膜弥漫性炎症，重者可累及大脑表面及脑实质而形成脑膜脑炎。

（一）临床表现

以发热、呕吐、烦躁、嗜睡、头痛、惊厥、脑膜刺激征阳性为主要表现。小婴儿可出现前囟饱满、头皮静脉怒张、双眼凝视、高声尖叫，重症病儿伴水、电解质紊乱、中毒性休克、DIC或发生脑疝，突然心跳、呼吸停止而死亡。脑脊液检查：压力增高，外观混浊或脓性，细胞数多数超过1 000/mm^3，蛋白显著增高，糖定量减低。脑脊液涂片有时可检到细菌，周围血象白细胞明显增高，中性为主。

（二）护理要点

1. 按儿内科一般护理常规。

2. 密切观察神志、面色、生命体征、囟门变化，有无意识改变、呕吐、尖叫、肢体发紧、惊厥等颅内高压症状，观察瞳孔大小、对光反射，及早发现脑疝。

3. 使病儿安静休息，减少不必要刺激。有颅内高压时，适当抬高头部，取中线位，不要扭曲颈部。昏迷或频繁呕吐时，取平卧位或侧卧位，保持呼吸道通畅，防止窒息。

4. 供给营养丰富易消化的流质或半流质饮食，必要时可鼻饲。

5. 治疗护理：① 选用对细菌敏感而易透过血脑屏障的抗生素。分次按时静脉给药，确保血液、脑脊液中有效浓度。用药期间应有计划地选择静脉和保护静脉，以保证足够的疗程，并注意观察药物反应。② 颅内高压、脑水肿病人使用脱水剂时，要选择大静脉推入或滴入，不使药液外漏。并正确记录尿量，测量血压，检查瞳孔变化。平时输液要控制速度。③ 积极对症处理。高热时及时物理降温或遵医嘱药物降温。有惊厥发生时迅速止痉，并注意安全，防止舌咬伤或其他意外。④ 加强皮肤、黏膜、口腔护理，经常变换体位，预防压疮的发生。⑤ 腰穿术后平卧1～2 h，并禁食2 h，注意观察腰穿后的反应。

6. 并发症的观察：对于经治疗后症状好转又出现发热、呕吐、头痛、前囟饱满者应考虑有硬膜下积液，需及时处理，并作好硬膜下穿刺准备（剃净前囟周围皮肤，准备腰穿包），对治疗不及时的病儿要观察头围变化、前囟、骨缝有无增大裂开、眼球活动，及早发现脑积水。

十七、急性散发性病毒性脑炎护理

急性散发性病毒性脑炎指不经虫媒传播，由某些疾病感染而引起的原发性脑实质炎症。

（一）临床表现

高热、头痛、呕吐、嗜睡或烦躁不安，并出现明显的精神异常和意识障碍，严重者惊厥、昏迷。脑膜刺激征阳性，小婴儿前囟饱满或颅缝裂开。脑脊液检查外观清、细胞数正常或增高不超过 $10 \times 10^6/L$，以淋巴为主、蛋白轻微增高、糖和氯化物正常。周围血象白细胞正常或降低。

（二）护理要点

1. 按儿内科一般护理常规。

2. 严密观察生命体征和精神、意识的变化，观察肢体活动及肌张力改变，观察瞳孔大小、呼吸节律，警惕脑疝、呼衰的发生。

3. 卧床休息，保持环境安静，减少不必要的刺激。对躁动不安、精神异常者，适当约束四肢，以免发生意外，昏迷者平卧或侧卧，保持气道通畅。有颅内高压时，抬高头部15°～30°，正中位不要扭曲颈部，尽量减少吸引，必要时低负压、粗导管。

4. 神志清醒者给高热量、高蛋白、高维生素、富营养的饮食，不能进食、频繁呕吐者可给鼻饲或由静脉供给。

5. 治疗护理：① 本病以对症处理为主。高热时及时降温，使体温控制在 38 ℃以下。发生惊厥时，立即止痉、松解衣服、保持气道通畅、吸氧，昏迷者防止窒息。有脑水肿、颅内高压时，按颅内高压处理。有呼衰时，按呼衰处理，并准备呼吸机治疗。② 加强各项基础护理，每 2～4 h 翻身、拍背，口腔护理 2～4 次 / 日，睁眼昏迷病人双眼清洁后加盖生理盐水纱布，皮肤清洁干燥，防止各种并发症发生。③ 尿潴留时可采用多种方法促使排尿，3 d 不解大便者用开塞露通便。④ 长期昏迷、瘫痪者肢体应固定于功能位，定时作被动运动，防止畸形。

十八、急性肾小球肾炎护理

急性肾小球肾炎是一组急性起病、不同原因所致感染后免疫反应引起的弥漫性肾小球炎性病变。一般特指链球菌感染后肾炎。

（一）临床表现

尿少、水肿、血尿、高血压为主要特征。重症病例在疾病早期(2 周以内)可出现严重循环充血（心力衰竭)，高血压脑病和急性肾功能不全等并发症。

尿检：红细胞尿、轻～中度蛋白尿、红细胞管型及颗粒管型。血抗“O”滴度升高，血沉增快，补体 C_3 减低，一过性氮质血症。

（二）护理要点

1. 按儿内科一般护理常规。

2. 密切观察水肿及尿量、尿色、肉眼血尿的变化，观察血压、食欲、有无恶心、呕吐、头痛、头晕等，观察脉搏、心率、呼吸、有无心悸、气短、烦躁不安、紫绀等症状。利尿期间观察有无电解质失衡情况。

3. 急性期绝对卧床休息至血压恢复正常、水肿消退、尿量增加、肉眼血尿基本消失，可适当室内活动，一般为 2～3 周。

4. 饮食视病情而定，尿少、浮肿明显或高血压者给予无盐、低蛋白、高糖饮食；尿量增多、浮肿消退后改低盐饮食。急性肾功能衰竭时忌蛋白质及含钾过高水果。血压正常、无浮肿给普通饮食。

5. 治疗护理：① 选用青霉素类抗生素控制体内感染病灶，利尿、降压、充分休息是治疗急性肾炎的有效方法。② 每日记录尿量，重症病例遵医嘱记录 24 h 进出量。依病情隔日测体重或每周 2 次。③ 测血压每日 1 次，高血压者每日 2 次，对血压严重升高者定时测量，密切观察，及时与医生联系。④ 保持皮肤清洁干燥，水肿者定时翻身，及时处理皮肤病灶。

6. 并发症的观察与护理：① 观察有无严重循环充血（心力衰竭）发生，应严格限制钠、水入量，镇静、利尿、吸氧，正确应用血管扩张药和快速洋地黄制剂。② 若血压急剧上升，并出现头痛、眼花、呕吐、惊厥等说明有高血压脑病，应迅速镇静、降压、吸氧，必要时给以脱水剂。③ 尿少同时出现恶心、呕吐、嗜睡或烦躁、食欲差时，要警惕急性肾功能衰竭发生，应详细记录出入量，严格控制液体入量和含钠、含钾饮料、食物，以维持电解质、酸碱平衡。

十九、肾病综合征护理

肾病综合征是以肾小球基底膜通透性增高为主要病变的一组临床综合征。小儿以原发病肾病多见。

（一）临床表现

全身高度浮肿、大量蛋白尿、低蛋白血症和高胆固醇血症。尿蛋白 +++～++++，定量 24 h> 0.05～0.1 g/kg。血浆蛋白小于 30 g/L，白球比例倒置，胆固醇明显增高并大于 5.7 mmol/L，血清补体正常。肾功能一般都正常。当浮肿、尿少，可有暂时性轻度氮质血症。

（二）护理要点

1. 按儿内科一般护理常规。

2. 病情观察：① 观察水肿程度、体重、尿量、尿色变化及食欲情况。② 观察体温变化及全身有无感染病灶。③ 观察激素及免疫制剂使用后的副作用，如库欣征、高血压、高血糖、精神兴奋、恶心、呕吐、秃发等。

3. 高度浮肿期间卧床休息，伴呼吸困难时给半卧位，水肿消退后逐渐增加活动。

4. 浮肿严重时进无盐优质蛋白饮食，浮肿消退后给普通饮食，但必须保证优质蛋白供应。服激素期间控制饭量，免疫抑制剂治疗期间允许自选饭菜、多饮水。

5. 治疗护理：① 激素为目前治疗肾病的首选药物，应严格按医嘱给药，口服给药时必须送药到口。顽固病例加用免疫抑制剂治疗，鼓励多饮水，促进利尿，减少药物对膀胱的刺激。② 做好保护性隔离，预防呼吸道感染。③ 做好各项基础护理，保持口腔清洁。高度浮肿病儿勤翻身，保护皮肤不擦伤、清洁、干燥，用棉垫托起肿胀阴囊。④ 水肿时谨慎行肌肉注射、股静脉采血，谨防静脉液体外渗。⑤ 重症病儿遵医嘱每日测体重、血压、记录 24h 出入量，稳定后改记 24 h 尿量，测体重、血压每周 2 次。⑥ 及时留送各种标本。

6. 并发症的观察和护理：肾病常见并发症有各种感染，如呼吸道感染、皮肤感染、原发性腹膜炎，电解质紊乱，低钠、低钾、低钙，全身各部位血栓形成。因此经常要注意病儿精神状态、心音、心律、心率变化，观察四肢末梢皮肤温度、色泽、感觉及小动脉搏动情况。

二十、急性尿路感染护理

指病原体在尿中生长繁殖侵犯尿路黏膜组织，累及尿道、膀胱、肾盂或肾实质，不易定位，统称尿路感染。

（一）临床表现

因年龄而异，新生儿、婴幼儿都以全身症状为主，发热、恶心、呕吐、腹泻等胃肠道症状，面色苍白、尿频、排尿时哭闹。儿童症状比较典型，除全身症状外，出现尿路刺激症状，偶有血尿。

（二）护理要点

1. 按儿内科一般护理常规。

2. 较长时间发热不退的小婴儿在排除其他感染病灶后，应仔细观察排尿时的反应及有无尿频症状、男婴尿道口有无红肿、脓液积聚，对年长应观察有无膀胱刺激症状及腰痛、腹痛及遗尿。

3. 急性期休息，多饮水，饮食无特殊要求，可适当进低盐饮食。

4. 治疗期间：① 用药期间多饮水或按医嘱同服其他药物以调整尿液酸碱度。② 应在抗生素治疗前留取中段尿，留尿容器应灭菌，整个操作注意无菌。留标本后及时送检。③ 保持会阴部清洁、干燥，小婴儿勤换尿布，及时处理尿布疹。④ 需静脉肾盂造影者应清洁肠道，作好碘过敏试验，术晨禁食，并建立静脉通路。

二十一、急性肾衰竭护理

急性肾功能衰竭是指由肾脏本身或肾外因素引起的肾脏功能急剧衰退甚至丧失。

（一）临床表现

1. 尿量急剧减少（少数病人尿量不少），学龄儿童 < 400 mL/d，学龄前 < 300 mL/d，婴幼儿 < 200 mL/d，或无尿 < 30 ～ 50 mL/d。

2. 电解质紊乱（三高三低），尤以高血钾、低钠最常见，病儿心律紊乱、全身无力。

3. 代谢性酸中毒。

4. 氮质血症。尿素氮、肌酐明显升高，精神萎靡、恶心、呕吐、腹泻。少尿期如不控制体液摄入可发生水中毒，常为此前的致死原因。经过 7 ～ 14 d，随尿量增多进入多尿期，若不及时补液，可造成脱水和低钠、低钾等电解质紊乱和继发感染。

（二）护理要点

1. 按儿内科一般护理常规。

2. 严密观察尿量变化及氮质血症、水、电解质紊乱症状，观察生命体征变化及精神、神志变化，及早防治心律紊乱、心力衰竭及感染。

3. 绝对卧床休息，预防交叉感染。昏迷时应加护栏，防止坠床。

4. 无尿或少尿期间应鼓励病儿进食低蛋白、高热量饮食，严格控制含钾饮料与水果，如香蕉、橘子。多尿期给富含钾和蛋白质饮食。

5. 治疗护理：① 护士应严格执行输液计划，严密观察输液过程中出现的各种情况，及时汇报，及时处理。② 精确记录 24 h 出入量，包括口服和静脉量、尿量、异常丢失量。③ 每日测体重 1 次。④ 做好各项基础护理。口腔护理 2 次 / 日，保持皮肤干燥、清洁，修剪指甲，防止抓破皮肤。⑤ 及时采集送检各种标本。⑥ 对有严重尿毒症病儿需腹膜透析治疗时，按腹膜透析护理。

二十二、皮肤黏膜淋巴结综合征护理

本病又称川崎病，是一种以全身性血管炎为主要病理改变的急性发热、出疹性疾病。主要见于婴幼儿。

（一）临床表现

1. 不明原因发热，持续 5 d 以上。

2. 双眼结膜充血。

3. 唇红、干裂，口腔黏膜及咽部弥漫充血，杨梅舌。

4. 全身多形红斑或猩红样皮疹，手足硬肿，掌心皮肤潮红，恢复期指端膜状脱皮，颈淋巴结肿大、坚硬、触痛。

5. 其他症状：关节肿痛、食欲减退、恶心、呕吐、腹痛、肝脏肿大、黄疸及心、肾、神经系统改变。

（二）护理要点

1. 按儿内科一般护理常规。

2. 病情观察：观察体温变化及发热持续时间；观察皮疹的分布、性状，手、足硬肿，指趾端脱屑及肛周脱皮情况；口、眼黏膜变化情况。

3. 急性期应尽量卧床休息。

4. 应给予高热量、易消化饮食，鼓励多饮水，有口腔黏膜损害时给温凉流质饮食。

5. 治疗护理：① 急性期常应用大剂量丙种球蛋白静脉点滴，静滴时速度稍慢，观察有无变态反应；口服阿司匹林宜在饭后，以减少胃肠道反应 。② 对高热病人积极降温。③ 加强皮肤和五官的清洁护理，保持皮肤、口腔、眼等处清洁，衣服柔软、清洁，防止感染，干裂处皮肤涂少许油剂。

6. 并发症的观察：注意心血管症状，及早发现冠状动脉栓塞或动脉瘤的发生。

二十三、营养不良护理

营养不良是一种因热量和(或)蛋白质长期不足所引起的慢性营养缺乏症，多见于婴幼儿。

（一）临床表现

1. 体重不增，进行性消瘦，皮下脂肪减少甚至消失，部分病儿伴有水肿。

2. 精神萎靡，反应低下，食欲差，皮肤苍白、干燥，肌肉松弛，腹胀、腹泻或便秘。

3. 严重者重要脏器 受损，免疫力低下易合并各种感染。

（二）护理要点

1. 按儿内科一般护理常规。

2. 注意观察精神、对外界反应、进食情况及生命体征变化。

3. 严重者应保护性隔离，避免交叉感染。

4. 调整饮食结构，指导正确喂养，根据大便性状辅以助消化药物。必要时静脉高营养或鼻饲高热量流质。

5. 治疗护理：① 加强各项基础护理，保证病儿皮肤、五官、头发清洁；② 按医嘱输血、血浆、白蛋白，注意随时调节滴速，不能过快；③ 每周测体重一次。

6. 严密观察自发性低血糖、缺铁性贫血、心力衰竭、电解质紊乱等并发症的发生。

二十四、维生素 D 缺乏性佝偻病护理

维生素 D 缺乏性佝偻病指由于维生素 D 缺乏，引起钙、磷代谢失常和骨样组织钙化不良，重者出现骨骼畸形为特征的慢性营养性疾病。

（一）临床表现

1. 初起以精神改变为主，如易激惹、烦躁、好哭、睡眠不安、多汗、夜惊、枕部有秃发圈。

2. 随年龄不同出现不同骨骼改变，多发生于生长发育最快的部位，如颅骨软化、乒乓球征、方颅、鞍状颅、十字颅、前囟关闭延迟、手镯、脚镯、肋串珠、郝氏沟、鸡胸、漏斗胸、站立时下肢弯曲，“X”、“O”形腿。

3. 肌肉松弛、蛙型腹。

4. 血生化和四肢 X 线摄片可有典型变化。

（二）护理要点

1. 按儿内科一般护理常规。

2. 注意观察早期精神改变、血生化改变及各部位骨骼变化。

3. 活动期病儿宜俯卧，减少站与走。各种护理及日常生活动作轻柔，居室光线充足，经常开窗，多户外活动，尽量让皮肤暴露于日光下。

4. 提倡母乳喂养，及时添加富含维生素 D 的辅食。

5. 治疗护理：① 维生素 D 治疗，可采用突击疗法(肌注维生素 D)或口服维生素 D，同时补充钙剂。② 严密观察维生素 D 中毒早期症状。

二十五、急性中毒护理常规

急性中毒指有毒物质通过不同途径进入人体，损害和破坏某些器官和组织的生理功能、组织结构，引起一系列中毒症状，严重危及生命。

（一）临床表现

毒物种类不同，临床表现也不相同，主要表现有：突然狂躁、抽搐、昏迷、瞳孔扩大或缩小、流涎、心律、心率改变，呼吸困难或缓慢，皮肤颜色改变(潮红、紫绀)，大汗和无汗，频繁呕吐，口腔黏膜溃烂，呼气、呕吐物有特殊气味，尿色改变，尿量减少等。

（二）护理要点

1. 密切观察生命体征、意识状态的改变，观察各系统有无异常体征出现。

2. 经皮肤中毒者，立即脱去外衣，并根据毒物性质采取皮肤冲洗、五官清洗。

3. 有呼吸困难者立即吸氧，昏迷者保持气道通畅，狂躁者做好安全护理。

4. 对口服毒物 4～6 h 以内者，立即按医嘱给予洗胃。毒物性质不明时可用温生理盐水洗胃后常规给予牛奶、豆浆、蛋清等护胃，强酸、强碱中毒切忌洗胃，以防胃穿孔。油剂中毒或昏迷者洗胃可能引起吸入性肺炎，应特别谨慎。

5. 口服毒物 6 h 以上者可采用 50% 硫酸镁导泻。对强酸、强碱中毒者及严重腹泻病儿禁用。

6. 误服毒物时间较长者可灌肠，常用生理盐水。

7. 及时留取各种标本以明确诊断。

8. 对严重病儿需给予静脉补液，应用相应解毒剂，必要时透析疗法。

9. 在整个处理过程中注意保暖，密切观察有无水、电解质失衡发生。

（王芝秀、王玮玮、董秋玲、刘霞、高超、汪小琳、刘玉萍）

第二节　新生儿科护理常规

一、新生儿一般护理常规

（一）概述

孕 37 周以上，体重 2 500 g 以上，出生评分 8～10 分，无其他异常情况为正常新生儿。

（二）护理要点

1. 要求室温在 20 ℃～24 ℃，湿度在 55%～65%，阳光充足，定时通风，空气清新。

2. 新生儿入室时，首先查阅新生儿出生记录，了解产程中有无异常及出生时的情况，核对男女性别、母亲姓名、床号、做好入室时的评估、检查其一般情况，如有无脐部出血、畸形、外伤、骨折等，然后办理入室手续。

3. 新生儿生后 1～2 d 内，为防止呕吐引起的窒息，予侧卧位或仰卧位时适当抬高肩部，颈下垫小毛巾，注意呼吸通畅，观察有无吐羊水、奶。

4. 新生儿入室时测体温，出生 24 h 内测体温 6 次 / 日，正常后二次 /d。体温测量过程中，根据体温高低采取相应的措施，如体温偏低者，用母亲的身体给予袋鼠式保暖，有条件者可用辐射床或暖箱保暖。

5. 实行按需哺乳，提倡母乳喂养，人工喂养者奶具一人一用一消毒，奶量以喂后安静、不吐、无腹胀、理想的体重增长为标准 15～30 g/d，除生理性体重下降时期。

6. 根据情况更换尿布的次数，一般在哺乳前更换，更换尿布时应用温水小毛巾轻柔地擦干净臀部的大小便后，再涂一鞣酸软膏，以防红臀发生，初次大小便应交班（小便不超过 48 h，大便不超过 24 h），有异常时及时寻找原因，汇报医生。

7. 随时注意新生儿情况，如遇呻吟、点头呼吸、鼻翼煽动等呼吸困难症状、中心性青紫、皮肤苍白、黄疸加深迅速、抽搐、哭声尖叫等异常者，立即通知医生作相应处理。

8. 预防感染，严格执行消毒隔离制度，接触新生儿前后洗手；保持脐部的清洁干燥，消毒脐部 1～2 次 /d，至脐残端脱落愈合；观察脐部有无渗血渗液、红肿、肉芽肿，有异常及时报告医生作相应的处理。

9. 新生儿每日或隔日洗澡一次、磅体重，记录洗澡时情况及体重，同时做好脐、臀、眼、耳部护理，有异常及时作相应处置和记录工作。

10. 确保安全操作者指甲要短（不超过指端）而钝；避免将新生儿处于危险的环境，如高端台面、可能触及到的热源、长时间受压、接触尖锐物品等；手足暴露时予戴上手套和袜子以防抓伤和擦伤。

11. 疫苗接种：正常新生儿生后 12 h 内常规注射乙肝疫苗，24 h 后接种卡介苗，做好相关记录，将疫苗接种单交给家属，并做好相应的宣教工作。

12. 做好筛查协作和宣教工作。

13. 随母亲出院的新生儿作好出院当日晨洗澡工作，取下手表带，核对母亲姓名，婴儿性别（核对时家属参与），穿好出院衣服，取消各类医嘱，并做好出院的宣教工作，如母乳喂养、洗澡、保暖预防接种等有关婴儿的一般护理知识，做好终末消毒工作。

二、一般高危儿护理常规

（一）概述

高危新生儿指已发生或有可能发生危重情况而需要密切观察的新生儿。包括母亲异常分娩的新生儿，如母亲有糖尿病、妊高症、先兆子痫阴道流血、感染、吸烟、酗酒史及母亲为 Rh 阴性的血型等；母亲过去有死胎、死产史等；异常分娩的新生儿，如高危产钳、臀位娩出；分娩过程中使用镇痛和止痛药物等；出生时有异常的新生儿，如出生时 Apgar 评分低于 7 分；脐带绕颈；各种先天性畸形；早产儿、小于胎龄儿、巨大儿、多产儿等。

（二）护理要点

1. 高危室室温应保持在 22～24 ℃左右，相对湿度应保持在 55%～65%，有空调和空气净化设备如空气层流或空气消毒设施，空气消毒 45 min/ 次以上，1～2 次 /d，含有效氯消毒制剂湿式拖地 2 次 /d，通风 2 次 /d。

2. 进室后的检查和一般护理同新生儿护理常规，评估基本生命体征（皮肤温度、心率、呼吸频率、氧饱和度），监测血糖。

3. 保持呼吸道通畅，可侧卧位，仰卧位时适当抬高肩部，避免颈部过度前屈和后仰，俯卧位时头侧向一侧，避免物品阻挡新生儿口鼻。如因羊水、奶液等其他分泌物堵塞引起的呼吸困难，立即用洗耳球或负压吸引吸出。

4. 发现新生儿中心性青紫、呼吸急促、有呻吟、吸凹、鼻翼煽动等呼吸困难症状等，立即报告医生，由医生决定给氧方式和给氧浓度，并随时评估吸氧后的效果，调整给氧浓度或停氧。

5.注意保暖，体温稳定后每四小时测体温一次，根据体温高低的不同程度作相应处理，可入辐射床或保暖箱保暖。接触新生儿的手、仪器、物品等应保持温暖。

6. 加强巡视，注意观察患儿肤色、呼吸、吐奶、尖叫等，床边使用心电监护仪监测生命体征，并记录。

7. 吐出物及大便有异常应请示医师，必要时留取标本送检。准确记录吐出物的量（有呕吐者可先称垫着毛巾重量，吐后再称重减去原毛巾重，以1克约为1 mL计算）和性状，同时在患儿相对安静状态时评估腹部的相关情况，如腹胀程度和张力。

8. 根据病情每日或隔日沐浴或擦浴一次，必要时在保暖箱内或辐射床上进行。

9. 保持营养供给，能哺乳者，根据患儿情况按量按时或按需哺乳，用奶杯或奶瓶或由母亲进哺乳室直接喂哺。遇吞咽、吸吮力不协调者，呼吸 > 60次/min，遵医嘱予鼻饲或禁食，禁食者由静脉供给营养。保证静脉输液通畅，按时正确使用各种药物。并随时注意观察液体速度、局部有无渗液。观察药物的作用和副作用。

10. 保持安静，根据病情减少抱动，治疗与护理尽可能集中进行，动作轻柔。

11. 病情好转，遵医嘱转母婴室或出院，做好相应宣教。

三、早产儿护理常规

（一）概述

凡胎龄满28周，不足37周，出生体重在2 500 g以下的新生儿，统称为早产儿或未成熟儿。按体重分：体重 < 2 500 g称低体重儿；在1 000～1 499 g之间的早产儿为极低出生体重儿；< 1 000 g为超低体重儿。由于早产儿各器官和功能未成熟，生活能力低下，表现为体温调节能力差，消化功能弱，呼吸功能弱，神经系统发育不成熟，免疫功能低下等，其存活率与出生时体重和医护质量有密切关系。

（二）护理要点

1. 同一般高危儿护理常规。

2. 早产儿室温应保持在24～26 ℃左右，相对湿度维持在55%～65%。

3. 维持体温稳定，根据早产儿的体重、成熟度及病情，给予不同的保暖措施，每2～4 h测体温一次，体重 < 2 000 g应放入暖箱内。在保暖箱内的早产儿记录体温同时记录箱温以作对照。在暖箱外的早产儿可戴帽子保暖。暴露操作应在辐射床上进行。体温偏低者，采取保暖措施后，每半小时测体温一次，至体温正常。

4. 维持有效的呼吸，仰卧位可在肩部垫一软枕取头高足低位，俯卧位时头侧向一侧，平、侧卧位，每2～3 h更换体位。不论何种卧位都需保持气道的通畅，有呼吸暂停者根据程度不同给予拍打足底、托背、刺激皮肤等处理。呼吸暂停反复发作者可遵医嘱给氨茶碱静脉输注。

5. 氧疗者根据需要，目的是维持正常氧分压（50～70 mmHg），可采用鼻导管、面罩、头罩，但要根据血气或 SpO_2 调整吸氧浓度，氧浓度调整梯度为5%，血气正常及时停氧，保持 SpO_2 在90%～95%，否则有造成氧中毒危险。

6. 合理喂养，无特殊禁忌证应及早喂哺，采取少量多次按需哺乳。一般情况好，能吸吮者，可让产妇进哺乳室哺乳。有吞咽能力而吸吮欠协调者应用针筒或滴管滴喂授乳。无吸吮吞咽能力、胎龄 < 34周或呼吸急促者均应胃管喂养。胃管喂养者可适当给予非营养性吸吮。喂养时观察患儿对喂哺的耐受程度，如有无腹胀、呕吐、胃内残留量等。哺乳不耐受需静脉营养者，必须保证静脉输液通畅，按时正确使用各种药物。

7. 保持皮肤清洁，遵医嘱给予沐浴或擦浴。每日测体重一次，在长磅阶段发现体重低于前一天体重 30 g 以上或较长时间不增者应报告医生。

8. 密切观察病情，床边 24 h 生命体征监测，同时观察患儿的进食情况、精神状态、哭声、反射、面色、皮肤颜色、肢体末梢温度。保持患儿安静，治疗、护理尽量集中进行，动作轻柔、迅速，就地操作，不抱离暖箱或辐射床。

9. 严格执行消毒隔离制度，工作人员相对固定，严格控制入室人员，室内物品定期更换消毒，每次接触患儿前后洗手或用快速手消毒液擦手，严格控制医源性感染。体重在 1 000 g 以下的患儿，使用的被服必须消毒。

（三）出院标准

早产儿/低体重儿，体重 1 800～2 300 g 以上；矫正胎龄 ≥ 35 周；出保温箱后体温正常 1 天以上；具有正常的吸吮和吞咽能力，摄入奶量正常；早产儿呼吸暂停者，停药后至少 3 天无呼吸暂停可出院。出院前期应对家长进行有关婴儿喂养、保暖、安全、防病等护理保健知识的宣教。

四、新生儿重症监护常规

（一）概述

新生儿重症监护对象：① 需要进行呼吸管理的新生儿，如急慢性呼吸衰竭、需要氧疗、应用辅助通气及拔管后 24 h 的患儿；② 病情不稳定、需要急救的新生儿，如重症休克、反复惊厥、重度窒息者；③ 胎龄 < 39 周、生后 48 h 内，或胎龄 < 28 周、出生体重 < 1 500 g 的所有新生儿；④ 大手术后，尤其是术后 24 h 内的患儿，如先天性心脏病、食管气管瘘、膈疝；⑤ 严重气管衰竭及需要全肠外营养、换血者。

（二）护理要点

1. 根据病情予高危儿或早产儿护理常规。

2. 新生儿入室后按要求测量并记录各种数据。

3. 将新生儿安置在辐射床上，根据病情提供生命体征监护。

4. 入室后即刻用试纸法测血糖，发现血糖 > 7.0 mmol/L 或 < 2.2 mmol/L 者及时告知医生并按医嘱处理。

5. 尽快建立静脉通路，按医嘱用药，及时记录液体进量。

6. 24 h 床边监护，常规每 2～4 h 1 次测 T、P、R、SpO_2，特殊病人按医嘱。

7. 准确记录病情及出入量（入量包括静脉补液及经口摄入奶、水。出量包括尿、大便、呕吐物、胃肠引流液等）。病情变化随时记录，每晨统计 24 h 出入量。

8. 使用呼吸机时常规插胃管并开放，加强呼吸道护理，每 1～2 h 记录呼吸机参数与生命体征，数据变化时随时记录。

9. 对接收氧疗者，呼吸机管道及湿化器每 24～48 h 更换。

10. 按时按量喂养，胃管喂养时忌快速推入，可用针筒悬挂奶液依靠重力作用缓缓入胃，每次喂奶前应回抽胃内残留量，如抽取前一次喂养量 1/5 以上时与医生联系，回抽胃内物时操作轻柔，避免使用 2 mL 以下的注射器抽吸，以免损伤胃黏膜。

11. 保持患儿全身皮肤清洁和床单位整洁。

12. 按医嘱留取大小便标本送检。

13. 每晨空腹测体重 1 次。

（王芝秀、徐倩倩、常静、史美翠、李圣梅、纪颜颜）

第三节　疾病护理常规

一、新生儿窒息护理常规

（一）概述

胎儿因缺氧发生宫内窘迫或娩出过程中引起的呼吸、循环障碍，以致生后 1 min 内无自主呼吸或未能建立规律性呼吸，而导致低氧血症和混合性酸中毒。

（二）临床表现

1. 胎儿缺氧：早期表现为胎动增加，胎儿心率≥ 160 次 /min；晚期胎动减少甚至消失，胎心率变慢或不规则，＜ 100 次 /min；羊水被胎粪污染呈黄绿或墨绿色。

2. 新生儿娩出时的窒息程度可按生后 1 min 内 Apgar 评分来区分，0～3 分为重度，4～7 分为轻度，若生后 1 min 评 8～10 分而数分钟后又降到 7 分以下者亦属窒息。

3. 各器官受损表现：窒息、缺氧、缺血可造成多器官损伤，但发生的频率和程度常有差异。

（1）心血管系统：轻时有传导系统和心肌受损；严重者出现心源性休克和心衰。

（2）呼吸系统：易发生羊水或胎粪吸入综合征、肺出血、肺动脉高压、低体重常见肺透明膜病、呼吸暂停等。

（3）泌尿系统：急性肾衰时有尿少、蛋白尿、血尿素氮及肌酐增高，肾静脉栓塞时可见肉眼血尿。

（4）中枢神经系统：主要是缺血缺氧性脑病和颅内出血。

（5）代谢系统：常见低血糖、低血钙、低血钠等。

（6）消化系统：有应激性溃疡和坏死性小肠结肠炎等。

（三）护理要点

1. 根据病情按新生儿重症监护常规和高危儿常规护理。

2. 保持呼吸道通畅，及时清理呼吸道内的异物，防止因羊水、吐奶导致再度窒息。

3. 根据血气分析调整给氧浓度。保持氧分压 50～70 mmHg，SpO_2 在 90%～95%。

4. 严密观察病情变化，随时注意呼吸、心率、SpO_2，及给氧后的面色、呼吸、末梢循环及神经系统症状，如尖叫、抽搐、双眼斜视、凝视等，及时记录。观察大小便情况。

5. 注意保暖，常规入辐射床或保暖箱。保持安静，减少抱动。

6. 注意合理喂养，根据病情予静脉补液或禁食、鼻饲，病情稳定者，可按需喂养。

7. 预防感染，注意用物消毒，必要时遵医嘱给抗生素抗炎治疗。

8. 上呼吸机者，做好气管插管的护理。

二、新生儿颅内出血护理常规

（一）概述

新生儿颅内出血主要是由于缺氧或产伤引起，也可颅内血管畸形、原发性出血性疾病引起颅内血管破裂。早产儿发病率高。

（二）临床表现

颅内出血的症状和体征与出血部位及出血量有关，一般生后1～2 d内出现。

1. 意识改变：如易激惹、过度兴奋或表情淡漠、嗜睡、昏迷等。
2. 眼部体征：如凝视、斜视、眼球上转困难、眼震颤等。
3. 颅内压增高表现：脑性尖叫、前囟紧张或隆起、惊厥等。
4. 呼吸改变：出现增快、减慢、不规则或暂停等。
5. 肌张力改变：早期增高以后减低。
6. 瞳孔：不等大、光反射差或消失。
7. 其他：黄疸和贫血。

（三）护理要点

按新生儿缺血缺氧性脑病护理。

三、新生儿缺血缺氧性脑病护理常规

（一）概述

由于各种围产期因素引起的缺氧和脑血流减少或暂停而导致胎儿和新生儿的脑损伤。是新生儿窒息后的严重并发症，病情重，病死率高，少数幸存者可产生永久性神经功能缺陷，如智力障碍、癫痫、脑性瘫痪等。

（二）临床表现

主要为意识改变及肌张力变化，严重者可伴有脑干功能障碍。根据病情不同分为轻、中、重3度。

轻度：主要表现为兴奋、激惹、肢体出现颤动等。上述症状一般在生后24 h内明显，3 d内逐渐消失，预后良好。

中度：表现为嗜睡、反应迟钝、肌张力减低、肢体自发动作减少，可出现惊厥，前囟张力正常或稍高，拥抱反射和吸吮反射减弱，瞳孔缩小，对光反应迟钝。症状在生后72 h内明显，病情恶化者嗜睡程度加深甚至昏迷，反复抽搐，可留有后遗症。

重度：表现为意识不清，常处于昏迷状态，肌张力低下，肢体自发动作消失，惊厥频繁，反复呼吸暂停，心率减慢，前囟张力高，瞳孔不等大或放大，对光反应差，死亡率高，多留有后遗症。

（三）护理要点

1. 根据病情轻重给予高危儿或重症监护护理常规。
2. 保持气道通畅，及时清除呼吸道分泌物。低氧血症者可采用不同方式给氧，保持 PaO_2 和 $PaCO_2$ 在正常范围，必要时给人工机械呼吸。

3. 病情观察：除严密观察和检测生命体征外，需严密观察神志、意识障碍程度、瞳孔、前囟张力、神经系统症状、肢体活动及抽搐等情况。观察药物反应。

4. 取头高足低位，抬高床头15°左右，保持头正中位，尽量不搬动患儿头部，绝对静卧。

5. 将患儿置于远红外辐射床上，肤温控制在35 ℃～35.5 ℃，使头部温度维持在34 ℃～35 ℃。

6. 根据病情决定开奶时间，轻症者待生命体征稳定后可耐心喂养，喂奶时切忌抱起。重者禁食，予静脉补充热量及水分，保持水、电解质、酸碱平衡。

7. 注意观察脑疝、呼吸衰竭并发症发生。

四、肺透明膜病护理常规

（一）概述

肺透明膜病又名新生儿特发性呼吸窘迫综合征（NRDS），由于肺成熟度差，肺泡表面活性物质缺乏导致进行性肺泡萎缩所致，表现为生后不久出现进行性加重的呼吸困难和呼吸衰竭，多见于早产儿。

（二）临床表现

出生时可正常，也可无窒息表现。于生后2～6 h内出现呼吸困难，呈进行性加重。表现青紫、呼吸性呻吟、呼吸浅表、出现吸气三凹、鼻翼煽动、肌张力低下、呼吸暂停甚至出现呼吸衰竭。听诊两肺呼吸音低，早期无罗音，以后可听到细小的水泡音。生后第2、3天病情较重，72 h后明显好转。

（三）护理要点

1. 按早产儿护理常规和重症监护常规护理。

2. 将病人安置在辐射床上，提供适宜的环境温度（中性温度），使体温维持在正常范围内。

3. 严密观察生命体征，尤其是观察呼吸困难和缺氧程度、心率、心律变化，做好心肺监护，备好各类急救物品。

4. 保持呼吸道通畅，提供足够氧气，保证血氧分压、血氧饱和度在正常范围内。NRDS病人一般都需要呼吸机辅助呼吸，应根据血气分析结果随时调整吸入氧浓度和压力。尤其是肺泡表面活性物质治疗后，应根据病情及时调整氧浓度和压力，防止因肺泡表面张力的快速改善而发生气压伤或高氧血症。

5. 不能经口喂养者遵医嘱静脉补液，保证热量及水分摄入。病情好转后，可给鼻饲喂养或经口喂养，最好给予母乳喂养。

6. 做好保护性隔离。

7. 并发症观察：严密观察生命体征的变化。使用机械通气过程中注意观察肺部感染、氧中毒、胃肠道并发症及心功能不全和气压伤的发生。

五、新生儿肺炎护理常规

（一）概述

新生儿肺炎指由于感染和各种原因引起的吸入，使肺泡及其周围毛细支气管发生炎症反应。

（二）临床表现

感染性肺炎：初起时呼吸道症状不典型，主要表现为反应差、哭声弱、拒奶、口吐泡沫、呼吸浅促、青紫、呼吸不规则、体温不稳定，病情严重时出现点头样呼吸或呼吸暂停，肺部体征不明显，有的表现双肺呼吸音粗。

胎粪吸入性肺炎：多数患儿在生后数小时出现呼吸急促（呼吸频率 > 60 次/min）、呼吸困难、呻吟、鼻翼煽动、吸气三凹症、胸廓饱满、发绀，肺部听诊呼吸音粗，闻及湿罗音或呼吸音减低。全身皮肤、指趾甲、脐带被胎粪污染呈黄绿色。当并发气胸或肺气肿时，呼吸困难突然加重，紫绀明显，心音减低、移位，血压下降，皮肤出现花斑。

（三）护理要点

1. 按高危儿护理常规。严重窒息、胎粪吸入者按重症监护常规。
2. 胎粪吸入的患儿尽快清除吸入物，保持呼吸道通畅。
3. 合理用氧，供给温湿化氧气，维持正常的氧分压和血氧饱和度。给氧方法依病情而定，可采用导管法、头罩法，甚至机械通气。使 PaO_2 维持在 60～80 mmHg。
4. 做好呼吸道护理，必要时雾化吸入，稀释痰液，协助排痰，定时翻身、拍背，使呼吸道通畅。
5. 观察生命体征和呼吸困难、缺氧程度、患儿的意识和对外界的反应、哺乳的情况。
6. 维持正常的体温，异常者给予相应处理。
7. 供给足够的热量和水分，能吸吮者提倡母乳喂养以提高患儿的抗病能力。
8. 严密观察并发症的发生，防止心力衰竭、呼吸衰竭、气胸、中毒性脑病、DIC 等发生。

六、新生儿败血症护理常规

（一）概述

新生儿败血症是指细菌进入血循环并在血液中生长繁殖，产生毒素而造成的全身感染，是新生儿尤其是早产儿较常见的疾病。

（二）临床表现

无特异性表现，出生后 7 d 内出现者称早发性败血症；7 d 后出现者称迟发型败血症。早期表现为精神不佳、食欲不佳、哭声弱、体温异常等，转而发展为精神萎靡、嗜睡、不吃、不哭、不动，面色欠佳、病理性黄疸、呼吸异常等。少数严重者很快发展循环衰竭、呼吸衰竭、DIC、中毒性肠麻痹、酸碱平衡紊乱和胆红素脑病。常并发化脓性脑膜炎。

（三）护理要点

1. 按高危儿护理常规，病情较重者按重症监护常规护理。
2. 执行床边隔离，防止交叉感染。

3. 积极处理局部病灶，如脐炎、脓疱疮、鹅口疮等。保证静脉输液的通畅及抗生素定时定量的输入。

4. 保证营养和水分的供给，提倡母乳喂养以提高患儿的抗病能力。

5. 病情观察：注意体温、呼吸、心率、氧饱和度、精神状态、吸吮能力、皮肤颜色、黄疸程度、有无硬肿、脱水征象以防感染性休克发生。观察有无出血倾向：如吐血、便血、皮肤紫癜、穿刺点不宜止血等DIC征象。同时注意尿量和性状，警惕肾功能衰竭的发生。

6. 观察药物治疗后的作用及副作用。

七、新生儿黄疸护理常规

（一）概述

新生儿黄疸是新生儿时期胆红素（大部分为未结合胆红素）在体内积聚而引起，其原因很多，分生理性、病理性两种。病理性黄疸原因比较复杂，严重的还可引起胆红素脑病而造成死亡或神经系统后遗症。

（二）临床表现

1. 新生儿黄疸程度不一，一般于生后2～3 d出现，4～5 d达高峰；一般情况良好，足月儿在2周内消退，早产儿可延到3～4周。病理性黄疸多数出现早，进展快或退而复始很快波及全身。

2. 其他可出现贫血、心力衰竭、全身水肿、肝脾肿大，若血清胆红素 > 20 mg/L（342 mmol/L），可引起胆红素脑病，造成神经系统后遗症。

3. 部分患儿可出现腹胀、肝大、触诊较硬，食欲差，大便颜色变白，全身皮肤黄染且进行性加重，常提示肝、胆疾病。

（三）护理要点

1. 按高危儿护理常规，病情较重者按重症监护常规护理。

2. 密切观察病情，做好相关的护理。

（1）每班详细观察黄疸进展情况。

（2）观察大小便排出次数、量及性质，若胎便排出少或延迟，应警惕黄疸加重。必要时给灌肠协助排便。

（3）保证液体入量，坚持母乳喂养。

（4）观察神经系统症状，有反应差、嗜睡、厌食、尖叫、双眼凝视、肌张力改变甚至角弓反张、抽搐等胆红素脑病早期表现，应立即报告医生，做好抢救准备。

3. 针对病因的护理，预防核黄疸发生。

（1）如疑母乳性黄疸，必要时停乳观察。

（2）根据病情，遵医嘱给抗生素抗感染治疗。

（3）杜绝一切能加重黄疸的因素存在，避免发生低氧、低温、低血糖、酸中毒等。

（4）遵医嘱进行蓝光疗法。

（5）如需进行换血，及时做好各项准备工作。

八、新生儿低血糖症护理常规

（一）概述

目前认为凡全血血糖低于 2.2 mmol/L 都诊断为新生儿低血糖。

（二）临床表现

无症状或无特异性症状，表现为反应差或烦躁、喂养困难、哭声异常、肌张力低、激惹、惊厥、呼吸暂停等。经补充葡萄糖后症状消失、血糖恢复正常。如反复发作须考虑糖原累积症、先天性垂体功能不全和胰高血糖缺乏症等。

（三）护理要点

1. 按高危儿护理常规。
2. 对易发生低血糖的高危儿加强观察，定期血糖监测是早期发现低血糖的最有效的方法，同时要做好早吸吮，熟悉低血糖的症状和体征，争取早发现，如出现反应差、阵发性紫绀、震颤、眼球不正常转动、惊厥、呼吸暂停、多汗、嗜睡、不吃等症状。立即报告医生处理，及时测血糖。
3. 遵医嘱给予口服或静脉补充葡萄糖，根据血糖控制输液速度，液体 24 h 微量输液泵维持，防止医源性高血糖发生，输注高渗葡萄糖溶液时，不得外渗。
4. 严重低血糖时暂禁食，症状好转及时喂奶。
5. 顽固性低血糖，需用激素治疗，严格按医嘱给药。
6. 积极治疗各种原发病。
7. 保持一定的环境温度以降低热能的消耗，保持安静。

九、新生儿脐炎护理常规

（一）概述

新生儿脐炎是指脐带残端的炎症，在正常情况下，残留的脐带逐渐干燥僵化，于一周以上脱落，创口在 15 d 左右完全愈合。

（二）临床表现

轻症者局部有浆液性或脓性分泌物，伴恶臭、脐轮微红肿。重者红肿范围扩大，局部腹壁可见急性浸润，呈蜂窝织炎，形成脓肿。由下腹部向脐部压迫时，可有脓样分泌物排出，局部扩散，可导致败血症。

（三）护理要点

1. 保持脐部清洁干燥，每次换尿片后先用消毒棉签拭净脐部的分泌物，再用 5% PVP-I 棉签由内而外消毒脐残端和脐轮。
2. 如有分泌物较多可用 5%过氧化氢轻轻涂擦，遵医嘱用抗生素纱布局部湿敷。
3. 如有肉芽组织可用 10%硝酸银棒烧灼或搔刮局部，后用生理盐水棉签吸取多余药液，注意避免烧灼周围皮肤。
4. 严密观察病情发展，遵医嘱给予抗生素等药物治疗。
5. 必要时可在辐射床上暴露脐部，保持脐部干燥，便于观察治疗。

十、新生儿霉菌性口腔炎护理常规

（一）概述

新生儿霉菌性口腔炎又称鹅口疮，是口腔内白色链球菌感染。多由于乳具消毒不严，乳母奶头不洁，或喂奶者手指污染所致，也可在出生时经产道感染。或见于腹泻、使用广谱抗生素或肾上腺素皮质激素的病儿。

（二）临床表现

口腔黏膜上覆盖一层白色的乳块样物，呈点片状或融合成大片状，不易擦去。强行剥落后，局部黏膜潮红、粗糙，并可溢血。好发部位为颊黏膜、唇黏膜内侧、舌面齿龈和上腭，严重者可波及咽喉部，甚至气管、食道和下呼吸道。偶可出现拒乳。

（三）护理要点

1. 注意新生儿口腔卫生，保持新生儿口腔黏膜完整。
2. 于喂奶后，口腔内涂以 2%咪康唑甘油，3 次/d。
3. 做好奶具的消毒工作，做到一用一消毒，使用奶瓶、奶头者，喂后用 2%碳酸氢钠浸泡 30 min 后洗净，电子消毒柜消毒。
4. 操作者每次喂奶前后洗净双手，避免交叉感染。
5. 做好预防性护理，长期使用抗生素的患儿，遵医嘱用 2%咪康唑甘油涂口腔 2 次/d。

十一、新生儿尿布皮炎护理常规

（一）概述

新生儿尿布皮炎是由于被大小便浸湿的尿布未及时更换，尿中尿素被粪便中的细菌分解而产生氨，刺激皮肤发炎。

（二）临床表现

患儿外阴和臀部等尿布接触的部位发生境界清楚的鲜红色红斑，严重者可发生丘疹、水疱、糜烂或溃疡，皮损还可延及下腹部和双腿。皮肤褶皱部位常无皮损。

（三）护理要点

1. 做好预防为主，勤换尿布，保持外阴干燥，选用柔软吸水性好的尿布。
2. 每次大小便后及时更换，用温水洗净臀部，常规涂鞣酸软膏。
3. 轻度皮炎时，每次换尿布后按医嘱选用药物，局部红外线照射，保持臀部清洁，并用抗生素纱布局部湿敷，如 5%呋喃西林液。

（刘霞、尉海云、姜霞、高超、汪小琳、李宁宁、唐清娥）

第四节　新生儿护理技术操作常规

一、暖箱使用护理常规

（一）适应证

体重在 2 500 g 以下未成熟儿或体重大于 2 500 g，但不能长时间在室温中维持正常体温者。

（二）操作程序

1. 置暖箱于温暖无风环境，避免放在门口及窗口或空气对流处。

2. 湿度 > 60%，湿度发生器内不可加水。若需加水时应加无菌水，每日更换。

3. 按婴儿体重、日龄、胎龄从中性温度表上选择正确起点箱温。

4. 暖箱温度达到预定值后 20 min 方可将患儿置入暖箱。

5. 婴儿在暖箱内可裸身或仅着单衣、尿布。

6. 开始 1 h 内注意：① 婴儿体温；② 四肢是否温暖；③ 暖箱温度。实际设置箱温需再结合早产儿个体差异做相应的调整，保持婴儿体温维持在 36.5～37.4 ℃。

7. 每 4 h 测量 1 次体温，同时记录箱温。

8. 护理操作、体检均通过操作孔进行。

9. 每日清洁消毒温箱，每周彻底消毒，病儿出箱后行终末消毒处理。

二、胃管喂养护理常规

（一）适应证

胎龄小于 34 周，吸吮、吞咽、呼吸不能协调者或胎龄大于 34 周，没有吞咽反射的婴儿及某些疾病使婴儿不能或不宜经口喂养者。

（二）操作程序

1. 洗手，检查乳汁的量及温度。

2. 检查婴儿有无喂养禁忌，如呼吸暂停、呼吸窘迫、腹胀等。

3. 使婴儿仰卧或侧卧，测量胃管的长度，做好标记。

4. 将胃管经口或鼻慢慢插入。动作轻柔，避免刺激迷走神经而发生呼吸暂停、心动过缓。

5. 胃管插入预定长度后，胶布固定。在胃管上贴上标识带，记录插入时间和插入长度。

6. 推入 1～2 mL 空气入胃管，并在胃部听诊有无气过水声或回抽胃液以证实胃管确在胃内。

7. 针筒悬挂依靠重力作用将奶液缓慢滴入，最后再注入少量空气或 1 mL 的生理盐水，清除胃管内的奶液，保持胃管壁清洁。

8. 喂后让婴儿头高足低位或侧卧位或俯卧位 30 min 左右。

9. 喂后 30 min 内检查婴儿是否有呕吐或其他情况。

10. 记录喂入量，妥当留置胃管，每次喂奶前均需确认胃管是否在胃内。每次喂奶量在 5 mL 以上者，若发现胃内残留奶量大于进食奶量的 1/5 时，及时告知医生，决定是否停喂 1 次，若残留量小于 1/5 可从本次奶量中扣去残留量喂入，残留奶液中因含有大量消化酶不宜弃去，应重新注入胃内。

11. 胃管每 5～7 d 调换，喂奶器具每次用后更换。

三、蓝光疗法护理常规

（一）目的

光疗是一种安全而疗效显著的方法。光源用蓝光或日光均可，但最有效的为蓝光（波长 420～470 nm），双面光照的效果较好。通过蓝光照射皮肤使血清中的间接胆红素发生异构作用，使其水溶性增加，随胆汁和尿液排出，从而降低血清胆红素浓度。

（二）操作程序

1. 接通蓝光箱电源、预热，按胎龄、体重、日龄、婴儿体温调节箱温。早产儿要求 32～34 ℃，足月儿 30 ℃左右。

2. 将新生儿沐浴后不扑粉，剪去指（趾）甲或戴上手套，裸体卧于蓝光治疗箱中，用消毒黑布眼罩遮盖保护双眼，用窄条尿布保护生殖器、肛门、会阴部，头部枕软枕或气圈。

3. 入箱前测生命体征 1 次，以后每 2 h 测 T、P、R 1 次。

4. 单面光疗者更换体位每 2 h 1 次，使之得到充分照射，根据体温调整箱温，保持箱内清洁。

5. 密切观察光疗副作用，如皮疹、呼吸加快（60 次 /min 以上）、哭吵、腹泻、青铜症等。

6. 保证水分及营养供给，按需喂养，两次奶间喂水或静脉补充光疗所增加的不显性失水，以防止产生脱水热，同时也有助于胆红素代谢。

7. 加强巡视，观察光疗效果，随时观察患儿呼吸、心率、体温变化和大小便色泽和量等，并在特别护理单上做好记录。

8. 双眼常规护理，每天更换消毒眼罩。

9. 做好蓝光箱的消毒工作，用含有有效氯消毒液擦拭。

10. 停光疗后，根据病情给予沐浴或擦浴，保持皮肤清洁。记录黄疸消退情况，了解胆红素的值，关注婴儿全身情况，继续观察有无黄疸反跳情况。

11. 蓝光灯管经使用超过 2 000 h 后应及时更换新管。

（三）光疗副作用

1. 体温异常。

2. 呼吸暂停，以早产儿多见，与体温过高有关，频繁发作呼吸暂停应停止光疗。

3. 腹泻：大便为绿色稀便，光疗结束后逐渐停止。大便次数多时应补足液体。

4. 皮疹：光疗停止可自行消退。

5. 青铜症：直接胆红素高时可出现青铜症。皮肤呈青铜色，光疗停止后缓慢恢复。

四、人工呼吸机使用常规

（一）目的

维持正常的通气功能和氧合功能，完成有效的气体交换，适用于各种原因引起的呼吸衰竭。

（二）操作程序

1. 准备呼吸机，连接管道、空气气源、2 个氧气气源、加压复苏气囊、负压吸引装置，并使其均处于正常工作状态。

2. 置病人于辐射床，连接监护仪，摆好合适体位，固定头部。

3. 在医生插管时，观察面色、呼吸、心率、氧饱和度等变化，当心率、氧饱和度下降，面色发绀时及时报告，暂停插管，用纯氧面罩加压呼吸至面色转红，继续插管。

4. 建立通气后，确定位置用胶布稳妥固定插管，测量从口或鼻至呼吸机接口处气管插管外露部分长度并记录。记录呼吸机开始时间及各项参数。

5. 常规插入胃管，开放胃管，持续引流。

6. 给患儿以合适体位，保证插管不被扭曲，适当约束四肢，改变体位及挪动头部时操作轻巧并扶住插管以免脱出。

7. 按医嘱胸部物理疗法和气管内吸引，遇病情突变，提示分泌物阻塞时随时吸引。

8. 及时评估病情，包括生命体征、心、肺、肾功能及消化系统、神经系统变化等。每1～2 h记录1次呼吸机参数，调整后及时记录，注意并发症如漏气、心输出量下降等情况发生。

9. 遇呼吸机报警要及时告知医生纠正，一时不能纠正的暂停呼吸机，改用复苏加压通气，去除呼吸机故障后继续应用。

10. 呼吸机环路管道、湿化器每24～48 h更换。更换时必须用复苏皮囊加压通气。

11. 呼吸机使用过程中一般不予经口喂养，给予鼻饲喂养，鼻饲时要缓慢注入鼻饲液。

（王芝秀、汪小琳、刘秀英、单际翠、王占宇、辛月红、刘云）

第三章

妇科护理常规

第一节　妇科一般护理常规

一、入院接待流程要求

1. 热情接待，阅读门诊病历，了解此次疾病经过，安排床位，通知经管医生。对重患者交接后积极抢救处理。

2. 完成护理入院评估并记录。对无性生活史等特殊情况做好标记并做好交接。

3. 更换清洁衣裤，告知孕妇及家属住院须知和环境，并进行入院安全教育。

4. 做好相关的教育、心理护理。

5. 核对并执行医嘱。

二、病情观察

1. 按级别护理要求进行护理。

2. 评估患者生命体征以及进食、睡眠、活动和排泄等一般状况，测体温、脉搏、呼吸1次/d，体温异常者、手术病人及新病人按《病历书写规范》测量体温。

3. 患者入院时测血压、体重一次，以后每周测一次，不能测体重时用“平车”或“卧床”表示。

4. 严密观察病情，注意腹痛及阴道流血情况，有剧烈腹痛原因不明者，不能随意使用镇痛剂。正确评估阴道流血量、有无成形物排出，病情变化者及时汇报医生。如有留置导尿者，应保持外阴部清洁。

5. 及时记录病情变化，病情危重者应记危重护理记录单。

三、健康教育

1. 做好妇科相关知识教育，结合病情进行多种形式的入院后健康教育。

2. 做好患者饮食、卫生、活动、休息方面的指导。指导合理饮食，少量多餐。病情允许的情况下，鼓励多活动。

四、辅助检查

1. 指导患者正确留取各种标本，逐项交待检查的注意事项。

2. 实验室检查：三大常规、血凝、血型、血生化、血肝炎系列、血内分泌、血肿瘤标记物、阴道分泌物检查等。

3. 辅助检查：胸片、心电图、妇科 B 超。

4. 病理检查：宫颈脱落细胞超薄 细胞学检查等。

五、心理护理

评估患者的认知情况、心理状况及社会支持系统，有无不良的情绪反应，介绍有关疾病的知识，消除患者的紧张情绪。

（刘霞、宋倩倩、孙梅、刘炳荣）

第二节　女性生殖系统炎症护理常规

一、阴道炎护理

【滴虫性阴道炎】

（一）概论

由阴道毛滴虫感染而引起的阴道炎称为滴虫性阴道炎，是常见阴道炎。滴虫性阴道炎往往与其他阴道炎并存。

（二）治疗原则

切断传播途径，消灭阴道毛滴虫，恢复阴道 pH 值，保持阴道自净功能。

（三）护理

1. 评估要点：

（1）病史及相关因素：① 月经史、孕产史；② 阴道分泌物的量、颜色及性状，包括此次治疗及效果；③ 健康史、家族史，有无并发症及全身性疾病。

（2）症状体征：① 阴道口及外阴瘙痒，间或有灼热、疼痛、性交痛；② 阴道分泌物增多，呈稀薄的泡沫状，有臭味。

（3）相关检查：① 妇科检查；② 阴道分泌物常规检测。

（4）心理和社会支持状况。

2. 主要护理措施：

（1）自我护理：注意个人卫生，保持外阴清洁、干燥，尽量避免外阴部的搔抓和皮肤破损。内裤、坐浴用物及洗涤用物应煮沸 5～10 min 以消灭病原体，使用一次性坐便器垫，注意公共卫生方面的问题，避免将疾病传染给他人。

（2）配合检查：取分泌物前 24～48 h 避免性交、阴道灌注或局部用药，分泌物取出后应及时送检并注意保暖。

（3）正确阴道用药：按医嘱使用各种剂型的阴道用药并结合全身治疗，用药时先清洁外阴，酸性药液冲洗阴道或坐浴后，再塞药至宫颈后穹窿处，并更换内裤。按医嘱要求的疗程进行治疗，月经期间暂停坐浴、阴道灌洗及阴道用药。

（4）注意事项：全身用药时服药后偶见胃肠道反应、头痛、皮疹、白细胞减少等，一旦发现应立即停药。若在哺乳期用药，用药期间及用药后 24 h 内不宜哺乳。治疗期间及停药 24 h 内禁饮酒。

（5）心理护理：该疾病治愈时间较长，应耐心做好解释工作，予以心理疏导与心理支持，并帮助树立治愈的信心，不随意中断治疗疗程，积极配合治疗。

（四）健康指导

1. 复查随访。滴虫性阴道炎治疗后可发生再次感染或月经后复发，治疗后需随访至症状消失。对症状持续存在者，治疗后 7 日复诊。

2. 性伴侣治疗。随访期间性伴侣应同时进行治疗，且治疗期间禁止性交；不与多个性伴侣有性行为。

【外阴阴道假丝酵母菌病】

（一）概论

外阴阴道假丝酵母菌病是由假丝酵母菌引起的一种常见外阴阴道炎，曾被称为外阴阴道念珠菌病。

（二）治疗原则

消除诱因，局部治疗，全身治疗。

（三）护理

1. 评估要点：

（1）病史及相关因素：① 月经史、婚育史、性生活史；② 阴道分泌物的量、颜色及性状，包括此次治疗及效果；③ 既往病史，有无肥胖、怀孕、糖尿病、免疫缺陷史及接受大剂量雌激素治疗或服用皮质类固醇激素。

（2）症状体征：① 外阴瘙痒，灼痛，严重时坐卧不宁，伴有尿频、尿痛及性交痛；② 阴道分泌物增多，为白色稠厚呈凝乳或豆渣样。

（3）相关检查：① 妇科检查；② 阴道分泌物常规检测。

（4）心理和社会支持状况。

2. 主要护理措施：

（1）自我护理：注意个人卫生，保持外阴清洁、干燥，尽量避免外阴部的搔抓和皮肤破损。勤换内裤，内裤、坐浴用物及洗涤用物应用开水烫洗，尽量穿宽松、全棉的内裤，以减少局部刺激。使用一次性坐便器垫，注意公共卫生方面的问题，避免接触感染的衣物间接传染给他人。

（2）配合检查：取分泌物前 24～48 h 避免性交、阴道灌注或局部用药，分泌物取出后应及时送检。

（3）正确阴道用药：同滴虫性阴道炎（用药时先清洗外阴，碱性药液冲洗阴道或坐浴后再塞药）。

（4）注意事项：应检查患者是否合并其他感染性疾病，如艾滋病、滴虫性阴道炎、细菌性阴道病等。抗真菌剂分为初始治疗及维持治疗，初始治疗达到真菌学阴性后开始维持治疗。初始治疗若选择局部治疗者则延长治疗时间。在维持治疗前应作真菌培养确诊，治疗期间复查监测疗效及药物副作用，一旦发现副作用，立即停药。妊娠合并外阴阴道假丝酵母菌病以局部用药为主，禁用口服唑类药物。

（四）健康指导

1. 随访及性伴侣治疗：首次治疗后做好复查及随访，对有症状的男性应进行假丝酵母菌检查及治疗，预防女性重复感染，且治疗期间禁止性交。不与多个性伴侣有性行为。

2. 治愈标准：根据患者的临床分类，决定疗程的长短。妊娠期合并感染者，为避免胎儿感染，坚持局部治疗至妊娠 8 个月；对于复杂性外阴阴道假丝酵母菌病患者，在初始治疗达到真菌学治愈后，给予维持巩固治疗半年。

3. 用药指导：鼓励患者坚持服药，不随意中断疗程。长期口服抗真菌药物的患者除关注药物的疗效及毒副反应外，还应注意定期检测肝、肾功能，若出现异常，应停止用药。

【细菌性阴道炎】

（一）概述

细菌性阴道炎为阴道内正常菌群失调所致的一种混合感染。

（二）治疗原则

抑制厌氧菌生长；不影响乳杆菌生长；治疗支原体及衣原体感染。

（三）护理

1. 评估要点

（1）病史及相关因素：① 月经史、婚育史、性生活史；② 阴道分泌物的量、颜色及性状的改变；③ 患者既往病史。

（2）症状体征：① 无临床症状或轻度瘙痒、烧灼感；② 阴道分泌物增多，灰白色，有鱼腥臭味，性交后加重。

（3）相关检查：① 妇科检查；② 阴道分泌物常规检测；③ 革兰氏染色检查。

（4）心理和社会支持状况。

2. 主要护理措施同滴虫性阴道炎。

（四）健康指导

性伴侣不常规治疗，对反复发作或难治性细菌性阴道炎患者的性伴侣应治疗。

二、前庭大腺炎和囊肿护理

（一）概述

前庭大腺炎是前庭大腺因病原体侵入感染而发生的炎症，或因腺管肿胀、阻塞，脓液积聚而形成脓肿。前庭大腺囊肿为前庭大腺管阻塞炎症或损伤阻塞，其分泌物积聚所致，多为单侧，也可为双侧。可继发感染形成脓肿反复发作。

（二）治疗原则

急性炎症发作时，需卧床休息。根据病原体选用抗生素，选用清热、解毒药物局部热敷或坐浴。脓肿形成后可切开引流并作造口术。

（三）护理

1. 同妇科一般护理常规。

2. 与本病相关的主要护理：

（1）评估要点：

① 健康史及相关因素：a. 评估患者既往史、婚育史、性生活史；b. 曾接受的治疗经过及疗效；c. 评估体温、血象及炎症有无反复及扩散。

② 症状体征：a. 外阴一侧或双侧包块；b. 局部肿胀、疼痛、灼热感，行走不便，大小便困难；c. 全身发热，腹股沟淋巴结增大。

③ 相关检查：a. 了解血常规、血 C- 反应蛋白等检查的阳性结果；b. 妇科检查。

④ 心理和社会支持状况。

（2）主要护理措施：

① 休息与活动：急性期卧床休息，减少活动，炎症控制后，注意劳逸结合。

② 病情观察：严密观察体温、血象的变化，及时了解感染的程度；观察肿块的大小和疼痛程度。

③ 支持疗法：出现高热时采用物理降温；腹胀者行胃肠减压；配合做好细菌培养，遵医嘱给予抗生素及止痛剂；注意保持外阴局部清洁；必要时做好一般外阴手术的术前准备。

④ 辅助治疗：按中医处方药物备好热敷或坐浴的药液，药液温度宜保持在 40 ℃～45 ℃，坐浴时间为 15～20 min。遵医嘱行物理治疗。

⑤ 造口护理：脓肿或囊肿切开引流术后观察局部引流物的量、性状，每日更换引流条，注意保持外阴清洁，遵医嘱局部用药。

（四）健康指导

1. 休息与活动：避免劳累和过度活动，保证充分休息。

2. 性生活指导：治疗期间禁止性交；经医生复查正常后，可开始性生活。

3. 定时复诊：术后 1 个月返院复查，如出现局部疼痛、流血等症状，及时随诊。

三、盆腔炎疾病护理

（一）概述

盆腔炎性疾病指女性上生殖器及周围组织的炎症，主要有子宫内膜炎、输卵管炎、输卵管卵巢脓肿、盆腔腹膜炎，最常见的是输卵管炎。

（二）治疗原则

抗生素药物治疗，清楚病原体，改善症状及体征，减少后遗症。

（三）护理

1. 同妇科一般护理常规。

2. 与本病相关的主要护理：

（1）评估要点：

① 健康史及相关因素：a. 月经史及是否有经期卫生不良情况；b. 婚育史及有无产后或流产后感染史；c. 有无宫腔内手术操作或操作后感染史；d. 既往史和治疗史。

② 症状体征：a. 下腹痛伴发热；b. 阴道分泌物增多；c. 月经改变；d. 下腹部包块；e. 膀胱、直肠刺激症状；f. 不孕或异位妊娠；g. 慢性盆腔痛，如下腹坠胀疼痛及腰酸；h. 盆腔炎反复发作。

③ 相关检查：a. 了解血常规、肝肾功能、血沉、血凝、胸部X线检查、心电图、B型超声显像、宫颈分泌物涂片及培养等检查的阳性结果；b. 妇科检查。

④ 心理和社会支持状况。

（2）保守治疗患者主要护理措施：

① 心理护理：向患者讲解疾病相关的知识，减轻紧张焦虑情绪，以树立信心，取得配合。

② 一般护理：嘱患者多休息，避免劳累。急性炎症期如急性盆腔炎时，应采取半卧位卧床休息，半卧位有利于脓液积聚于直肠子宫陷凹而使炎症局限。指导患者定时更换消毒会阴垫，保持外阴清洁。

③ 支持疗法：指导患者加强营养，给予高热量、高蛋白、高维生素流食或半流食。补充液体，必要时少量输血。密切观察体温变化，高热时给予物理降温、药物降温。

④ 缓解症状：及时、正确、足量、合理使用抗生素。必要时，遵医嘱给予镇静止痛药物缓解患者的不适。尽量避免阴道灌洗和不必要的妇科检查以免引起炎症扩散，若有腹胀应行胃肠减压。

⑤ 手术准备：对于药物治疗无效的输卵管脓肿或盆腔脓肿、或经药物治疗病情稍有好转但脓肿持续存在、脓肿破裂的患者做好手术准备及相关护理。

（3）手术治疗患者主要护理措施：

① 根据手术方式选择相应的术前、术后护理常规。

② 评估要点：评估有无腹痛、腹胀、阴道异常流血流液及感染等并发症发生。

③ 主要护理措施：

a. 病情观察：观察阴道流血的量及性状，必要时留纸垫观察。

b. 用药指导：正确、合理使用抗生素，注意保持外阴清洁。

c. 导管护理：采取引流体位，尽量取腹腔引流管侧卧位；定时更换腹腔引流袋并观察通畅与否，引流液的色、量及性状。

（四）健康指导

1. 健康教育：提倡安全性行为，减少性传播疾病的发生，注意性生活卫生，经期禁止性交。注意经期、孕期、分娩期和产褥期的卫生。

2. 饮食指导：指导患者增强营养，进食高热量、高蛋白、高维生素饮食，加强机体抵抗力。

3. 活动与休息：保证充分休息，积极锻炼身体，注意劳逸结合，避免从事增加盆腔淤血的活动，如跳舞、久站等。

4. 性生活：急性期避免性生活。

5. 定时复诊：盆腔炎性疾病患者若手术治疗则术后 1 个月返院接受检查，如出现腹痛、阴道异常流血、异常分泌物等不适症状，需及时随诊。若采用保守治疗者，当出现急性发作时的类似症状立即就诊。

（王芝秀、陈佳、徐艳、安美华、陈嵩凇）

第三节　月经失调护理常规

【功能失调性子宫出血护理常规】

（一）定义

功能失调性子宫出血简称功血，是由于下丘脑－垂体－卵巢轴功能失调、并非器质性病变引起的异常子宫出血。按发病机制可分无排卵和排卵性功血两大类。

（二）治疗原则

1. 无排卵性功血：

青春期功血、围绝经期功血予有效止血，纠正贫血，病因治疗，控制月经失调；育龄期功血诱导排血。

2. 排卵性功血：

（1）黄体功能不足促卵泡发育，刺激黄体功能及黄体功能替代。

（2）子宫内膜不规则脱落调节下丘脑－垂体－卵巢轴功能，使黄体及时萎缩。

（三）护理

1. 同妇科一般护理常规。

2. 与本病相关的主要护理：

（1）术前护理：

① 根据手术方式选择相应的术前护理常规。

② 评估要点：

a. 健康史及相关因素：a）询问患者年龄、月经史、婚育史、避孕措施；b）了解发病前有无引起月经紊乱的诱发因素；c）询问既往史和治疗史。

b. 症状体征：主要是子宫不规则出血及贫血等并发症。

c. 相关检查：a）了解血常规、肝肾功能、血沉、血凝及血内分泌、妊娠检查等检查的阳性结果；b）全身检查；c）妇科检查。

d. 心理和社会支持状况。

③ 主要护理措施：

a. 补充营养：病人体质往往较差，应加强营养，改善全身情况，可补充铁剂、维生素 C 和蛋白质。

b. 维持正常血容量：观察并记录病人的生命体征、出入量，嘱病人保留出血期间使用的会阴垫及内裤，以便更准确地估计出血量。出血量较多者，督促其卧床休息，避免过度疲劳和剧烈活动。贫血严重者，遵医嘱做好配血、输血、止血措施，执行治疗方案维持病人正常的血容量。

c. 预防感染：严密观察与感染有关的征象，如体温、脉搏、子宫体压痛等，监测白细胞计数和分类，同时做好会阴护理保持局部清洁。如有感染征象，及时与医师联系并遵医嘱抗生素治疗。

d. 性激素治疗：a）按时按量服用性激素，保持药物在血中的稳定程度，不得随意停服或漏服，以免因性激素使用不当引起子宫出血。b）药物减量必须按规定在血止后才能开始，每 3 天减量一次，每次减量不得超过原剂量的 1/3 直至维持量。c）维持量服用时间，通常按照停药后发生撤退性出血的时间，与病人上一次行经时间一致。d）指导病人在治疗期间严格遵医嘱正确用药，如出现不规则阴道流血，应及时就诊。e）心理护理：给予心理支持，及时向患者及家属提供疾病有关知识，鼓励患者表达不适感，保持情绪稳定，取得患者及家属的支持与配合。

（2）术后护理：

① 根据手术方式选择相应的术后护理常规。

② 主要护理措施：

a. 病情观察：观察阴道流血、流液的量及性状，必要时留纸垫观察。

b. 合理用药：注意保持外阴清洁，合理使用抗生素，预防感染，继续合理使用性激素。

（四）出院指导

1. 饮食指导：进食高蛋白、高维生素含铁丰富的食物。

2. 用药指导：主要为性激素的用药指导。

3. 心理支持：保持乐观、稳定的心理状态，避免精神紧张、悲观等不良情绪，避免情绪波动诱发出血。

4. 性生活指导：出血期间禁止性生活，做好避孕指导。

5. 复诊与随访：由于采用性激素药物止血和调整月经周期，一般一个疗程连续用药 3 个周期，因此每个月门诊定期复查 1 次，如有异常阴道流血需及时随诊。

（徐有为、李岩、李彦、陆梅）

第四节　妇科肿瘤护理常规

一、子宫肌瘤护理常规

（一）概述

子宫肌瘤是女性生殖系统最常见的良性肿瘤，由子宫平滑肌组织增生而成，其间含有少量纤维结缔组织。

（二）治疗原则

根据患者年龄、生育要求、症状及肌瘤的部位、大小、数目等情况全面考虑。

1. 随访观察：肌瘤小且无症状，一般不需治疗，尤其是近绝经期妇女，可随访观察。

2. 药物治疗：增大子宫似妊娠子宫2个月大小以内，症状轻，近绝经年龄或全身情况不宜手术者，可给予药物对症治疗。

3. 手术治疗：若子宫大于10周妊娠子宫大小，或症状明显致继发贫血者等，需手术治疗。根据病情选择进腹、经阴道、宫腔镜下手术。术式有肌瘤切除术、子宫切除术。

（三）护理

1. 妇科一般护理常规护理。

2. 术前护理：

（1）根据手术方式选择相应的术前护理常规。

（2）与本病相关的主要护理：

① 评估要点：

a. 健康史及相关因素：a）月经史、生育史；b）是否存在长期使用雌激素的诱发因素；c）发病后月经变化情况及伴随症；d）曾接受的治疗情况。

b. 症状体征：约1/3病例无症状。a）月经改变：经量增多及经期延长；b）下腹包块；c）白带增多；d）压迫症状：如尿频、尿急、便秘等；e）其他：下腹坠胀、腹痛、腰酸，不孕或流产等。

c. 辅助检查：a）了解血常规、肝肾功能、血沉、血凝、B型超声、胸部X线、心电图等检查的阳性结果；b）全身检查；c）妇科检查。

d. 心理和社会支持状况。

② 主要护理措施：

a. 病情观察：注意观察阴道流血及腹痛情况，对突然发生剧烈腹痛的肌瘤患者，警惕有肌瘤蒂扭转或红色变性等并发症的可能。

b. 饮食护理：鼓励病人多进高蛋白、高热量、高维生素、含铁丰富的食物。

c. 心理护理：讲解有关疾病知识，使病人确信子宫肌瘤属良性肿瘤，并非恶性肿瘤的先兆。手术切除子宫也不会影响女性性征和性生活，消除患者不必要的顾虑，增强康复信心。

3. 术后护理：

（1）根据手术方式选择相应的术前护理常规。

（2）与本病相关的主要护理。

① 评估要点：有无腹痛、腹胀、阴道异常流血及感染等并发症发生。

② 主要护理措施：

a. 观察阴道流血的量及性状，必要时留纸垫观察。

b. 行子宫肌瘤剔除术者术后使用宫缩素促进子宫收缩，减少出血，做好相应的护理。

（四）出院指导

1. 饮食指导：鼓励病人多进高蛋白、高热量、高维生素、含铁丰富的食物。

2. 休息与活动：避免劳累和过度活动，保证充分休息。术后2月内避免举重物、久站等，以免过度增加腹压。

3. 性生活及盆浴：术后经医生复查，全面评估患者身心状况后确定恢复性生活及盆浴的时间。

4. 定期复诊：术后按时返院接受检查，如出现腹痛、阴道异常流血、异常分泌物等不适症状，需及时就诊。保守治疗者，每 3～6 个月门诊随访检查。

二、子宫颈癌护理常规

（一）概述

子宫颈癌是最常见的妇科恶心肿瘤，发生在女性宫颈部位，分鳞癌和腺癌。

（二）治疗原则

根据病人的临床分期、年龄和全身情况综合分析决定。常用的治疗方法有手术、放疗及化疗等。手术方式有宫颈椎形切除术、全子宫切除术、宫颈癌根治术等。

（三）护理

1. 同妇科一般护理常规护理。

2. 术前护理：

（1）根据手术方式选择相应的术前护理常规。

（2）与本病相关的主要护理：

① 评估要点：

a. 健康史及相关因素：婚育史、性生活史、特别是与高危男子有性接触的病史；HPV 感染史；慢性宫颈炎疾病史。

b. 症状体征：a）阴道流血：早期多为接触性出血，后期则为不规则阴道流血；b）阴道排液；c）晚期症状如尿频、尿急、疼痛、贫血、恶液质等。

c. 辅助检查：了解血常规、肝肾功能、血沉、血凝及胸部 X 线、心电图、宫颈刮片细胞学检查、HPV 定量测定、碘试验、阴道镜检查、宫颈和宫颈管活检等检查的阳性结果。

d. 心理和社会支持状况。

② 主要护理措施：

a. 饮食护理：评估营养状况，鼓励病人摄取足够的营养，满足需要，增强机体抵抗力。

b. 会阴护理：观察阴道流血、流液量，保持外阴清洁。

c. 阴道准备：动作轻柔，以免引起宫颈局部病灶出血。

d. 心理护理：具有同情心，提供支持，协助病人应对压力，消除恐惧心理，帮助其树立治疗信心，使其主动配合并接受治疗。

3. 术后护理：

（1）根据手术方式选择相应的术前护理常规。

（2）与本病相关的主要护理：

① 评估要点：有无阴道流血、感染、尿潴留等并发症发生。

② 主要护理措施：

a. 观察阴道流血的量及性状，必要时留纸垫观察。

b. 保持会阴清洁，加强导尿管的护理。

4. 化疗护理：需化疗者，按妇科恶性肿瘤化疗护理常规护理。

（四）出院指导

1. 饮食指导：给予高热量、高维生素、高蛋白饮食，增强机体抵抗力。

2. 休息与活动：避免劳累和过度活动，半年内避免重体力劳动，保证充分休息。

3. 性生活及盆浴：术后经医生复查，全面评估患者身心状况后确定恢复性生活及盆浴的时间。未经医务人员允许避免阴道冲洗。

4. 定期复诊：术后 2 年内，每 3 月复查 1 次；3～5 年内每 6 个月 1 次；第 6 年开始，每年复查 1 次。如出现不适症状应及时随诊。

三、卵巢肿瘤护理常规

（一）概述

卵巢肿瘤是妇科常见肿瘤，可发生于任何年龄，有各种不同的形态和性质；单一型或混合型、一侧或双侧、囊性或实质性、良性、交界性或恶性。

（二）治疗原则

一经确诊首选手术治疗。根据患者年龄、生育要求、对侧附件情况及肿瘤的性质决定手术方式和范围。

（三）护理

1. 同妇科一般护理常规护理。

2. 术前护理：

（1）根据手术方式选择相应的术前护理常规。

（2）与本病相关的主要护理：

① 评估要点：

a. 健康史及相关因素：a）有无其他肿瘤疾病史及卵巢肿瘤的家族史；b）有无相关的内分泌、饮食等高危因素；c）肿块的生长速度，以及有无食欲下降、体重减轻的情况。

b. 症状体征：a）卵巢良性肿瘤发展缓慢，早期多无症状，肿瘤增大后，常感腹胀，或出现尿频、便秘等压迫症状；b）卵巢恶性肿瘤早期常无症状，晚期可有腹胀、腹痛、腹部肿块及腹水，可表现为消瘦、严重贫血等恶液质现象；c）体征：早期不易发现，良性肿瘤可在腹部扪及边界清楚的包块。恶性肿瘤多为实质性或半实质性，表面凹凸不平，活动差，常伴腹水。

c. 辅助检查：了解血常规、肝肾功能、血沉、血凝、肿瘤标志物、B 超、胸部 X 线、心电图、CT、腹水细胞学、腹腔镜检查加活检等检查的阳性结果。

d. 心理和社会支持状况。

② 主要护理措施：

a. 心理护理：详细了解病人疑虑和需求，耐心解答病人的提问。鼓励患者及家属主动参与护理活动，介绍将经历的手术经过、可能实施的各种检查，取得主动配合。

b. 饮食护理：评估营养状况，鼓励病人摄取足够的营养，满足需要，增强机体抵抗力。

c. 对肿瘤过大或伴有腹水者：有压迫症状如心悸、气急者，取半卧位，尤其对巨大卵巢肿瘤或大量腹水者，要注意生命体征的变化，必要时给予氧气吸入。

d. 放腹水的护理：a）准备好腹腔穿刺用物，协助医生完成操作；b）注意腹围大小变化及全身情况；c）放腹水过程中，要注意腹水的性状，正确记录腹水抽出量，并注意观察病人的生命体征及体液平衡；d）放腹水速度不宜过快，放后用腹带包扎腹部；e）每次放腹水一般不超过 3 000 mL，以免腹压骤降，发生虚脱。

③ 并发症护理：

a. 蒂扭转：为常见的妇科急腹症。典型症状为突然出现一侧下腹剧痛，伴有恶心、呕吐、甚至休克，腹部有压痛并伴有肌紧张。一经确诊，需立即剖腹手术，即刻做好相应的术前准备。

b. 破裂：分外伤性及自发性两种。轻者仅有轻度腹痛，重者剧烈腹痛、恶心、呕吐以致腹腔内出血、腹膜炎及休克。一旦发生，需立即手术。

c. 感染：临床表现为高热、腹痛、肿块、腹部压痛、肌紧张及白细胞计数升高等腹膜炎征象。需控制感染暂不手术者，必须密切观察腹痛症状和体温变化，定时测量生命体征，注意水、电解质平衡，观察有无脱水、酸中毒等现象。

3. 术后护理：

（1）根据手术方式选择相应的术前护理常规。

（2）与本病相关的主要护理：

① 评估要点：患者生命体征，尤其是血压变化、引流管留置情况及有无腹痛、腹胀、腹水等情况。

② 主要护理措施：

a. 控制腹压：巨大卵巢囊肿 或大量腹水患者手术后，腹部应放置沙袋加压，以防因腹压下降引起低血压、休克。

b. 腹腔引流管的护理：a）保持局部敷料干燥、清洁、以防感染；b）定期检查引流管，防止扭曲、压折、堵塞及滑脱；c）观察并记录引流液的颜色、性状及量。

c. 术后需化疗者，按妇科恶性肿瘤化疗护理常规护理。

（四）出院指导

1. 饮食与营养：疾病及化疗往往使病人营养失调。应鼓励病人进食营养素全面、富含蛋白和维生素的食物，必要时可静脉补充高营养液及成分输血等，保证治疗效果。

2. 休息与活动：避免劳累和过度活动，保证充分休息。术后 2 月内避免举重物、久站等，以免过度增加腹压。

3. 性生活及盆浴：根据不同手术方式，术后经医生复查，全面评估患者身心状况后确定性生活及盆浴的恢复时间。

4. 定期复诊：

（1）良性肿瘤术后按一般腹部手术后 1 个月常规进行复查。

（2）恶性肿瘤手术术后易于复发，应长期随访。术后 1 年内每月 1 次；第 2 年每 3 个月1次；第3～5年视病情4～6个月1次；5年以后者每年1次。

（3）恶性肿瘤需辅以化疗者，应督促、协助病人克服困难，努力完成治疗计划，以提高疗效。

附：终末期卵巢癌患者的护理

终末期卵巢癌患者是指预期寿命不超过6个月的卵巢癌患者。护理的重点是努力缓解症状，减轻患者痛苦，满足患者需求，提高患者舒适度，提供以提高患者生命质量为重点的非治疗性姑息护理。

四、子宫内膜癌护理常规

（一）概述

子宫内膜癌系发生于子宫内膜的恶性肿瘤，绝大多数为腺癌，多发生在年龄较大的妇女，是女性生殖器三大恶性肿瘤之一。

（二）治疗原则

根据病情及患者全身情况选择手术、放射治疗或药物治疗。早期患者以手术为主，晚期则采用综合治疗。

（三）护理

1. 同妇科一般护理常规护理。

2. 术前护理：

（1）根据手术方式选择相应的术前护理常规。

（2）与本病相关的主要护理：

① 评估要点：

a. 健康史及相关因素：a）月经史及婚育史；b）是否为高危人群，如老年、肥胖、高血压、糖尿病、绝经期推迟、少育、不育；c）是否存在长期使用雌激素的诱发因素；d）子宫内膜癌的家族史。

b. 症状体征：a）不规则阴道流血或绝经后阴道流血；b）阴道排液；c）疼痛；d）全身症状；晚期患者常伴有贫血、消瘦、恶液质、发热及全身衰竭等情况；e）早期妇科检查无明显异常，晚期子宫增大、变软、固定，宫旁有结节状块物。

c. 辅助检查：了解血常规、肝肾功能、血沉、血凝、肿瘤标记物、B超、胸部X线、心电图、分段诊断性刮宫、CT、宫腔镜等检查的阳性结果。

d. 心理和社会支持状况。

② 主要护理措施：

a. 饮食护理：评估营养状况，鼓励病人摄取足够的营养，满足需要，增强机体抵抗力。对合并高血压、糖尿病者，提供相应的饮食。

b. 会阴护理：观察阴道流血、流液量，保持外阴清洁。

c. 心理护理：具有同情心，提供支持，消除恐惧心理，帮助其树立治疗信心，使其能主动配合并接受治疗。

3. 术后护理：

（1）根据手术方式选择相应的术前护理常规。

（2）与本病相关的主要护理：

① 评估要点：

a. 有无阴道流血及感染等并发症发生。

b. 各种内科合并症的变化情况。

② 主要护理措施：注意观察各种内科合并症的变化情况，有异常及时处理。

4. 化疗护理：按妇科恶性肿瘤化疗护理常规护理。

5. 激素治疗护理：

（1）讲明药物名称、用药目的、剂量、方法、可能出现的副反应及应对措施；

（2）激素治疗期间应注意体重、血压等变化，监测肝功能；

（3）指导病人准时用药、定期随访。

（四）出院指导

1. 饮食与营养：鼓励病人多进高蛋白、高热量、高维生素、含铁丰富的食物。

2. 休息与活动：避免劳累和过度活动，保证充分休息。术后3月内避免举重物、久站等，以免过度增加腹压。

3. 性生活及盆浴：术后经医生复查，全面评估患者身心状况后确定恢复性生活和盆浴的时间。子宫全切术后、服药或放射治疗后，病人可能出现阴道分泌物减少、性交痛等症状，提供局部水溶性润滑剂可增进性生活舒适度。

4. 定期复诊：术后2～3年内，每3个月1次；3年后每6个月1次，5年后每年1次。随访中注意有无复发病灶，并根据病情康复情况调整随访间期。

五、外阴癌护理常规

（一）概论

外阴癌是女性外阴的恶性肿瘤，以鳞状细胞癌常见。

（二）治疗原则

以手术治疗为主，辅以放射治疗与化疗。

（三）护理

1. 同妇科一般护理常规护理。

2. 术前护理：

（1）按外阴广泛切除术前护理常规护理。

（2）与本病相关的主要护理：

① 评估要点：

a. 健康史及相关因素：a）有无HPV感染史；b）有无不明原因的外阴瘙痒史、外阴赘生物史及外阴白斑史等。

b. 症状体征：a）外阴瘙痒、糜烂、白斑、肿块；b）晚期肿块增大伴出血、感染，并出现累及邻近器官的症状。

c. 辅助检查：了解血常规、肝肾功能、血沉、血凝、胸部X线、B型超声、心电图、外阴活检等检查的阳性结果。

d. 心理和社会支持状况。

② 主要护理措施：

a. 会阴护理：保持外阴清洁干燥，着宽松柔软内裤。

b. 外阴癌病人多为老年病人，常伴有高血压、冠心病、糖尿病等，应协助病人做好检查，积极纠正内科合并症。

c. 指导病人练习深呼吸、咳嗽、床上翻身等；给病人讲解预防术后便秘对外阴癌术后恢复的重要性及方法。

d. 如外阴需植皮者，应对植皮部位进行剃毛、消毒后用无菌巾包裹。

e. 心理护理：具有同情心，提供支持，消除恐惧心理，帮助其树立治疗的信心，使其能主动配合并接受治疗。

3. 术后护理：按外阴广泛切除术后护理常规护理。

4. 化疗护理：按妇科恶性肿瘤化疗护理常规护理。

（四）出院指导

1. 饮食与营养：给予高热量、高维生素、高蛋白饮食，增强机体抵抗力。

2. 休息与活动：避免劳累和过度活动，半年内避免重体力活动，保证充分休息。

3. 性生活及盆浴：术后经医生复查，全面评估患者身心状况后确定恢复性生活和盆浴的时间。

4. 定期复诊：术后第1年内每1～2个月1次；第2年每3个月1次；第3～5年，每半年1次。

六、妊娠滋养细胞疾病护理常规

【概述】 妊娠滋养细胞疾病是一组来源于胎盘滋养细胞的疾病，根据组织学将其分为葡萄胎、侵蚀性葡萄胎、绒毛膜癌及胎盘部位滋养细胞肿瘤。

【葡萄胎】

（一）概述

葡萄胎是一种滋养细胞的良性病变，主要为组成胎盘的绒毛变性，形成大小不等的水泡，水泡间借蒂相连成串，形如葡萄。

（二）治疗原则

葡萄胎一经确诊应及时清除宫腔内容物。

（三）护理

1. 同妇科一般护理常规护理。

2. 术前护理：

（1）根据人工流产术前护理常规护理。

（2）与本病相关的主要护理：

① 评估要点：

a. 健康史及相关因素：a）月经史、生育史、本次妊娠的早孕反应时间及程度；b）有无阴道流血，以及流血的量、性质，有无水泡状物质排出；c）病人及家族的既往病史，包括妊娠滋养细胞疾病史。

b. 症状体征：a）月经改变：停经后反复不规则阴道流血；b）子宫异常增大、变软；c）腹痛；d）早孕剧吐，中孕出现水肿、蛋白尿、高血压等妊娠期高血压疾病征象；e）卵巢黄素化囊肿；f）甲状腺功能亢进征象。

c. 辅助检查：了解血常规、肝肾功能、血凝、绒毛促性腺激素（HCG）、B 型超声等检查的阳性结果。

d. 心理和社会支持状况。

② 主要护理措施：

a. 心理护理：评估患者对疾病的认识和心理承受能力，向病人和家属介绍疾病知识，使患者积极配合治疗。

b. 病情观察：严密观察腹痛及阴道流血的量及性状，有无水泡状物排出，必要时保留会阴纸垫。流血过多时，密切观察生命体征变化。

c. 做好清宫术前准备：刮宫前配血备用，建立静脉通道，做好进腹皮肤准备，并准备好抢救物品。

3. 术后护理：

（1）同人工流产术后护理常规护理。

（2）与本病相关的主要护理：

① 评估要点：

a. 有无腹痛、异常阴道流血及感染的发生；

b. 血 HCG 值的变化。

② 主要护理措施：

a. 严密观察腹痛及阴道流血的情况，密切观察生命体征变化。

b. 遵医嘱留取血标本监测血 HCG 的变化。

c. 葡萄胎清宫一次不易吸刮干净，需再次刮宫者，做好患者的心理护理。

（四）出院指导

1. 饮食指导：给予高热量、高维生素、高蛋白饮食，增强机体抵抗力。

2. 休息与活动：适当活动，保证充足睡眠，改善机体免疫功能。

3. 性生活及盆浴：刮宫后禁止性生活和盆浴 1 个月。随访期间严格避孕 1 年，首选避孕套。

4. 定期复诊：讲解术后随访和避孕的重要性。术后复测血 HCG 每周 1 次直至连续 3 次正常，以后每个月 1 次连续半年，此后可每半年 1 次，共随访 2 年。发现不规则阴道流血或咯血等应随时就诊。

【妊娠滋养细胞肿瘤】

（一）概述

妊娠滋养细胞肿瘤是滋养细胞的恶性病变，包括侵蚀性葡萄胎、绒毛膜癌及胎盘部位滋养细胞肿瘤。侵蚀性葡萄胎是指葡萄胎组织侵入子宫肌层引起组织破坏或转移至子宫以外者，多数发生在葡萄胎清除后6个月之内。绒毛膜癌是一种高度恶性的肿瘤，可继发于正常或异常妊娠之后，早期就可通过血行转移至全身，破坏组织和器官。

（二）治疗原则

妊娠滋养细胞肿瘤以化疗为主，手术和放疗为辅。需手术者先化疗，对脑有转移的重症者再加用放射治疗。

（三）护理

1. 同妇科一般护理常规护理。

2. 与本病相关的护理：

（1）评估要点：

① 健康史及相关因素：

a. 月经史、生育史；

b. 患者及家族的既往病史，包括滋养细胞疾病史；

c. 有无不规则阴道流血、咯血和头痛头晕史；

d. 是否已作过化疗及化疗的具体情况。

② 症状与体征：

a. 原发灶表现：如不规则阴道流血；

b. 转移灶表现：肺部、阴道、盆腔、肝、脑等子宫外表现，视转移部位而异。

③ 辅助检查：了解血常规、肝肾功能、血凝、绒毛促性腺激素（HCG）、B型超声、CT等检查的阳性结果。

④ 心理和社会支持状况。

（2）主要护理措施：

① 心理护理：耐心做好解释工作，予以心理疏导与心理支持，并帮助树立治疗的信心，配合治疗。

② 饮食护理：加强营养，鼓励病人多进高蛋白、高热量、高维生素易消化食物。

③ 病情观察：密切观察病情变化，尤其注意观察转移部位症状，做好相应护理：

a. 阴道转移病人的护理：a）尽量卧床休息，禁止做不必要的阴道检查，禁止性生活；b）减少增加腹压的因素，保持大便通畅，必要时使用镇咳、止吐剂等；c）密切观察阴道出血情况，准确估计出血量；d）准备好阴道大出血的抢救物品。一旦发现阴道大出血，立即通知医生，并协助进行阴道纱条填塞，同时快速建立静脉通道，密切观察生命体征的变化，必要时给予氧气吸入；e）有阴道出血者指导保持外阴清洁；f）需手术止血者，做好手术前准备。

b. 肺转移病人的护理：a）卧床休息，严密观察有无咯血、胸闷、胸痛等不适，遵医嘱给予镇静药。呼吸困难者取半卧位，吸氧；b）出现血胸时，密切注意生命体征的变化，及早发现肺部感染迹象；c）肺部转移灶破裂大咯血时，置患者头低患侧卧位并保持呼吸道通畅，轻击背部，排出积血，快速建立静脉通道。立即通知医生。

c. 脑转移病人的护理：a）病人置避光、安静的病室，备好抢救物品；b）严密观察病情变化，颅内压增高明显时遵医嘱使用脱水剂，准确记录出入量；c）发生抽搐时将患者平卧，头偏向一侧，保持呼吸道通畅，及时吸痰，防止窒息；d）昏迷病人或偏瘫病人按相应护理常规进行护理。

④ 化疗护理：按妇科恶性肿瘤化疗护理常规护理。

⑤ 手术护理：根据不同手术方式给予相应的手术护理。

（四）出院指导

1. 饮食指导：给予高热量、高维生素、高蛋白饮食，增强机体抵抗力。

2. 休息与活动：注意休息，保证充足睡眠，改善机体免疫功能。

3. 性生活：治疗期间可适当性生活，但应严格避孕至少治愈后一年，首选避孕套；化疗停止≥ 12 个月方可妊娠。

4. 定期复诊：治疗结束后应严密随访。第 1 次在出院后 3 个月，然后每 6 个月 1 次直至 3 年，此后每年 1 次直至 5 年，以后可每 2 年 1 次。随访内容同葡萄胎。

七、妇科恶性肿瘤化疗护理常规

1. 入院评估：评估患者住院前病情变化过程，详细询问病史，包括既往史、过敏史、化疗史、此次发病的经过、症状、体征等。评估患者心、肺、肝、肾等重要脏器的状况，纠正水、电解质和酸碱平衡失调，纠正贫血，改善全身营养状况。

2. 心理护理：了解病人的心理状态，耐心、详细讲解化疗知识，鼓励病人克服化疗不良反应，帮助病人树立信心，配合治疗。

3. 健康教育：告知患者化疗是重要的治疗方法之一，向病人讲解化疗的常识，包括化疗方案，给药途径、时间、方法；告知病人可能出现的毒副反应，并教会病人应对方法和自我护理技能。

4. 用药护理：

（1）使用化疗药物前，准确测量体重、身高，以提供化疗药物用量的依据。应在早上空腹、排空大小便后进行测量，酌情减去衣服重量。如体重不准确，用药剂量过大，可发生中毒反应，过小则影响疗效，甚至导致耐药。

（2）正确使用药物：根据医嘱严格三查七对，正确溶解和稀释药物，如果联合用药应根据药物的性质排出先后顺序。需要避光的药物，使用避光罩。

（3）用药途径：

① 静脉：为最常见的给药途径，一般使用静脉点滴法。要合理使用静脉并注意保护，尽可能选用深静脉置管给药，如 PICC 或颈内静脉置管。用药前后均应用少量生理盐水冲管，以确认针头或导管在静脉内。按医嘱根据不同药物准确控制点滴速度，输注过程中应经常巡视，一旦怀疑或发现药物外渗应立即停止滴入，如为刺激性应立即处理，防止局部

组织坏死，减轻疼痛和肿胀。

② 肌肉注射：需作深部肌肉注射，以利于药物吸收，轮换注射部位。

③ 口服：多数抗癌药物对胃黏膜有刺激，宜睡前服用。必要时同时使用镇静药、止吐药物等减轻胃肠道反应。

④ 腔内注射：主要用于卵巢癌及癌性胸腹水治疗。用药过程中注意观察病人的反应，协助其经常更换体位，使药液扩散，保证疗效。

⑤ 动脉插管：保持导管通畅，防止阻塞；妥善固定，防止脱落；防止气栓发生；预防感染；注意肢端血运。

5. 营养指导：加强营养知识的宣教工作。鼓励病人摄取高蛋白、高热量、高维生素的饮食，多饮水，膳食中应有足够的纤维素，以防便秘。告知患者即使出现口腔溃疡或恶心呕吐等不适，仍须坚持进食。

6. 病房管理：保持病室空气新鲜，每日用消毒水拖地、擦洗床单位，以保持床单位清洁。适当限制陪客，严禁感冒者探视病人。

7. 药物毒副反应观察与护理：

（1）骨髓抑制：是化疗毒副反应最常见和最严重的一种。

① 白细胞减少：a. 根据 WHO 评定标准准确评估分级。b. 白细胞低于 2 500/mm^3，严格执行消毒、隔离制度，测体温 2 次 /d；白细胞低于 1 000～1 500/mm^3 者应予保护性隔离，最好置单人房间，每天室内空气消毒，严格限制探视，严格无菌操作，每日用消毒液擦床单位和拖地。c. 做好口腔护理及皮肤护理，定时协助翻身，防止压疮发生。

② 血小板减少：a. 根据 WHO 评定标准准确评估分级。b. 预防外伤，注意观察病人有无鼻衄、牙龈出血、皮下瘀斑等。c. 嘱患者用软毛牙刷，不可用手挖鼻孔。d. 尽量避免肌内和静脉注射，必要时，注射完毕压迫针眼 5 min。e. 不宜进食易损伤口腔黏膜的坚果类和油炸类食品。

（2）胃肠道反应：食欲不振、恶心呕吐、腹痛腹泻等胃肠道反应是常见的副反应。① 关心患者进食情况，鼓励病人少量多餐，进易消化、少油腻的清淡饮食，指导患者多饮水，多吃水果。② 化疗前 30 min，遵医嘱给予镇吐药物治疗。③ 进食少、呕吐及腹泻频繁，要注意预防患者发生脱水或水电解质紊乱，必要时给予补液支持治疗。

（3）肾脏毒性：① 顺铂化疗时，准确记录尿量，24 h 总尿量在 2 500 mL 以上。② 输注大剂量甲氨蝶呤时，遵医嘱静脉输注碳酸氢钠以碱化尿液。

（4）口腔炎护理：① 指导患者保持口腔清洁，每日早晚及饭后漱口。② 如合并霉菌感染，可改为 3% 苏打水漱口。③ 口腔黏膜溃疡疼痛者，遵医嘱给予相应止痛治疗。④ 口腔溃疡严重者，密切注意血象、体温变化，观察有无出血倾向及败血症的发生。

8. 出院指导：指导患者出院后保持良好的情绪，注意休息，劳逸结合，保证充足的睡眠。加强营养，多饮水，并保持口腔清洁。每 3 d 复查血常规，每周复查肝功能，如有异常或不适及时复诊。有 PICC 或颈内静脉置管的患者定期作好维护。

（王芝秀、刘霞、王玮玮、董秋玲）

第五节　子宫内膜异位症和子宫腺肌病护理常规

（一）概述

子宫内膜异位症简称内异症，是指具有生长功能的子宫内膜组织（腺体或间质）出现在子宫腔被覆内膜及宫体肌层以外的其他部位。子宫腺肌病是指子宫内膜腺体和间质存在于子宫肌层中，伴随周围肌层细胞的代偿性肥大和增生。临床上两种情况常可并存。

（二）治疗原则

1. 保守治疗。

2. 手术治疗：

（1）保留生育功能的手术。

（2）保留卵巢功能的手术。

（3）根治性手术。

（三）护理

1. 同妇科一般护理常规护理。

2. 术前护理：

（1）根据手术方式选择相应的术前护理常规。

（2）与本病相关的主要护理：

① 评估要点：

a. 健康史及相关因素：a）月经史及婚育史。b）有无痛经、性交痛及慢性盆腔痛。c）曾接受的治疗经过、疗效及用药后机体反应。

b. 症状体征：a）痛经和慢性盆腔痛。b）性交痛。c）月经异常。d）不孕或流产。e）急腹痛。f）盆腔包块。

c. 相关检查：a）了解血常规、肝肾功能、血沉、血凝、血内分泌、血肿瘤标志物及胸部X线检查、心电图等检查的阳性结果。b）妇科检查。

d. 心理和社会支持状况。

② 主要护理措施：

a. 缓解症状：遵医嘱应用非甾体抗炎药缓解因病变引起的腹痛或痛经。

b. 激素治疗：同月经失调病人护理。

c. 心理护理：评估患者的认知情况、心理状况及社会支持系统，有无不良的情绪反应，介绍有关疾病的知识，消除患者的紧张情绪。

3. 术后护理：

（1）根据手术方式选择相应的术前护理常规。

（2）与本病相关的主要护理：

① 评估要点：评估有无腹痛、腹胀、阴道异常流血及感染等并发症发生。

② 主要护理措施：

a. 病情观察：观察阴道流血的量及性状，必要时留纸垫观察。

b. 导管护理：采取引流体位，尽量取腹腔引流管侧卧位；每日更换腹腔引流管并观察通畅与否，引流液的色、量及性状。

c. 健康教育：对希望妊娠者，遵医嘱行促排卵等治疗，并指导辅助生育技术相关知识。

4. 保守治疗的护理：

（1）用药指导：

① 期待治疗期间，可用非甾体抗炎药缓解因病变引起的腹痛或痛经，对年轻有生育要求者一般不用或特殊情况下慎用。

② 子宫腺肌病症状较轻患者除可应用非甾体抗炎药外，还可用口服避孕药等对症治疗，对年轻有生育要求和绝经期患者可试用促性腺激素释放激素激动剂（GnRH-a）治疗。

③ 告知患者用药期间可能出现的副作用为血管运动综合征以及骨质疏松症等，除饮食上加强钙质的摄入外可药物补钙，同时动态观察骨密度水平。

（2）定期随访：指导患者每3～6个月门诊随访检查，定期妇科检查和B型超声检查。期待治疗期间，若病情进一步发展或症状体征明显，则选择相应的手术治疗。

（3）心理护理：向患者讲解疾病相关知识，减轻紧张焦虑情绪，以树立信心，取得配合。

（四）出院指导

1. 自我监测：注意体温、切口恢复情况，有无其他症状、体征。

2. 用药指导

（1）对用药时出现的副反应要告知病人和家属，以消除顾虑。

（2）嘱其坚持长期用药，不随意中途停药。

（3）服药期间有少许出血，应询问医生，酌情处理。

（4）用药时出现闭经属正常。

3. 饮食指导：合理营养，多食高维生素、高蛋白、补钙饮食。

4. 心理护理：保持乐观、稳定的心理状态，避免精神紧张、悲观等不良情绪。

5. 活动与休息：避免劳累和过度活动，保证充分休息。

6. 定时复诊：指导患者定期随访，治疗期间定期复查血常规、肝肾功能及骨密度水平，若有复发症状及时门诊就诊。

（王芝秀、李宁宁）

第六节　女性生殖器官损伤性疾病护理常规

一、尿瘘护理常规

（一）概述

尿瘘指生殖器与泌尿道之间形成的异常通道，尿液自阴道排出，不能控制。尿瘘可发生在生殖道与泌尿道之间的任何部位，最常见为膀胱阴道瘘。

（二）治疗原则

（三）护理

1. 同妇科一般护理常规护理。

2. 术前护理：

（1）一般外阴、阴道手术前常规护理。

（2）与本病相关的主要护理：

① 评估要点

a. 健康史及相关因素：a）有无肿瘤、结核、接受放射治疗相关病史；b）有无难产及盆腔手术史；c）有无膀胱结石、长期放置子宫托史；d）了解病人发生尿瘘的时间，评估目前存在问题。

b. 症状体征：a）漏尿；b）外阴皮炎；c）尿路感染；d）闭经。

c. 辅助检查：了解血常规、血凝、血生化、血内分泌、X 线、B 超、心电图、亚甲蓝试验、靛胭脂试验、膀胱镜、输尿管镜检查等阳性结果。

d. 心理社会支持状况。

② 护理措施：

a. 饮食护理：术前 3 d 给少渣饮食，鼓励多饮水，一般每天不少于 3 000 mL。

b. 会阴阴道准备：术前 3～5 d 每日用碘伏液坐浴；外阴有湿疹者，可在坐浴后行红外线照射；对老年妇女或闭经者阴道局部使用含雌激素软膏。

c. 预防感染：有尿路感染者应先控制感染后再行手术。

d. 心理护理：常与病人接触，了解病人的心理感受，不能因异常的气味而疏远病人；向病人和家属说明本病的特殊性及有关疾病知识，使病人和家属积极配合治疗和护理。

3. 术后护理：

（1）一般外阴、阴道手术后常规护理。

（2）与本病相关的主要护理：

① 评估要点：有无漏尿、出血、感染、血栓形成等并发症发生。

② 护理措施：

a. 体位与活动：根据病人瘘孔的位置决定体位，膀胱阴道瘘的瘘孔在膀胱后底部者，应取俯卧位；瘘孔在侧面者应健侧卧位，使瘘孔居于高位，减少尿液对修补伤口处的浸泡。鼓励早期床上活动。

b. 导管护理：留置导尿管 7～14 d，保持尿管通畅，发现阻塞及时处理，以免膀胱过度充盈影响伤口的愈合。拔管后协助病人每 1～2 h 排尿一次，然后逐步延长排尿时间。

（四）出院指导

1. 指导用药：按医嘱继续服用抗生素或雌激素药物。

2. 饮食指导：给予易消化、易吸收、高纤维、高维生素饮食，避免过冷、过热、辛 辣等刺激性强的食物，保持大便通畅。

3. 休息与活动：3 个月内禁止重体力劳动，避免劳累和过度活动，保证充分休息。

4. 卫生宣教：3 个月内禁止性生活及盆浴，每日清洗外阴以保持清洁。

5. 心理护理：保持乐观、稳定的心理状态，避免精神紧张、悲观等不良情绪。

6. 定时复诊：3 个月后门诊复查，如有阴道异常流血、流液应及时就诊。

二、子宫脱垂护理常规

（一）概述

子宫脱垂是指子宫从正常位置沿阴道下降，宫颈外口达坐骨棘水平以下，甚至子宫全部脱出于阴道口以外。常伴有阴道前后壁膨出。

（二）治疗原则

应因人而异，治疗以安全、简单和有效为原则。

1. 支持治疗。

2. 非手术治疗：

（1）中药补中益气汤（丸）。

（2）盆底肌肉锻炼和物理疗法。

（3）放置子宫托。

3. 手术治疗。

（三）护理

1. 同妇科一般护理常规护理。

2. 术前护理：

（1）一般外阴、阴道手术前常规护理。

（2）与本病相关的主要护理：

① 评估要点：

a. 健康史及相关因素：a）有无产程延长、阴道助产及盆底组织撕伤、盆腔手术史。b）有无长时间腹压增加，如长期慢性咳嗽、盆腔内肿瘤、便秘等病史。

b. 症状体征：a）下坠感及腰背酸痛。b）肿物自阴道脱出。c）排便异常。

c. 辅助检查：了解血常规、血凝、血生化、血内分泌、X 线、B 超、心电图、亚甲蓝试验、靛胭脂试验、膀胱镜、输尿管镜检查等阳性结果。

d. 心理社会支持状况。

② 护理措施：

a. 外阴阴道准备：术前 3～5 d 起每日用碘伏液坐浴，有溃疡者行阴道冲洗后局部涂 40% 紫草油或含抗生素的软膏，将脱垂的子宫还纳于阴道内，并用清洁的卫生带或丁字带支托下移的子宫，避免子宫与内裤摩擦，减少异常分泌物。

b. 心理护理：常与病人接触，了解病人的心理感受，向病人及家属说明本病的特殊性及有关疾病的知识，使病人及家属积极配合治疗和护理。

c. 盆底肌肉锻炼指导：见附录一。

3. 术后护理：

（1）一般外阴、阴道手术后常规护理。

（2）与本病相关的主要护理：

① 评估要点：评估有无阴道出血、感染等并发症发生。

② 护理措施：

a. 体位与活动：卧床休息 3～5 d，宜平卧位，鼓励早期床上活动。

b. 导管护理：留置导尿管 5～7 d，保持尿管通畅。

③ 并发症护理：

a. 残端出血：评估阴道出血的量、色、味；保持会阴清洁；卧床休息，避免使用强腹压；阴道内纱布填塞，必要时阴道残端缝合止血。

b. 残端感染：严密观察阴道分泌物的量、性质、颜色；监测体温的变化；保持会阴清洁干燥；防止便秘；正确合理使用抗生素，

（四）出院指导

1. 自我监测：出院后坚持盆底肌肉锻炼，注意阴道分泌物的色、味及量的变化，保持外阴清洁卫生，如有异常，及时来院就诊。

2. 饮食指导：给予易消化、易吸收、高热量、高纤维素、高维生素饮食。避免过冷、过热、辛辣等刺激性强的食物，保持大便通畅，防止症状复发。

3. 休息与活动：手术患者半年内避免重体力劳动，3 个月内禁止性生活，医生确认完全恢复后方可恢复性生活。

4. 生活方式的干预：

（1）保持足够的水分摄入。

（2）建议排便费力的妇女增加纤维的摄入，指导妇女排便时避免用力。

（3）避免一过性或慢性的腹腔内压力增高，如排便时过分用力、慢性咳嗽或经常负重。

（4）超重者减轻体重。

5. 心理护理：保持乐观、稳定的心理状态。

6. 定时复诊：3 个月后门诊复查，如有阴道异常流血、流液应及时就诊。

三、压力性尿失禁护理常规

（一）概述

压力性尿失禁是指腹压突然增加导致尿液不自主地从尿道口流出，不是由逼尿肌收缩压或膀胱壁对尿液的张力压引起的。其特点是正常状态下无遗尿，而腹压突然增加时尿液自动流出。也称张力性尿失禁。

（二）治疗原则

应因人而异，治疗以安全、简单和有效为原则。

1. 非手术治疗：用于轻、中度压力性尿失禁治疗和手术治疗前后的辅助治疗。

2. 手术治疗：用于中度或重度压力性尿失禁。

（三）护理

1. 同妇科一般护理常规护理。

2. 术前护理：

（1）一般外阴、阴道手术前常规护理。

（2）一般腹部手术前常规护理。

（3）与本病相关的主要护理：

① 评估要点：

a. 健康史及相关因素：a）了解年龄、体重、分娩方式、产次。b）有无产程延长、阴道助产及盆底组织撕伤、盆腔手术史。c）有无长时间腹压增加，如长期慢性咳嗽、盆腔内肿瘤、便秘等病。

b. 症状与体征：腹压增加下不自主溢尿是最典型的症状，常伴有尿急、尿频、急迫性尿失禁和排尿后膀胱区胀满感。

c. 辅助检查：了解血常规、血凝、血生化、X线、B超、心电图、压力试验、指压试验、棉签试验、尿流动力学检查和老年病人的心脏超声、24 h动态心电图、肺功能检查等阳性的结果。

d. 心理社会支持状况。

② 护理措施：

a. 协助做好各项辅助检查。

b. 进行盆底肌肉锻炼指导：见附录一。

c. 心理护理：常与病人接触，了解病人的心理感受，向病人及家属说明本病的特殊性及有关疾病知识，使病人及家属积极配合治疗和护理。

3. 术后护理：

（1）一般外阴、阴道术后常规护理。

（2）一般腹部手术前常规护理。

（3）与本病相关的主要护理。

① 评估要点：评估有无出血、感染、尿潴留等发生。

② 护理措施：

a. 导管护理：留置导尿管长期开放1 d，保持尿管通畅，注意观察尿色、尿量。

b. 严密观察拔管后排尿情况：拔管后严密观察排尿情况，督促病人拔管后2 h内排尿。起始时协助病人每1～2 h排尿一次，然后逐步延长排尿时间。

（四）出院指导

1. 自我监测：出院后进行盆底肌肉锻炼；不能过早地试验手术效果；注意阴道分泌物的色、味及量的变化，保持外阴清洁卫生，如有异常，及时来院就诊。

2. 指导用药：激素类药物要定时、定量服用。

3. 饮食指导：给予易消化、易吸收、高热量、高纤维素、高维生素饮食。避免过冷、过热、辛辣等刺激性强的食物，保持大便通畅。

4. 生活方式的干预

5. 保持足够的水分摄入。

6. 建议排便费力的妇女增加纤维的摄入，指导妇女排便时避免用力。

7. 避免一过性或慢性的腹腔内压力增高，如排便时过分用力、慢性咳嗽或经常负重。

8. 超重者减轻体重。

9. 心理护理：保持乐观、稳定的心理状态。

10. 休息与活动：半年内避免重体力劳动，3个月内禁止性生活，医生确认完全恢复方可恢复性生活。

11. 定时复诊：3个月后门诊复查，如有阴道异常流血、流液应及时就诊。

附一：盆底肌肉锻炼

（一）概述

又称为凯格尔（Kegel）运动，是指患者有意识地对以肛提肌为主的盆底肌肉群进行自主性收缩训练，以增强尿道阻力，从而加强控尿能力。是目前最常用、效果最好的非手术治疗方法。

（二）方法

反复缩紧肛门的动作，每次收紧不少于3s，然后放松，连续做15～30 min为一组锻炼，每日进行2～3组锻炼，6～8周为一疗程。

（三）注意事项

1. 了解肛提肌的位置：让患者将食指和中指放置于阴道内，收缩肛门时，手指周围感觉有压力包绕，说明收缩有效。同时将另一只手放于腹部，感知腹部肌肉是否处于放松状态。

2. 正确的收缩比有力的收缩更重要：避免患者收缩臀大肌及腹肌，而专注于阴道、肛门的肌肉力量。

3. 运用不同的姿势练习：找出最容易操作的姿势、持久地训练。

4. 有意识地训练情景放射：症状改善，仍需坚持锻炼；咳嗽、打喷嚏、大笑之前，能主动而有力地收缩盆底肌，从而预防尿失禁的发生。

5. 感受盆底肌如何发挥作用：尝试在排尿过程中中断小便，以感受盆底肌肉如何发挥作用。当这些肌肉收缩时，小便应能中断，放松后又能继续小便。

附二：子宫托的放取

（一）放置子宫托

1. 选择大小适宜的子宫托。

2. 放置前让病人排尽大小便，洗尽双手。

3. 蹲下并两腿分开，一手持托柄，使托盘呈倾斜位进入阴道口，将托柄边向内推边向阴道顶端旋转，直至托盘达子宫颈。

4. 然后屏气，使子宫下降，同时用手指将托柄向上推，使托盘牢牢地吸附在宫颈上。

5. 放妥后，将托柄弯度朝前，对正耻骨弓后面即可。

（二）取出子宫托

1. 手指捏住子宫托柄，上、下、左、右轻轻摇动。

2. 等负压消失后向后外方牵拉，即可自阴道滑出。

（三）注意事项

1. 放置前阴道应有一定水平的雌激素作用。绝经后妇女可选用阴道雌激素霜剂，一般在应用子宫托前4～6周开始应用，并在放托的过程中长期使用。

2. 子宫托应每日早上放入阴道，睡前取出后消毒备用，避免放置过久压迫生殖道而致糜烂、溃疡，甚至坏死造成生殖道瘘。

3. 保持外阴清洁，月经期和妊娠期停止使用。

4. 上托以后，分别于第 1，3，6 个月时到医院检查一次，以后每 3～6 个月到医院检查一次。

（刘霞、史美翠）

第七节　妇科手术病人护理常规

一、腹部手术护理常规

（一）一般腹部手术护理

一般腹部手术是指经腹进行的一般妇科手术，包括输卵管手术、卵巢手术、附件切除、子宫肌瘤挖出等手术。

1. 术前护理：

（1）病情观察：评估患者生命体征和心、肺、肝、肾等重要脏器的状况，评估患者一般状况，此次患病情况，月经以及白带检查情况。改善全身营养，完善各项化验检查。

（2）健康教育：根据患者情况，结合病情进行多种形式的术前教育。要使患者了解手术可能带来的影响以及如何应对。指导患者学会有效深呼吸、有效咳嗽；练习床上大小便；说明术后体位、饮食、吸氧及引流管等情况；简单介绍手术流程。

（3）心理护理：评估患者及家属的认知情况和文化程度；患者的社会支持状况；评估常见的心理反应，识别并判断其所处的心理状态，有针对性的介绍和解释有关疾病的知识，及时提供有效的心理护理，消除患者的紧张情绪，取得患者和家属的理解和信任，以积极的心态配合手术。

（4）肠道准备：术前 8 h 禁食，4 h 禁饮，如需服药可进少许水，手术前一天晚餐进少量饮食。术前 1 天下午及手术前 4 h 肥皂水灌肠各一次，或术前一天下午口服泻药清洁肠道。如考虑手术可能涉及肠道则根据医嘱行全肠道灌洗或清洁灌肠。急诊手术（如异位妊娠、卵巢肿瘤蒂扭转或破裂等）及肿瘤合并妊娠需保胎者禁灌肠。

（5）术前一日：按医嘱准备皮肤及外阴阴道；做药物过敏试验并做好记录和标识；抽送血交叉。手术前晚可根据情况给助眠药，保证患者良好睡眠。夜间测体温、脉搏、呼吸 1 次，发现有体温升高、月经来潮、血压升高、血糖不正常等情况及时与医生取得联系。

（6）转送前准备：清洗外阴，根据需要做好阴道准备；除去内衣裤及所有首饰；更衣；取下假牙、手表、眼镜、首饰等；检查手术野皮肤准备及指甲情况；核实肠道准备情况；测体温、脉搏、呼吸、血压，观察有无病情变化，发现异常及时通知医生。遵医嘱术前用药。送手术室前核对手表带、备好病历，与手术室护士交接班。

（7）病室准备：按手术、麻醉方式备好术后用物。如：麻醉床、氧气、心电监护、引流袋、治疗巾等。

2. 术后护理：

（1）术后接待患者流程要求：

安全搬移患者至病床，根据麻醉方式安置合适卧位，硬膜外麻醉患者需去枕平卧 6 h。

① 椎管内麻醉者应去枕平卧 6～8 h，全身麻醉尚未清醒者取平卧位，头侧向一边，清醒后可视手术和病人需求安置体位。

② 评估患者意识及生命体征，评估感、知觉恢复情况和四肢活动度。

③ 按医嘱吸氧。

④ 检查切口部位及敷料包扎情况，根据医嘱加压沙袋和包腹带，妥善固定引流管并观察引流量、性质，按要求做好标识。

⑤ 检查输液通路并调节滴数。

⑥ 与麻醉师或复苏室护士交接班。

⑦ 告知患者及家属注意事项。

⑧ 核对并执行术后医嘱。

⑨ 记录术后护理单。

（2）监测生命体征及意识情况：根据麻醉及手术方式测 BP、P、SpO_2 q1 h 一次共 6 次，以后 q4 h 测一次至 24 h，如生命体征不稳定则随时测量，并注意呼吸变化。

（3）体液管理：及时评估患者血压、脉搏，观察末梢循环，必要时监测中心静脉压；评估水、电解质 酸碱是否平衡，按医嘱记录 24 h 尿量或出入量，合理安排补液速度和顺序，合理使用抗生素。

（4）呼吸道管理：评估呼吸、氧饱和度情况，根据需要给氧。鼓励做有效深呼吸和有效咳嗽，按医嘱给雾化吸入、扣背，保证病室合适的温度及湿度。

（5）疼痛管理：妥善固定防止滑脱，保持清洁，标识清晰；保持引流通畅、防止逆流；遵守无菌操作；观察记录引流量及性质；了解拔管指征；加强安全教育。

（6）卧位管理：病情稳定后，根据麻醉方式、患者的全身情况、术式、疾病性质和医嘱选择合适的卧位。如盆腔脓肿者予半卧位以利引流。

（7）饮食管理：术后饮食恢复视手术和患者具体情况按医嘱执行。做好饮食宣教，评估进食情况。

（8）活动与安全：根据患者的病情循序渐进增加活动量，鼓励患者早期活动。术后 6h 床上翻身，一般尿管拔出后即可下床活动。有制动要求、严重感染、出血等情况的患者不宜早期活动。作好第一次下床活动的安全指导。

（9）皮肤黏膜护理：检查全身皮肤情况，预防压疮。禁食期间口腔护理一日二次以保持口腔清洁，长期禁食或使用抗生素的患者重视观察口腔黏膜的变化；留置导尿患者会阴护理一日一次。

（10）心理护理：见常见护理措施之“心理护理”。

（11）术后不适护理：

① 发热：评估体温及手术后天数，安抚患者解释原因，按医嘱选择物理降温或药物降温，能进食者鼓励多饮水，及时擦干汗液，保持皮肤清洁干燥。

② 恶心、呕吐、腹胀：评估恶心、呕吐、腹胀原因及伴随症状体征，记录并汇报医生，配合辅助检查，按医嘱对症处理。

③ 尿潴留：评估尿潴留的原因、症状，稳定患者情绪，给予下腹部热敷、按摩膀胱区、听流水声诱导排尿，如无禁忌协助患者床上坐起或下床排尿，必要时按医嘱导尿。

（12）并发症的护理：

① 术后出血：评估出血为内出血还是外出血

a. 外出血：评估伤口敷料渗出情况，及时通知医生，更换伤口敷料，保持伤口敷料干燥。

b. 内出血：评估生命体征、尿量、意识、皮肤黏膜弹性，评估引流管血性液体量、性质、出血的速度，重视疼痛等不适主诉。

② 术后感染：以细菌感染最为常见，常见感染部位有切口、肺部、胸腹部和泌尿系统。做好相应观察及护理。

③ 切口裂开：识别切口裂开患者的临床表现，立即嘱患者平卧，稳定情绪，腹带包扎，避免腹压增高因素，及时通知医生处理。

（二）次全子宫切除手术护理

次全子宫切除手术是于子宫颈内口水平处切除子宫体，保留健康宫颈的手术。

1. 术前护理：

（1）同一般腹部手术前护理。健康教育时强调子宫次全切除使月经消失，评估患者及家属对手术的接受程度。

（2）阴道准备：术前一日及术日晨用 5% PVP-I 棉签擦洗阴道，然后以碘伏液冲洗阴道，用干棉签擦干，再用 5% PVP-I 棉签消毒阴道、宫颈、穹窿部，阴道流血者改为阴道擦洗。

2. 术后护理：

（1）同一般腹部手术后护理。

（2）子宫次全切术后卧床 1～2 d，一般拔除尿管后下床活动，活动量视情况而定，循序渐进。卧床期间进行肢体主动和被动运动，如腿部自主伸、屈活动，防止下肢静脉血栓形成。

（3）留置导尿管时间根据医嘱而定，一般为术后第 2 天拔除尿管。

（4）严密观察宫颈残端出血及流液等情况，必要时留纸垫观察，有异常及时报告医生处理。

（三）全子宫切除手术护理

全子宫切除术是将子宫（包括子宫体和子宫颈）全部切除的手术。

1. 术前护理：

（1）同一般腹部手术前护理。

（2）同次全子宫切除手术前护理。

2. 术后护理：

（1）同一般腹部手术后护理。

（2）同次全子宫切除手术后护理。

（3）子宫全切除术后卧床 2～3 d，活动指导同次全子宫切除术。

（4）留置导尿时间根据医嘱而定，一般为术后 2 d 左右拔除尿管。

（四）次广泛子宫切除手术护理（筋膜外子宫全切手术护理）

次广泛子宫切除手术是指切除全子宫、宫颈外侧约 2～3cm 的组织以及阴道上端 2cm 以上。

1. 术前护理：

（1）同腹式全子宫切除术前准备。

（2）全面评估患者 整体情况并及时改善，以良好状态应对手术。治疗慢性咳嗽等增加腹压的合并症。

（3）次广泛子宫切除患者一般需行清洁灌肠，方法为术前一日下午 15：00、17：00 各用肥皂水灌肠一次，当晚 19：00 用肥皂水合并生理盐水灌肠一次，直至排出的大便没有粪渣为止。也可以于术前一日下午根据医嘱行全肠道灌洗或清洁灌肠，同样要求解出水样大便为止，如未达到要求可再行灌肠。术前一日中午注意观察全身反应，防止虚脱。老年患者最好留陪客一人

2. 术后护理：

（1）同腹式全子宫切除手术后准备。

（2）留置导尿管期间，保持导尿管通畅，鼓励病人多饮水，保持尿量在 1 500 mL/d 以上。每日外阴消毒一次并更换引流袋。下床活动时夹紧尿管，以免尿液倒流。拔管前定期开放以锻炼膀胱功能。导尿管拔除后，观察排尿情况，有无尿频、尿急、尿痛、排尿困难、尿潴留等，若排尿不尽，测残余尿在 100 mL 以上，则应重置导尿管，并严格遵守无菌操作，防止继发感染。

（五）宫颈癌根治手术护理

宫颈癌根治手术包括广泛全子宫切除和盆腔淋巴清扫和／或腹主动脉旁淋巴清扫术。广泛性子宫切除术是切除子宫以外的子宫旁、宫颈旁、阴道旁和近端阴道组织，并根据病变范围，主韧带切除至少 3～4 cm，宫骶韧带 3 cm 以上，阴道必须切除 1/3～1/2。

1. 术前护理：

（1）同次广泛子宫切除手术前护理。

（2）术前阴道准备时，注意动作轻柔，以免引起宫颈局部病灶出血。

2. 术后护理：

（1）次广泛子宫切除手术后护理。

（2）留置导尿时间根据医嘱而定，一般留置导尿时间 7～14 d。

（3）阴道如置引流管者应保持其通畅，妥善固定，观察并记录引流物的量及性状。

（4）并发症护理：

① 尿潴留：拔除导尿管后应评估患者排尿情况，必要时监测残余尿量，超过 100 mL 给予诱导、热敷等措施帮助排尿，或遵医嘱重置导尿管。

② 淋巴囊肿：评估患者有无下腹不适、同侧下肢水肿及腰腿疼痛情况。嘱患者抬高患侧肢体，局部可用皮硝、硫酸镁等外敷，遵医嘱积极抗炎治疗。

③ 输尿管梗阻和输尿管瘘：多发生于术后 7～14 d。对手术中有输尿管、膀胱损伤的病人，在护理过程中要注意保持输尿管及导尿管引流通畅，注意观察引流液的量和性质。

④ 静脉栓塞：多见于下肢静脉栓塞。术后鼓励病人及早在床上活动下肢，病情许可尽早下床适当活动，避免深静脉血栓的形成。

（六）卵巢根治手术护理

卵巢根治术是指全子宫及双附件切除术 + 盆腔及腹主动脉旁淋巴切除 + 大网膜切除，并根据临床分期确定是否切除部分脏器。

1. 术前护理：

同次广泛子宫切除手术前护理。

2. 术后护理：

（1）次广泛子宫切除手术后护理。

（2）有胃肠减压者应保持负压引流通畅，同时注意引流量、性状及颜色，并及时记录。胃肠减压期间应禁食，要保持患者口腔清洁，每天口腔护理 2 次。

（3）有人工肛门者，保持肛周皮肤清洁，及时清除流出的肠液、粪便，避免皮肤发生湿疹和糜烂，指导患者及家属更换人工肛袋。

（4）化疗时，按妇科恶性肿瘤的化疗护理常规。

（5）并发症的护理：

① 肠梗阻与肠瘘：术后要密切观察腹胀、腹痛及肠蠕动恢复情况，必要时给予禁食，行胃肠减压，加强静脉营养支持。

② 静脉栓塞：多见于下肢静脉栓塞。术后鼓励病人及早在床上活动下肢，病情许可尽早下床适当活动，避免深静脉血栓的形成。

二、外阴阴道手术护理常规

（一）一般外阴阴道手术护理

一般外阴阴道手术指外阴部手术、部分尿道手术和阴道的手术。

1. 术前护理：

（1）病情观察：评估患者病情和心、肺、肝、肾等重要脏器的状况，改善全身营养状况。评估泌尿系统情况（尿常规检查、尿培养及药敏试验、尿动力学检查、棉签试验等）。积极治疗原发病，如慢性咳嗽等，及时记录病情变化。

（2）健康教育：根据患者情况，结合病情进行多种形式的术前教育。吸烟者应戒烟；指导患者学会有效深呼吸、有效咳嗽；练习床上大小便，避免使用腹压；指导病人作盆底肌肉、肛门肌肉的运动训练，增强盆底肌、肛门括约肌的张力。共同制定手术后活动锻炼计划，教会病人床上肢体锻炼的方法；与患者沟通术后疼痛评估方法及疼痛的应对措施；告知手术过程中常用的体位及术后维持相应体位的重要性；简单介绍手术流程。

（3）心理评估：评估患者及家属的认知情况和文化程度，评估常见的心理反应，识别并判断其所处的心理状态，有针对性的介绍和解释有关疾病的知识，及时提供有效的心理护理，消除患者的紧张情绪，取得患者和家属的理解和信任，以积极的心态配合手术。

（4）胃肠道准备：手术前三日起按医嘱肠道准备（术前 3 d 进食无渣半流质，必要时口服肠道抗生素）。手术前一日全肠道灌洗；术前一日晚流质饮食，手术前 8h 禁食，4h 禁饮。阴道、外阴部小手术（如简单阴道壁囊肿剥出术，巴氏腺囊肿切排术等），术前不需灌肠，去手术室前嘱患者排空大小便。

（5）外阴、阴道准备：术前 3 日起阴道冲洗每日 1 次，外阴部手术者及子宫脱垂者术前指导患者用碘伏液坐浴，每日一次，共 3～5 次。手术前日及手术前 1h 阴道术前准备。

（6）术前一日：按医嘱准备皮肤（上起耻骨联合上 10 cm，大腿内侧上 1/3，下止坐骨结节水平）；药物敏感试验并做好记录和标识；配血；核实麻醉科会诊是否落实；手术前晚可按医嘱给助眠药，保证患者良好睡眠。18：00 测特别体温，发现有与疾病无关的体温升高、妇女月经来潮、血压升高、血糖不正常等情况及时与医生取得联系。

（7）转送前准备：检查手术野皮肤准备情况；更衣，取下假牙、手表、眼镜、首饰等；核实肠道准备情况；测体温、脉搏、呼吸、血压，观察有无病情变化，发现异常及时通知医生；按医嘱给术前用药；进手术室前核对手表带，排空膀胱，备好病历，根据需要备阴道模具，丁字带等特殊用物，与手术室护士交接班。

（8）病室准备：按手术、麻醉方式备好术后用物。如：麻醉床、氧气、心电监护、引流袋、负压吸引器等。

2. 术后护理：

（1）同一般腹部手术后护理。

（2）卧位管理：根据不同手术方式采取相应体位。处女膜闭锁及有子宫的先天性无阴道的病人，术后应采取半卧位；外阴癌行根治术后的病人则应采取平卧位，双腿外展屈膝，膝下垫软枕；行阴道前、后壁修补或盆底修补术后的病人以平卧位为宜，禁止半卧位。

（3）导管护理：外阴、阴道手术后保留尿管时间较长，术后应特别注意保持尿管的通畅，观察尿色、尿量，特别是尿瘘修补术的病人，如发现尿管不通需及时查找原因并予以处理。

（4）皮肤黏膜护理：保持外阴清洁，会阴护理一日二次，观察会阴伤口有无红肿，注意阴道填塞纱布有无渗血，如有异常及时报告医生。术后 24～48 h 取出纱布后注意观察有无阴道流血及注意阴道分泌物的性质及量。

（5）饮食管理：术后饮食恢复视麻醉方式和患者具体情况按医嘱执行，做好饮食宣教，评估进食后反应。

（6）并发症的护理：

① 出血：评估患者意识、生命体征、尿量，注意阴道流血量、性质、色泽，观察会阴伤口敷料有无渗血，发现异常及时通知医生。

② 感染：评估阴道及会阴伤口分泌物的量、性质及气味，观察体温、血象及腹痛情况；保持外阴清洁及时更换敷料；遵医嘱合理使用抗生素。

（二）外阴广泛切除手术护理

外阴广泛切除手术是指切除癌灶外周边正常皮肤 2～3 cm，内周边至少 1 cm，深达筋膜或 < 1 cm 的组织。手术可能涉及尿道或肛门。

1. 术前护理：

（1）见一般外阴阴道术前护理。

（2）遵医嘱备好负压引流瓶、大棉垫等物品。

2. 术后护理：

（1）见一般外阴阴道术后护理。

（2）导管护理：妥善固定双侧腹股沟负压引流管，保持清洁，标识清晰；引流管必须保持负压状态；严格遵守无菌操作；观察记录引流量及性质；了解拔管指征；留置导尿管保持通畅，防止滑脱。

（3）卧位管理：去枕平卧 6 h 后以平卧位为主，双腿外展屈膝，膝下垫软枕头，减少腹股沟及外阴部的张力，有利伤口的愈合。拆线后可逐渐增加活动量，鼓励患者可适当下床活动。

（4）并发症的护理：切口感染及坏死：严密观察皮肤有无红、肿、热、痛等感染征象以及皮肤温度、湿度、颜色等移植皮瓣的愈合情况。手术后数天发生应剪除坏死组织，清创换药。根据医嘱可用红外线照射。

三、宫颈局部切除术护理常规

（一）宫颈电线圈环切术

采用高频无线电刀通 loop 金属丝由电极尖端产生超高频（微波）电波，来完成宫颈切割、止血的手术方法。

（二）宫颈冷刀锥切术

使用手术刀切除出现异常细胞的部分子宫颈的一种手术方法。

1. 术前护理：

（1）病情观察：评估患者病情和心、肺、肝、肾等重要脏器的状况。评估患者月经周期及本次月经来潮时间、有无异常阴道流血及白带检查情况，及时记录病情变化。

（2）健康教育：根据患者情况向其介绍相关手术名称及过程，解释术前准备的内容、目的、方法；告知手术过程中的体位及术后不适因素，简单介绍手术流程。

（3）心理护理：评估患者及家属的认知情况和文化程度，评估常见的心理反应，了解其心理状态，详细介绍宫颈局部手术的方式、优点、安全性及必要性，同时讲解女性生理特点及术后康复情况，确保患者情绪稳定，以积极的心态配合手术。

（4）胃肠道准备：术前 8 h 禁食，4 h 禁饮。宫颈电线圈环切术不需禁食。

（5）术前一日：术前 1 d 外阴皮肤准备，抽送血交叉，做药物过敏试验并做好记录和标识。术前 1 日下午阴道冲洗、消毒。手术前晚可按医嘱给助眠药，保证患者良好睡眠。

（6）转科前准备：清洁外阴，行阴道冲洗、消毒；除去内衣裤及所有首饰，更衣，取下假牙、手表、眼镜、首饰等；检查手术野皮肤准备及指甲情况；测体温、脉搏、呼吸、血压。遵医嘱术前用药。送手术室核对手表带、备好病历，与手术室护士交接并填写交接单。

（7）病室准备：按手术、麻醉方式备好术后用物。如：麻醉床、氧气装置等。

2. 术后护理：

（1）宫颈电线圈环切术：

① 术后监测 BP、P 一次并记录。

② 评估阴道流血的量、性状，必要时留纸垫观察。有阴道纱条填塞止血者应于 24h 取出阴道内纱布并严密观察阴道流血情况。

（2）宫颈冷刀锥切术：

① 术后接待患者流程要求：

a. 安全搬移患者至病床，安置合适卧位。

b. 评估患者意识及生命体征，评估感知觉恢复情况和四肢活动度。

c. 检查输液通路并调节滴数。

d. 与麻醉师或复苏室护士交接班。

e. 告知患者及家属注意事项。

f. 核对并执行术后医嘱。

g. 记录术后护理单。

② 监测生命体征及意识情况：术后测 BP、P，q1 h 一次共 3 次，2 h 一次共 3 次，以后 4 h 测一次至 24 h，如有异常随时测量。

③ 评估阴道流血情况：及时评估阴道流血的量、性状，必要时留纸垫观察。有阴道纱条填塞止血者应于 24 h 取出阴道内纱布并观察阴道流血情况。

④ 体液管理：遵医嘱使用抗生素，合理安排补液速度和顺序。

⑤ 呼吸道管理：评估呼吸、氧饱和度情况，保证病室合适的温度和湿度。

⑥ 疼痛管理：见常用护理措施之“疼痛管理”。

⑦ 导管护理：根据医嘱一般留置导尿管 24 h，留置期间保持导尿管引流通畅、防止逆流；妥善固定；遵守无菌操作；观察记录尿量、颜色及性状。

⑧ 卧位管理：硬膜外麻醉患者需去枕平卧位 6 h，麻醉清醒后可以取舒适卧位。

⑨ 饮食管理：一般术后 6 h 内禁食禁饮，麻醉清醒后遵医嘱给予软食。

⑩ 皮肤黏膜护理：保持会阴清洁，勤换纸垫。

⑪ 心理护理：见常用护理措施之“心理护理”。

⑫ 并发症的护理：

a. 宫颈创面出血：评估阴道流血量，如阴道流血多于月经量，及时通知医生，备好碘伏纱条，协助医生进行阴道填塞，必要时遵医嘱手术结扎止血。术后 1～2 周是脱痂期，宫颈创面容易出血，要求患者尽量卧床休息，避免重体力活动，保持大便通畅，告知患者如出血多于月经量，及时赴院检查。

b. 感染：评估阴道分泌物的性质有无异味，观察体温、血象及腹痛情况；保持外阴清洁及时更换会阴垫；遵医嘱合理使用抗生素。

四、内窥镜手术护理常规

（一）腹腔镜手术常规

腹腔镜手术是在密闭的盆腔内，通过摄像、冷光源将手术野放大暴露在监视的屏幕进行的手术操作。包括腹腔镜诊断性检查、附件手术、子宫手术和其他盆腔手术。

1. 术前护理：

（1）病情观察：评估患者生命体征和心、肺、肝、肾等重要脏器的状况，纠正水、电解质和酸碱平衡失调，改善全身营养状况。评估专科情况，及时记录病情变化。

（2）健康教育：根据患者情况，结合病情进行多种形式的术前教育；指导患者学会有效深呼吸、有效咳嗽；练习床上大小便；共同制定手术后活动锻炼计划，说明术后早期活动的重要性；与患者沟通术后疼痛评估方法及疼痛的应对措施；告知术后体位、吸氧及引流管等情况；简单介绍手术流程。

（3）心理护理：评估患者及家属的认知情况和文化程度，评估常见的心理反应，识别并判断其所处的心理状态，有针对性的介绍和解释有关疾病的知识，及时提供有效的心理护理，消除患者的紧张情绪，取得患者和家属的理解和信任，以积极的心态配合手术。

（4）肠道准备：术前 8 h 禁食，4 h 禁饮，如需服药可进少许水。术前 1 d 下午及手术前 4 h 肥皂水灌肠各一次，或术前一天下午服泻药清洁肠道，手术前一天晚餐进少量饮食。如考虑手术可能涉及肠道则根据医嘱行全肠道灌洗或清洁灌肠。急诊手术（如异位妊娠，卵巢肿瘤蒂扭转或破裂等）及肿瘤合并妊娠保胎者禁灌肠。

（5）术前一日：按医嘱准备皮肤及外阴阴道；做药物过敏试验并做好记录和标识；手术前晚可根据医嘱给助眠药，保证患者良好睡眠。夜间测体温、脉搏、呼吸 1 次，发现有体温升高、月经来潮、血压升高、血糖不正常等情况及时与医生取得联系。

（6）转送前准备：清洁外阴，根据需要做好阴道准备；除去内衣裤及所有首饰；更衣；取下假牙、手表、眼镜、首饰等；检查手术野皮肤准备及指甲情况；核实肠道准备情况；测体温、脉搏、呼吸、血压，观察有无病情变化，发现异常及时通知医生。遵医嘱术前用药。送手术室核对手表带、备好病历，与手术室护士交接并填写交接单。

（7）病室准备：按手术、麻醉方式备好术后用物。如：麻醉床、氧气、心电监护等。

2. 术后护理：

（1）术后接待患者流程要求：

① 安全搬移患者至病床，安置合适卧位。

② 评估患者意识及生命体征，评估感知觉恢复情况和四肢活动度。

③ 按医嘱给氧。

④ 检查切口部位及敷料包扎情况，妥善固定引流管并观察引流量、性质，按要求做好标识。

⑤ 检查输液通路并调节滴速。

⑥ 与麻醉师或复苏室护士交接班。

⑦ 告知患者及家属注意事项。

⑧ 核对并执行术后医嘱。

⑨ 记录术后护理单。

（2）监测生命体征及意识情况：术后测 BP、P，每 1 h 一次共 3 次，2 h 一次共 3 次，以后 4 h 测一次至 24 h，如有异常随时测量，并注意呼吸的变化。

（3）体液管理：及时评估患者血压、脉搏，观察末梢循环；评估水电解质酸碱是否平衡，按医嘱记录 24 h 尿量和/或出入量、合理安排补液速度和顺序、合理使用抗生素。

（4）呼吸道管理：评估呼吸、氧饱和度情况，正确使用氧疗；鼓励做有效深呼吸和有效咳嗽；保证病室合适的温度和湿度。

（5）疼痛管理：见常用护理措施之“疼痛管理”。

（6）导管护理：留置导尿期间保持会阴清洁，注意尿量及性状。腹腔引流者术后每日更换引流袋，注意观察引流液的量、色及性状。妥善固定防止滑脱，保持清洁，标识清晰；保持引流通畅、防止逆流；遵守无菌操作；观察记录引流量及性质；了解拔管指征；加强安全教育。

（7）卧位管理：按手术及麻醉方法决定术后体位，腹腔镜手术一般采用全身麻醉。硬膜外麻醉者术后去枕平卧 6 h，呕吐时头偏向一边。病情稳定后，根据麻醉方式、患者的全身情况、术式、疾病性质和医嘱选择合适的卧位。

（8）活动与安全：术后 6 h 指导翻身活动，以促进肠蠕动，防止腹胀。根据患者的病情循序渐进增加活动量，鼓励患者早期活动。

（9）饮食管理：术后饮食恢复根据手术和患者具体情况按医嘱执行，做好饮食宣教，评估进食后反应。

（10）皮肤黏膜护理：留置导尿期间保持会阴清洁，注意尿量及性状。禁食期间口腔护理一日二次。

（11）心理护理：见常用护理措施之“心理护理”。

（12）术后不适护理：

① 发热：评估体温及术后天数，安抚患者解释原因，按医嘱选择物理降温或药物降温，能进食者鼓励多饮水，及时擦干汗液，保持皮肤清洁干燥。

② 恶心、呕吐、腹胀：评估恶心、呕吐、腹胀原因及伴随症状体征，记录并汇报医生，配合辅助检查，按医嘱对症处理。

③ 肩胛痛：是二氧化碳对膈肌刺激的缘故，术后数日内会减轻或消失。

④ 尿潴留：评估尿潴留的原因、症状，稳定患者情绪，给予下腹部热敷、按摩膀胱区、听流水声诱导排尿，如无禁忌协助患者床上坐起或下床排尿，必要时按医嘱导尿。

（13）并发症的护理：

① 内出血：出血是腹腔镜手术中最常见的并发症。主要有腹膜后大血管损伤、腹壁血管损伤等，要密切观察生命体征、尿量、意识、皮肤黏膜弹性等。

② 脏器损伤：主要指与内生殖器邻近的脏器损伤，如膀胱、输尿管及直肠损伤。

③ 与二氧化碳有关的并发症：皮下气肿、术后上腹部不适及肩痛是常见的与二氧化碳有关的并发症。

（二）宫腔镜下电切术护理

宫腔镜下电切术包括宫腔镜子宫内膜切除术、子宫肌瘤切除术、子宫纵隔切除术、宫腔粘连分离术、子宫内膜息肉切除术、宫腔内异物取出术等。

1. 术前护理：

（1）病情观察：评估患者生命体征和心、肺、肝、肾等重要脏器的状况，纠正水、电解质和酸碱平衡失调，改善全身营养状况。评估专科情况，及时记录病情变化。

（2）健康教育：根据患者情况，结合病情进行多种形式的术前教育。与患者沟通术后疼痛评估方法及疼痛的应对措施；告知术后体位、简单介绍手术流程。

（3）心理护理：评估患者及家属的认知情况和文化程度，评估常见的心理反应，识别并判断其所处的心理状态，有针对性的介绍和解释有关疾病的知识，及时提供有效的心理护理，消除患者的紧张情绪，取得患者和家属的理解和信任，以积极的心态配合手术。

（4）胃肠道准备：术前 8 h 禁食，4 h 禁饮，如需服药可进少许水。

（5）术前一日：按医嘱准备皮肤及外阴阴道（术后 1 d 下午阴道冲洗消毒）；做药物过敏试验并做好记录和标识；抽送血交叉。手术前晚根据情况给助眠药，保证患者良好睡眠。18：00 测特别体温，发现有体温升高、月经来潮、血压升高、血糖不正常等情况及时与医生取得联系。

（6）转送前准备：清洁外阴，根据需要做好阴道准备；除去内衣裤及所有首饰；更衣；取下假牙、手表、眼镜、首饰等；测体温、脉搏、呼吸、血压，观察有无病情变化，发现异常及时通知医生。遵医嘱术前用药。送手术室核对手表带、备好病历，与手术室护士交接并填写交接单。

（7）病室准备：按手术、麻醉方式备好术后用物。如：麻醉床等。

2. 术后护理：

（1）术后接待患者流程要求：

① 安全搬移患者至病床，安置合适卧位。

② 评估患者意识及生命体征，评估感知觉恢复情况和四肢活动度。

③ 检查输液通路并调节滴速。

④ 与麻醉师或复苏室护士交接班。

⑤ 告知患者及家属注意事项。

⑥ 核对并执行术后医嘱。

⑦ 记录术后护理单。

（2）监测生命体征及意识情况：术后测 BP、P，每 1 h 一次共 3 次，2 h 一次共 3 次，以后 4 h 测一次至 24 h。

（3）体液管理：及时评估患者血压、脉搏，观察末梢循环；评估水电解质酸碱是否平衡，按医嘱记录 24 h 尿量和/或出入量、合理安排补液速度和顺序、合理使用抗生素。

（4）呼吸道管理：评估呼吸、氧饱和度情况，保证病室合适的温度和湿度。

（5）疼痛管理：见常用护理措施之“疼痛管理”。

（6）导管护理：留置导尿期间保持会阴清洁，注意尿量及性状。

（7）卧位管理：术后根据麻醉种类选择卧位，如硬膜外麻醉 6 h 内去枕平卧位，静脉麻醉清醒后可以取舒适卧位，以后鼓励起床活动及自行排尿。

（8）饮食管理：术后饮食恢复根据手术和患者具体情况按医嘱执行，做好饮食宣教，评估进食后反应。

(9) 皮肤黏膜护理：保持会阴清洁，勤换纸垫。

(10) 心理护理：见常用护理措施之“心理护理”。

(11) 术后不适护理：

① 发热：评估体温及术后天数，安抚患者解释原因，按医嘱选择物理降温或药物降温，能进食者鼓励多饮水，及时擦干汗液，保持皮肤清洁干燥。

② 恶心、呕吐：评估恶心、呕吐原因及伴随症状体征，记录并汇报医生，配合辅助检查，按医嘱对症处理。

(12) 并发症护理：

① 术后出血：评估出血为内出血还是外出血。

a. 外出血：严密观察阴道流血的量、色及性状，必要时留纸垫。

b. 内出血：评估生命体征、尿量、意识等。

② 术后感染：以细菌感染最为常见，做好相应观察及护理。

③ 子宫穿孔：密切观察腹痛、腹胀、阴道分泌物的性状、气味以及体温的变化，及时发现及时处理

附 1：刮宫手术常规

1. 术前护理：

(1) 病情观察：评估患者生命体征和心、肺、肝、肾等重要脏器的状况；评估专科情况，及时记录病情变化。

(2) 健康教育：根据患者情况，进行多种形式的术前教育。与患者沟通术后疼痛评估方法及疼痛的应对措施；简单介绍手术流程。

(3) 心理护理：评估患者及家属的认知情况和文化程度，评估常见的心理反应，识别并判断其所处的心理状态，有针对性的介绍和解释有关疾病的知识，及时提供有效的心理护理，消除患者的紧张情绪，取得患者和家属的理解和信任，以积极的心态配合手术。

(4) 胃肠道准备：术前不需禁食。

(5) 术前准备：术前外阴皮肤准备；出血多应建立静脉通路，输液、输血。出血时间长有感染时应根据医嘱使用抗生素。术晨测体温、脉搏、血压；进手术室前排空膀胱，核对手表带；更衣；取下假牙、手表、眼镜、首饰等。

2. 术后护理：

(1) 观察阴道出血量及子宫收缩等情况，出血多或腹痛剧烈者应及时报告医生。

(2) 术后如有体温异常升高，白细胞增多，应查明原因，予以处理。

(3) 根据医嘱注射宫缩剂。

(4) 保持外阴清洁，术后用消毒月经垫以防感染，每日清洗外阴 1 次，便后随时清洗。

(5) 嘱术后一个月内禁止性生活和盆浴。

附 2：阴道镜检查护理

阴道镜检查是利用阴道镜在强光照射下将宫颈阴道部上皮放大 10～40 倍直接观察，借以观察肉眼看不到的微小病变，在可疑部分行定位活检，能提高确诊率，同时还具备摄

像系统和电脑图像显示。

（一）目的

明确宫颈细胞学变化，及时发现宫颈及阴道病变。主要用于有接触性阴道流血；宫颈细胞学检查异常；持续阴道分泌物异常；肉眼观察可疑癌变、真性糜烂、尖锐湿疣诊断；慢性宫颈炎长期治疗无效；阴道腺病、阴道恶性肿瘤诊断等。

（二）检查前准备

1. 患者准备：阴道镜检查要避开月经期，因存在活检可能，建议最好在月经干净3～7 d之内；检查前应行白带检查，排出阴道炎。检查前24 h避免阴道冲洗、阴道用药、妇科检查、性生活等一切接触宫颈的行为；检查前排空膀胱。

2. 用物准备：窥阴器1个，宫颈钳1把，活检钳1把，刮匙1把，大棉签1包，棉球数个，纱布数块，装有固定液的标本瓶数个，消毒液，3%醋酸，复方碘液，明胶海绵等。

（三）主要护理措施

1. 仅阴道镜检查，查后如无自觉不适即可离院。

2. 同时给予活检的患者要注意观察阴道流血情况，有阴道内纱布填塞者应于术后24h取出阴道内纱布。阴道流血多者随诊。

（王芝秀、刘霞、王玮玮、董秋玲、孙梅、宋倩倩）

第四章

计划生育护理常规

第一节　计划生育一般护理常规

一、入院接待患者流程要求

1. 热情接待，阅读门诊病历，了解病史包括有无计划生育手术禁忌证，查看计划生育相关证明。安排床位，通知经管医生，对危急患者交接后积极抢救处理。

2. 完成护理入院评估并记录，对经产妇及疤痕子宫中孕引产、内科合并症患者需详细交班。

3. 更换清洁衣裤，告知患者及家属住院须知和环境，并进行入院安全教育。

4. 做好相关健康教育及心理护理。

5. 核对并执行医嘱。

二、病情观察

1. 按级别护理要求进行护理。

2. 评估患者生命体征及进食、睡眠、活动和排泄等一般情况。测体温、脉搏、呼吸 1 次 / 日，体温异常、手术病人及新病人按《病历书写规范》要求测特别体温。

3. 患者入院时测血压、体重一次，以后每周测一次，不能测体重时用“平车”或“卧床”表示。

4. 评估患者腹痛、阴道流血、有无成形物排出等情况，有异常及时处理、汇报医生并做好记录。

5. 及时记录病情变化，病情危重时按医嘱记特别护理记录。

三、健康教育

1. 做好计划生育相关知识教育，并根据个体进行多种形式的入院后健康教育。

2. 做好患者饮食、卫生、活动、休息方面的指导。指导合理饮食，少量多餐。病情允许的情况下，鼓励多活动。

四、辅助检查

指导病人正确留取各种标本，逐项交待检查的注意事项。

1. 实验室检查：三大常规、血凝、血型、血生化、血肝炎系列、血内分泌、血肿瘤标记物、阴道分泌物检查等。

2. 辅助检查：胸片、心电图、B 超。

3. 病理检查：宫颈脱落细胞超薄细胞学检查等。

五、心理护理

评估患者及家属的认知情况、心理状况及社会支持系统，有无不良的情绪反应，消除患者的紧张情绪。

（刘霞、安美华）

第二节　放置宫内节育器护理常规

一、术前护理

1. 评估要点：

（1）评估全身情况、了解适应证与禁忌证。

（2）评估血常规、阴道分泌物检查等情况。

2. 护理措施：

（1）心理护理：评估常见不良的情绪反应，消除患者的紧张情绪。

（2）术前准备：更衣；术前测体温、脉搏、血压；进手术室前排空膀胱；携带病历；术前消毒外阴及阴道（阴道流血禁止阴道冲洗）。

二、术后护理

1. 术后病情观察：

（1）阴道流血：评估出血量、性状、颜色，必要时留护垫观察；保持会阴清洁，勤换护垫内裤；根据医嘱给予止血药等，上述处理无效，可应考虑取出，改用其他避孕方法。

（2）腰腹坠胀感：评估腰腹坠胀感原因及伴随症状体征，必要时就诊，按医嘱对症处理。

2. 健康指导：

（1）休息与活动：术后休息 3 d，一周内忌重体力劳动。

（2）性生活与卫生：2 周内禁性生活和盆浴，保持外阴清洁。

（3）注意事项：放置节育器后三个月内，在经期及大便后应注意宫内节育器是否脱出；放置带尾丝节育器者，经期不使用阴道棉塞。

（4）复查与随访：告知放置节育器的种类、使用年限、随访时间，放置节育器后的第一次月经干净后3～5 d来院复查，以后定期复查。术后3个月、6个月、1年各复查1次，以后每年检查1次，复查一般应安排在月经干净后。放置后可能有少量阴道出血及下腹不适感为正常现象，如出血多、腹痛、发热、白带异常等应及时就诊。

3. 并发症的护理：

（1）子宫穿孔、节育器异位：评估子宫穿孔、节育器异位的盆腔位置。根据病情作出相应处理。

（2）感染：监测体温、血压、脉搏、呼吸，监测血常规，保持会阴清洁，勤换护垫内裤，根据医嘱合理使用抗生素，做好相应观察及处理。

（3）节育器嵌顿或断裂：稳定情绪，做好相应的解释及护理。指导合适时间取环。

（4）节育器脱落：放置节育器后三个月内，在经期及大便后应注意宫内节育器是否脱出，如脱落及时做好避孕措施。

（5）带器妊娠：根据诊断是宫内妊娠还是异位妊娠，做好相应的观察及护理。

（王芝秀、陈佳）

第三节　取宫内节育器护理常规

一、术前护理

1. 评估要点：

（1）评估全身情况、了解适应证与禁忌证。

（2）评估血常规、阴道分泌物检查等情况。

2. 护理措施：

（1）心理护理：评估常见不良的情绪反应，消除患者的紧张情绪。

（2）术前准备：更衣；术前测体温、脉搏、血压；进手术室前排空膀胱；携带病历；术前消毒外阴及阴道（阴道流血者禁止阴道冲洗）。

二、术后护理

1. 术后休息一天。

2. 2周内禁止性生活和盆浴，保持外阴清洁。

3. 育龄期妇女，指导避孕措施。

（刘霞、刘炳荣）

第四节　人工流产术护理常规

人工流产术是指妊娠14周以内，因疾病、防止先天性畸形儿出生、遗传病及非意愿妊娠等原因而采用人工终止妊娠的手术。是避孕失败后的补救方法。妊娠月份愈小，方法愈简便、安全性愈高、阴道流血愈少。人工流产术按照受孕时间的长短，可分为负压吸引术（孕 6～10 周）和钳刮术（孕 10～14 周）。

一、术前护理

1. 评估要点：

（1）评估全身情况、了解适应证与禁忌证。

（2）评估血常规、凝血功能检查、肝肾功能、阴道分泌物检查、心电图、B 超检查等情况。

2. 护理措施：

（1）心理护理：评估常见不良的情绪反应，消除患者的紧张情绪。

（2）术前准备：更衣；术前测体温、脉搏、血压；进手术室前排空膀胱；携带病历；术前消毒外阴及阴道（阴道流血者禁止阴道冲洗）。

（3）静脉麻醉下人工流产患者准备：术前 8 h 禁食，4h 禁饮，建立静脉通道，备心电监护等抢救物品。

（4）钳刮术患者准备：如术前宫颈插管术的患者，注意腹痛及阴道流血、流液情况。

二、术后护理

1. 护理措施：

（1）术后指导：无活动限制；注意观察腹痛及阴道流血情况；遵医嘱合理使用抗生素；注意饮食营养，搭配合理。

（2）健康教育：

① 休息与活动：负压吸引术休息 3 周，钳刮术休息 4 周。在家休息时可适当轻便活动。

② 性生活、避孕及卫生指导：1 个月内禁止性生活和盆浴；保持外阴清洁，及时更换消毒会阴垫；并予相应避孕指导。

③ 复查与随访：阴道流血一般术后 7～10 d 干净，如超过 10 d 或流血量超过月经量或有腹痛、发热等其他异常情况，或术后 40 d 以上月经未来，应随时就诊。

2. 并发症的护理：

（1）人工流产综合反应：

① 评估要点：术中患者是否出现面色苍白、头昏、胸闷、大汗淋漓、心动过缓、心律不齐、血压下降，严重者甚至出现抽搐、昏厥等症状。

② 护理措施：

a. 暂停手术，减少刺激，做好心理护理，解除病人的紧张心理，使之配合治疗。

b. 吸氧，平卧位，观察脉搏、呼吸、血压及意识情况。

c. 阿托品 0.5～1 mg 静脉注射，严重者每隔 5～30 min 可重复注射，即可迅速缓解症状。

d. 待病人一般情况好转可继续手术。

（2）术中出血：

① 评估要点：手术时阴道流血大于 200 mL 并伴有急性失血表现，如打哈欠、面色苍

白、出冷汗、头晕、恶心、呼吸急促、烦躁不安、脉搏细而快、血压下降等。

② 护理措施：

a. 做好心理护理，解除病人的紧张心理，使之能配合治疗。

b. 配合医师做好抢救工作，立即宫颈、肌肉注射或静脉滴注缩宫素。

c. 平卧、吸氧、静脉输液，同时做好血交叉等输血准备。

d. 观察血压、脉搏、呼吸、体温等生命体征。

e. 观察阴道流血量及性状。

f. 预防感染，合理使用抗生素。

（3）子宫穿孔：

① 评估要点：在人工流产手术时，患者突感剧烈腹痛伴恶心呕吐；进入宫腔的器械先有一种突空感，继之阻力消失，器械进入的深度超过原来的宫腔深度，有时可见脂肪球或肠管夹出；严重者有腹部移动性浊音，X 线摄片可见膈下游离气体。

② 护理要点：根据情况行保守疗法和剖腹探查术。

a. 保守疗法的护理：

a）做好心理护理，解除病人的紧张恐惧心理，积极配合治疗和护理。

b）严密观察血压、脉搏、呼吸、体温的变化，并详细记录。

c）注意腹痛及阴道流血情况。按医嘱注射宫缩剂。

d）应用抗生素预防感染。

e）病情稳定 7～10 d，作好再次刮宫术前准备。

f）做好计划生育宣教。

b. 剖腹探查术护理：

a）心理护理、安慰病人，解除病人的紧张恐惧心理，积极配合治疗和护理。

b）立即测脉搏、呼吸、血压及观察患者的一般情况。

c）做好术前准备和各项抢救工作。

d）急诊血常规化验，血型及血交叉配血。

e）迅速建立静脉输液通道，必要时按医嘱输血；并保持输液、输血通畅。

f）休克病人，取平卧位或头低位，吸氧，注意保暖，严密观察血压、脉搏、呼吸及尿量并作详细记录。

（4）吸宫不全：

① 评估要点：患者术后阴道流血时间超过 10 d、流血量过多或流血停止后又有多量流血，应考虑为吸宫不全，B 型超声检查有助于诊断。

② 护理措施：确诊后行刮宫术，护理要点同人工流产手术。

（5）术后感染：

① 评估要点：评估受术者有无发热、下腹痛、白带混浊和不规则阴道流血。

② 护理措施：半卧位，全身支持疗法，遵医嘱应用广谱抗生素。

（6）漏吸：

① 评估要点：评估术中有无吸出胚胎及胎盘绒毛。

② 护理措施：确诊漏吸，应再次行负压吸引；护理要点同人工流产手术。

（7）宫颈粘连：

① 评估要点：评估有无闭经，是否有周期性腹痛及月经量情况。

② 护理措施：

a. 做好心理护理，减轻病人的紧张焦虑情绪。

b. 注意是否有周期性腹痛，观察月经量。

c. 保持会阴清洁，防止上行性感染。

d. 做好粘连分离术或宫腔镜检查的手术前准备。

e. 用人工周期治疗者，告知服药的方法和注意事项。

f. 定期随访，术后3个月、6个月来院复查。

g. 羊水栓塞：护理要点同产科羊水栓塞。

（刘霞、王芝秀）

第五节　药物流产护理常规

药物流产也称药物抗早孕，是用非手术措施终止早孕的一种方法。适用于妊娠49天内者。目前临床常用的药物为米非司酮配伍米索前列醇。

一、术前护理

1. 评估要点：

（1）评估全身情况、了解适应证与禁忌证。

（2）评估血常规、凝血、肝肾功能、B超检查等情况。

2. 护理措施：

（1）心理护理：评估常见不良的情绪反应，消除患者的紧张情绪。

（2）服药指导：告知服药方法、副作用及注意事项。

二、术后护理

1. 护理措施：

（1）术后指导：服药后有无胚囊排出，观察腹痛、阴道流血量及药物的副反应；胚囊排出后1～2 h或6 h后仍未排出，无异常情况者可回家观察。遵医嘱合理使用抗生素；注意饮食营养，搭配合理。

（2）健康教育：

① 休息与活动：休息3周；在家休息时可适当轻便活动。

② 性生活、避孕及卫生指导：保持外阴清洁，及时更换消毒会阴垫；转经前禁止性生活和盆浴；转经后及时落实避孕措施，并予相应避孕指导。

③ 按时复查：胚囊排出者，2周后来院复查。如未排除者，一周左右到医院复查，期间如有成形物排出，保留好及时带回医院检查。回家后如阴道流血多、发热及腹痛等异常情

况随诊。

2. 并发症的护理：

（1）出血：流产后阴道流血时间一般持续 7～14 d。胚囊排出后阴道流血多者，需行刮宫术，流血时间长者及时就诊。

（2）感染：同人工流产术后并发症。

（刘霞、徐艳）

第六节 依沙吖啶羊膜腔内注射中期妊娠引产护理常规

依沙吖啶（通用名：利凡诺尔，RIVANOL）是一种强力杀菌剂，能引起离体和在体子宫肌肉的收缩。将 0.5%～1% 依沙吖啶 10 mL（含依沙吖啶 50～100 mg）注入羊膜腔内作为引产，能引起子宫收缩，促使胎儿和胎盘排出而终止妊娠。

一、术前护理

1. 评估要点：

（1）评估全身情况、了解引产适应证与禁忌证。

（2）评估生命体征。

（3）评估出凝血时间、血常规、尿常规、肝肾功能、心电图等检查。

（4）评估有无依沙吖啶过敏史。

2. 护理措施：

（1）心理护理：评估常见不良的情绪反应，消除患者的紧张情绪。

（2）术前准备：更衣；术前测体温、脉搏、血压；进手术室前排空膀胱；携带病历；术前 B 超穿刺点定位。

二、术后护理

1. 评估要点：

（1）评估穿刺点有无出血。

（2）注意观察孕妇有无呼吸困难、发绀等异常情况，警惕发生羊水栓塞的可能。

（3）观察有无药物不良反应如皮疹、发热等。

（4）评估腹痛及阴道流血情况。

2. 护理措施：

（1）流产观察：注意观察产程情况；做好充分准备并正确接产；流产后仔细检查胎盘胎膜是否完整、软产道有无裂伤，如发现裂伤及时正确缝合；胎盘胎膜排出后常规清宫；流产后注意观察阴道流血量及排尿情况，按医嘱给予抗炎、缩宫、回奶治疗。

（2）健康教育：注意休息，加强营养；鼓励表达内心感受，减轻无助感；术后 6 周禁止性生活及盆浴，为产妇提供避孕指导；指导产妇发现异常情况及时返院就诊。

3. 并发症的护理

（1）感染：处理及护理原则见“人工流产并发症的护理”。

（2）损伤（子宫破裂及宫颈裂伤）：子宫破裂确诊后应立即做好剖腹探查术前准备，严密观察生命体征，根据损伤情况做相应护理。宫颈裂伤并有活动性出血应立即缝合止血。

（3）胎盘残留与胎盘滞留：常规行刮宫术，给予抗生素预防感染。

（4）羊水栓塞：护理要点同产科羊水栓塞。

（王芝秀、杜娟）

参考文献

[1] 陈文斌，潘祥林．诊断学．第 7 版．北京：人民卫生出版社，2008.

[2] 陈永红．儿科教学案例新编．北京：北京大学出版社，2006.

[3] 韩晓梅，崔喜英，杨英伟．儿科疾病病例解析．上海：第二军医大学出版社，2010.

[4] 毛萌．儿科学．北京：高等教育出版社，2007.

[5] 吴本清．新生儿危重症监护诊疗与护理．北京：人民卫生出版社，2009.

[6] 孙锟．小儿内科学．第 4 版．北京：人民卫生出版社，2009.

[7] 郑修霞．妇产科护理学．第 4 版．北京：人民卫生出版社，2006.

[8] 乐杰．妇产科学．第 7 版．北京：人民卫生出版社，2008.

[9] 吴新民，陈倩．分娩镇痛．北京：人民卫生出版社，2006.

[10] 张银萍，徐红．妇产科护理学．北京：人民卫生出版社，2006.